U0079321

鬼手武醫的
對證徒手療法

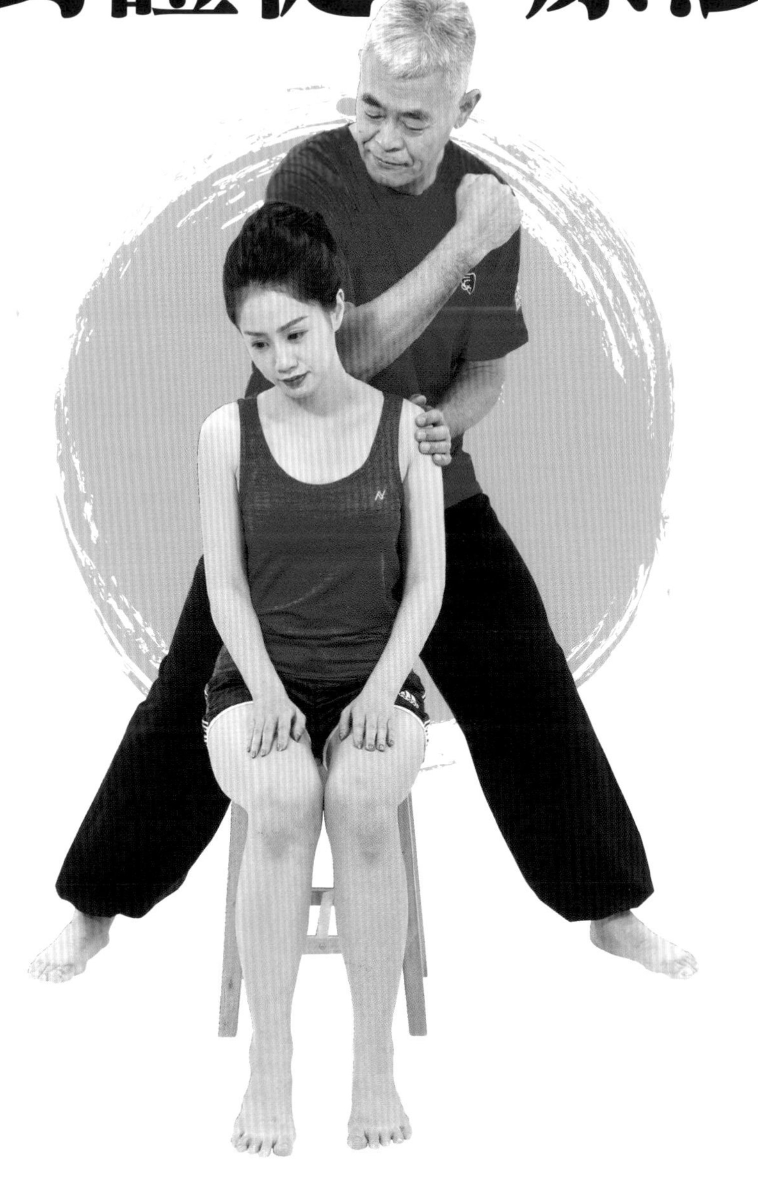

作者序

因傷而開啟的
徒手療法研究之路

武術的動作必須靠肌肉來完成，而武術能呈現出藝術般的動人美感，則需要身體的平衡與協調，所以柔軟度的關鍵就在於「筋」（肌腱與韌帶軟組織的統稱）的伸展。而在中華文化下所代代傳承的武術，止戈是所有真正的武術家所追求的對戰境界，也就是藉由肢體的互動讓對手知難而退，因為武功較高者總是讓你摸不著打不到，即便是好不容易接觸到，也總能一兩撥千金讓你有力無處施，甚至以力還力讓你有氣無處發。這是一種藉由肢體的互動而演繹出的「哲學」思維。

因此武術的訓練能夠進入到武醫的層次，中醫的基礎是關鍵的元素。至於能否成「師」，不在於信眾的多寡，而在於能否藉由武術讓大家在思維上有所啟發。你可以藉由武術很輕易地擊倒對手的軀體，但你總是給他另一個生活的目標，讓他活得更有意義！這就是武道。武與醫在本質上就是人的生活，因為你必須動，而且是健康地動，這就是武醫。

當我二十歲出頭第一次站在擂台上打冠亞軍賽時，就是咬著牙帶著傷倒數著時間，一直到六十出頭打華人盃籃球賽，更是忍著膝關節錯位的疼痛，跑不快跳不高，最終拿到冠軍。與傷為伍幾乎是我當選手的磨練，但我總是能在武醫的基礎下，以戰養戰，讓對的復健使自己恢復得比過去更強健。

我很幸運地因為自己的叛逆沒有接受家族的期許，先在散手名家劉家斌先生的指導下苦練了四年上了擂台，從亞洲盃擂台賽回來後，被師父引薦投入六合謀輝雄先生門下習藝。這位一生只收三個門徒的中央國術館二期的軍統老鬼，讓我見識到了武術的博大精深，也就是他們這一批武術耆老真正保留了中華武術的精髓，而將其紮根於中華民國台灣。

我的另一位老師是當年中華民國國術會徒手擂台賽之世界盃與亞洲盃的總教練洪朝雄先生，他除了在我當國手的訓練期間，給了我終身難忘的訓練之外，也蒙他的長公子洪肇欽先生得其損傷的真傳（洪老師稱之為運動傷害復健），讓我在損傷這個領域能從過去傳統的教學中得到更完整與系統性的體悟，而得以寫出此書，因此特別邀請他為共同作者。

過去我總是因為自己或師兄弟們遇傷，迫得師父不得不出手療傷。但他們除了做，從來也不會多說一句。或許他們也是這樣學來的，所以從來也沒把損傷當成一門學科來認真傳授，直到自己對中華武術與醫術的好奇及洪老師的啟發，才從中醫的經絡、西方解剖的肌學開始來應證這些如背條子般所記下的手法，漸漸地從臨床的實證中整理出一些心得，這就是寫這本徒手療法的背景。

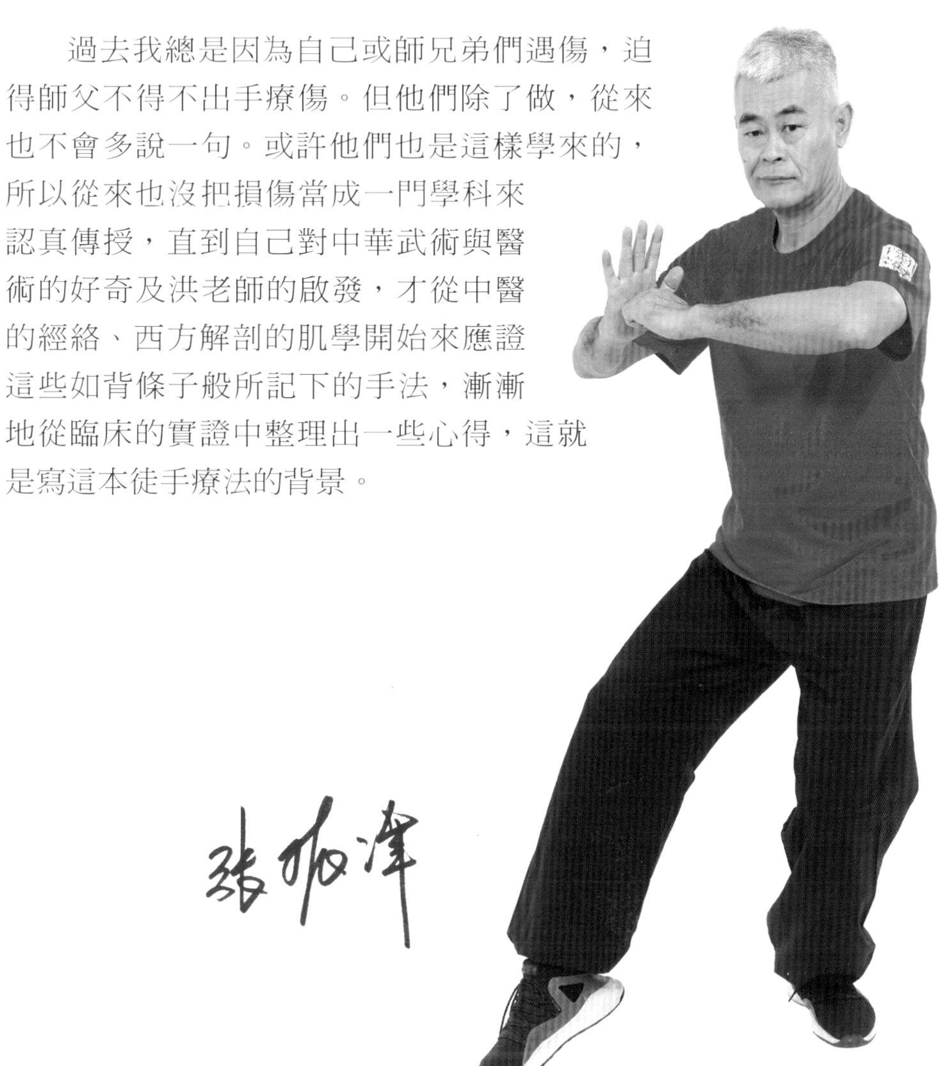

CONTENTS 目次

002 【作者序】因傷而開啟的徒手療法研究之路
008 【實例分享1】家務後的「冷凍肩」完全康復
010 【實例分享2】靠自己起身行走，終於甩掉「四腳助步器」
012 【實例分享3】擺脫長年的頭痛，不再是急診室的常客
014 【實例分享4】擺脫舉步維艱，跟「膝關節退化」說掰掰
016 【實例分享5】解決手臂神經壓迫問題，找回投籃準度的神射手
018 【實例分享6】原來我一直不懂怎麼「呼吸」！全身不知名的不適統統消失
020 【實例分享7】從國術館到中西醫四處診療，遇到鬼手治好了我的「斜頸症」
022 【實例分享8】鬼手武醫救了我的膝關節，讓我跳得更高、跑得更快

PART 1 從肌肉下手，終結痠痛不適的「徒手療法」！
——正確按摩和伸展肌肉，打造強健身體

026 **什麼是「徒手療法」？**
026 一個需要用心來閱讀的智慧
028 「非侵入性、不用藥」的對證復健法
028 「氣」是與西醫復健最大的差異點
029 讓人人遠離「亞健康狀態」的居家保健法
030 **「武醫徒手療法」的特點**
030 以經絡學與肌學為編輯架構
032 打破以「穴位」為定位的復健迷思，從「肌肉」著手
032 從他助到自助！徒手療法的四個步驟
① 觸證 ② 整復 ③ 自主復健 ④ 重量訓練
038 武醫徒手療法的多重功效
039 **身體感到痠痛不適？解證的關鍵在於「肌肉」**
039 主動的肌肉＆被動的「筋」
040 神經是傳達活動指令的光纖

044 肌肉緊繃、氣滯血瘀，造成身體的痠痛麻
046 肌肉的「動點」&「痠痛點」
047 **「功」對於徒手療法的重要性**
047 人類的生命之源
048 「功」的What、Why與How
050 施作者的「功」要比患者高
050 對證用「功」才是王道
051 column 1:成為整復師的必備條件

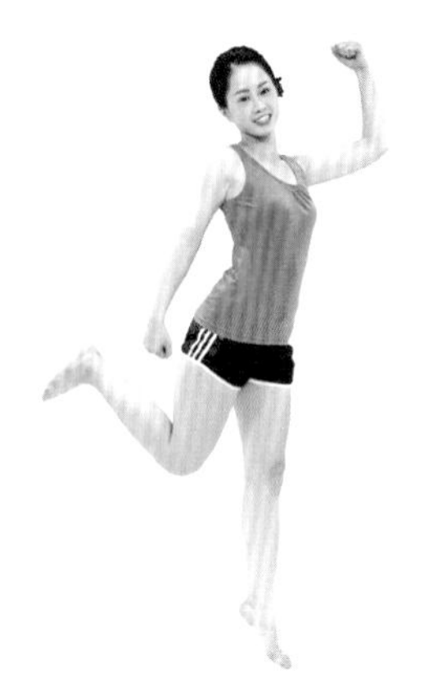

PART 2 徒手療法的事前準備功課
——從練功調息、3大基本手法到延伸手法，整復前要先勤學的基本功！

054 **如何練「功」？**
054 功的產生
① 放鬆肌肉的「呼吸」
② 伸展髖部的「吐納」
③ 拉背正脊的「調息」
056 調息是徒手療法的關鍵
① 吐、停、吸、屏的練習方法
②「吐、停、吸、屏」為何能啟動身體治癒力？
060 **按摩的節奏和手法**
060 掌握3種節奏
① 調息的節奏 ② 施力的節奏 ③ 距離的節奏
062 運用3大基本手法&衍生手法
① 指腹—用電磁力最強的地方來觸證
② 手肘—用身體最強的地方來釋壓
③ 掌根—用整個身體的重量來傳動
066 **延伸手法介紹：拔罐**
069 column 2:肩頸放鬆輔助物—太極枕

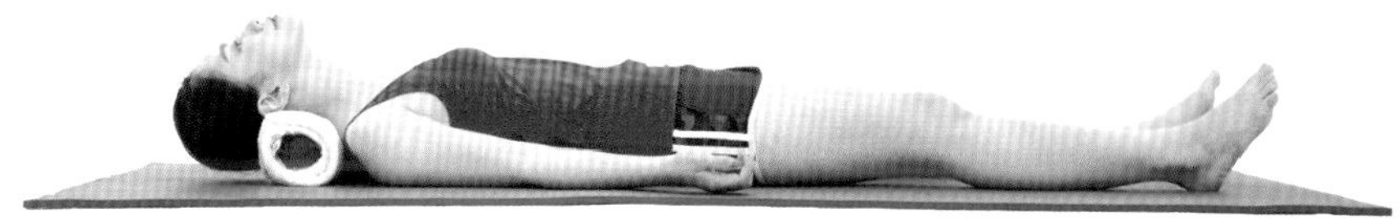

PART 3 徒手療法的5大部位對證應用

——從頭到腳的常見痠痛症狀，一一破除病根，氣血暢通！

072 **認識你的身體結構—頸椎的構造與機能**

【頭部・肩頸】對證按摩

076 肩頸痠痛

080 轉頭痛

084 歪頭痛、高低肩

090 抬頭痛、點頭痛

094 頭痛、偏頭痛

098 長年暈車暈船（暈眩）

101 耳背、耳鳴

106 頭昏眼花、飛蚊症

111 顏面神經痲痺、高血壓、視力衰退

121 上肢後側痲痛、低血壓

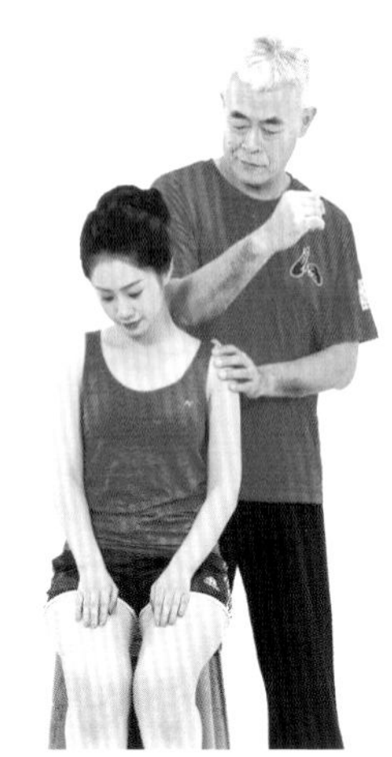

132 **認識你的身體結構—胸腰椎、臀部的構造與機能**

【胸・腰・臀部】對證按摩

135 胸悶、呼吸不順

142 感冒（流鼻涕、咳嗽）

149 免疫力衰退、蕁痲疹、過敏性皮膚炎、中暑

156 乳房痛、月經不調

163 下肢後側痲痛

167 坐骨神經痛

176 坐立難安

183 脊椎側彎

196 **認識你的身體結構—下肢的構造與機能**

【下肢】對證按摩

198 腿抬不起

205 膝關節退化之跑步者膝（膝蓋外側痛）

212 膝關節退化之鵝足（膝蓋內側痛）

218 膝關節退化之跳躍者膝（膝蓋中間痛）

224 足跟痛、腳底筋膜炎

229　腳踝翻船
235　腳背麻痛、腳底麻痛
248　大腿外側疼痛
250　O型腿、X型腿
262　**認識你的身體結構—肩關節、上肢的構造與機能**
【肩關節・上肢】對證按摩
266　手臂平舉時上下擺動疼痛
272　手臂上舉時疼痛
276　手臂內收外展時疼痛
280　無法反手抓背（肩關節纖維化）
282　手臂疼痛—抱嬰兒或寵物之姿勢
289　手臂疼痛—用力捶打大釘子之姿勢
295　媽媽肘/網球肘、高爾夫球肘、腕隧道症候群
302　上肢神經壓迫
308　吃蘿蔔乾
310　**認識你的身體結構—腹部的構造與機能**
【腹部】對證按摩
312　便秘

PART 4 徒手療法的「自主復健」進階版—重量訓練

——透過重訓，使肌肉恢復彈性，動作表現更靈活有勁！

326　**為什麼我們需要重訓？**
重量訓練
327　胸肌
329　胸大肌
330　三角肌
331　提肩胛肌、斜方肌
332　肱二頭肌
333　肱三頭肌
335　腹部肌群
339　臀部與下肢肌群
340　小手臂肌群

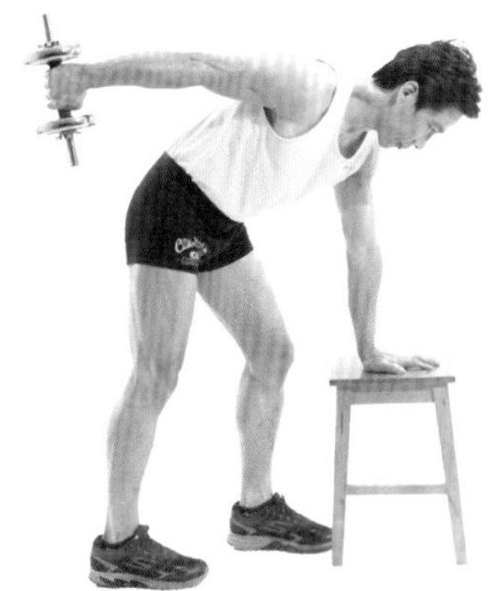

實例分享｜01

家務後的「冷凍肩」完全康復

陳小姐｜50歲｜家庭主婦

要過年了，家裡的木頭地板跟櫥櫃都該好好地整理一下，尤其是連日陰雨，本來就溼氣很重的地區，就要更費心整理了。但可能是自己太過認真，就這樣連續做了三四天之後，突然有一天早晨醒來，習慣性地準備換穿居家服，居然兩隻手都突然無法往後伸，甚至垂下的手臂都沒法伸超過後腰，天呀！這是怎麼回事？

雖然學的是護理專科，但從來也沒遇到這麼突然的窘況。第一時間當然是去看了醫生照了片子，骨頭都沒問題而是肌腱炎。但復健了一陣子毫無進展，朋友們也跟著著急，於是開始了眾親友的推薦之旅，總是要到處試試碰碰運氣，有試就有希望，但一次兩次直到遇到用強迫伸展的整復師，真的是怕到不得不卻步。

於是開始在網上尋覓這方面的資訊，一方面想多了解一些相關訊息，一方面也試著為自己找一條復健之路。既然遇到了總是要解決，又鑑於之前的經驗，因此到六合來之前，先電話詳細詢問了一大段的問題來解決心理的疑慮，從接電話小姐的應答感覺到連接電話的都這樣專業，而且很有耐心。這家應該還不錯，所以下定決心一試。

跟之前不太一樣的是，在整復過程中，整復師都一條一條肌肉去做觸診，尋找到真正的病灶再去處理。果然都會拉出不少的瘀，跟別的整復師不同的是，他還會詳細解說是哪條肌肉的哪裡出了問題，所以會有什麼樣的現象。就這樣完成了第一次的整復。手感覺有些改善了，至少跟之前相較在他處做了好幾次都沒感覺是有些不同，被交代著要等氣滯血瘀完全被代謝掉才能再做第二次時，想想這樣也好趁這段時間觀察一下，而同時又被囑咐著要配合整復後的復健動作，因為復健要靠自己這個觀念，之前還真是沒有很認真地被提醒過。

就這樣讓我有了第二次復整的信心，持續了幾次後，每一次都拉出了很多的瘀，同時鬼手也告知肩關節能觸到的肌肉都整過了，只有一條肌肉因為是藏在肩胛骨內，無法觸到的，必須靠定罐的負壓來一點點將這些瘀排出，所以要有耐心。

總之，現在的我已經能把手往後舉並順暢地穿衣，很多之前做不到的動作都能做到了，也很希望這樣的分享，能鼓勵到有類似問題的朋友們，找到正確的方向堅持努力，一定能完全康復的。

鬼手武醫診斷

因為醫療的儀器到目前並沒有辦法測出哪條肌肉有氣滯血瘀，而這個氣滯血瘀的狀況會集中在哪裡？因此必須一條一條地去觸證去處理，從表層的到第二層……慢慢往內尋找，通常如果闊背肌或大圓肌處理後，還是沒有明顯的改善，那就是肩胛下肌出了狀況。

肌肉的特性就是如果沒有及時處理，氣滯血瘀就如把戶口遷進你的肌肉裡，從此跟你長長久久的共宿。而協同的肌肉也開始慢慢地啟動代償作用，讓損傷開始延伸，直到肌群承受不了你所需要的活動弧度時，它就罷工了！而肩胛下肌的處理必須要有耐心，可能前幾次的定罐負壓處理，都不見起色。但只要罐色開始變淡了，你的活動空間就會得到明顯的改善。

如果再配合上自主的伸展與復健動作，很快就可以將陳年的損傷完全根治。像患者回想第一次的肩胛下肌受損是二十年前當兒子還小時，跟兒子玩球時不小心正面跌倒所致，隨著自己年齡的增加，紅白肌的比例開始產生明顯變化，彈性也越來越小了，過去的損傷就很容易造成一顆不定時的炸彈，總在你最累時爆發出來。

實例分享｜02

靠自己起身行走，終於甩掉「四腳助步器」

李先生｜75歲｜民意代表

父親是一個胸懷韜略，樂於傾聽擅長協調的大家長，所以被推為民意代表，一做就欲罷不能，每天奔走鄉里接迎送往，不因年歲漸增而有所怠忽。一直到姊姊接任，不但延續了這樣的精神，更在權力分配不斷競合角色變換的遊戲中，靠著智慧不僅把持住自己堅守的原則，也替鄉民爭取到最好的生活環境。由於自己對教育事業有一份當志業般的生涯規劃，這下子這個服務鄉梓的接力棒終於還是落在我身上。雖然有父親與姐姐的引領跟指導，但畢竟很多事還是必須要做出自己的風格來獲取鄉親的認同與支持。

張教練是姊姊推薦的大哥，也可以說是以武會友的武友，不但有過不算短的輔選經驗，更由於是廣告界出身，對於文宣策略來說有一定的見地，所以也常成為諮詢的對象。那日來到西螺，見到父親走路已經從過去的一根拐杖用到四腳的助步器，雖然如此，走路還是有些艱困，不由得引起了話題。

雖然每週父親都會去雲林按摩而舒服個一兩天，但對於行走受阻這件事來說，是沒有實質的助益。而父親又是一個不畏艱困，特別勇於挑戰的人，也不會因此而不動，反而更勤於走路復健，也可能每走一段時間就會讓他的腰痛得到暫時的舒緩，要知道即便是暫時的，對患者而言都是幸福的！

也正好張教練的車上備有一整套的按摩器具，自然也包括了攜帶型按摩床，於是就順手幫父親按摩。按完後張教練都會習慣性地要求患者起來動一動，這時只見父親緩緩地起身坐在床上，一語不發，然後雙腳落地自主地站起身來，接著不可思議的事發生了，他頭也不回，鞋子也沒穿，就逕自跨過門檻走出門外，穿過內院往街道上走了出去……一夥人都傻住了，面面相覷地問他要去哪兒？！

父親說，我以前只知道張教練會打，不知道他還會醫，真是一個神仙。

那一次的競選總部成立大會，父親在不需別人攙扶下上台，而且也在入座後很快地就能靠自己站起來，一起為自己加油！

鬼手武醫診斷

實際上阿伯的問題是坐骨神經受到壓迫，導致下肢麻痛，甚至下肢肌力退化。其真正的證是在腰椎第四、五椎，及連接髖關節，也就是骨盆的神經根被壓到。所以用按摩的手法將神經根位置的肌肉放鬆，繼之臀部梨狀肌放鬆，再沿著坐骨神經的路徑一路將下肢的協調肌肉逐一放鬆，就可以讓阿伯輕鬆地走路及坐站。

只是按摩是一時的，真正要處理好，則必須將腰椎、臀部、坐骨神經、協調肌肉群內的氣滯血瘀處理出來，最後再來做些重訓，如此大家都可以是神仙。

實例分享｜03

擺脫長年的頭痛，不再是急診室的常客

張先生｜46歲｜畫家

真的不知道為什麼？也記不起從何時開始的，我的頭痛就一直像顆不定時炸彈一樣如影隨形地跟著我。止痛藥吃到沒有品牌可選，有時還痛到吐，跑急診更不用說，就像走廚房一樣。甚至於連坐車都會暈，所以養成了到哪兒都騎單車的習慣，無論是跟朋友約會或是談事情都約在單車可以到的範圍。其實這樣也蠻不錯的，趁此運動一下，而且我也特別喜歡騎單車，尤其是穿過公館的校區，還可以欣賞四季變化的樹貌與百花齊放的各式花卉。我的作品很多都是被這樣的靈感給啟發出來的。

直到有一天兒子的班上開家長會，經過家長熱心的介紹，被帶到六合。其實我原本對看整並沒有抱著希望，多半是因為家長的熱忱，幾度的邀請讓我不得不禮貌性地回應一次，另外想想反正自己也沒損失，不妨跟著走一趟一試。

就這樣看了一次居然頭就不痛了，為了能斷根，武醫還邀請我上了肌筋膜伸展的課程，也才上了一期，頭痛的症狀就完全好了。一向有宗教信仰的我不斷地感謝天主保佑，引領我找到了正確的方向，從此我不但能開始坐車，而且還能跟著女兒坐飛機去旅遊，看到更寬廣的世界，也給我的畫作增添了更大的揮灑空間。過去一直如影隨形的恐懼也逐漸地消失。感謝耶穌，祂使你我能在生活中有豐盛的平安，在天父的面前也有真平安。

鬼手武醫診斷

我們人體所需要的氣有兩種，一種是用鼻，靠呼吸的動作來攝入大氣中的氧及負離子，這是靠鼻子、肺及氣管來運作的，而在這個系統之外，另外還有一個系統就是產生「生物電磁力」的系統，這個系統是將四氣（宗、營、衛及元氣）推入丹田區，產生炁（也就是氣轉換成炁），一種具有電能量的「功」。

這個功從薦椎入脊椎直通腦幹，也就是人體的指揮中心，屬於腦部不可或缺的活動元素。這條通路我們稱之為督脈，督脈即靠此來監督百脈。而頸椎是這股氣入腦幹的最後一道關卡，也是最容易被兩側緊繃的肌肉阻斷的通路。

因為胸椎有胸廓，而腰椎非常地粗壯，所以從頸椎兩側的肌肉著手整復，讓炁能順暢地入腦，這個證就解除了。這在中醫基理所講的就是「痛則不通，通則不痛」的道理。

實例分享｜04

擺脫舉步維艱，跟「膝關節退化」說掰掰

王媽媽｜65歲｜家庭主婦

王媽媽務農，從年輕時就在田裡，不是彎著腰就是駝著背蹲著操作，不時還要顧著孩子，任勞任怨完全顧不得自己的身子。什麼時候變O型腿的，誰也不知道，但上了年紀走路就會痛。孩子們都提拔大了，也都各有所成，當然心疼王媽媽的行動受阻，大家也都希望能盡己之力來讓媽媽復健，但家中沒有人學醫，也不懂得復健之道，當然唯一讓大家都能信服的就是醫生的建議，開刀置換人工膝關節。

小兒子遠在台北，趁著公餘之便跟著武醫學習徒手療法，就建議在開刀前先到台北來按摩整復，再來決定是否能在不開刀的狀況下復健，這樣可以大幅減輕媽媽的心理壓力，更何況膝關節置換後還是要復健。於是這一天王媽媽駝著背拿著傘當拐杖，一步步提著一大袋花生上了台北，她說鄉下人上台北總是要帶些自己種的土產給師父，這是一種禮貌。

經過觸證按摩後，王媽媽腳不疼了，身子骨也很明顯地能立直了，開心地笑著說好久沒這麼舒坦了。來一次不容易，就被兒子留下住了三天，這三天小兒子也很盡心，每天下班後就幫她按摩。最後一天她趁著兒子上班，不想麻煩兒子就自己搭車回鄉下，上了車發了簡訊說：「娘回去了，因為走得匆忙忘了將傘帶走，放在廚房請幫忙收著！」

最後一次得知她的消息是，她還是去了醫院，因為回到鄉下沒人可以幫她按摩，就算有人願意也不知道如何處理。

鬼手武醫診斷

王媽媽的腿是膝關節內側太緊造成的O型腿，將內側的半腱半膜肌、縫匠肌及大腿前面的股內側肌放鬆，即能回正。這些肌群都是從髖關節延伸出來的，也就是肌腱都在髖關節，因此髖關節的肌肉也因為協同作用造成損傷，以至於承接在髖關節上的腰椎也受到壓迫變形，整個身軀自然就成為駝著背的體態。

但放鬆這些肌肉只是復健的第一步，他助最重要的收尾是自助！因為放鬆的肌肉需要透過自己的復健動作與重訓，將已鬆的肌肉練回原有的彈性，也就是收縮伸展自如的肌肉，才能真正地保住骨本，也就是骨骼的正位。因此正確的復健是必須觸證、整復、自主復健、重訓四個過程缺一不可。

實例分享｜05

解決手臂神經壓迫問題，找回投籃準度的神射手

劉先生｜28歲｜大學生

打球是興趣，但如要比賽就是要贏，要贏只有一個方法就是不斷地練習，因為只有練習才能保持住穩定的投球姿勢來支持一定程度的進球率，也唯有如此，隊友才會把球再傳給你。

所以要能得到射手這個稱謂真的是不簡單。但最近的幾場球開始有失投的現象，也就是突然感覺到右手的球感漸失，而且還有斷電的感覺。射手居然也會投出麵包球……就是連籃框都碰不到的那種球。

一開始以為是自己疏於練球，但這樣失投的狀況卻越來越頻繁，讓自己投籃的信心也開始動搖，手臂痠痛的現象也更加明顯，而且手指還出現了麻的反應。

當然第一選擇是去醫院掛號，經過醫生的檢查說是尺神經的問題，要改善這樣的問題可以選擇開刀來改善神經被壓迫的問題。想到開刀就有點遲疑，所以又請教了復健科看能否在不開刀的狀況下靠復健來恢復尺神經的功能，當然復健必須要天天去做，除了以電療、熱敷方式放鬆肌肉之外，還要做頸部的牽引。剛開始做了一兩週沒有任何的反應，還會安慰自己再堅持一下說不定就會好轉，但一個月過去了，還是沒有任何改善的跡象。

這時的心情真的可以說是七上八下，打球只要失去了投籃的信心，那就只有跟著隊友折返跑，幾場球跑下來真的覺得是不是該放棄了？換個運動吧！這時熱心的隊友傳來了一個網路的訊息，談的就是另一位球友尺橈側神經壓迫的經驗，這個球友除了前面的經歷跟我類似之外，他還加上了針灸，一週也至少去針個兩三次，但最後卻是看了鬼手復健的，於是我也尋線去掛號約整想試看看。

第一次去就在頸椎及肩頸處拉出了不少的瘀，然後順著尺橈側神經的路徑也處理出了不少的瘀。當下的感覺就是手鬆掉了，最後鬼手用了幾個不同角度的牽引，麻的現象也減緩了。

第二天手會有些痛，但這種痛是跟以前不太一樣的痛，是在淺層的皮膚。等整個瘀都消退後又再約了一次整。鬼手說你可以開始練習投籃了，並循序做一些簡單的重訓，我也半信半疑地就照著他的話試著去練習。果然在看整後不到一週我又恢復了「神射」的美譽！

鬼手武醫診斷

尺橈神經的神經根位於頸椎的五、六、七、八孔，甚至到胸椎第一孔。然後從手臂的內外側一直延伸到手掌，所以手指會麻，就是神經被壓迫的問題。而造成神經的壓迫就只有肌肉，或是椎間盤的空隙被壓縮所致，所以在處理神經壓迫的問題，第一步就是放鬆過緊的肌肉，然後再將椎間盤的作用空間給牽引出來。但因為頸椎是有弧度的，至少它分成上、中、下，必須三個椎位三個不同的角度來牽引，而不是一昧地強行直拉彎曲的頸椎，這是徒勞無功的。至於每個椎位適合被牽引的角度，就是得看被牽引者頸椎的弧度而定，這是需要有經驗的整復正骨師才能準確地做出牽引。

相關可能的症狀如：媽媽肘、網球肘、高爾夫球肘，甚至腕隧道症候群，其實除了肌肉長期緊繃壓迫到該處神經之外，有很多的案例也是跟椎間盤的神經根有關的。

實例分享｜06

原來我一直不懂怎麼「呼吸」！全身不知名的不適統統消失

江小姐｜56歲｜上班族

我老是覺得吸不到空氣而有點恐慌，肩頸痠痛到背都會痛，所以晚上都睡不好，每次躺下床及早上從床上起來都要花好長一段時間。左臀坐不住，只要超過二三十分鐘坐骨附近就會痛。走路也走不快，好像有東西在臀部拉著你。看醫生每次吃藥有好一些些，但不吃就復發，而且情況越來越嚴重，常常因為恐慌而抽筋，說起來可能你不相信，就這樣我一個月可以坐上二三十次救護車。醫生說我自律神經失調，但到底如何能根治，不要說良藥了，誰都沒有良策。

當然這樣的情形身邊的親朋好友無一不知，當然建議也很多，但多半止於說說而已，因為該看的，該復健的全都試過了。倒是網上看到的武醫，親朋們不只一位提到，而且看他的影片對證都有詳細的說明，聽起來很有道理，於是就在推薦與嘗試的心理促成了我的約整。

一進武館，小姐讓我填一張整復單，除了基本資料外有一欄是自訴，我看了不覺發呆，因為真不知道該從何落筆。小姐說沒關係沒關係，妳想寫什麼就寫什麼，或是哪裏疼痛就寫哪裏，就這樣好像也沒什麼條理地寫了一大堆，也不知道武醫能否看得懂。

當我坐在武醫前，他靜默地看著整復單，我想他一定是嚇到了吧！因為他不但不吭聲，反而臉上飄過一絲詭異的笑容，難道這就是「鬼手武醫」之名的由來。接著見他拿著筆這條畫過去，那條畫過來，然後跟我說這幾條都是同一個證灶引起的，最後回過頭來看著我，問了我一句令我非常詫異的話：「妳會呼吸嗎？」呼吸！真是個匪夷所思的問題，難道我是鬼？！

隨後他就幫我把肩頸背及腰的肌肉鬆掉，臀部伸展放鬆，最後請教練來教我呼吸。他說我的問題是出在用胸呼吸，越緊張就越用力，越用力就越吸不到空氣。因為用力，導致肌肉收縮之後伸展的彈性變得越來越差，所以整復師只能幫忙處理肌肉的緊張，釋出肌裡的壓力。但真正的呼吸方式一定要自己練，才能配合復健完全復原。

經過教練的指導，我終於知道胸式呼吸與腹式吐納的區別，回去好好地練習一番。

鬼手武醫診斷

啟動自我療癒系統的時刻是晚上睡眠時，為什麼呢？因為晚上的睡眠有兩個條件來啟動它，第一是如果你是在深度睡眠中，呼吸會放得很慢很慢很慢。第二是睡眠時，你身體的肌肉都在待機狀態中，所以耗氧量是最低的，因此你吸入的氣被耗損得少，而能更大比例地吸入丹田產生功。所以你可以觀察深度睡眠的人，他身體起伏最大的是肚子，而不是胸部。除非他作惡夢！而在這呼氣與吸氣的極度緩慢過程中，就會產生所謂的「炁」，它含有一種自體產生的一氧化氮，這個就稱之為「功」。

產生功的電磁力循著脊椎的督脈走12+2經絡，將一氧化氮的功效發揮到臟腑與肌纖維，這就是從呼吸轉換產生的電磁力，因此深度的睡眠也就等同在練功，如果能再結合八段錦的動作，就更能啟動自我療癒系統。

實例分享｜07

從國術館到中西醫四處診療，遇到鬼手治好了我的「斜頭症」

吳先生｜39歲｜船員

我是一名遠洋貨運的船員，每次一出海就好幾個月甚至半年，其實一般的自我保健對我來說是非常重要，所以我也很重視，而且每次出航前也必定做健康檢查。但這次出海卻不知怎麼了，得了醫生所謂的斜頭症，真的不知道到底發生了什麼事。因為頭歪了一邊，原本還以為按摩或找國術館整一整就好，沒想到病情沒有我想像得這麼容易，所以才到醫院看診，結果被斷定是「斜頭症」。找醫生總該可以解決吧？！但復健也配合做了，甚至還配合著醫院中醫師的針灸。但病情不要說沒改善，連一點好轉的跡象都沒。

無意間看了YouTube鬼手武醫相關影片的介紹，他不只教動作還會講know how，而且還講得比一般人都詳細，聽起來也都很有道理，有豁然開竅的感覺。所以抱著一試的心情專程跑了一趟台北。

第一次看整時，鬼手說主要是胸鎖乳突肌出了問題，於是他用拔罐器在我胸鎖乳突肌的兩端肌腱定罐，然後讓我自主轉頭，出了不少的瘀。拔完罐後，他又要我自主地轉頭試試。咦！是有好轉一點點，但幅度不大，於是他又開始處理我別的肌肉，與別人不同的是他都先用指腹去觸碰尋找定罐的位置，至少我認為是這樣的動作。

接著又用滑罐的方式處理了幾個地方。頭的轉動及回正的角度又更大了。當時的心情真的是有點複雜，不敢相信，又有點興奮。這時鬼手說：「你瘀出得很多，得回去等這些瘀都退回到原來的顏色再來約整。」我好像看到了點希望，又抱著一絲懷疑的心情回南部。因為我怕過幾天頭又斜了歪了。

過了一週，頭的角度是有明顯地改善，活動也比之前暢快多了。很開心於是又再度約整。就這樣做了第二次，整完當天我就去醫院做健康檢查，因為照前一次的經驗我應該是可以再度上船了！感謝各路神明的保佑，事不過三，前後半個月我終於又可以抬頭挺胸地投向大海的懷抱了！

鬼手武醫診斷

活動受阻通常都是肌肉的問題，除非遇到外在的暴力傷及骨骼。所以如果是肌肉的問題，就得找出是哪一條肌肉的哪一點氣滯血瘀所引起的，或許是所謂的動點，但也有例外。像這個案例，因為胸鎖乳突肌的下方就有頸動脈與靜脈，因此能施術的就是肌肉的兩端，而病灶可能就在這兩條大血管附近，所以到底在哪兒？這是目前的科學儀器測不出來的。因此大家也都不敢去冒這個險來找病灶，因為就算你整好了一百個一千個患者，但只要有一個出問題你就out ！

再來就是協同肌的代償問題，又歪又斜肯定不只一條肌肉損傷，因此必須找出其他肌肉的病灶。如果沒有觸證，也就是用自己相對比患者更高的電磁力，是無法觸到真正的病根，所以徒手療法的精華其實就在觸證上，因為技術大家都可以分享，但找到真正的病根及協同肌肉的處理才是整復師必須去累積的經驗，以及平時就得練的功力。

實例分享｜08

鬼手武醫救了我的膝關節，讓我跳得更高、跑得更快

羅先生｜25歲｜運動員

一個運動員，無論你選擇哪一個專項，骨子裡都有一股挑戰極限的欲望與堅持。而選手就更是病入膏肓了，因為他總是把身體鍛鍊在臨界點，靠著受傷的重建讓自己的體能更強壯，所以沒有一個選手不是帶傷訓練的，這是最基本款的「家常便飯」。

但無論你選擇的是哪一個項目的運動，雙腿及膝蓋絕對是運動品質的關鍵，因此，想要成為一個「成功的選手」或保持住你的運動成績，對自己雙腿的保健絕對是責無旁貸的homework，必備！

曾經為了想跳，只為了高出人家那麼一點點，居然異想天開地去買了雙鞋跟墊，當然走起路來還算舒服。但穿著它去打球……搶幾個籃板或跳投、切入上籃……身體落下之後，膝關節所承受的壓力是體重的兩倍到四五倍，而且這個壓力是完全落到不正確的角度觸地，因此導致膝關節腔迅速地變形，也就是說大腿骨的股骨與小腿骨的脛骨已經不在一條軸線上了。

鬼手是我的球友，從他對於打球的態度與球品，讓我覺得他是一個可以信任的夥伴，因此就把膝關節復健的任務交付予他。他的整復就是先處理被肌肉鎖死的壓力，也就是氣滯血瘀，先讓肌肉恢復原有的彈性，然後再來正骨，而最好的正骨方式就是用自主的動作把膝關節拉開，而他的自主動作就是「前踢」，然後再加強下肢的肌力，讓腿部的肌肉能強到足以保護骨骼。

很快地在半年後，我的膝關節就已經回到不痛的狀況，雖然打球時還戴著護膝，但那真的只是為了防護所戴的。而且也漸漸從旁側有

壓條的護膝，戴到不用壓條，然後再用到髕骨帶，到現在已經完全不用任何護具，可以放心地跳得更高跑得更快。也因此隊友對我的要求也越來越高，所以一般球友會犯的錯，或搶不到的籃板，如果發生在我身上或在我的周邊，我肯定會被罵！不過，換個角度來想，其實被罵也是一種肯定！

鬼手武醫診斷

人是動物，所以健康的身體必須運動，但運動卻不能盲從與盲目，才能對身體產生真正的「健康」，也就是必須了解身體需要什麼樣的運動，並明白如何去從事這項運動而不會造成運動傷害。例如：跑步姿勢不對的跑步者膝、單手運動容易產生的闊背肌拉傷、舉重與健美的上斜方肌、闊背肌甚至臀部拉傷……因此當你決定要運動時，千萬別盲從地去找最流行的社交來運動，你的啟蒙老師必須懂得肌學及一般的保健醫學常識，這樣才能讓你每天練習的動作，可以得到加分的積累，而成為健康的運動。

如果你是選手型的運動員，也就是那種已經習慣與傷共存仍不放棄運動的「練家子」，則更必須調整不正確的動作，因為魔鬼藏在細節裡！此外，尋找一名真正的運動傷害復健師，從運動中來復健，如此你才能讓復健後的肌肉更強健。

PART 1

從肌肉下手，終結痠痛不適的「徒手療法」！

正確按摩和伸展肌肉，打造強健身體

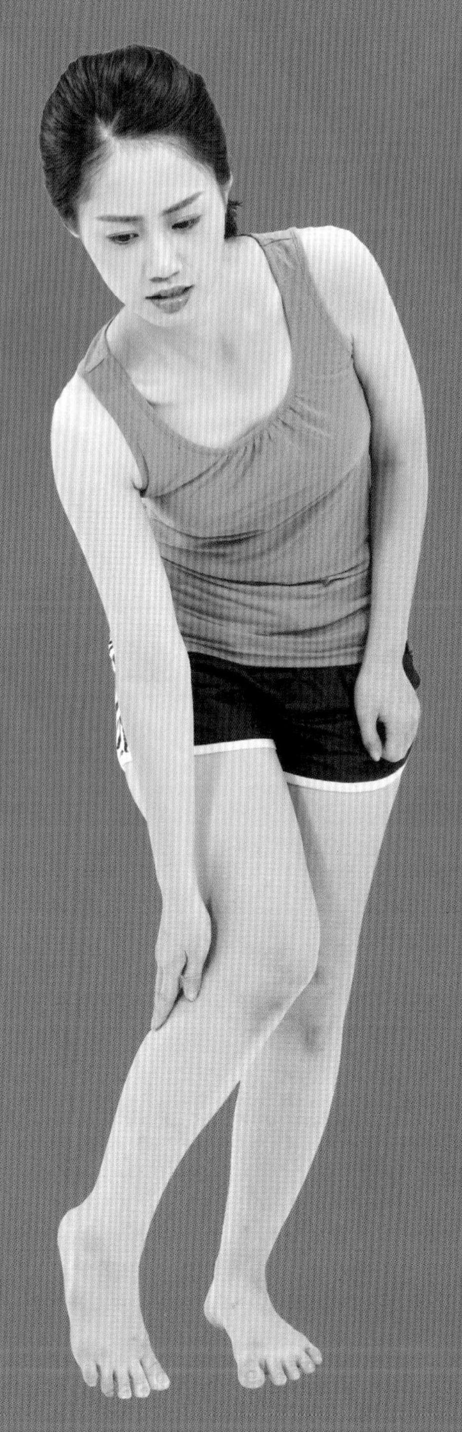

什麼是「徒手療法」？

徒手療法是每一個會動的人都會做的自主復健動作，所以它是非常本能且生活化的動作。例如：你覺得脖子卡卡、肩頸痠痛，很自然就會轉轉頭，朝痠痛處捏捏肩膀；搬東西過重或手臂痠痛太頻繁，就會自己按按揉揉；坐太久，起來伸個懶腰，這些其實就是最簡單的徒手療法。

隨著人的痠痛利用手開始整復，慢慢學會借用簡單的工具，如人類起源的石頭，經過幾千年磨尖或以牛角取代，一直發展至刮痧與針灸。從發明火開始知道用負壓的拔罐或溫灸。從局部過度的使用肌肉導致協同肌的肌力不平衡，進而造成骨骼異位，而有了推拿整脊。這些都是我們老祖宗將其經驗代代相傳，累積下來的整復手法，通稱為「徒手療法」。

在中醫的範疇裡稱之為損傷學，在民間有人稱之為民俗療法，而在目前行政院衛福部的管理下，稱之為民俗調理業傳統整復，而更流行的說法是運動傷害復健。

一個需要用心來閱讀的智慧

徒手療法是我們老祖宗從生活中所累積出來的智慧，它針對身體所提供的保健與復健範圍甚廣。本書所介紹的是更貼近生活，而又能隨手操作的手法，「簡單易學，立即見效」是它的特色。

面對一個經過數千年臨床驗證不斷累積下來的保健手法，就如同我們面對任何一門學問或技藝般，最重要的是要建立「正確的觀念」與「宏觀的思維」。因為唯有在這樣的基礎下，傳承的手法才能舉一反三，達到觸類旁通。

要知道即便對一位患者而言是很明確的偏頭痛，但一百位偏頭痛患者的病灶及操作手法，都會依個人的身體狀況及接受度而有所不同，因此如果沒有從心出發，對身體持有宏觀的思維來運用這些手法，施作者很容易就落入「頭痛醫頭，腳痛醫腳」。如果我們的學習態度僅止於片面的技術操作，對這麼珍貴的文化遺產，將愧對於先輩的治學與致用。

整骨不整肌，好似不懂醫

何謂「正確的觀念」？我們身體上任何一個器官都很重要，當然骨骼也不例外。骨骼除了支持我們日常的運動，更是我們臟腑的貼身護衛，它始終是個默默被動的行善者。若沒有肌肉所提供的肌力，骨骼是完全不會自己動的。

我們全身近四百條肌肉，儘管它們的形狀厚薄與包覆在骨骼外一層層的層次不同，但每一條肌肉它們必定是連接在兩根不同的骨骼上，因此針對骨骼的偏位或滑脫，其實必須根治的是拉扯這根骨骼兩端的肌肉。

舉例來說，最常發生的頸椎或腰椎的滑脫，甚至脊椎側彎，這些都是脊椎兩側肌肉拉力的不平衡，一邊的拉力大過另一邊，而將骨骼拉出原有的位置所引起的，因此正確的處理方式是要先從肌肉著手，這就是「整骨不整肌，好似不懂醫」的案例。

任何一個動作都有它的鏈

為何要有「宏觀的思維」？人是一個越來越需要靠群體生活的動物，所以人聚集的地方會從鄉鎮移動到城市……也因此當我們出門要到某一個目的地時，就會有個「心理地圖」，是先直走或回頭走，再來要左轉，還是右轉。萬一這邊的路塞住了，或那邊的橋不通了，我們應該選擇哪一條安全又便捷的路來走？

相對地，這樣的概念放在我們身體上也是一樣的，因為拉動每一根骨骼的肌肉不只一條，而且還有層層包覆的深淺層次，但有痠痛反應的卻是肌肉的氣滯血瘀，所以當我們已經有明顯的痠痛生理反應時，需要仔細處理的肌肉肯定不只一條。

就如我們運動一樣，沒有哪個動作是只靠一條肌肉或一個肌群就可以完成的。例如喝水這麼簡單的事，當我們拿起水杯時，要動用的就是整條手臂一直到手指，喝水時，頭要不要抬，嘴要不要張開，抬頭就會拉動到頭頸夾肌，張嘴會運動到咬肌……每一個動作都有一整個運動鏈來配合動作，除了主要提供肌力的肌肉之外，更有協同配合的肌群，以及讓整個動作完成的相關運動鏈，因此這是複合的肌群動作。

而當其中有一條肌肉損傷時，相關的肌肉會因代償作用從單一到肌群，進而形成結構性的損傷。就如腰痠背痛看似是很簡單的痠痛問題，但它能往上衍生成五十肩、肩頸痠痛，甚至偏頭痛到頸椎滑脫，往下則先是坐立難安的髖關節，然後大腿小腿外側到腳麻，形成身體整個側邊的結構性損傷。

當身體的某一側損傷，很多動作就必須靠另一側來代償，於是損傷就從原本的左側開始往右側發展，因此針對肌肉的勞損，甚至損傷時，我們必須對肌肉有全面性的理解，「頭痛醫頭，腳痛醫腳」的處理方式是行不通的。光靠背條子式的整復，不但容易失之偏頗，更重要的是徒勞無功沒有解證，而失去復健的先機。

「非侵入性、不用藥」的對證復健法

其實對於「患者」來說，無論是亞健康狀態，或是身處疾病狀態，只要能協助排除他的證或症狀的就是好法子。對於患者來說，不論是西醫的吃藥、打針、動手術，抑或是中醫的方劑、推拿、拔罐、按摩、針灸……凡是能協助患者喚起自癒力迅速康復的，這些單一或是運用數個協同施術的過程，只要運用得宜，對到證就是好的選項。

而且中醫源自於生活化的經驗傳承，本就是「徒手療法」，只是隨著經驗的積累，為了效能的彰顯與療程的縮短，開始借用身邊順手的器具與百草的應用，讓博大精深的中醫基理隨著個人的鑽研與手法，演變成各種不同施術的保健與復健選項。

在時下為確保患者的復健品質，政府立有保障人民的醫師法，因此徒手療法的範圍以不侵入人體，不作疾病判斷，以及不用內服藥物為原則，多以損傷為主，針對患者活動受阻的肌肉，在痠、痛、麻範圍內提供對證復健。

「氣」是與西醫復健最大的差異點

中華民族的醫學是靠觀察人與天地之間的活動與互動而來，已自成一套完整的中醫系統，從保健、復健到養生。而西方醫學是從一把刀，自大體解剖開始。所以同樣是研究人的生、老、病、死，但藉由不同方式，最後呈現出不同的兩種醫術，手法雖然不同但並不相違背。

以醫學基礎理論而言，西醫和中醫最大的區別是「氣」，主要是因為西醫的復健學理，是從大體解剖學出發，在已往生的遺體上測不到「氣」，也正因為測不到且看不到氣，西醫並沒有穴位、經絡的觀念。徒手療法卻能以徒手探知人體氣滯血瘀之處，並予以化解，這也是許多患者復健多時不見成效最大的關鍵。

活著的人除了自身的氣，也必須跟大地的氣、空中的氣互動形成一種生活型態，這是從大體解剖中所無法觀察或是測量得到的。但人體幾千年來，不會因為你是白人、黃人、黑人或紅人，甚至是山地人、平地人或是討海人而在生理結構有所不同及演進，因此東西方的醫術得以交流，從相互觀摩參考中得到應證，而彼此激盪得更精進。

讓人人遠離「亞健康狀態」的居家保健法

隨著文明與科技化，人的活動開始產生變化，例如上班族的久坐、長期依賴電腦等行為，開始從肩頸痠痛到上肢麻痛；家庭主婦則因操勞於家務，從腰痠背痛到直不起腰，坐立難安以致舉步維艱，這類症狀同樣也出現在新興的寵物族身上；每日需要勞動的勞工朋友，更因為長期施力造成肌肉痠痛而導致關節退化，甚至手不能舉、腿不能抬。

各行各業的不同族群為了因應生活環境的需求，常讓身體處於勞損的狀態，當身體的平衡失去相互約制的狀態時，我們稱之為亞健康狀態，身體所反應出來的就是「證」，最簡單的例子就是身體的痠痛。這些失衡狀態若長期不予理會，讓它逐漸擴散，或因代償作用導致更嚴重的行動力喪失或急速衰退，這就是病，而身體所反應出來的就是「症」。

這就是「證」與「症」的不同，一個是亞健康狀態，一個是疾病狀態。不同的「證」可藉由徒手療法來達到保健效果。不過一旦亞健康的「證」轉為疾病的「症」時，就必須盡早就醫，以免病情加重。

「武醫徒手療法」的特點

以經絡學與肌學為編輯架構

這也是本書從結構性宏觀思維著手的原因，希望能先帶給讀者一個較為整體性的概念，如此在接觸到局部或單點式損傷時，就更能觸類旁通地直擊到結構性損傷的病灶處，讓氣滯血瘀無所遁形而根除。

本書的架構從頸椎到胸、腰椎、薦椎，也就是我們下肢的基地髖關節，然後順勢到下肢，回過頭來是肩關節與上肢，最後是腹部。

從頸椎到薦椎到下肢，其實就是經絡學中養生保健最重要的「膀胱經」的路徑，它是身體最長也是最大的一條經絡，反應身體每一個臟腑的能量，更是所有臟腑濁氣代謝的排氣管，從頭到腳共六十七穴。而且從肌學來說，下肢也是最容易退化的肌肉，而它的神經根在腰椎與薦椎，從坐骨而下分為腓神經與脛神經，通達腳背與腳底。因此我們會以這樣的架構來編輯，就經絡學與肌學來說，都可相互論證而舉一反三地從病灶處切入來思考，宏觀結構性損傷的解證關鍵。

再來是肩關節與上肢，將腹部放在最後，是因為前述所列都是督脈加膀胱經，而腹部是唯一走任脈，它也是一個身體很重要的，固體、氣體及液體的代謝物暫存區，此區又是生命之源「丹田區」的大本營，也是我們所謂練功的「功」的發源地，因此獨列壓軸。

以下為身體各部位主要對應的肌肉一覽表，以提供讀者在操作前先建立一個宏觀思維，讓我們的操作更加周全。

操作原則

- 由上而下、由內而外
- 脊椎→上肢→下肢

部位		淺層肌群（第1層）	深層肌群（第2層以下）	重要穴位	保健動作
頸椎	1、2椎	上斜方肌	胸鎖乳突肌	翳風	轉頭
	3、4、5椎		提肩胛肌	肩井	歪頭
	6、7椎		頭夾肌	風池、風府	點頭
			頸夾肌		
胸椎		中/下斜方肌	大菱形肌	俞穴：肺、心、肝、膽、脾、胃	側壓腿
			小菱形肌		
		闊背肌			
腰椎		闊背肌	腰方肌	俞穴：腎、氣海	4字腿
			腹橫肌	中極	
薦椎		闊背肌	臀大肌	仙骨（薦椎）、俞穴：小腸、膀胱	拍薦椎、坐骨
			臀中肌		
			臀小肌		
			梨狀肌		
下肢		大腿	股四頭肌	風市、血海	拍膝窩
			股內側肌群		
			半腱半膜肌		
			股二頭肌		
		小腿	腓腸肌	委中、三陰交	
			比目魚肌		
肩關節			三角肌	肩井、肩髃	旋肩
			提肩胛肌		
			大菱形肌		
			小菱形肌		
			崗上肌		
			崗下肌		
			大圓肌		
			小圓肌		
上肢		大臂	肱二頭肌	少海、曲澤、尺澤	拍肘窩
			肱三頭肌		
		小臂	尺側肌群	太淵、大陵、神門	
			橈側肌群		
腹部			腹橫肌	中極、關元、神闕	仰臥起坐、提臀弓腰
			腹內斜肌		
			腹外斜肌		
			腹直肌		

打破以「穴位」為定位的復健迷思，從「肌肉」著手

在觀念上，「武醫徒手療法」和目前坊間常見的「推拿」有很大的差異。現在坊間所稱的推拿，多半以「經絡」或「穴位」為施術點來進行推拿、按摩。

然而，經絡是氣走在人體低電阻的路徑，如溪流，如河川，它沒有管路；穴位多在骨邊肌腱等位置，如山形地勢低窪處的潭水、湖泊。一旦肌肉緊繃或骨骼異位，都會造成經絡路徑移位，因為經絡是活的！

而運動靠的是肌肉，真正產生動力的是肌肉，骨頭、韌帶及肌腱則是被動的。韌帶是骨頭與骨頭連接的軟組織，肌腱是肌肉與骨骼的傳動組織，因此當氣滯血瘀造成肌肉緊縮無法完全伸展，便會牽動到韌帶與肌腱，使其瀕臨彈性極限的拉傷。而協同肌肉與對稱肌力的不平衡會引起骨骼異位，如頸椎、腰椎及膝關節，因此損傷必定要從肌肉著手。

從他助到自助！徒手療法的四個步驟

對於經驗老到的整復師而言，並沒有所謂的流程摘要，因為那是一種習慣。所謂的習慣便是以「望、聞、問、切」開始。

望：就是望來者四肢與軀幹的活動狀況與體型，如脊椎側彎的四線八部。

聞：就是聽患者怎麼述說他的不舒服，哪裏不舒服？從何時開始？做哪些動作……。

問：就是從望與聞來粗略地判斷，詢問可能相關的問題。例如：患者說手會痠痛麻，整復師就會問你肩頸會痠痛嗎？

切：就是觸證來查找可能勞損或損傷的肌肉，及其真正的病灶在何處。

而在施作上自然是先以按摩的手法放鬆肌肉，然後再將顯現出有氣滯血瘀之處的滯瘀處理出來。在前兩個流程處理完之後，才做正骨的動作。而正骨可以用輕緩從容地牽引，或讓患者做自主的復健動作，讓骨骼回到正常的位置。

武醫徒手療法也是以同樣概念施作，藉由手的「觸證」，來找到造成患者損傷的真正病灶之處，再配合以手為術，和調息產生的功（電磁力）來進行「整復」，協助患者將其氣滯血瘀代謝出體外。在此之後，患者本

身透過「自主復健」的伸展，和適度的「重量訓練」，即能達到保健與復健效果。

觸證→整復→自主復健→重量訓練，這四個步驟即為徒手療法的核心，四個步驟缺一不可。沒有觸到真正的證，有如瞎子摸象，只能憑運氣來整復。而氣滯血瘀不予以處理出來，即便將骨骼硬推拿回正，過不了多久，骨骼又會再度被拉偏離。如此重複整復，推拿就變成生活的一部分了。而光靠整復師或拔罐是否能真正地根除深層肌裡的氣滯血瘀？答案是否定的。必須靠自主復健的動作先讓骨骼邊最深層的肌肉自己動起來，如此才有機會將病灶連根拔起，而處理過的肌肉屬於放鬆狀態下的肌纖維，因此必須靠重量訓練讓肌肉恢復伸展與收縮功能。

徒手療法整復的四個步驟

步驟1：觸證
- 整骨不整肌，好似不懂醫
- 不但要找到肌肉，更要對到病灶的證

↓

步驟2：整復
- 氣滯血瘀必須根除
- 代償引起的結構性損傷

↓

步驟3：自主復健
- 深層的整復
- 加快代謝

↓

步驟4：重量訓練
- 從大片往小條逐步訓練
- 從自身的對抗到負重對抗

步驟1：觸證

觸證就是得用自己指腹較強的電磁力，也就是「功」來搜尋患者肌裡氣滯血瘀的藏匿之處，它在痠痛發生的當下或許就是痠痛點。但如果是陳年的積累，那就必須透過觸證來捉到肌裡所藏匿的鬼。確認痠痛證所屬的肌肉後，再依該條肌肉的起止端、動點或痠痛點，進行整復。

舉例來說，針對許多斜頭症的患者，所有的中西醫都知道這是胸鎖乳突肌及上斜方肌所造成的，雖然稱不上是病，但會對患者的生活帶來極大的困擾，而它的氣滯血瘀卻是很集中在某一個點，而不是在整條肌肉上或肌腱處，因此就必須靠指腹的觸證來找出病灶之處，並予以排除。

此外，頸椎與腰椎大多因脊椎兩側肌肉的拉力不平衡，而造成椎位滑脫、偏位。許多的專科診斷是骨刺，但其實只要將緊邊肌裡的氣滯血瘀處理出來，再藉由自主的復健動作，患者是有機會在安全又舒適的狀態下讓骨頭回到正位。但如果不給予正確的處理，緊的肌肉造成椎間盤過大的壓力，將導致椎間盤的空間被擠壓而神經被壓迫，就會延伸到上肢與下肢的麻痛，甚至肌力的退化。其實這不是手的問題，也不是腳的問題，而是頸椎與腰椎相關肌肉的氣滯血瘀所造成的，這就是「整骨不整肌，好似不懂醫」的案例。

由於每一個人使用肌肉的時間、方式、角度不同，即便同樣的肌肉受到損傷，但病灶處不一定相同，因此不可能開一帖方劑就能救治千百人，這也就是徒手療法中觸證的重要性。每一位患者對整復師而言都是「獨一無二」的！整復師必須用心去尋找造成損傷的真正病灶之處，才能手到證除。

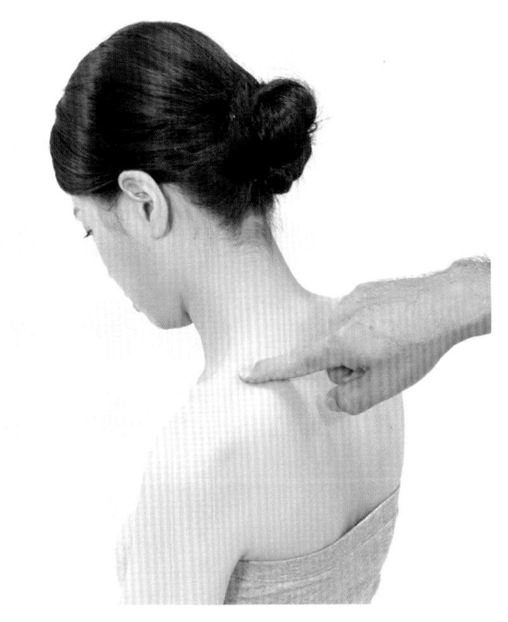

步驟2：整復

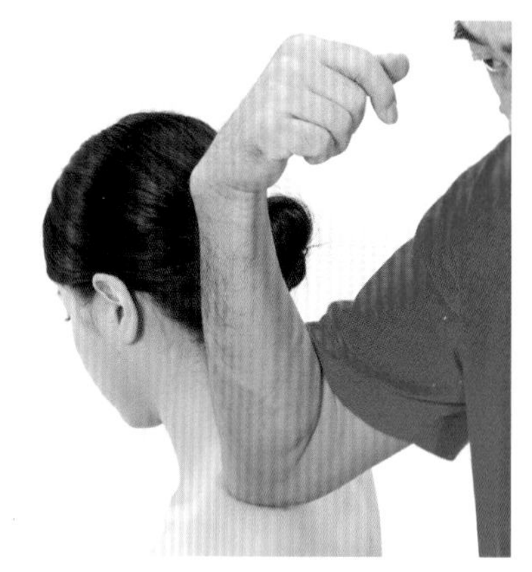

整復就是要處理掉累積於身體的氣滯血瘀。很多人都以為痠痛只要去泡泡溫泉、熱敷、按摩⋯⋯用這些緩解的手法讓身體舒服了，證就解了。其實這只是暫時的緩解。如果痠痛處的氣滯血瘀沒有真正予以清除，加上造成痠痛的習慣性動作不即時調整，這個氣滯血瘀便會開始慢慢累積，一條肌肉的積累造成肌力的不彰，就連帶需要協同肌肉來發揮代償作用，於是慢慢地就從一條肌肉的痠痛，開始延伸至結構性的損傷。舉例來說，許多患者原來只是腰痠背痛的闊背肌問題，慢慢延伸至肩關節的肩頸痠痛，而向下延伸就造成髖關節活動卡卡，乃至於大腿肌肉退化，開始覺得自己整個側邊都有問題。

因此當損傷已經造成了一定的生活困擾，「頭痛醫頭，腳痛醫腳」的處理方式是行不通的。因為那不是一個點的局部痠痛問題，而是結構性的問題。這也就是中醫採宏觀療法的關鍵。同樣這也彰顯出徒手療法的多重功效。對於即時的痠痛處理就在痠痛處，但對於陳年累積的就必須從宏觀的結構性思維來做觸證，以便進行有效的整復。

以目前來說，氣滯血瘀的處理，還是以老祖宗傳統的拔罐最為安全有效，因此本書在肌肉處理的整復過程中，除了徒手按摩，還介紹了拔罐的案例分享。

按摩時，原則是從淺層肌群往深層肌群漸層處理。採用一個讓被施作者舒服，且自己操作又不費力的互動體位，用身體的力量下壓，而不是用手的力量使力，從與被施作者吐納的共鳴開始，用「功」來解證。

須特別留意的是，在本書中所有的按摩及拔罐動作都僅供參考。因為實際的位置需要先找到被施作者肌肉的起止端，也就是連接於骨骼兩端的肌腱，然後從兩端肌腱中做觸證去捉鬼，以觸證來尋找真正的病灶，因此要先摸到骨骼，再找到肌腱是最為正確的手法。由於每個人的骨骼都不是按照標準尺寸來成型，用一般穴位的身寸法來定位，是不容易捉到鬼的。

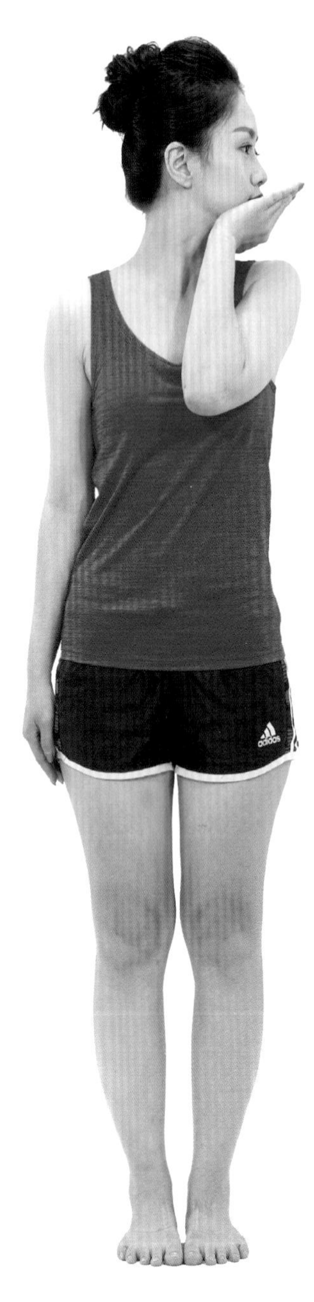

步驟3：自主復健

生病要看醫生，但光讓醫生看看，病是永遠不會好的，因為醫生要憑他的專業與經驗來開藥方，以及決定使用何種方式來讓身體排出毒素，強化免疫力。整復更是如此。整復師協助患者排出氣滯血瘀，甚至骨骼正位之後，患者更必須做自主復健的動作，來伸展到骨邊最深層的小肌肉，根除活動受阻的障礙，並讓排出的氣滯血瘀盡快代謝。當然這個復健動作是對應到受勞損肌肉的伸展與收縮，配合著鼻進鼻出的吐納，也就是伸展時吐氣，放鬆時吸氣。

本書裡介紹的自主復健動作，不僅可以在解證後做，平時也可以做。藉由這些動作伸展肌肉、靈活關節，可以讓肌肉放鬆，骨骼回歸正位，強化四肢，促進新陳代謝。

步驟4：重量訓練

損傷的肌肉經過整復後會達到放鬆狀態，因此要透過適度的重量訓練恢復彈性，有彈性的肌肉不但能保護骨骼，還能讓動作更靈活。

重量訓練之前，記得先洗澡。戴手套先戴左手再戴右手。開始跳繩、跑步或爬樓梯，讓身體運動到微喘、流汗、發熱，再開始重量訓練。

重量訓練依序由大片的肌肉開始往小塊的肌肉訓練，由上往下逐條施以重訓。以上肢訓練為例，從最大片的胸大肌到包覆整個肩關節的三角肌，接著才是三角肌包覆下的肱二頭與肱三頭肌，然後按順序下來到小臂的尺橈側肌群，這是最安全也是最保健的訓練次序。

由於每條肌肉所提供的肌力不同，因此訓練該條肌肉的相對應重量與次數也因而不同。通常以該條肌肉能承受6次舉起，到第7次就舉不起來的重量為優，但如果覺得太重，則可以重量稍降。以8次為原則，也就是1組舉6～12次，休息30秒～1分鐘，讓肌肉緩和再做。

保持肌力做2組，增強肌力做4組，最多不超過6組。若重訓的隔天感到痠痛，則須休息到肌肉自然將痠痛的氣滯代謝掉後，再來操作。因此重訓不是每天都做，而是視肌肉的彈性與恢復狀態施以計劃性的操作。

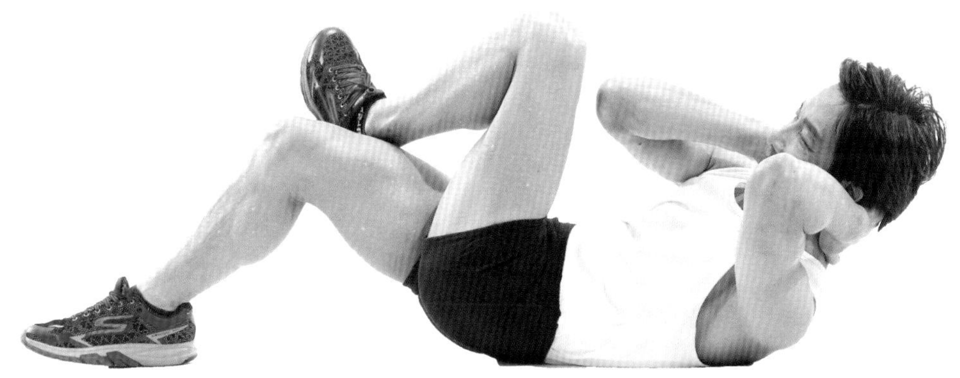

武醫徒手療法的多重功效

武醫徒手療法除了用來修復亞健康狀態的身體，或防治文明病，還有其他潛在的功效。

功效1：促進血液循環

武醫徒手療法的觸證和整復的解證，皆需要發自於中極穴的功，可創造出「運動心」，增加輸入動脈的血流量，並促進血液循環，減少心臟收縮的次數，讓更多的血液流入肺臟。不但能強化心肺功能，亦能促進心血管的暢通，使血管保持彈性，並增生動脈延伸到肌肉的微血管，以舒緩動脈在運動時的血流量。

功效2：強化肌肉

自主復健的動作可活化四肢，不但能讓肌肉取代脂肪，更可消除肥胖，促進新陳代謝。尤其是針對核心肌肉群伸展和強化的運動，不但能強化肌肉，維持健美的體態和曲線，更重要的是能維持脊椎的穩定性，讓人在運動時能展現出優雅從容的動態平衡。

功效3：修復肌肉

重量訓練可以讓肌肉接受不熟悉的施力強度，並造成肌凝蛋白和肌動蛋白的交互作用而使纖維磨損，促使肌肉中高度分化的衛星細胞（satellite cell）盡快前往受損部位，融進受損肌肉纖維內，使其再生而變得更強壯。

針對中老年人而言，重量訓練可以有效預防肌肉減少症及骨質疏鬆症（因重量訓練中的爆發力，能讓骨質的密度增加）。另外，美國糖尿病協會經實驗證實，重量訓練能讓肌肉消耗所儲存的血糖，將身體對於葡萄糖的需要轉向血液，這也是一種有效控制糖尿病的運動方法。

功效4：腦部保健

自主復健和重量訓練的運動，平時不但可以保健身體，對腦部亦有幫助，如：刺激腦部的新生細胞、強化已存在的腦細胞、改善情緒、有助大腦進行多工處理、減緩老化或失憶、提升邏輯和水平思考能力等。

總之，在最大耗氧量（從事最激烈運動下，組織細胞所能消耗或利用的氧之最大值）的支持下，武醫徒手療法不但可增加心肺輸氧至肌肉的最大量，再配合重量訓練和肌肉的耐力訓練（針對肌力、爆發力、體力和速度的改善），即能盡其功，取得生理上完全的整復。

身體感到痠痛不適？解證的關鍵在於肌肉

主動的肌肉&被動的「筋」

人的生存活動靠的是肌肉，五臟六腑的肌肉稱之為「平滑肌」，由自律神經控制。而運動的肌肉稱之為「骨骼肌」，由運動神經控制，所以被稱之為骨骼肌，就是因為這些肌肉的兩端都連接在兩根不同的骨骼上，如此肌肉在收縮與伸展的彈性運作下就會產生肌力，這個力量直接牽動骨骼，讓骨骼能隨著我們的意念動起來。

而將肌肉兩端連結在不同骨骼上的，我們稱之為「肌腱」。除此，骨骼跟骨骼之間相連的稱之為「韌帶」，這些負責連結的韌帶與傳動的肌腱，我們通稱為「筋」。

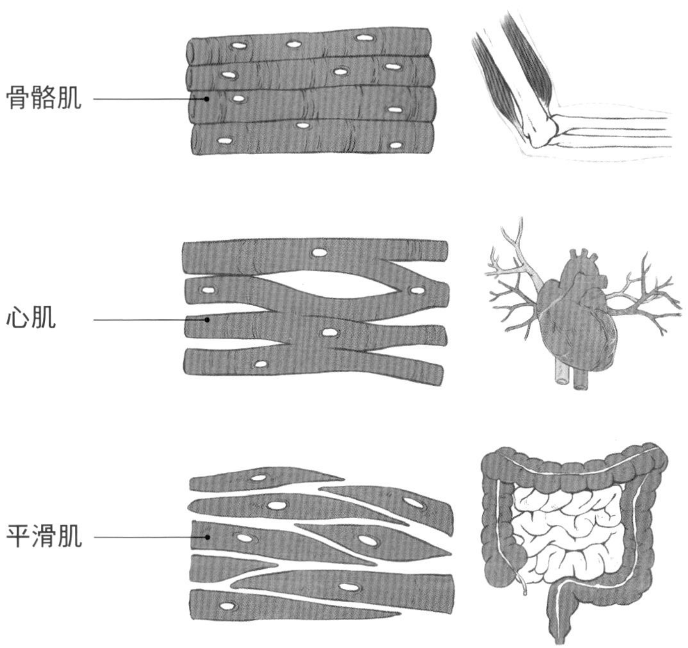

除了肌肉之外，這些「筋」都不產生動力，而且是被動的，在肌肉收縮與伸展的過程中，這隨附組織都必須配合肌肉的收縮與伸展做相對應的動作，也就是肌肉收縮時，除了骨骼之外，肌腱與韌帶就必須伸展；而當肌肉伸展，它們才有機會回到原來的長度。因此肌腱與韌帶的彈性是因應肌肉的運動而來，所以它的彈性係數較低，而且是為了自保，與提供整個運動的品質而來的。當肌肉長期呈現收縮狀態，這些「筋」就得長期被伸展開，它的彈性會變弱，甚至漸漸失去原有的彈性。而當肌肉又再度收縮時，它就容易拉傷或崩裂。

例如，阿基里斯腱的斷裂，元凶是在腓腸肌與比目魚肌，長期的壓力沒有被釋放出來造成肌腱緊繃，失去原有的彈性而拉傷斷裂。另外，像膝關節的半月軟骨，由於該處交錯的大小腿肌肉緊繃，讓關節腔活動空間縮小，而壓迫到軟組織的半月軟骨，甚至壓碎，通稱為膝關節退化。

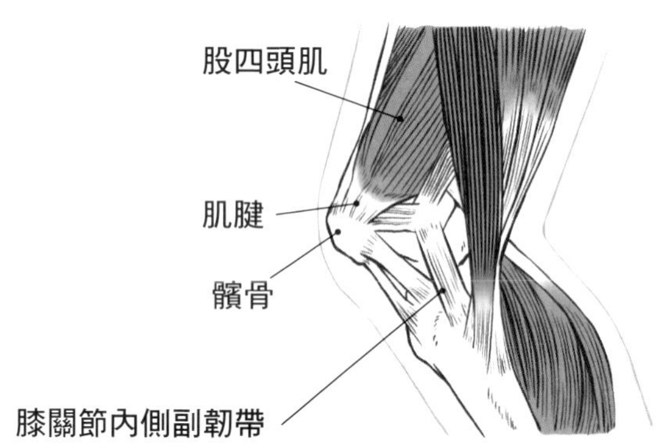

神經是傳達活動指令的光纖

在這個運動的系統下，下達指令的是腦幹，這個伸展與收縮的指令被傳達到肌肉，靠的是神經，所以稱之為「運動神經」。所有的神經都從腦幹經由脊椎的椎間盤延伸出來，因此從椎間盤出來的神經，我們稱之為「神經根」，連到四肢末端的則稱之為「末端神經」。

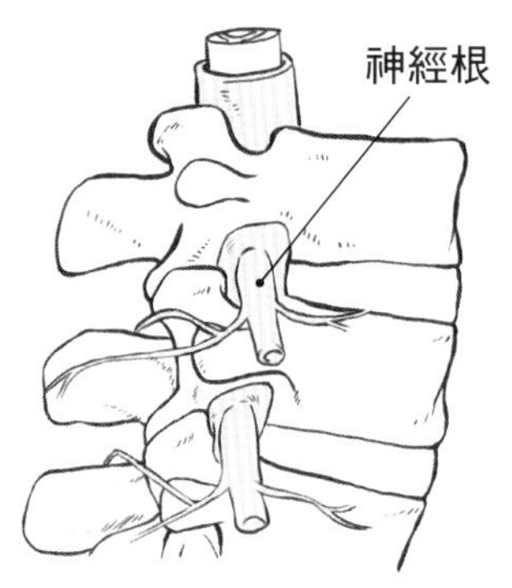

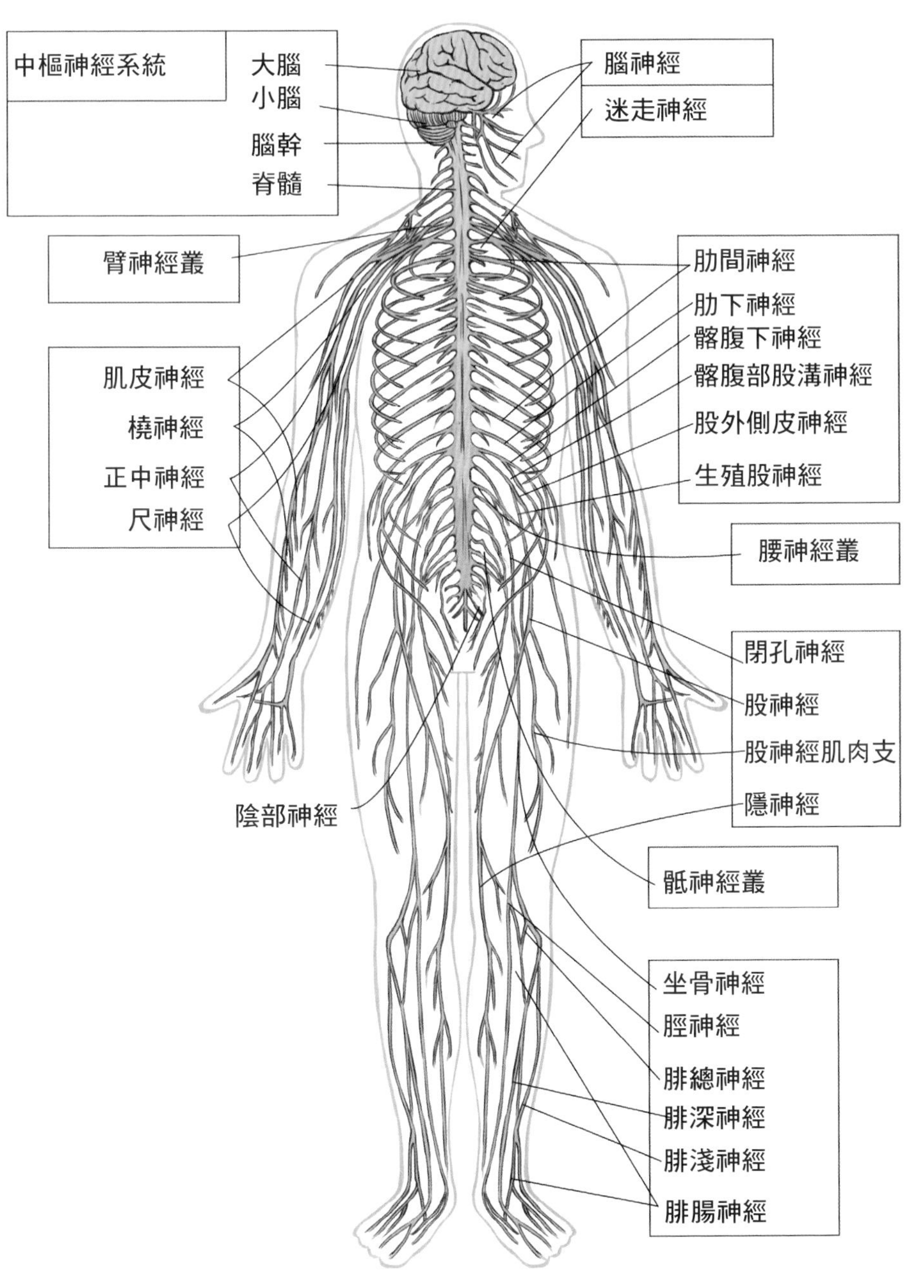
中樞神經系統
大腦
小腦
腦幹
脊髓
腦神經
迷走神經
臂神經叢
肋間神經
肋下神經
髂腹下神經
髂腹部股溝神經
股外側皮神經
生殖股神經
肌皮神經
橈神經
正中神經
尺神經
腰神經叢
閉孔神經
股神經
股神經肌肉支
隱神經
陰部神經
骶神經叢
坐骨神經
脛神經
腓總神經
腓深神經
腓淺神經
腓腸神經

▲人體神經系統圖

從脊椎的橫斷面來看，靠顏面的我們稱之為「前枝神經」，靠背的稱之為「自律神經」，都是一對一對呈現的。手部的神經在頸椎，下肢的神經在腰與薦椎之間，而自律神經就是不能隨我們意識控制的神經，從腦幹到整條脊椎的椎間盤。自律神經與平滑肌的運作，則配合著人的肢體活動及情緒由腦幹來協調控制，因此自律神經失調也是個泛名稱。

頸椎神經 C1～C8

胸椎神經 T1～T12

腰椎神經 L1～L5

薦椎神經 S1～S5

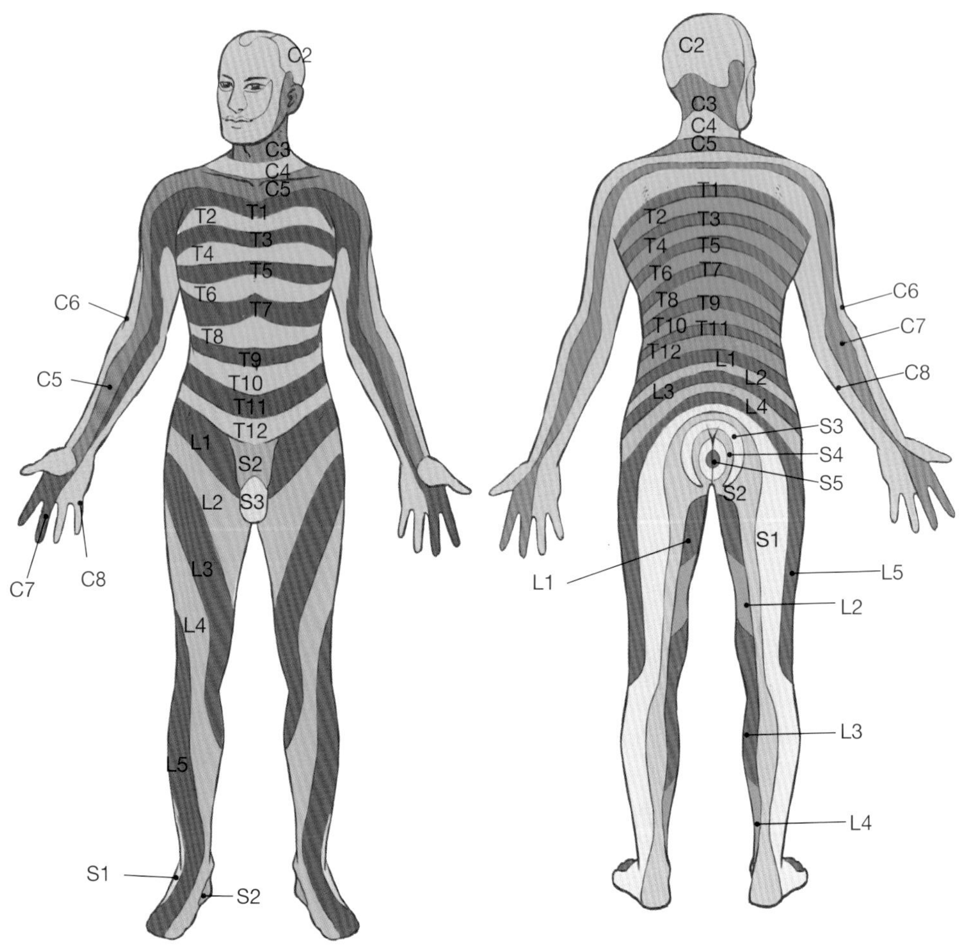

由於每個臟腑都有相對應的自律神經，哪一對自律神經失調，其實是可以從背部的神經根看出證兆的。這條分布在人體軀幹的神經，在中醫稱之為「華陀背脊」，也就是華陀被稱之為神醫的背脊，同時它也是整條膀胱經很重要的一段。

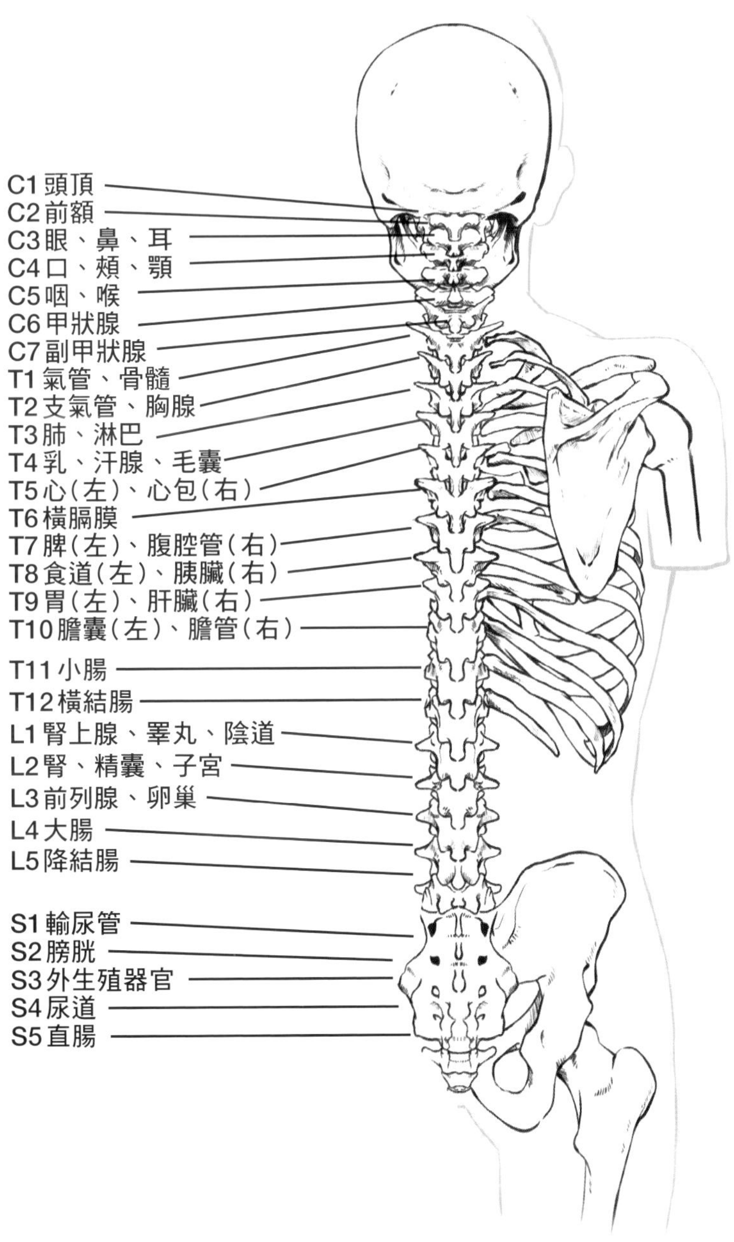

肌肉緊繃、氣滯血瘀，造成身體的痠痛麻

當肌肉感到「痠」就表示氣滯於肌纖維，如果氣滯不適時處理，造成血液無法順暢地流動，久不流動的血和肌纖維沾黏在一起，形成血瘀，就會感到「痛」。而「麻」就是傳達指令的神經被壓迫到，被壓迫到的神經根雖然出自於椎間盤，但椎間盤不會無故把椎間的空隙縮小來壓迫神經，追根究底還是該處的肌肉太緊造成的，因此尋根對證的病灶還是在肌肉。

肌肉為何會感到痠痛？這跟我們「用力氣」的時間與力量有關。以上肢來說，它能舉起的重量應該是自己標準體重的1/2，下肢能發揮出來的力氣是1/1。如果你用胸式呼吸，能舉起來的時間就是胸部提供肺活量的時間；但如果你是用腹式呼吸，那就是腹部所能提供一個吸氣、屏氣的數息數，一但做出超過這個數的持久或是重複的動作，氣就很容易因為肌纖維的緊縮而被「夾死」在肌纖維內，進而造成痠的生理反應。

舉例來說，如果你的標準體重是80公斤，上肢所能舉起的最大重量應該是80/2，那就是40公斤。你的數息數如果是10秒鐘，堅持舉起在10秒內那是安全的。如果你舉一個這麼重的物件而且一直持續著，也就是肌纖維始終保持在緊縮的狀態，而不能「換氣」，很自然地新鮮的氣進不去，夾在肌裡的氣出不來，被擠壓在肌裡，就造成了痠證。而如果這個狀態必須維持，當氣推不動，微血管的血也被夾死，成為沾黏狀態，這就是瘀。

此外，肌肉的彈性與我們的年齡也息息相關。如果你的年紀尚輕，肌肉彈性很好，只要讓身體放鬆或休息一下，甚至睡一晚，當肌肉完全放鬆時，體內自然產生的電磁力會衝擊這些氣滯血瘀，肌纖維的沾黏處，因此獲得釋壓而復健。

但如果你的年紀超過35歲以上，身體的紅白肌比例開始產生變化，也就是紅肌的比例開始慢慢地比白肌多，肌肉的彈性就變小，收縮之後的伸展沒有像年輕時那般有彈性，靠休息所產生的電磁力能將

這些氣滯血瘀代謝出肌纖維的能力相對也會變弱。這些所謂的「壓力」就開始寄宿在肌纖維內，如果不即時處理它，它就把戶口搬進來了！成了永久的住戶。

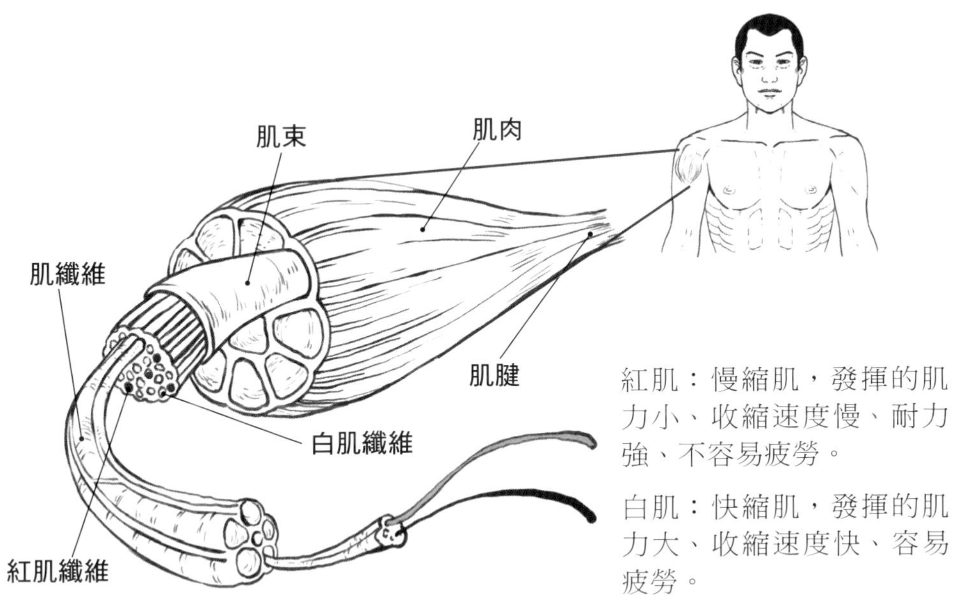
肌束
肌肉
肌纖維
肌腱
白肌纖維
紅肌纖維
紅肌：慢縮肌，發揮的肌力小、收縮速度慢、耐力強、不容易疲勞。
白肌：快縮肌，發揮的肌力大、收縮速度快、容易疲勞。

所以年紀越往上走，過去輕易做得到的動作現在不但做不到，而且痠痛之後的恢復期更長。很多人誤以為是肌肉退化引起的，反而開始盲目地重訓，殊不知沒有經過充分休息的肌肉，因為彈性漸失，來不及排出氣滯血瘀，再經過二次重訓的加持，等同雪上加霜。身體會開始變硬，即使肌肉變大，肌肉的線條出來了，但代謝率相對降低，身體沒有往好的方向發展，反而背道而馳。

因此，為了避免不當的運動方式導致的運動傷害，應斟酌自己的肌肉狀態，量力而為。當肌肉感到「痠、痛、麻」時，千萬不可輕忽，應做即時性的處理，以免情況惡化，演變成結構性損傷。

肌肉的「動點」&「痠痛點」

肌肉是我們活動時產生動力，帶動骨骼與軀幹的唯一來源。每條肌肉由一條條肌束所組成，提供該條肌肉的動力會因肌肉的形狀、大小而有所不同。通常講的「動點」就是該條肌肉提供動力最多的地方，也往往是最粗壯、最容易產生痠痛之處，也是氣滯血瘀較為聚集的地方。

不過每個人使用肌肉的狀況與角度不同，「痠痛點」不一定是「動點」，但肌肉有痠痛處肯定就是氣滯血瘀必須處理的地方。

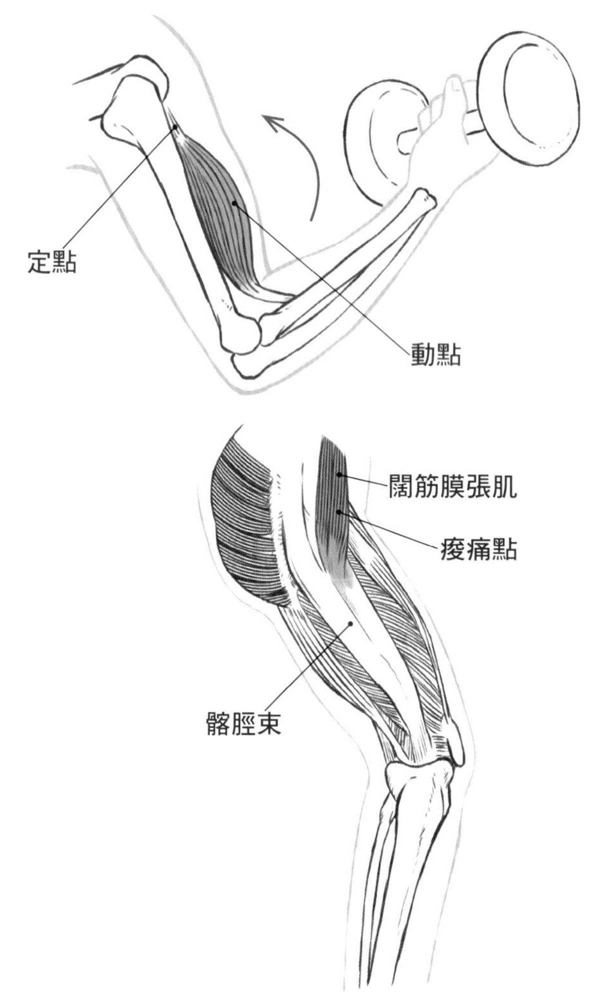

「功」對於徒手療法的重要性

人類的生命之源

人的一生從呱呱墜地開始就在用身體開始經營自己的人生，睜開眼時從What開始思考，這是什麼？那是什麼？然後隨著身體的發育成長，我們的思維也從這是什麼？進化成為什麼這樣？為什麼那樣？當問題有了解答之後，更進一步的思考就是Why，開始會從問題來探討身邊的人、事、物……漸漸地我們的思考從Why進化到How，我們該如何來處理身邊的問題，什麼才是我們該真正要去處理的問題？這就是學問的開始！也是一個人成熟的開始。

而人類的代代相傳能超脫出其他動物，最可怕的地方不在於DNA，也不在於較其他動物有多聰明，而是他的「思維」能夠被傳承與積累下來，所以我們可以從和其他動物競存的洪荒時代進化到運用動物力、火力到核能來改變我們的生活型態。

智能的傳承與能量的改變，讓我們改變了這個世界。從地球開始往外太空，從窺視到探勘……但數千年來對我們自己的「能源」卻還停留在老祖宗的那個元年。

每一個人的臍下與兩腎之間都有一塊老祖宗留下來的田，我們稱之為「丹田」。那塊田是我們生命之源主要的能源集中處，就如我們家家戶戶無論住家、辦公室、工廠用電，都有國營的電力公司統籌，將分佈各地的火力、水力、核能電廠所提供的電力集中，然後配發到每一個終端用戶一樣。

這塊丹田的產能，其實我們是可以去經營的，你要讓它產生的經濟效益擴大，或是只用而不經營的持續耗損，直到產能降到被迫休耕，甚至變成硬地，其實都取決在自己。

這個關鍵就在於有沒有「練功」，會不會用「功」來保健自己的身體。這個「功」是一種能被數位化，測量出單位的能源，叫做「炁」。一般人的炁有八個微安培，透過練習這個微安培數會增加，所以這樣的練習被稱之為練功。再者，它是透過人體的食穀米（飲食）所轉換成的營、衛之氣，加上呼吸新鮮空氣的宗氣，與原本就被儲存在丹田的元氣，四氣匯於丹田。

經過練習，由更深層的中極穴轉換成炁——一個具有能量的生物電磁力，來推動我們身體活動的機能，這個沒有管路只沿著身體低電阻的路徑而行的生物電磁力，我們老祖宗稱之為「經絡」，走到手足末端。全身十二個代表臟腑的機制巡循一遍需要十二個時辰，我們稱之為大周天；透過呼吸之間游走任督兩脈，稱之為小周天。

「功」的What、Why與How

功既然是一個存在的東西，而且又跟人息息相關，有它就是活人，沒它就是殭屍，那它的特性是什麼呢？我們為什麼需要它？要如何去練它、用它呢？

首先它在人體內就如同大地的河川一樣，是順著山形與地勢在較低的地勢流動，如走在山間高低落差大的就是瀑布，溪道較窄的流動速度就較快，走到低勢較低地區，會依照窪地的大小形成不同面積的潭、湖。所以它在人體內的循行，如果遇到骨骼般的山形或如肌肉般的地勢有所變動，這個氣所走的路徑，也就是一般稱之為的經絡，會因勢而改變它的流動。也因此當生理學家克里格利用儀器做電導的測試，把人的體表分成了十二個區帶，對應於十二條重要的經絡，是完全相吻合的。

我們也知道無論是汽車、機車，只要啟動了引擎，它就必須排氣。因為當機能開始運轉時，就會有些消耗甚至損耗是需要即時被排出機制的。如此才能保障這個機制運轉的順暢，而維持它的產能。經絡在人體也具備著這樣的功能，它的電磁力為身體的機制帶來了所需的動力，也讓這些器官運作所殘留下的代謝物從手足末端排放出去。

所以練功的好處簡單來說，就是「充電」及「排毒」。而且也不要忽視了人體的自癒力，因為當身體內部有病灶產生之時，這個具有電磁力的「炁」，就會直接衝向病區，這就是中醫所說的「氣至病所」。

每一個活著的人都有功，這個功就是一種熱能，是從氣轉換而來，因此練功也稱之為「練氣功」。說到氣功，大家都以為很神祕，其實氣功簡單地說，只要人有一口氣在，它就有功，因為功就存在呼吸之間，你只要把呼氣與吸氣的動作放慢，在慢的過程中自然就會產生「功」，也就是所謂的「生物電磁力」。

練功只是練習如何把呼吸過程中的停氣與屏氣的時間拉長而已。所以當你晚上熟睡時，你的呼吸是非常輕緩從容的，呼吸越慢睡得越沉，第二天起床就會有一種充滿電的感覺，這就是功。每一個活著的人都有，只是這個功練出來後，我們要用在什麼地方。例如：習武的會把功放在「勁」的爆發上；習醫的把「功」放在觸證解證上；修道的把「功」放在與靈界的溝通上，當然這都不相違背，只是都必須花時間去練習。

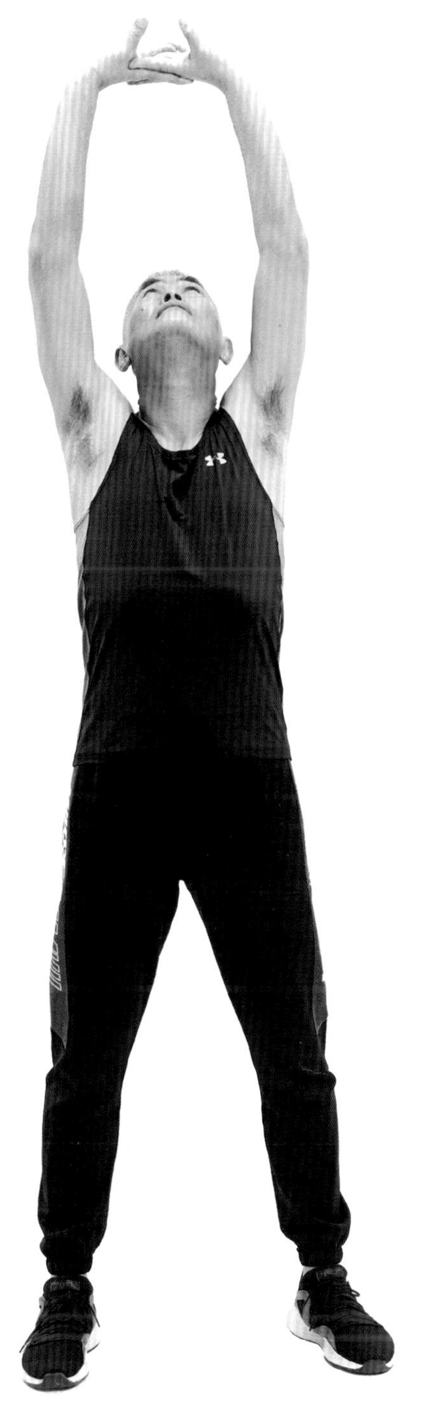

施作者的「功」要比患者高

所以氣功是每一個活著的人與生俱來的，我們只是靠正確的練習讓這個「熱能」在特定需要時比一般人強一些，這個所謂特定的時候，在徒手療法來說，就是施作者的功必定要比患者強，這就是由來已久所謂的「準備功課」。我們除了要有專業的知識備課之外，更要有強過一般的功才能施展所學。

為什麼我們的功要比患者強？原因很簡單，當你具有熱能的時候，才能準確地觸到證，更重要的是你的功較患者強時，才能真正保護到你的元神（也就是與生俱來的電磁力）。

至於要怎麼知道施作者和患者的電磁力，誰高誰低？當施作者以指腹觸診，讓患者的體膚產生紅潮般的反應，就表示施作者指腹上的電磁力高於患者。

對證用「功」才是王道

當肌肉呈現氣滯血瘀狀態時，相對該處的電磁力就會較正常值為低（也就是低於八個微安培數）。而此時如果整復師是有練功，或是精神較飽滿的，他手上的電磁力一般都會高過八微安培數，甚至是呈倍數，所以他很容易在被確認損傷的肌肉上找出真正的病灶之處，也就是氣滯血瘀的區域或是點（通常是動點，但也有很多時候不是動點），這就是觸證的重要。要知道一般人只要讀過肌學，是很容易找到哪條肌肉受到損傷，但如何找到病灶那就是「功」夫。

所以運用高微安培數的指腹在患處滑動，是會滑出如刮痧板般的泛紅膚色。但當你在出力時也在耗損自己的電磁力，所以過去用火罐，運用罐內的負壓吸出深層的血瘀。隨著時代的進步，現在改良成用真空罐，較以前方便及安全。

Column 1:
成為整復師的必備條件

在我國屬於此類的亞健康復健師，目前根據內政部所委由各協會訂定頒發的會員證書，正式名稱為「傳統整復員」。這個行業不但是一個人與人接觸的行業，而且是直接觸證，也就是直接接觸到患者損傷的病灶之處，所以整復師自身的保健其實比患者的復健更為重要。

首先整復師在生活上必定是非常自律的，充足的睡眠非常重要，因為睡眠品質代表著一個人的自癒能力。在生活習慣上自然是戒菸不酗酒，因為自己的精氣神肯定要大於求整的患者，才能維持一個整復最基本的品質。

在專業上的要求，不但在損傷的專業知識上需要不斷地充實與複習，更重要的是自己要練功。練功除了排寒，也就是身體所可能沾染的濁氣要即時排除，更重要的是能納入正氣（也就是納入空氣品質好的氣），所以午前都是練功的時機，除非有非常特別的需求，整復師才會在午前執業。除此最重要的關鍵就是「心態」，既然是開門執業，就沒有資格去選擇患者，無論來者是你感覺舒服或不舒服的，或是你想做不想做，你都得集中精神全力以赴。

整復師是一個必須用心透過手來協助患者復健的行業，所以觸證有如把脈一樣是一切後續手段成功的第一步，而觸證的關鍵就在於施作者本身是否「得炁」，因為只有炁的飽滿才能真正觸到患者的病灶處，肌肉因為有代償作用所以並不是每一個痠痛點都是病灶處，這就需要靠專業知識的引領與經驗的累積，來找到真正受損的肌肉及其代償下波及的協同肌。

PART **2**

徒手療法的
事前準備功課

從練功調息、3 大基本手法到延伸手法，
整復前要先勤學的基本功！

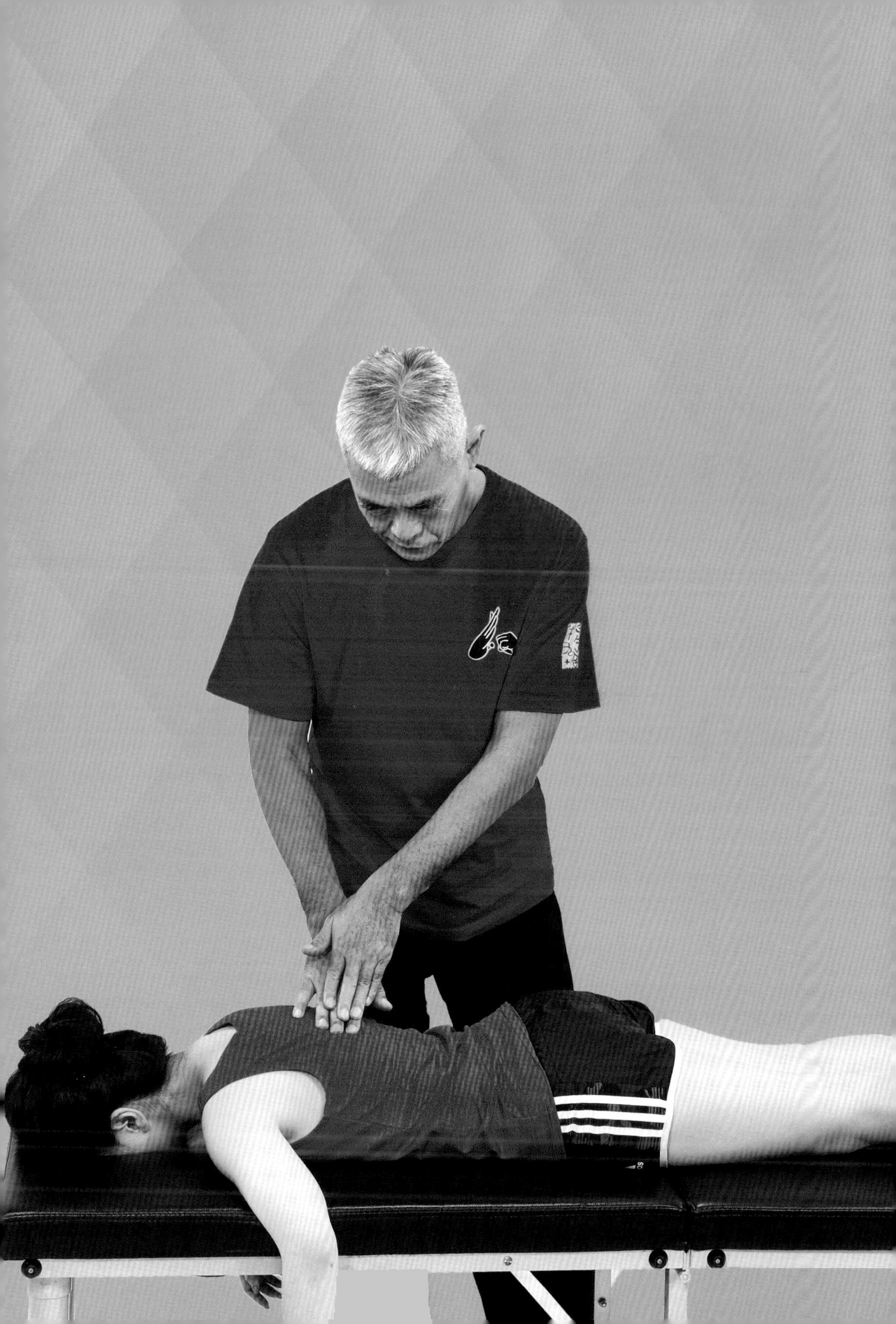

如何練「功」？

「功」的產生

功的產生是在呼吸之間。呼吸是人出生離開母體後所擁有的基本條件，所以無論坐、臥、跑、跳……做任何動作都需要配合呼吸，也因此有所謂的「人爭一口氣，佛爭一炷香」之說。只要有一個人拿香拜佛，那尊像就是佛；只要人有一口氣在，他就是活著的人。

當我們晚上深度睡眠時，呼吸是最慢的，而且是鼻進鼻出，這時我們的肌肉耗氧量也是最低的，因此就產生了「息」。就像收入多於支出時，存入銀行就會有利息是一樣的道理，晚上的睡眠期間就是「自主復健」的時刻。大家回想一下，當我們擁有好的睡眠品質，第二天早晨清醒時就會覺得全身充滿電，精神特別飽滿。

在第一章裡提到「功」對於徒手療法的重要性，但每個人不一定能馬上從那樣的敘述中練到功，因此建議可採下列的方式，在操作熟練之後，就能擴展運用在所有的活動上，甚至運用於更劇烈的對抗性運動上。這也就是讓人充分發揮潛能，讓你有出乎意料表現的最大關鍵，更何況是運用在復健的過程中，成效更是明顯。一切的復健手法目的都在喚醒人體的自癒力，而自癒力的關鍵在於「調息」。無論你練的是動功、靜功，還是配合中西醫的療程，調息，都是關「健」。

① 放鬆肌肉的「呼吸」

平躺在地上，手放身體兩側，離軀幹約15度，掌心朝上，下顎往後拉，把頸椎的弧度拉出來。閉口以鼻輕緩從容地呼吸，也就是把呼氣與吸氣的時間放到最慢，擬似細呼吸（好像用一根很細很細的吸管在呼吸），只要呼吸放慢了，肌肉自然就會放鬆。此時的生理反應是口液會明顯增多。

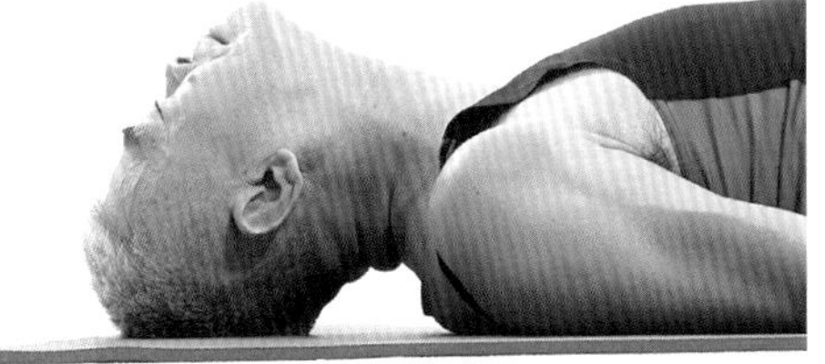

② 伸展髖部的「吐納」

呼吸就是運用胸部肺氣泡來交換細胞所需的氧，我們在下腹部（也就是肚臍以下）施行這樣的動作，這就叫吐納。在做這個動作之前，要先屈膝外展，也就是將兩個腳底板相互貼住，雙膝盡量往外展開。將膝蓋以開闔的方式先搖動12次，把胯打開，然後再以腹式呼吸，這就是吐納的步驟。這麼做最主要是把丹田區拉大，讓更多的正氣（也就是流動的空氣）填滿我們的胸、腹腔，因為流動的空氣能持續飽滿地流動，會將惰氣甚至滯氣往外驅離，這是最好的保健方式。

▶將腳底板相對後，盡可能把膝蓋往下壓，打開髖部。

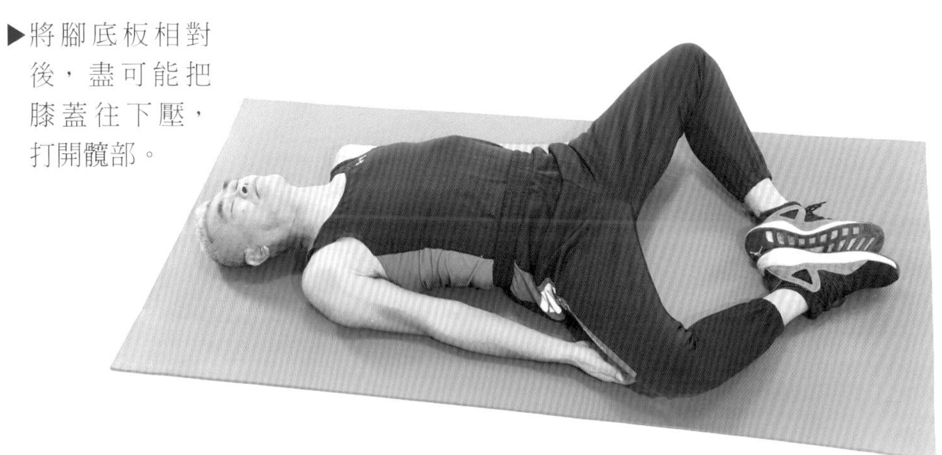

③ 拉背正脊的「調息」

平躺在地上，手背貼地，兩手與肩同寬往頭後直直伸過去，把肩胛骨往上提。輕緩從容地呼吸再加上停氣與屏氣的動作，這就是調息的方式。透過不斷練習調息，當你身體的「功」被調出來時，掌心會熱脹，指腹會開始感受到有如螞蟻爬走的麻刺感，這就是「功」，這是生物電磁力增加所產生的生理反應，所以一般俗稱為「練氣功」。

▼將兩手往頭上方向伸直，可幫助拉伸背部、矯正脊椎。

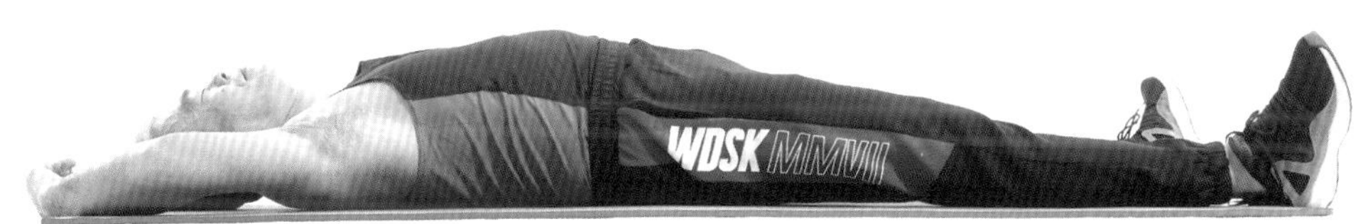

「調息」是徒手療法的關鍵

在調息動作中，停氣與屏氣是關鍵步驟。只要把呼吸放慢，在呼氣之後就會有短暫的停滯現象，這叫「停氣」；緩緩吸氣直入下腹部吸到飽，很自然就會有短暫停滯的現象，這就叫「屏氣」。

更進一步來說明，「停氣」也就是慢慢呼氣直到收小腹、弓腰到後腰會痠就停住，這時氣不進不出，直到不舒服停不住了，再將肚子放鬆，慢慢吸氣，用細呼吸的概念來吸氣，氣就自然會往收小腹的地方（也就是腰弓最痠的地方）導入。在這段過程中，無須去想要把氣吸進小腹，只要專心細細地吸氣即可。慢慢地將弓起的後腰漸漸往後放鬆，到整個後腰貼在地上，這時把氣存在下腹部，這叫「屏氣」（請注意，把氣存在胸部叫憋氣，兩者不相同）。一樣屏氣到難以繼續忍受時，再慢慢吐氣。

像這樣循環地做四個動作——吐氣、停氣、吸氣、屏氣，就稱之為「調息」。在這個節奏中我們所關注的是停氣與屏氣，經過不斷地練習下，慢慢把停氣與屏氣的時間拉長，在肌肉放鬆的狀況下，「功」就自然產生。功的產生我們通常稱之為「得氣」。在吐氣之後的停氣、吸氣之後的屏氣，會慢慢感覺到掌心開始熱熱脹脹的，繼之十個指頭的指腹開始有麻麻脹脹的微刺感，這就是得氣的感覺，也就是生物電磁力更強地被導出來的生理感覺。

因為手足為經絡的起止端，也就是氣走的起止端，所以手會有得氣這樣的反應，腳也是同樣會有。而身體最大的火穴在手掌心的勞宮穴，最大的水穴在腳底的湧泉穴，就是這個道理。

吐、停、吸、屏的練習方法

了解基本原理後，請跟著下述說明試著實際演練。

預備動作：平躺在床上或地上，兩手放在身體兩側，手臂向外微開約呈15度角，掌心朝上。若練習時不方便躺下，也可以站姿進行。

練習步驟：

❶ 將嘴巴閉上，用鼻以最慢的速度吐氣。

❷ 收小腹收到弓腰，甚至腰有點痠，這時候就停氣，慢慢默數101、102、103、104……至少到109。

❸ 數到人覺得不舒服、停不下去了，就把肚子慢慢鬆掉，且自然緩慢地吸氣。

❹ 接著吸到飽，讓後腰整個貼在床上後屏氣，開始默數101、102、103、104……至少到109，忍不下去時再慢慢吐氣，回到吐、停、吸、屏的循環。

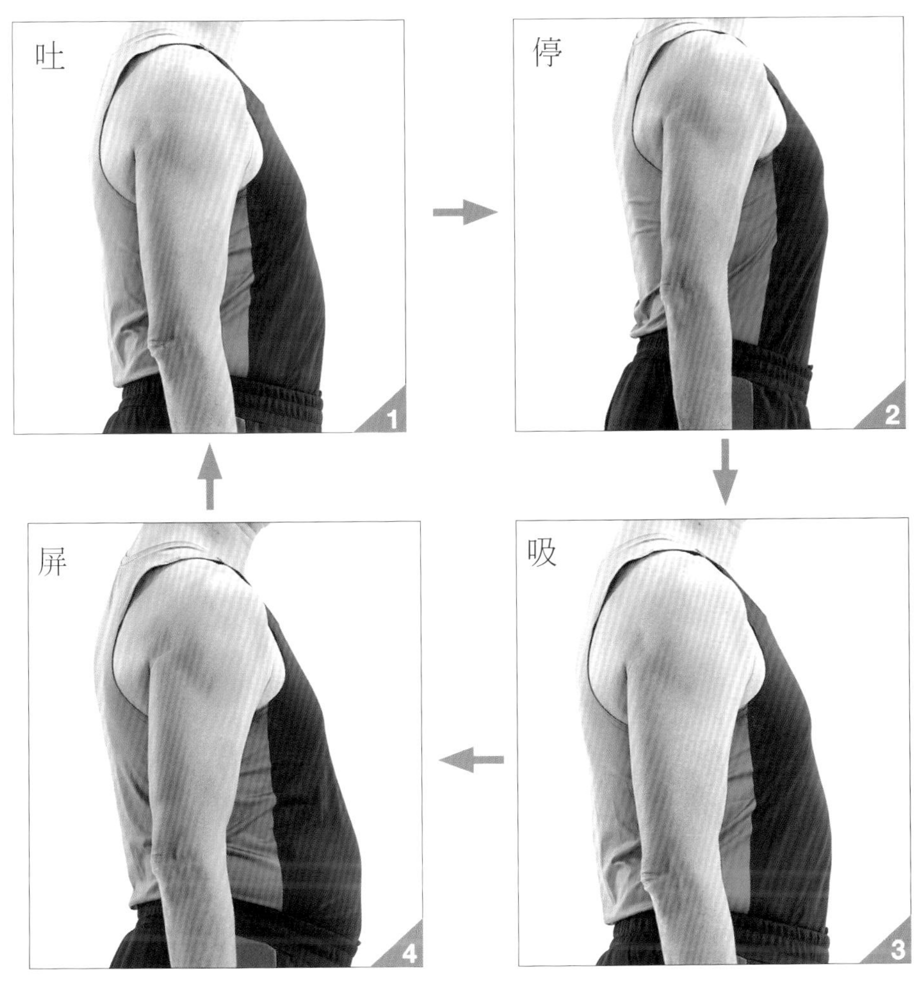

「吐、停、吸、屏」為何能啟動身體治癒力？

動作	身體內的對應	數息時間
吐	吐氣的動作就像有引擎的機具，如汽車、機車或鍋爐等等在運轉時，必須有個排氣的出口一樣，能將產生熱能後可能造成的內阻物排出體外。	吐氣時間至少 8 秒以上，數息是從 101 開始，102、103…… 默數到 109。
停	當這些廢棄物被排出時，我們必須給它一個充分排放的時間，所以這時身體自然就會協調出一個停氣狀態。在身體有損傷的狀態下排出的氣，是寒氣，因此我們最古老的一本論治的典籍稱之為「傷寒論」。	剛開始練習停氣的時候，時間可能只能維持 6 秒，但可透過練習慢慢拉長，如此排寒的效果會更彰顯。
吸	人體除了胸腔之外，腹腔更是需要吸入正氣（也就是流動的空氣），吸足飽滿的正氣之下，體內的惰氣與滯氣才無所遁形。因此吸氣要輕緩從容，細細地吸氣，如此才能即時清除五臟六腑的濁氣（我們所不需要的氣）。	吸氣時間至少 8 秒以上，數息是從 101 默數到 109。
屏	當我們的氣能壓至臍下的丹田區，甚至飽滿在丹田這個區域，就會在中極穴產生電磁力，這個電磁力的特色是能放鬆血管、軟化血管，並直接往有病灶之處衝去，因此有「氣至病所」這個詞。有這樣的「衝勁」，當然就必須要配合吐跟停的排出動作，所以這是一個不斷循環的自主復健過程，對人類來說是非常重要的「調息」，也稱之為「練功」，古時稱為練丹。	屏氣時間是產生電磁力的時刻，也是全身較放鬆的時候。屏氣數當然越長越好，從 101 默數到 109，再繼續從 201 數到 209，以此類推。甚至拉長到 709 或 809 都是可以辦到的事，而這需要漸進式的練習。

鬼手武醫來解惑

Q1 練了調息，為什麼還是感受不到氣感？

練調息時，手指或腳趾有熱脹麻刺的感覺，就表示得氣。如果感受不到氣感，有可能是你的肌肉過緊，或沒有完全放鬆，導致無法過電。此時可多伸展上肢及下肢肌群，當肌肉處於放鬆狀態，能量便容易貫通臟腑與手足末端。

Q2 呼吸都用鼻吸鼻吐，為什麼不用嘴巴？

腹部是體內代謝物的暫存區，也是濁氣容易積存的地方。如果是用嘴巴吐氣，只能將胸腔的氣吐出，難以將腹部的濁氣迅速排出，因此，不論是調息或練功，在操練過程中必定是採用鼻進鼻出的方式呼吸，才是對身體有益的呼吸法。

◀練功時要搭配用鼻子呼吸的方法，記得閉口，讓氣息自然地鼻進鼻出。

按摩的節奏和手法

掌握3種節奏

當施作者在被施作者身上進行按摩的過程中，最重要的是共鳴，而達到共鳴所需要掌握的要點就是節奏。

調息的節奏

調息是要把一回呼吸的時間拉長，也就是先把數息的時間拉長，再把呼吸之間所自然發生的停氣與屏氣時間拉長。在前面內容中，我們說明過如何練習調息以及操作要點。

在這裡要強調的「調息節奏」，是指在按摩放鬆時，施作者與被施作者的調息必須是一致的。也就是說，當被施作者吐氣時，施作者也吐氣，這時將掌根輕緩從容地開始壓迫肌肉，等到停氣時再外推；而吸氣時，施作者與被施作者一樣都要吸氣，但施作者的手與被施作者的身體是處於接觸而無任何壓迫及施力的狀態，因為此時是被施作者納入正氣，並有可能轉換成電磁力之時，也就是他的自癒時間。

施力的節奏

施作者要保持「施力節奏」的關鍵，在於不能失去掌根的觸感，在操作的概念上分為兩要素。第一是手臂打直，如此才能用身體的力量緩緩壓下，壓到底後再以不移動掌根的方式向外側推出，所謂外側就是與骨骼位置呈相反方向。第二是力量控制，手掌對著肌肉壓下的過程，若以重量計算是從零到七公斤，換句話來說，施力節奏可以用八拍來操作——零、一、二、三、四、五、六、七、推出。每默數一個數字，就加重一公斤。

很多初學者的施作常常都忽略了掌根的觸感，施作的間隔上沒有每一次都從零開始，因此往往會越按越用力，肌肉也沒有機會在施壓後得到放鬆休息。而連續的對抗最後會造成肌肉不斷地緊縮，如此一來往往無法達到放鬆的目的，反而會因為與肌肉對抗而產生反效果。

距離的節奏

如果按摩的位置在胸部、腰部、背部，通常採用的按摩方式，是以半個掌根、半個掌根的間距，將掌根落在肌腱處，往脊椎的相對方向（也就是垂直脊椎）推出。因此「距離節奏」就是指手掌在同一塊肌肉上移動時，每次距離要維持「半個掌根」。如果按壓的是所謂的「筋結處」（亦為痠痛點），則往下深壓後，掌根不動，逆時針轉兩到三圈，轉的圈數以配合停氣的時間為宜。

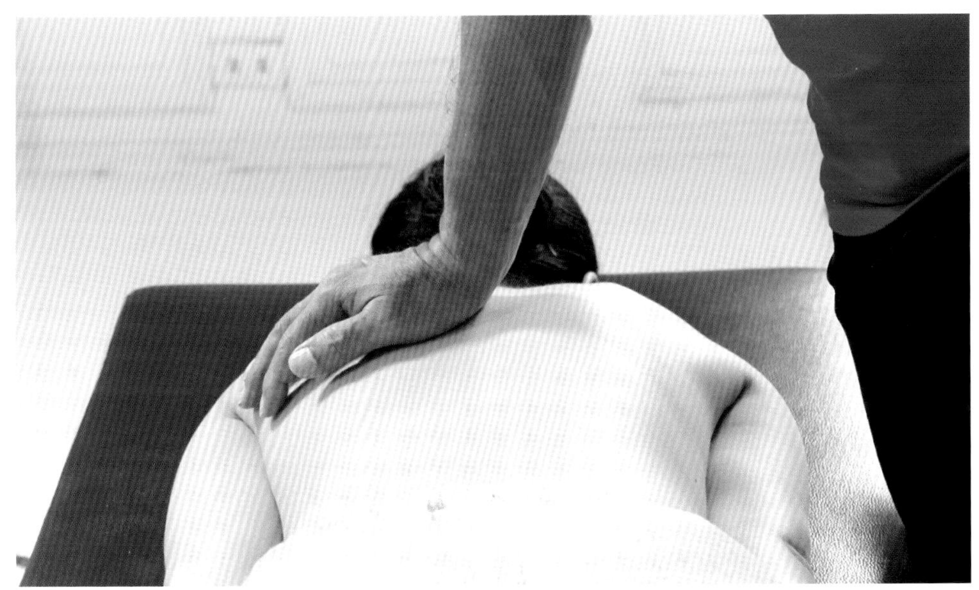

▲用掌根施力於背部肌肉時，配合著「零、一、二、三、四、五、六、七」的節奏，一邊加重重量，當數完七後再將掌根向外側推出。接著移動半個掌根的間距，再重複同樣的步驟按壓。

運用3大基本手法&衍生手法

在亞健康的對證來說，肌肉是元凶，因為肌肉沾黏的氣滯血瘀造成了肌肉的收縮、不易伸展，同時也因為緊繃造成了椎間盤的空間被壓縮，或是骨骼的轉位。例如，頸椎的壓迫造成手的麻痛、腰椎及薦椎的壓迫造成下肢的麻痛、臀部肌肉的損傷造成外展受阻、或外側腿肌的長期緊繃使得膝關節外轉、小腿肌力退化……。

因此在觸證之後，必先以按摩的手法來放鬆肌肉。唯有將肌肉放鬆，肌纖維內的氣滯血瘀才能更順利地以拔罐的手法排出。肌肉問題處理完後，輕微的滑位可以靠正骨的復健動作復健，例如均抗動作，但較為嚴重的則需透過外力推拿正骨的牽引手法。

無論按摩或推拿，甚至拔罐，都得靠手的觸證、按摩或牽引，因此，手可說是復健的最大關鍵。接下來介紹指腹、手肘、掌根的基本手法與衍生手法。這些都是徒手療法在按摩放鬆肌肉或肌腱時，最常用也是最管用的手法，當然還有拍打或用小臂尺骨的滾動，也都是可以相互結合運用的手法。但無論用何種手法，節奏與施作力度的掌握，絕對是關鍵！在正式進入徒手療法前，請務必先熟悉各手法。

指腹—用電磁力最強的地方來觸證

指腹是全身生物電磁力最強，也就是「炁」最強的地方。我們非但要保持住，也要能發揮它的效能。因此在觸證上都用指腹，就如同中醫師把脈是一樣的道理。由於肌肉有勞損甚至損傷的地方，相對肌肉也較為緊繃、電磁力較弱，因此指腹的強電較容易觸到。但如果指腹過度用力，觸證的觸感自然就會減弱。因此指腹多以觸證為主，在實際操作上，按壓穴位及肌腱多以指尖為主。

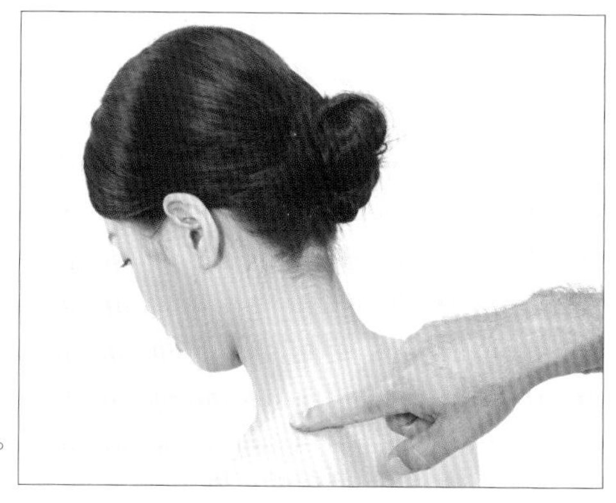

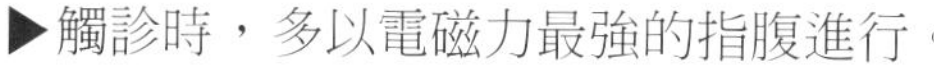

▶觸診時，多以電磁力最強的指腹進行。

手肘—用身體最強的地方來釋壓

手肘是全身最硬的地方，這個地方完全不用練習就可以當成武器來自衛，所以當指腹觸證到與眾不同的肌腱，或氣滯血瘀的肌肉時，手肘就是最好的利器。無論多強健的肌肉或肌腱，都不是手肘的對手，也因此下肘時，要特別注意施力的過程與節奏，必定是從零開始，並用身體的重量下去。至於小腿部分，或許用較溫柔的手刀，效果會更佳。

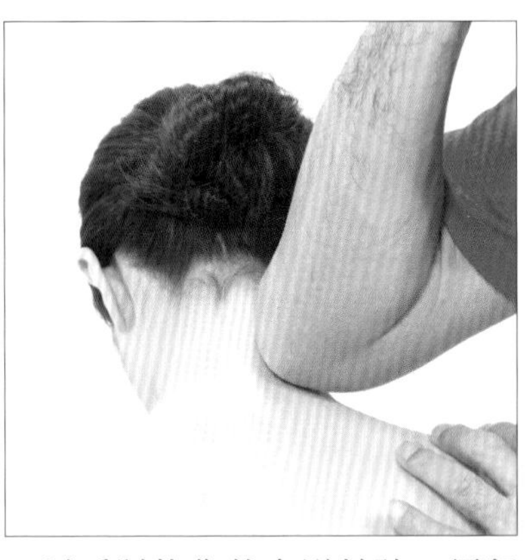

▲以手肘施作的力道較強，須留意施力大小，以免造成反效果。

掌根—用整個身體的重量來傳動

掌根由八塊小小如骰子般的骨頭所組成，這八塊小小的骨頭恰好就是用來壓轉按摩時最好的利器，而且也可以輕鬆地將自身重量，透過掌根來壓迫較緊的肌肉，甚至推背或推小腿、揉膽經及放鬆股四頭肌等等。不過，掌根的觸證效果沒有指腹來得優異，因此通常在施作幾回合後，還是得用指腹來觸證。與它類似的手法還有握拳時，拳背的四個指根，只要施作者的體位適合施作，又不會太費力，也是一個很好的選項。

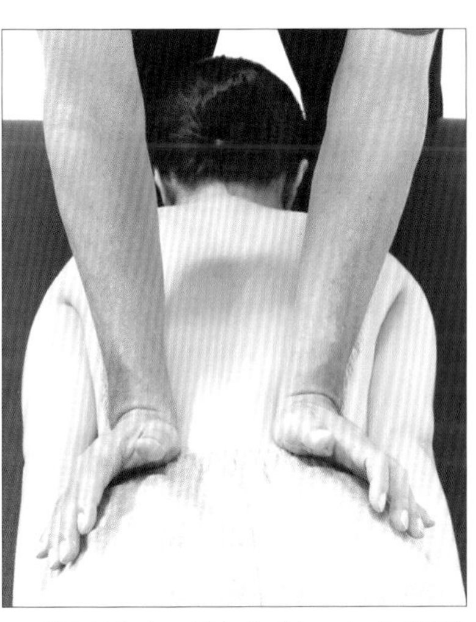

▲掌根適合用於背部、大小腿等需要推壓轉動的按摩法。

手法用語解釋

在第三章的對證應用中，會常見到「以垂直於肌纖維走向橫撥肌肉」這樣的手法，這是非常基礎的概念，各位務必先釐清每條肌肉的肌纖維走向，按摩才能見效。

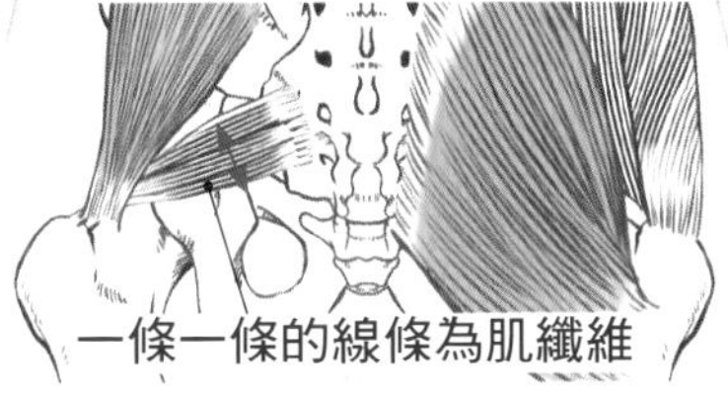
紅色箭頭為垂直肌纖維走向，
也就是橫撥的方向。
一條一條的線條為肌纖維

按摩肌肉的手法

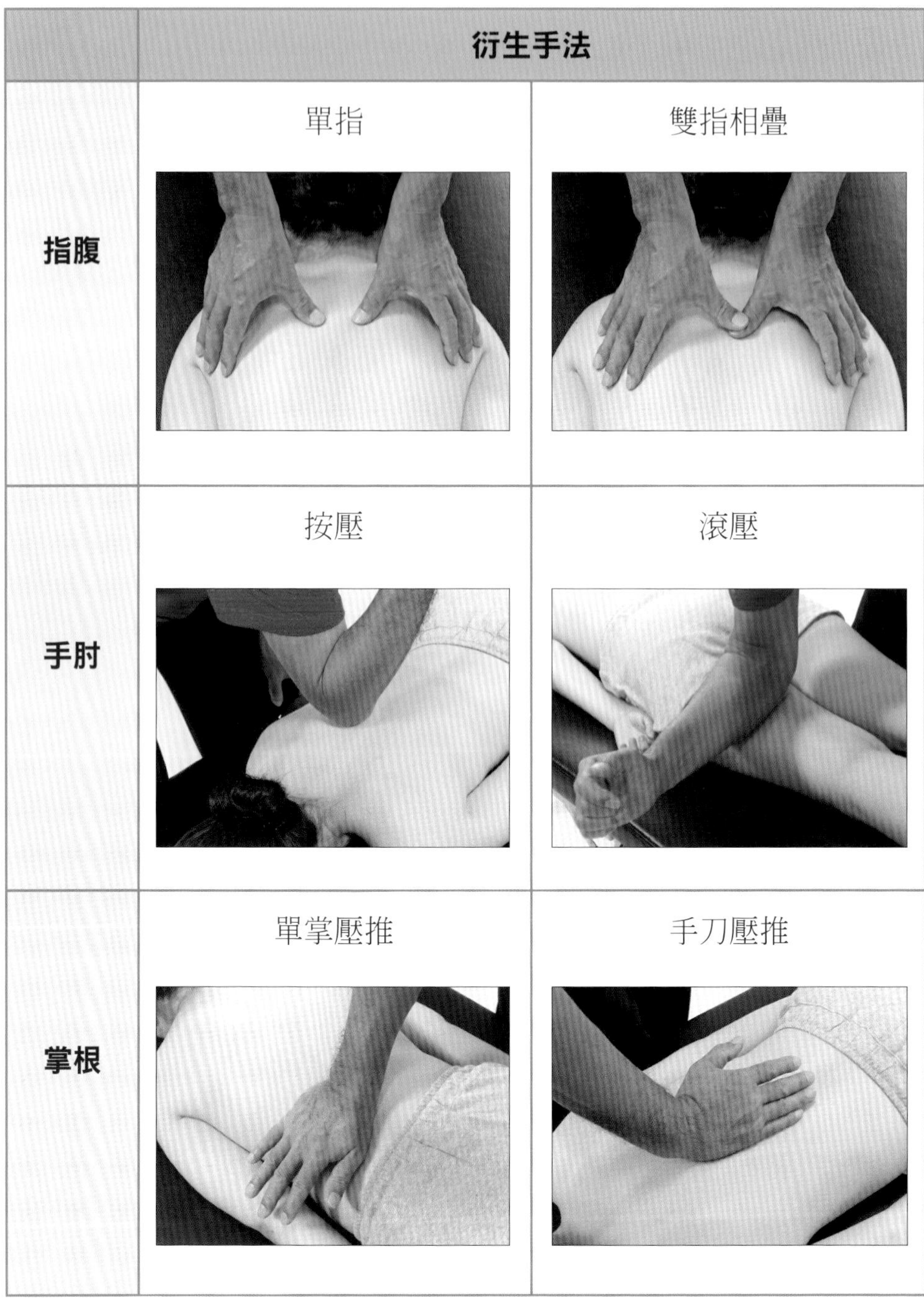

	衍生手法	
指腹	單指	雙指相疊
手肘	按壓	滾壓
掌根	單掌壓推	手刀壓推

衍生手法	
雙手四指相疊 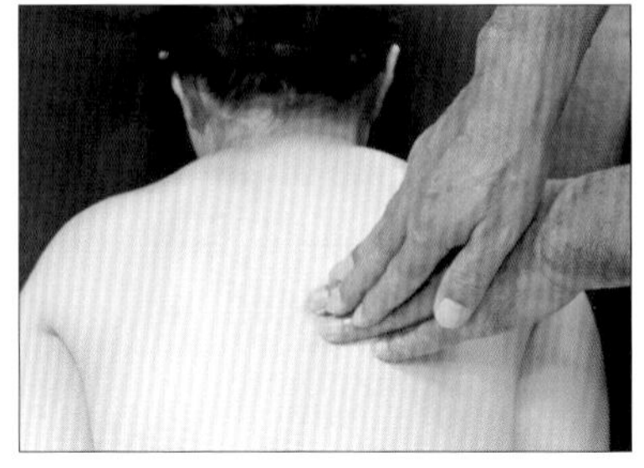	雙指輪推 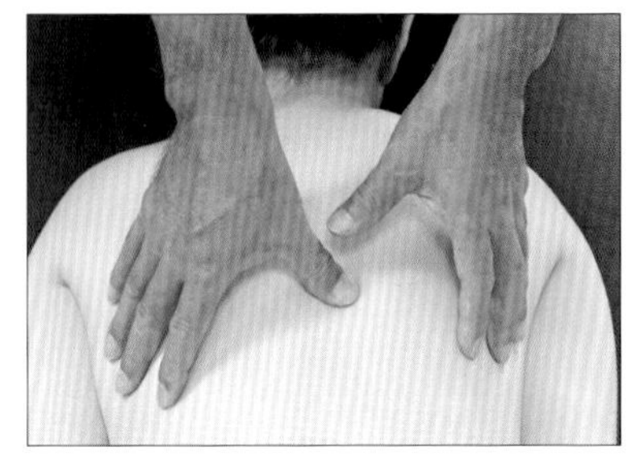
定點圈指迴旋 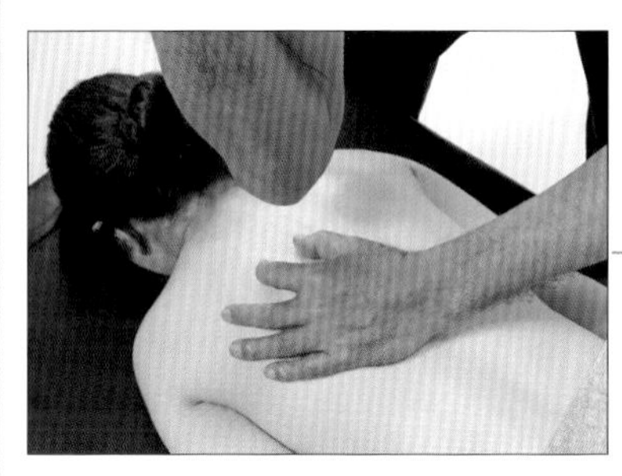 → 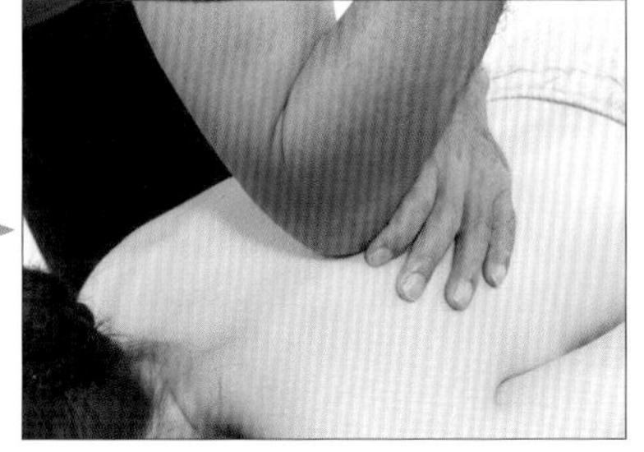	
雙掌壓推 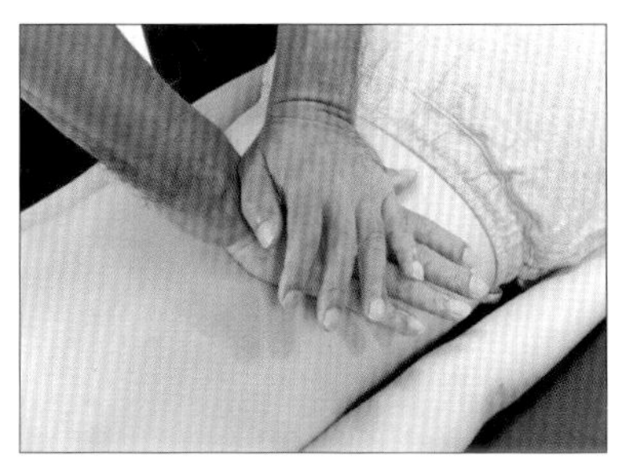	兩手刀壓推 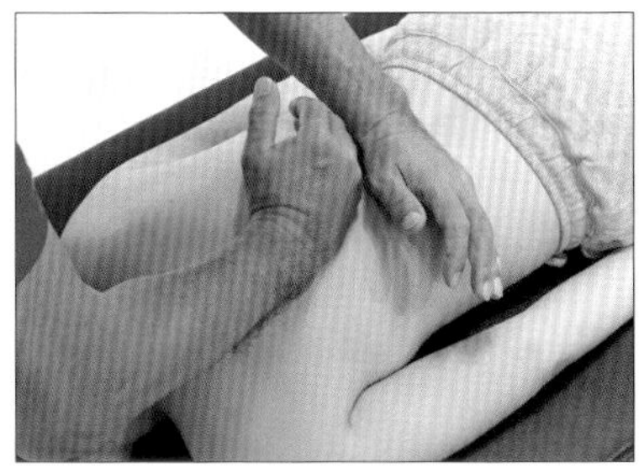

延伸手法介紹：拔罐

以目前來說，針對骨骼肌最簡單的釋壓法，除了按摩之後的深度休息外，就是拔罐。因此本書中對應不同症狀會特別介紹拔罐的做法，各位可將其視為徒手療法的輔助，幫助患者獲得更大的功效。拔罐雖然是一種可簡易操作的療法，但得要有正確的操作概念，才能以安全、有效的方式進行。

基本原理

拔罐是透過讓罐子內變成近乎真空的狀態以產生負壓，來造成對肌纖維內氣滯血瘀的拉力，形成剝離的作用。由於拔罐是破壞肌纖維內已經被塞住的微血管，將死血（也就是瘀血）拉出，因此會造成皮表的瘀黑與痧點。而根據肌群內瘀血的程度，會有不同深淺的顏色。這些被釋出的代謝物在被淋巴運走及微血管復健前，不宜再做拔罐的處理，要等體表的顏色完全恢復到與其他肌膚一樣的膚色時，才能再度施作。

使用說明

▼拔罐器組合。

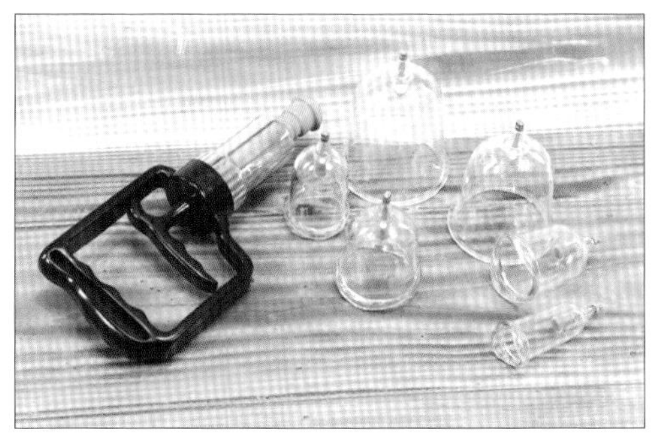

拔罐器具主要是由一支真空抽氣槍，以及不同形狀尺寸的拔罐杯所組成。由於人體內有不同大小、長短的肌肉，因此需要視肌肉情況來決定使用哪種拔罐杯。通常面積範圍大的肌肉，需要使用到的拔罐杯數量就會越多，反之，面積範圍小的肌肉，需要用到的數量越少。拔罐器的使用方法簡單，只需將拔罐槍套上拔罐杯上端的矽膠頭，對準肌肉位置按壓拔罐槍，讓拔罐杯能吸在定位點上即可抽離拔罐槍。

操作方法：
1. 將杯口平貼於欲拔罐的部位。（有弧度的杯罐則適用於有角度的部位）
2. 將拔罐槍套在杯罐上方的吸氣口。
3. 拉動拔罐槍的把手2～4次。
4. 退出拔罐槍，讓杯罐留在皮膚上。
5. 取罐時，輕輕將杯罐上方的卡榫往上拉，即可將杯罐取下。
6. 使用後，請用酒精擦拭消毒。

基礎手法

拔罐的手法繁多，其中以「定罐」與「滑罐」最常見。首先你得找到確證的肌肉起止端及痠痛點（通常都在動點或是其附近），以「定罐」的手法進行，然後根據這條肌肉收縮伸展的方向自主運動10～20次。壓罐抽氣的次數通常是2～4次，以被施作者生理上感到微痠，拔罐杯確實能吸住肌腱及定位點為原則。

如要處理大片的肌肉，如闊背肌、斜方肌、旋轉肌的崗上與崗下肌、頭頸夾肌……則可以用「滑罐」的方式尋找出顏色特別濃郁的地方，予以深度定罐，再自主運動。若選擇滑罐，被滑的體表區域最好以凡士林稍加按摩，先做放鬆動作，如此施作，效果更佳。

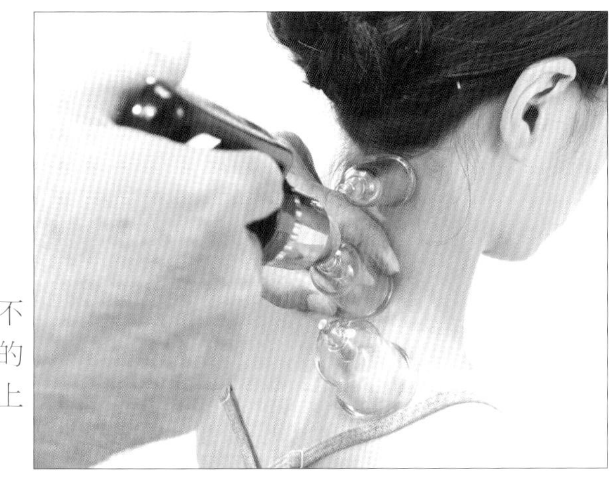

▶定罐的罐數大約2～4罐不等，而在肌肉起止端上壓的罐稱為「伸展罐」，痠痛點上壓的罐則稱為「作用罐」。

保健功效

以中醫觀點，無論哪種保健手法，其目的都在於「放鬆肌群」，進而釋放被鎖在肌群的氣滯血瘀。此外，也可以使亞偏位的骨骼回復正位，對臟腑的能量動線進行調整。

「拔罐法」在此保健過程中，可提供多種輔助，例如對肌群的氣滯血瘀的釋放，有較刮痧更深層的作用，但在舒適性上就較差，因此，各種手法都必須與患者溝通，循序漸進。

患者在心理上的接受度及意願，是整個療程中最關鍵的保健要素，做好心理建設，身體也就好了一半。因此，才會有這麼多的民俗自然療法被研發、運用，瞭解得愈多，選擇性愈多，針對病患的接受度選擇也更多，這是建立醫病關係的基礎。

於特定穴位上採用定罐得手法，也可在臟腑能量動線上，產生一定的調節作用。施作者若能針對人體肌學及經絡學，有充分的認知與瞭解，更能發揮拔罐的效果。當然，大家自己DIY，仍可達到改善的目的。

注意事項

1. 不要在患者過飢、過飽或緊張狀態下施作。
2. 請勿在傷口處拔罐。
3. 拔罐期間，患者如有任何不適症狀，應即時取下杯罐。
4. 拔罐後，需要休息片刻，飲用適量溫開水。
5. 拔罐後會產生潮紅、紫紅或紫黑等不同顏色的罐斑，同時伴隨不同程度的熱痛感，上述症狀皆屬正常，4～7天後，罐斑的顏色便會慢慢淡化，因此不必過於擔心。
6. 起罐後的罐斑，若有搔癢情況，切記不可抓破。
7. 凡危重症、有出血傾向者及懷孕婦女皆應避免拔罐。此外，月經期間不可在腹部拔罐。

Column 2:
肩頸放鬆輔助物—太極枕

另外介紹一項有助放鬆頸部肌肉的用品，名為太極枕。太極枕的三顆磁力球，是特別針對肩頸左右邊肌肉鬆緊不平衡、頭不舒服等情況所設計而成。於緊繃側或不舒服之處置放兩顆球，藉由兩球的磁力來放鬆此處。若沒有左右鬆緊不平衡的狀態，便可放在任兩顆球中間，檜木磁力球會自動調整磁力，達到平衡狀態。

操作方法：

1. 全身平躺，兩手放於身體兩側，掌心朝上。
2. 磁力枕先以毛巾包捲，然後墊實於頸椎後方，此時下額盡量往後仰，後腦須懸空。毛巾捲墊的高度，以後腦懸空可放置一個手掌為正確的高度。

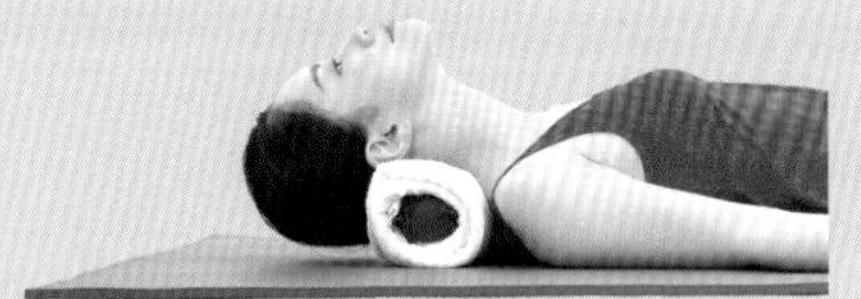

3. 體位正確之後須把呼吸放慢，也就是慢慢地開始數八拍「12345678」進行呼氣，或者輕緩從容地分8次吐氣與吸氣。此時建議以腹式呼吸，如果腹式呼吸不太熟練，可以把一本書放在肚臍下，吐氣時收小腹，書本會隨著肚皮往下降，吸氣時專心地將氣吸入腹部，書本很自然地就往上升。如此一呼一吸稱之為一息，做6回，確認呼吸鼻進鼻出，並感覺口水逐漸變多。
4. 當口水變多，表示全身肌肉，包括肩頸的肌群皆已放鬆。此時將置於兩顆球中間的頸椎，慢慢地向左右轉頭吐氣3~6次。左右吸氣歪頭也是3~6次，最後做頭部吸氣後仰的仰頭動作，也是6次一組。以上動作都是6次一組，一組沒放鬆，即再進行另一組，直到頸椎放鬆。這是以自主運動來放鬆肌肉的方法，當肌肉完全放鬆後，有稍微歪偏位的頸椎，可能就會聽到頸椎回正的骨頭聲，這就是自主正骨的動作。

PART 3

徒手療法的 5 大部位對證應用

從頭到腳的常見痠痛症狀，一一破除病根，氣血暢通！

註：於本單元的「痠痛解證」步驟圖中，施作者手的移動「路徑」將以紅色箭頭 → 標示，若是說明「手法」則以橘色箭頭 → 標示，做為各位閱讀上的輔助。

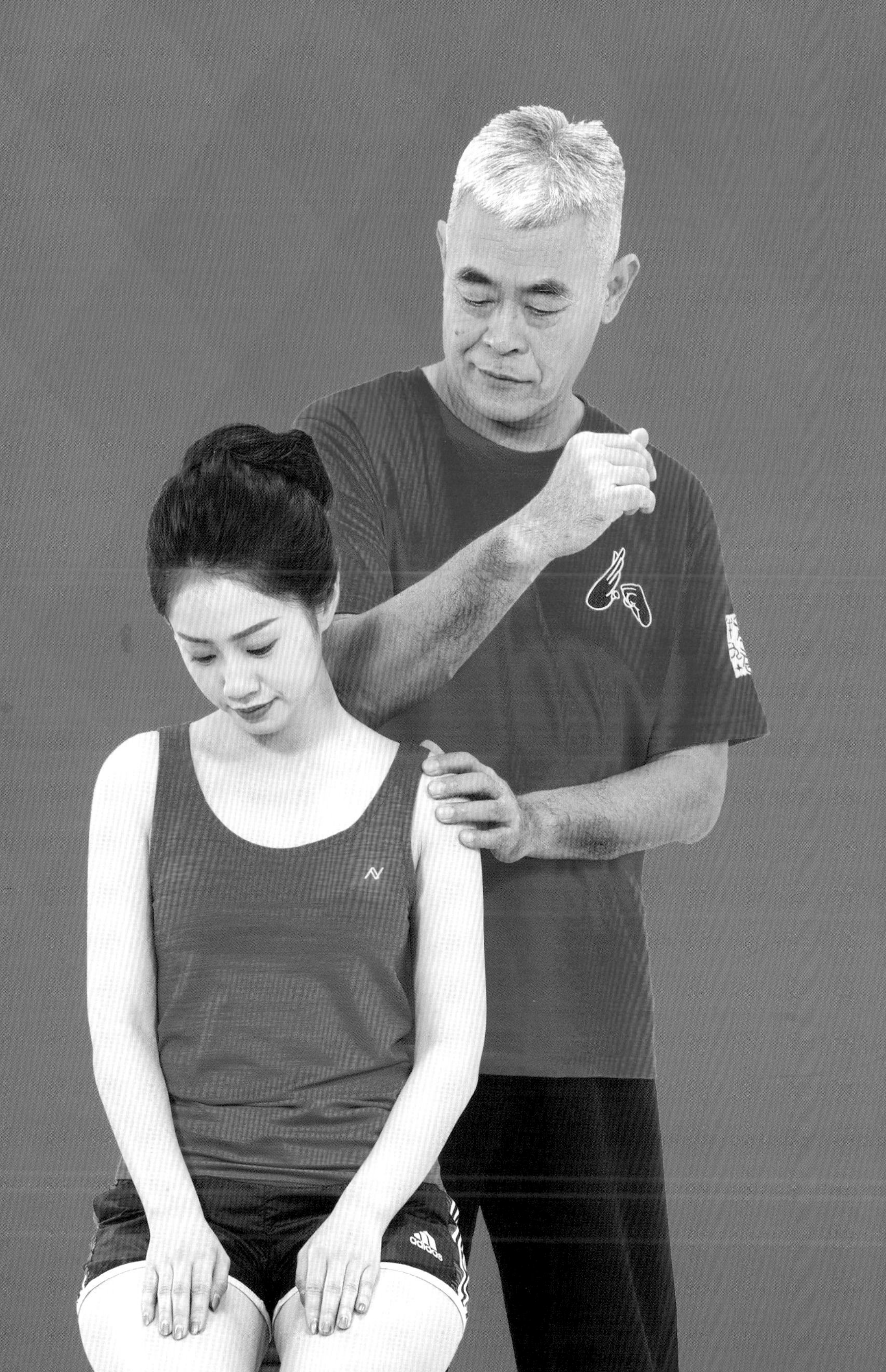

認識你的身體結構

人體除了頭部之外，以骨骼來看可區分成三大部位：上肢、下肢與軀幹。而以保健養生而言，多自軀幹開始著手，也就是我們老祖宗所謂的「龍骨」，為何軀幹被稱之為如神物的龍骨？那是因為由脊椎所組成的軀幹，不但有龍的棘突，在椎間盤的前後枝更有指揮全身肌肉的神經，前枝神經接受來自運動肌的反應，並給予收縮與伸展的指令；後枝神經則管理著所有臟腑的肌肉，我們稱之為自律神經。

本章即是以龍骨為首，由上而下，來分享軀幹因兩側肌肉肌力失衡所引起的亞健康現象，並找到病灶原因以及解證與復健之功法。

頸椎的構造與機能

頸椎一共有七椎，分成上段一、二椎的上椎位，三、四、五椎的中椎位，以及六、七椎靠近胸廓所包圍胸椎的下椎位。為何七個椎位要分成三部分？中椎位是三節，上椎位與下椎位是兩節，最主要的原因是：這三個椎位的伸展或牽引分別是轉頭、歪頭及抬點頭，在頸椎兩側肌肉肌力使用失衡狀況下，也唯有這樣的作用才能讓有弧度的頸椎保持椎間應有的空隙，使頸部神經有充分的活動空間，進而正常發揮。

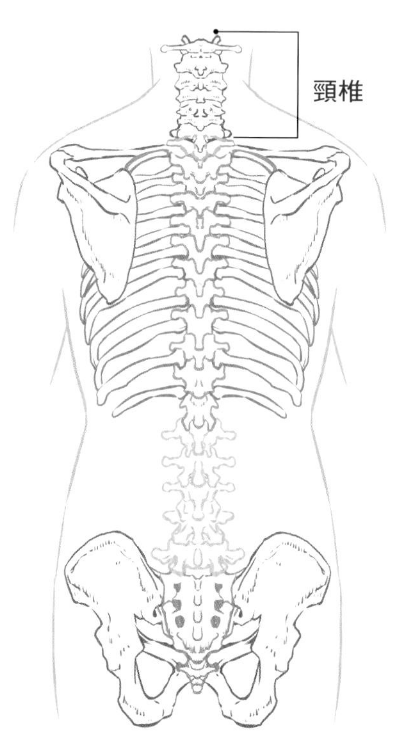

頸椎神經對人體的影響

所屬神經	對應的人體部位	神經壓迫造成的病變
第 1 頸椎神經	頭部血液循環、腦下垂體、頭皮、臉、眼、耳、鼻、喉	眩暈、後腦疼痛、高血壓、失眠、顏面神經麻痺、視力下降
第 2 頸椎神經	耳、鼻、喉、口、舌、聲帶	眩暈、偏頭痛、鼻竇炎、耳鳴、面癱、視力下降、胸悶、心跳過速、高血壓、失眠、排尿異常
第 3 頸椎神經	咽、頰、肩、交感神經、橫膈膜神經	咽喉炎、肩部僵硬痠痛、交感神經亢奮、呼吸困難
第 4 頸椎神經	頭部肌肉、肩	頭部肌肉痛、肩痛、手臂無力、臉部血管壓迫
第 5 頸椎神經	食道、氣管、手肘	氣管炎、手肘痛、上肢麻下肢癱瘓
第 6 頸椎神經	甲狀腺、副甲狀腺、手腕	甲狀腺炎、甲狀腺癌、副甲狀腺炎、低血壓、手腕痛
第 7 頸椎神經	甲狀腺、大拇指	副甲狀腺炎、低血壓、富貴手、手指炎
第 8 頸椎神經	指尖、心臟、氣管、食道	氣管炎、灰指甲

一、二椎椎間盤受到壓迫或滑位，通常會造成斜頸症（歪頭症）、神經異常放電引起的不自覺顫抖，或耳朵有雜音；而三、四、五椎受到壓迫會使頸、肩與上肢感到麻痛。當第五孔神經（也就是脊椎的第四第五椎間盤）受到壓迫，會導致手麻腳癱，嚴重的話，還會導致肩部以下全身癱瘓，也因此所有防止失衡的自衛動作都是雙手抱頭，甚至賽車選手的防護衣也著重在脊椎，特別是頸椎的防護。

也由於頸椎是整個椎體弧度最大的部分，其次是腰椎，因此重點是要讓脊椎保持正常的弧度，並善加維護椎間盤神經的作用空間。我們在做牽引時，頸椎是依照患者的頸椎弧度而有三種面向的施作方式，如此才能達到真正的牽引效果，直拉頸椎或許可以減緩六、七椎的壓迫，但對上及中椎位的壓迫，正位效果是非常有限的。

人的活動，靠的是腦幹傳達指令給肌肉，讓肌肉產生收縮伸展的能力，這叫肌肉的彈性，肌力就是從收縮與伸展的動作中產生。而肌力的退化及損傷，也有可能來自於傳達指令的神經被壓迫到，而讓肌力退化、斷電或是放電不正常的顫抖。

對於頸神經而言，它的活動反應在上肢，最簡單的求證方式就是，手指的小指無名指麻痛，是頸椎八孔；中指為頸椎七孔；食指與大拇指為頸椎六孔……依此類推。平躺地上掌心朝上，在肘外側麻痛的是橈神經，內側為尺神經。除了這兩條神經之外，再觸診走橈骨尺骨中間的正中神經就可以確證了。

▶當頸神經受壓迫時，會於上肢表現出麻痛反應。而從不同麻痛位置，可推估是哪一條頸神經出了問題。

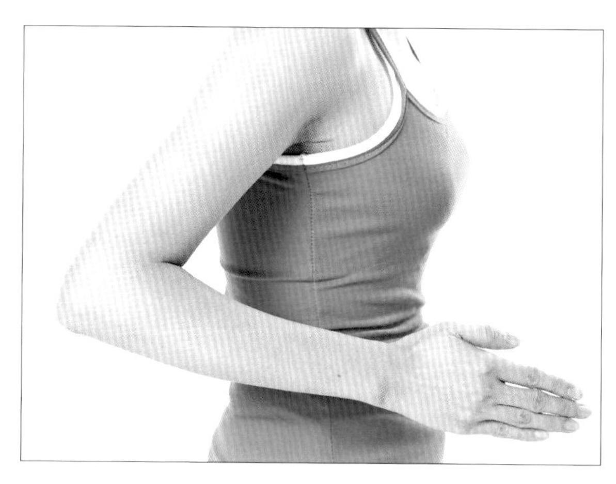

壓迫頸神經造成的上肢麻痛病症

病症發生麻痛的位置	被壓迫的頸神經（頸神經根位置）
上臂、下臂前面	第 5 頸椎神經（第 4 頸椎下第 5 椎孔）
大拇指、食指	第 6 頸椎神經（第 5 頸椎下第 6 椎孔）
中指	第 7 頸椎神經（第 6 頸椎下第 7 椎孔）
無名指、小指	第 8 頸椎神經（第 7 頸椎下第 8 椎孔）

全身的肌肉如果都能在同一時間往一個方向策動起來，能產生22噸的力量，這是非常可怕的力量，或許這就叫潛能。但身體的協調須靠神經、肌肉與骨骼相互作用，這三樣是唇齒相依，缺一不可的！

肩頸痠痛

症狀說明

肩頸痠痛是指從耳垂下方至肩峰的部分，會感到緊繃甚至痠痛的症狀。對一般人來說，最常見的情況是落枕，或長時間背負過重的單、雙肩背包；對愛好騎彎把自行車的人來說，也容易有肩頸痠痛的狀況。此外，像是整天待在辦公室裡的忙碌上班族，往往也會不自主地聳肩，或因精神過於集中造成肩頸緊繃，而產生肩頸痠痛的症狀。

肩頸痠痛是因為上、中斜方肌的肌筋膜過於緊繃而造成的。無論症狀是肩頸緊繃，或肩頸痠中帶痛、痛中帶痠，甚至是已經痛到日常活動受阻的狀況，上、中斜方肌都是首先必須被施作的肌肉。

對應肌肉

上／中斜方肌

斜方肌分上、中、下三部分，是覆蓋在上背部最大的一片肌肉，從頸椎的枕骨開始，橫向延伸到鎖骨外側及頸胸椎的棘突，往下到胸椎的第12椎。肩頸痠痛時，首要處理部位為上、中斜方肌。

- 起端：枕外隆凸、項上線、項韌帶、第7頸椎和胸椎1～7椎的棘突
- 止端：鎖骨外側1/3處、肩胛崗、肩峰

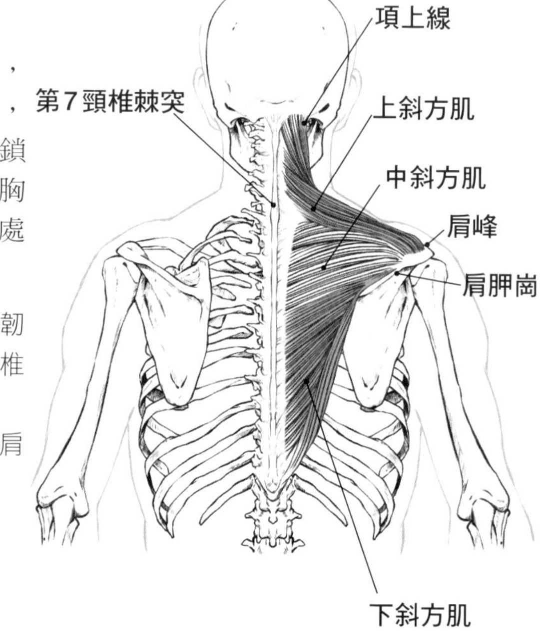

痠痛解證

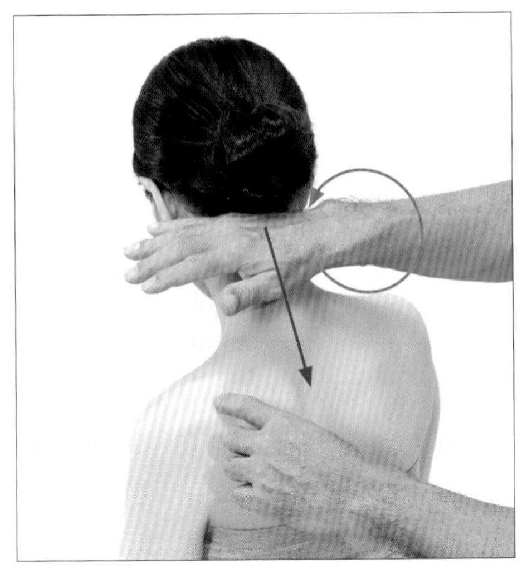

1 被施作者採坐姿。施作者用手刀以逆時針方向旋揉的方式，由上往下從起端（項上線）慢慢揉至肩胛骨。每個定點壓揉3～6次後，即可移到下個位置。

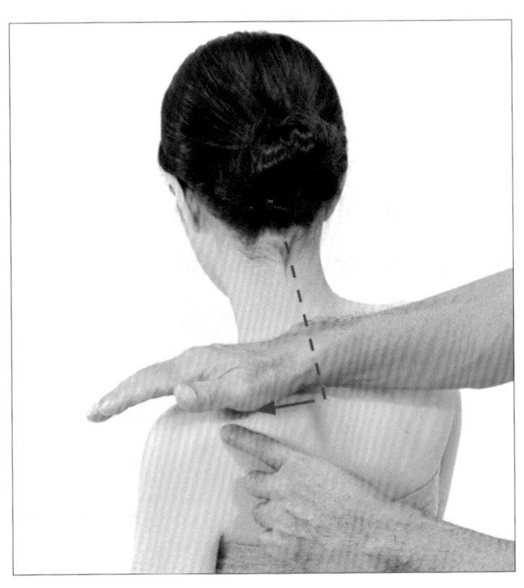

2 再以同樣方式由內往外揉至止端（肩峰）。

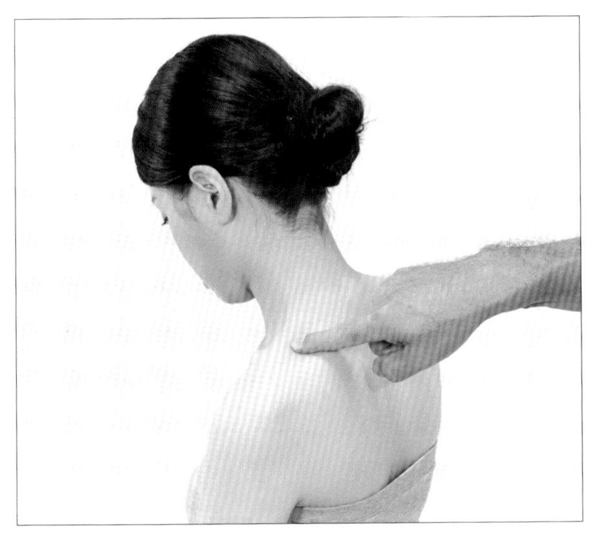

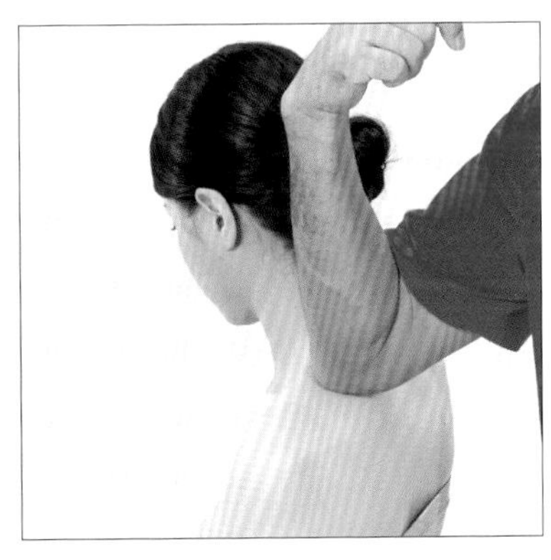

▲**建議：**除了指壓，也可以肘壓方式壓揉痠痛點。先以手肘針對痠痛點下壓，再以逆時針方向慢慢壓揉。

3 步驟1～2過程中如果觸摸到密度特別高或較隆起之處，皆是痠痛點。此時以食指指腹針對痠痛點先輕輕按壓3～6次。

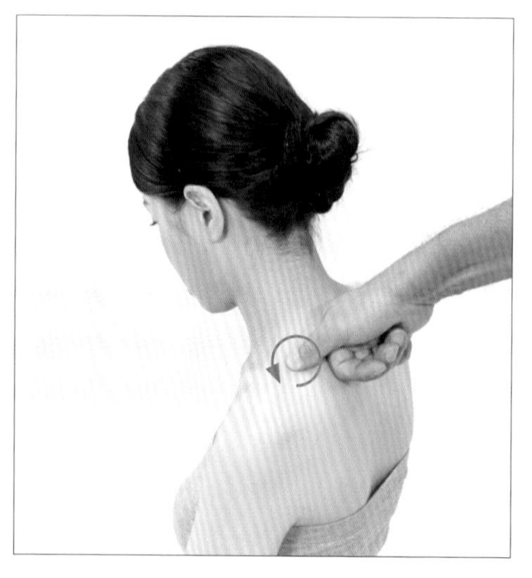

4 接著以拇指深壓，並以逆時針方向慢慢壓揉3次。施作完，若痠痛部位無緩解，則重複以上步驟；如有緩解，即可移到下個痠痛點施作。

簡單拔罐

定罐通常用在確證之後，當痠痛點的皮膚色澤較周邊深沉時，即可開始進行定罐解證。每罐壓罐的次數，需依被施作者的生理感覺做調整，以「被施作者感覺到痠，定罐後拔不起來」為原則。

定罐的位置

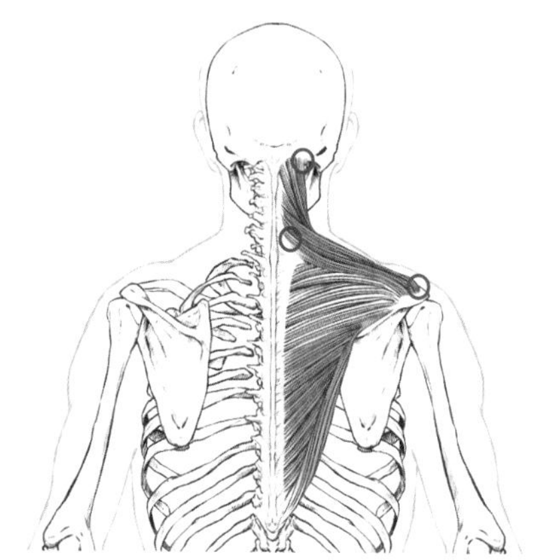

將伸展罐定在上 / 中斜方肌的起端（項上線）與止端（肩峰），接著將作用罐定在痠痛點上。

定罐時的伸展動作

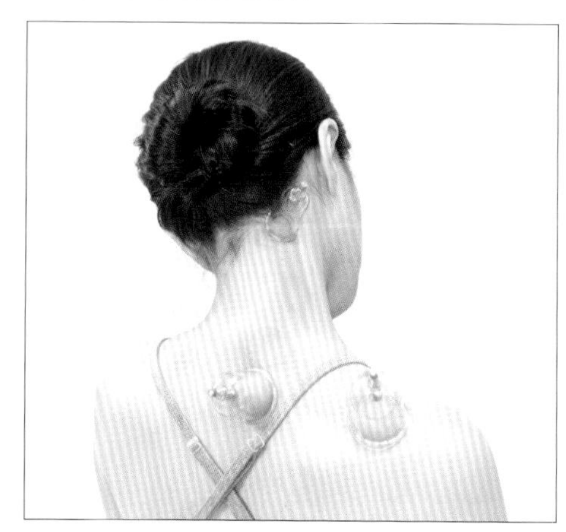

若伸展罐定在右側，被施作者向左（罐子的另一邊）歪頭吸氣，將斜方肌伸展到最緊的位置，吐氣回正，自主歪頭 10 ～ 20 次。其間若作用罐內的膚色由粉紅轉紅，甚至發紫，即可拔罐。

自主伸展

肩頸痠痛在整復解證之後，還必須透過聳肩、再放鬆的復健方式，讓斜方肌伸展和收縮，將沾黏的氣血排出，使其代謝。如果需要再加強，可雙手握住啞鈴，做聳肩、放下的動作，讓肌肉恢復彈性。

▶**重點**：用鼻子吸氣吐氣時，嘴巴要閉上。

❶ 採站姿。吸氣，同時上抬雙肩。

❷ 吐氣，肩膀往下放鬆。步驟1～2為1次，6～12次為1組，每回做1～3組。

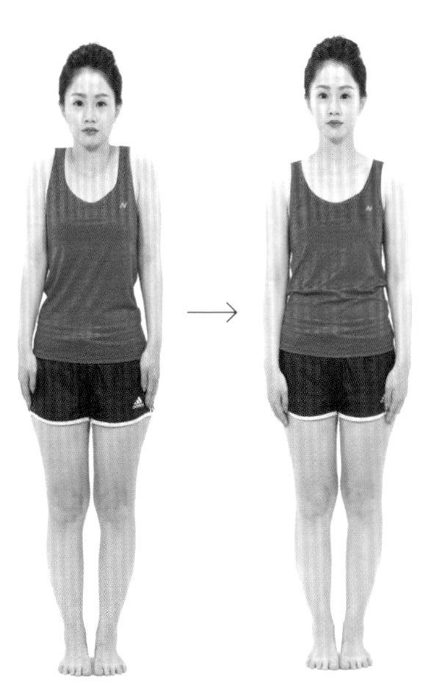

重訓加強

▶**注意**：手肘須垂直，不可彎曲。

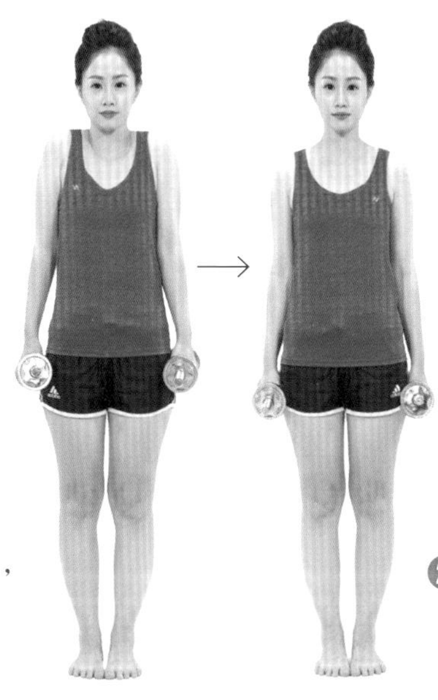

◀**建議**：
1. 重訓次數可依個人狀況調整。
2. 啞鈴可以裝滿水的保特瓶代替。

❶ 全身放鬆後，吸氣，同時上抬雙肩。

❷ 吐氣，肩膀往下放鬆。步驟1～2為1次，6次為1組，每回做1～3組。

轉頭痛

症狀說明

轉頭要看側邊的目標物，或觀察後方異動時，頸部轉動受阻或頭歪向一邊，又稱之為「斜頭症」。常常搖頭表示「NO」，或睡覺時的姿勢不當都容易造成轉頭痛的症狀。

胸鎖乳突肌和上斜方肌在胚胎期為同一條肌肉，到了發展過程才分開，它們沿著項上線連成一氣成為連綿不斷的肌腱，同時也對頸椎一、二椎造成影響。此線的緊張會造成高血壓甚至成為中風的候選人。除此之外，由於肌腱的緊繃，也可能影響到腦幹神經，造成耳翳，因此對於聽力不清常用「耳背」稱之。近來有許多斜頸症、頭部不自覺顫抖的患者也多與上椎位神經受到壓迫有關。

對應肌肉

胸鎖乳突肌

- 起端：胸骨柄、鎖骨內側1/3處
- 止端：顳骨乳突

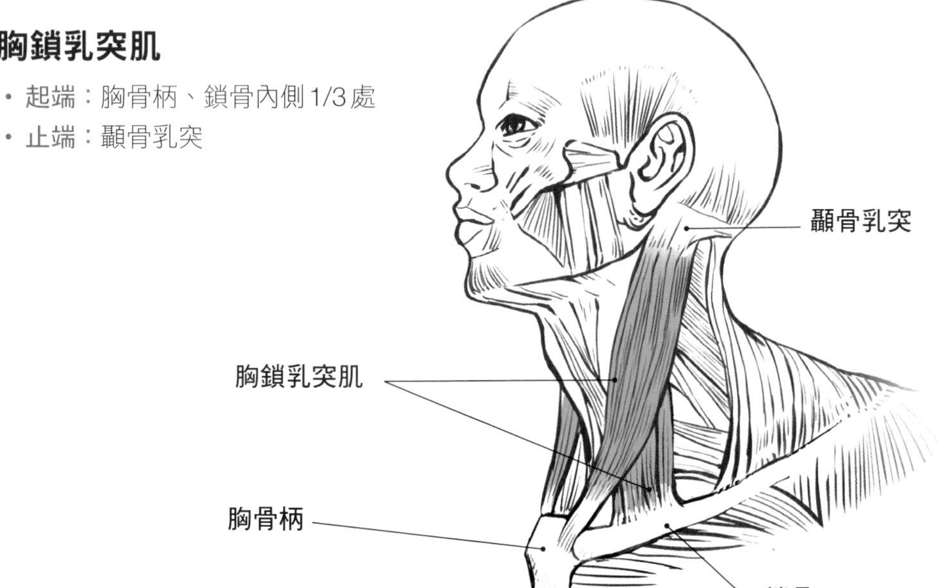

痠痛解證

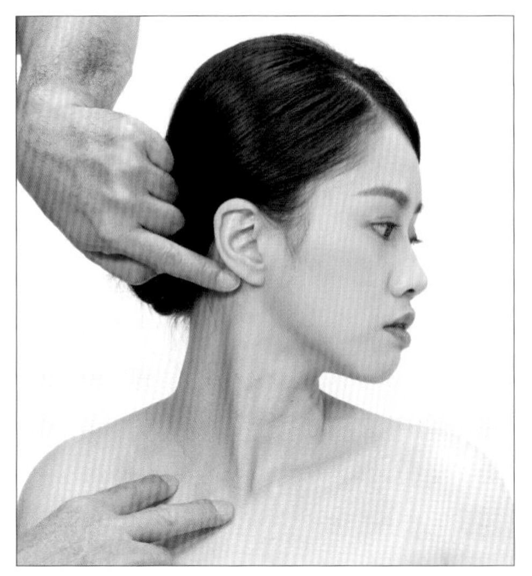

1 被施作者採坐姿，吐氣時，轉頭（往自己覺得不舒服的方向轉）。施作者用指腹觸診胸鎖乳突肌的起止端。

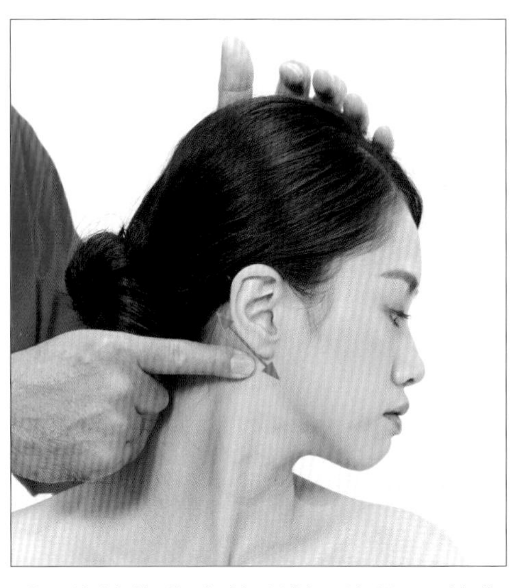

2 將被施作者的頭轉至極限，施作者先以食指橫撥乳突下方的肌腱3～6次。

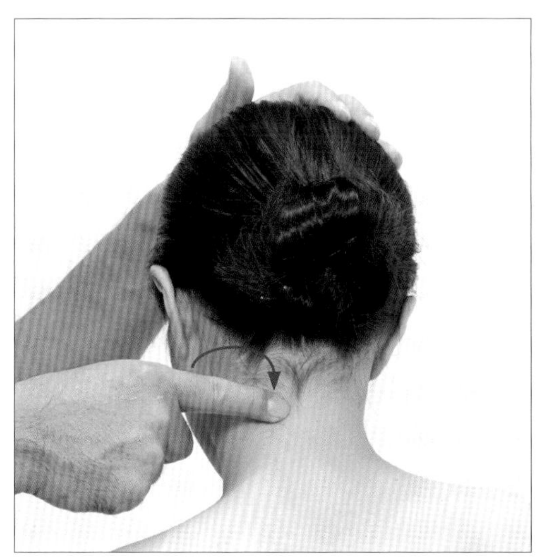

3 再沿著乳突，朝後腦基座的項上線橫撥。步驟2～3為1次，基本以6次為1組。

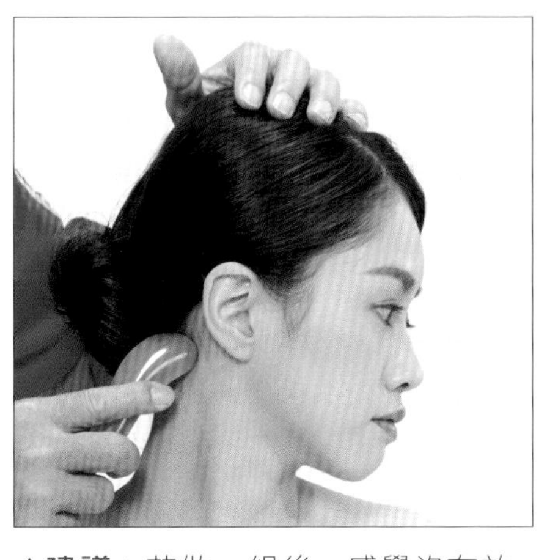

▲**建議：**若做一組後，感覺沒有放鬆，就再按一組，或是用刮痧板輔助。

胸鎖乳突肌位於按摩的地雷區

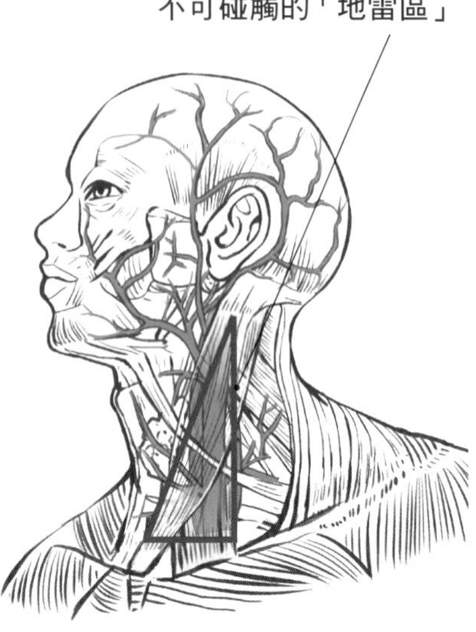

雖然身體的每條肌肉都是獨一無二的，但胸鎖乳突肌的獨特點在於，不僅能觸摸得到最淺層具有頭部轉動功能的肌肉，這條肌肉內側下方還有頸動脈通過，而頸靜脈則是位於胸鎖乳突肌的上層。簡單說就是兩條**頸部的動靜脈夾著胸鎖乳突肌**，形成一個身體的「**地雷區**」。因此在整復這條肌肉時，最安全的處置方式就是從肌腱著手，也就是從肌肉的兩端著手，這是唯一的處理方式，切勿從肌腹處貿然下手。

簡單拔罐

在橫撥胸鎖乳突肌的乳突下方肌腱與後推至後腦基座的項上線後，如果還是覺得轉頭不舒服，建議用定罐方式處理。

定罐的位置

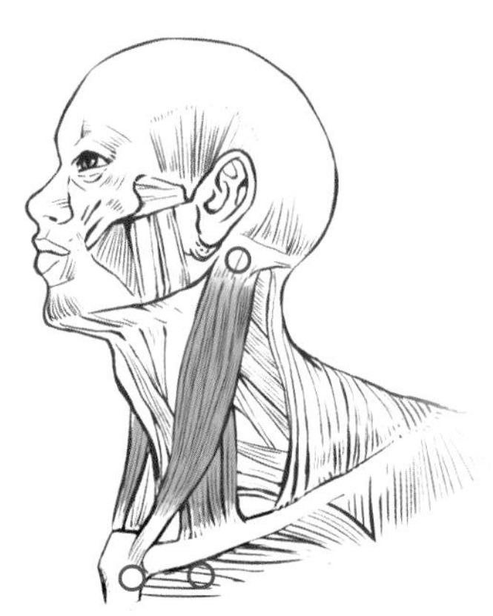

被施作者轉頭，並將伸展罐定在乳突下方、胸骨與鎖骨，共 2 ～ 3 罐。（鎖骨肌腱若不明顯可不定罐）

定罐時的伸展動作

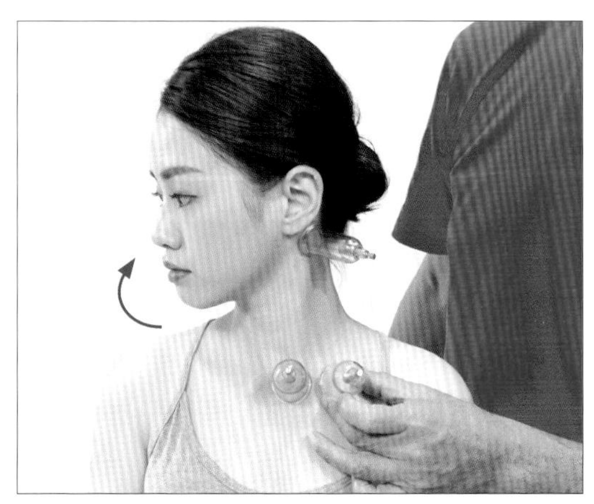

若伸展罐定在左側，被施作者向右（罐子的另一邊）轉頭，並以鼻子吐氣，吸氣回正，自主轉頭 10 ～ 20 次。其間若作用罐內的膚色由粉紅轉紅，甚至發紫，即可拔罐。

自主伸展

整復後的肌肉是鬆弛的，而正常的肌肉是具有收縮伸展能力，且具有彈性的，因此放鬆後，需要藉由「均抗」的動作讓胸鎖乳突肌恢復應有的彈性，而且均抗的另一個目的就是將頸椎1、2椎稍有滑脫的頸椎推回正位。

▶**重點**：轉頭吐氣，停氣時均抗。

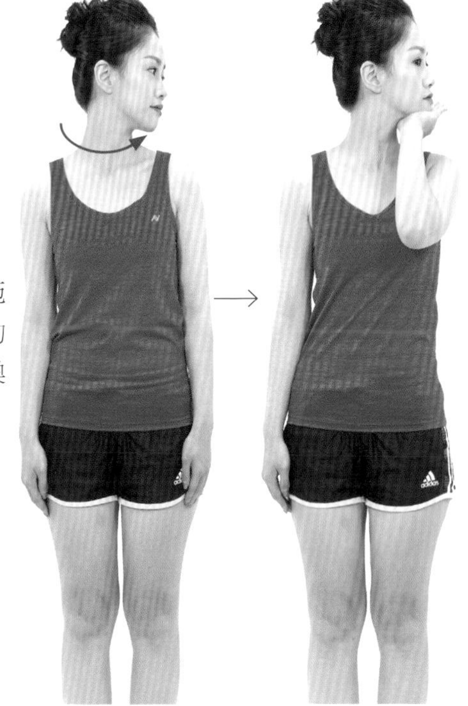

❶ 採站姿。頭轉至左方。

❷ 左手反手以掌根托住下顎。頸部施力使頭往右回正，左手則固定不動以抵抗頸部施力。3次為1組，再換另一邊重複相同動作。

頭不能360度轉動！？

為什麼轉頭是往左側或右側轉動，而不是360度轉動？當頸部已經很緊，也就是頸椎的椎間盤受到肌肉壓迫失去應有的間隙，在此狀況下進行360度的旋頸動作，反而容易使骨骼受到磨損，而被磨下的骨粉便容易堆積在椎間盤形成骨刺。

此外，每個椎間盤都是神經根的伸展位置，當椎間盤失去應有的間隙，導致神經受到壓迫，會使上肢感到麻痛。當第5孔神經（也就是脊椎的第4第5椎間盤）受到壓迫，則有上肢麻下肢癱瘓的危險，因此，當頸部很緊時做360度的轉頭動作，極其危險。

歪頭痛、高低肩

症狀說明

兩側提肩胛肌如果處在鬆緊不平衡的狀態時，最明顯的是由於高邊的肌肉縮緊、無法伸展，造成「高低肩」。這經常發生在慣用手的長期緊繃。例如：講師慣用右手寫白板，或是運動時，慣用右手打球、拍球、擊球等。除此之外，容易緊張的人會不自覺地聳肩。

在提肩胛肌的中間有個片轉條的位置，大約在頸椎七椎旁開一指幅的位置，這是一個容易痠痛的點。當提肩胛肌長期在緊繃狀態，會造成頸椎椎間盤第二、三、四孔神經根空間被壓縮，出現的症狀為手部橈神經的痠麻，尤其大臂外側靠肩部分。

對應肌肉

① 上／中斜方肌

- 起端：枕外隆凸、項上線、項韌帶、第7頸椎和胸椎1～7椎的棘突
- 止端：鎖骨外側1/3處、肩胛崗、肩峰

② 提肩胛肌

- 起端：第1～4頸椎橫突
- 止端：肩胛骨內緣，介於肩胛上角和肩胛崗之間

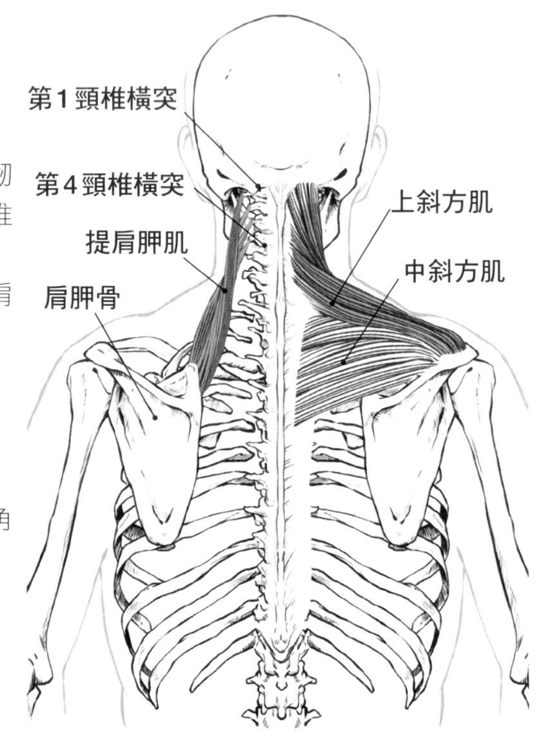

痠痛解證

提肩胛肌為第二層肌肉，在提肩胛肌之上覆蓋著上、中斜方肌，因此要整復提肩胛肌，必須先將上、中斜方肌放鬆伸展開來。

① 上/中斜方肌的按摩

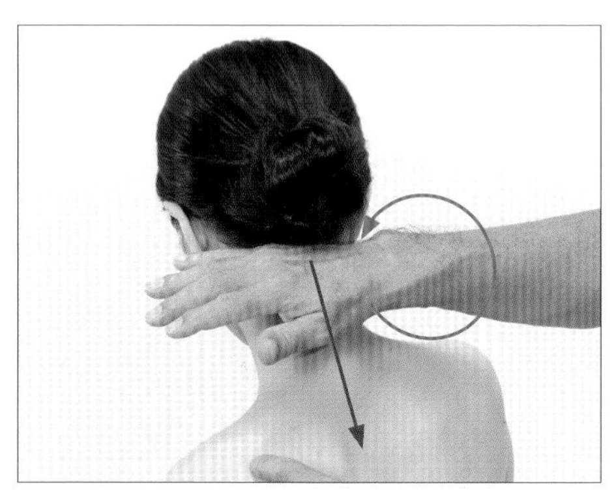

1 被施作者採坐姿。施作者用手刀以逆時針方向旋揉的方式，由上往下從起端（項上線）慢慢揉至肩胛骨。每個定點壓揉3～6次後，即可移到下個位置。

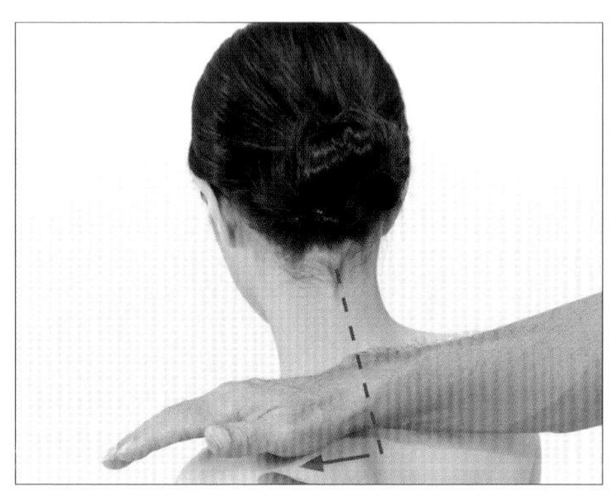

2 再以同樣方式由內往外揉至止端（肩峰）。

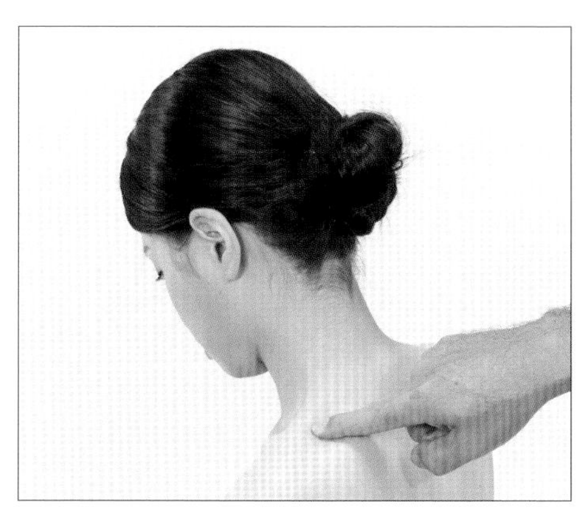

3 步驟1～2過程中如果觸摸到密度特別高或較隆起之處，皆是痠痛點。此時以食指指腹針對痠痛點先輕輕按壓3～6次。

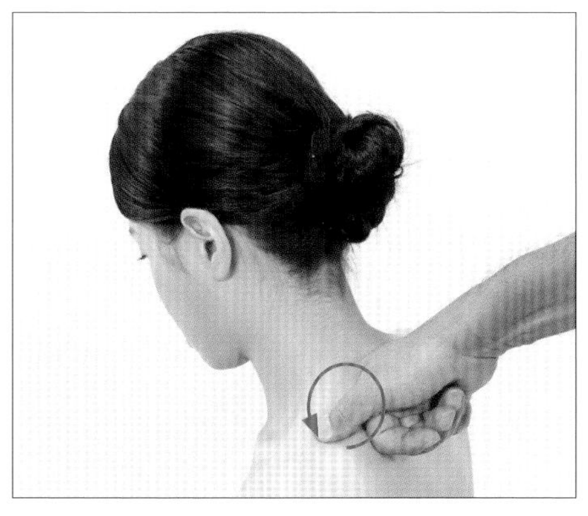

4 再以拇指深壓，並以逆時針方向慢慢壓揉3次。施作完，若痠痛部位無緩解，則重複以上步驟；如有緩解，即可移到下個痠痛點施作。

② 提肩胛肌的按摩

由於長期姿勢不良帶來的緊繃與收縮，很可能因為血瘀而形成條索狀（也就是一條粗粗硬硬的肌肉，像鋼條一樣鎖住兩端不同的骨骼），因此處理的方式也就有些不同，但放鬆按摩的重點仍在肌肉兩端的肌腱及中間片轉條的突點。此外，提肩胛肌的下端連接著會隨體位變化而移動的肩胛骨，因此得先找到肩胛骨的位置，才能確定肌腱的正確位置。

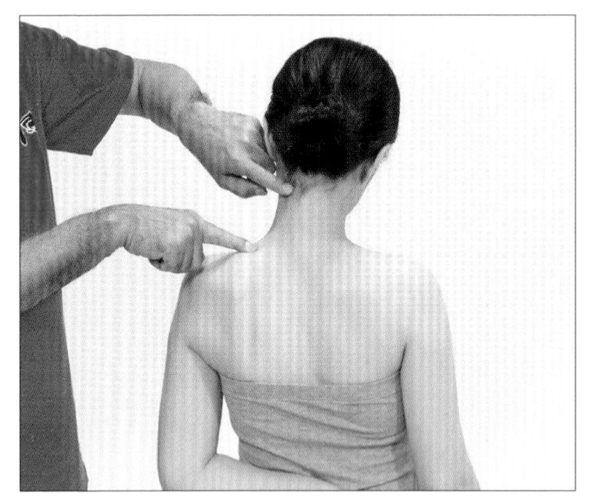

1 被施作者採坐姿，將手往後折。施作者找到肩胛骨內緣(肩胛崗以上)之後，被施作者的手便可放下。施作者用指腹觸找提肩胛肌的起止端。

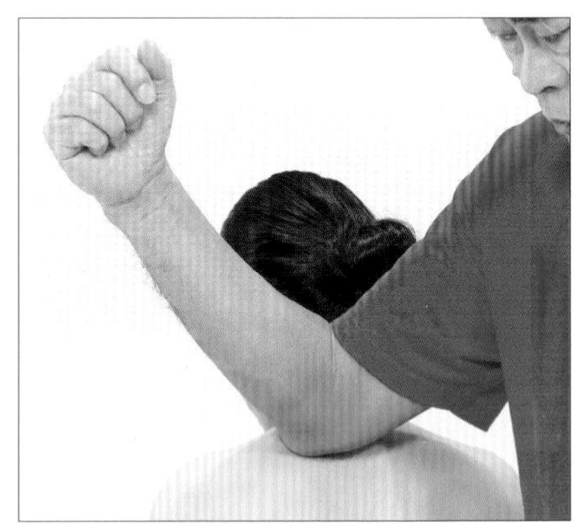

2 提肩胛肌如果很緊，在此就會有皮膚密度較高的條索出現，施作者先以手肘緩慢輕柔地按壓3～6次。

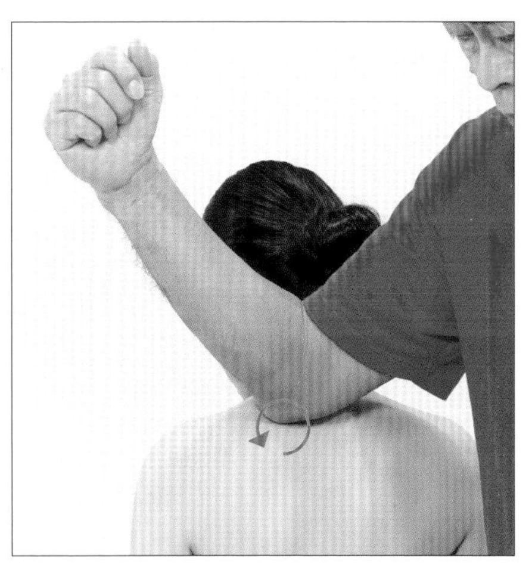

3 再用手肘深壓，並以逆時針方向慢慢壓揉3次。

▶**建議：**施作步驟2～3後，檢視被施作者的提肩胛肌是否有被放鬆，如果效果不明顯，請繼續重複操作或先用吹風機加熱。

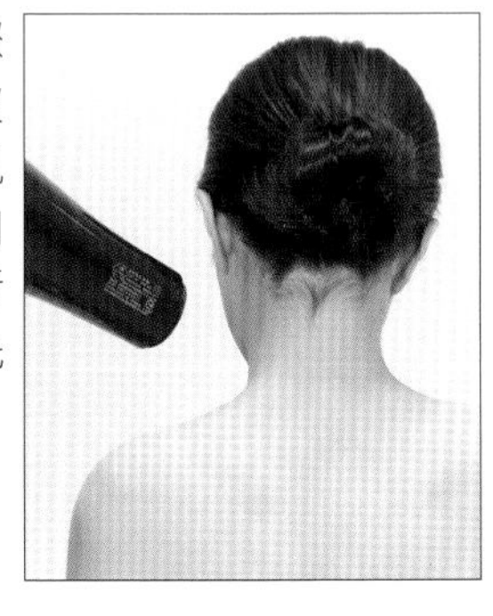

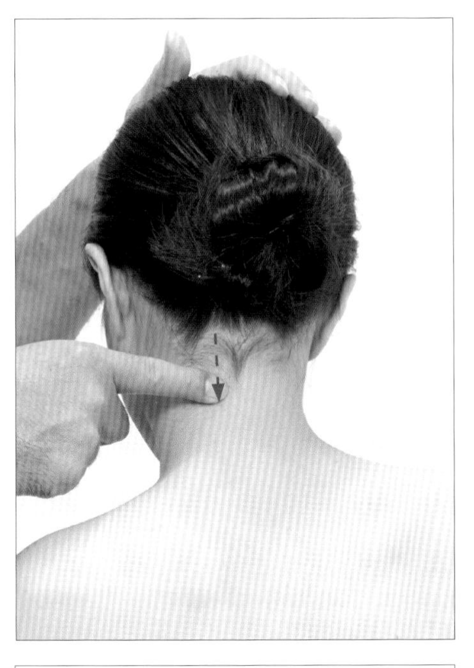

4 再來處理頸椎1～4椎橫突的肌腱。施作者用食指指腹以逆時針方向旋揉的方式，由上往下，從項上線揉至第4椎橫突的肌腱。每個定點壓揉3～6次後，即可移到下個位置。

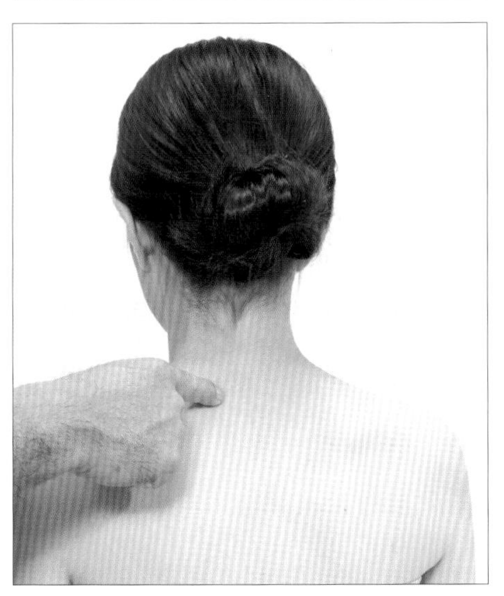

5 最後放鬆提肩胛肌的轉接點：在頸椎第7椎旁一指幅的位置，這也就是提肩胛肌由片轉成條狀之處。用手肘或指腹針對痠痛點先輕輕按壓3～6次。

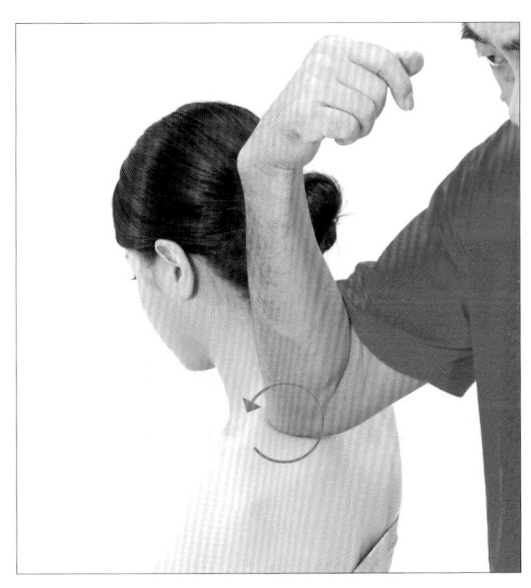

6 再深壓，並以逆時針方向慢慢壓揉3次。

簡單拔罐

通常按摩放鬆後再施以定罐，氣滯血瘀會較容易被釋出，同時也能降低拉出沾黏於肌裡的死血的疼痛感。

定罐的位置

被施作者歪頭，並將伸展罐定在肌腱兩端，也就是頸椎橫突、肩胛骨內緣（肩胛崗以上）及大椎旁開一指幅的轉接處，共 3 罐。

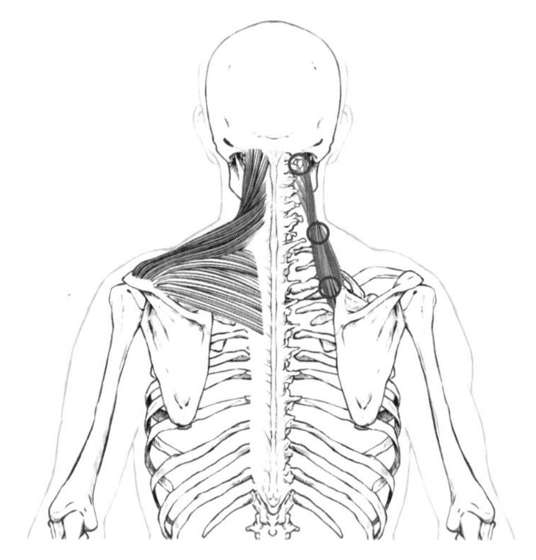

定罐時的伸展動作

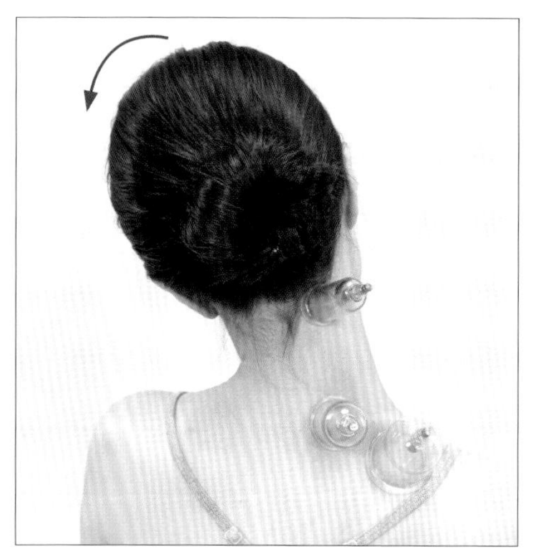

若伸展罐定在右側，被施作者向左（罐子的另一邊）歪頭吸氣，吐氣回正，自主歪頭 10 ～ 20 次。其間若作用罐內的膚色由粉紅轉紅，甚至發紫，即可拔罐。

自主伸展

整復後的肌肉是鬆弛的，而正常的肌肉是具有收縮伸展能力，且具有彈性的，因此放鬆後，需要藉由「均抗」的動作讓提肩胛肌恢復應有的彈性。

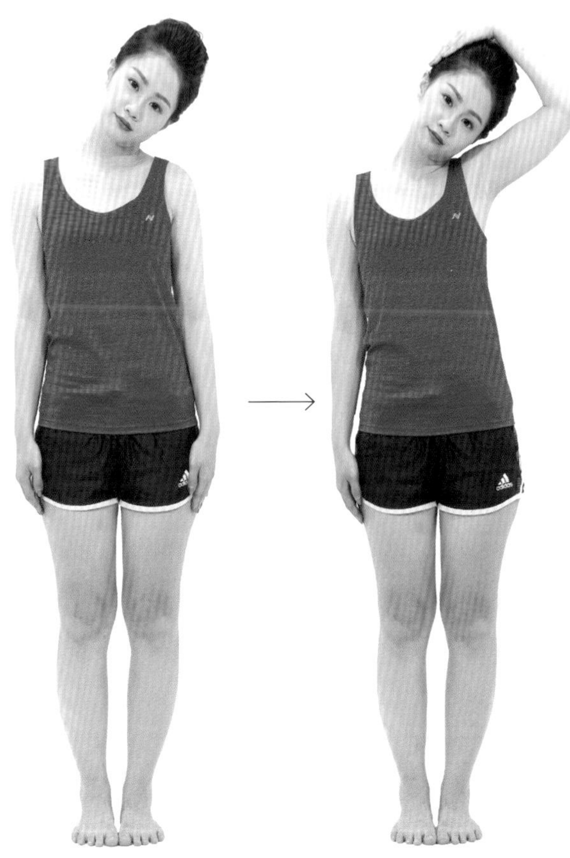

◀**重點：**吸氣時歪頭，屏氣時均抗。

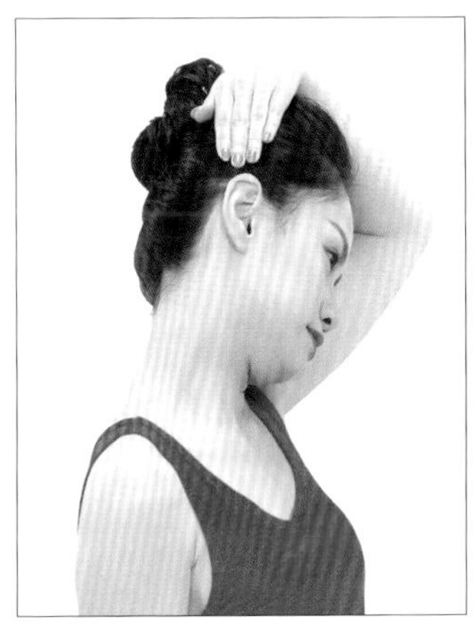

▲**注意：**肩線前側勿操作，肩線後側多按摩。

❶ 採站姿。向左緩慢地歪頭並吸氣。

❷ 左手放右耳上，頸部施力使頭回正，左手則施力使頭固定不動，力道逐漸增強。3次為1組，再換另一邊重複相同動作。

抬頭痛、點頭痛

症狀說明

好像背上被拉緊，有一根鋼條鎖住似地頭抬不起來，也無法低頭，甚至整個身體躺下來，後腦杓無法著地，胸悶呼吸不順暢，好像吸不到空氣，還有一般人常說的膏肓痛……這些都是頭夾肌、頸夾肌的彈性失常所造成的。

這兩條肌肉分別從枕骨及頸椎的橫突拉到胸椎，它們的特色是結構多重的分枝，宛如雜草般一叢一叢的，所以痠痛點就是必須處理的病灶處。

對應肌肉

① 頭夾肌

- 起端：顳骨乳突和項上線外側部
- 止端：項韌帶下半部、第7頸椎和上3個（或上4個）胸椎棘突

② 頸夾肌

- 起端：上3個（或上4個）頸椎橫突的後結節
- 止端：第3～6胸椎棘突

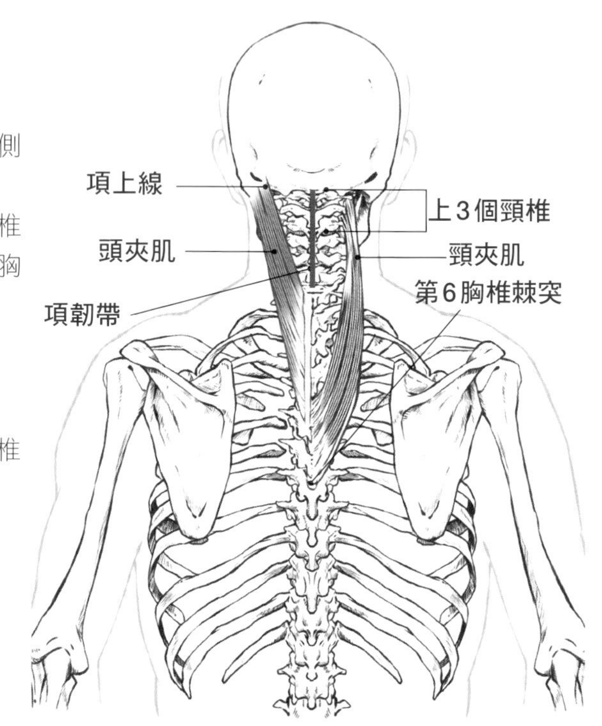

痠痛解證

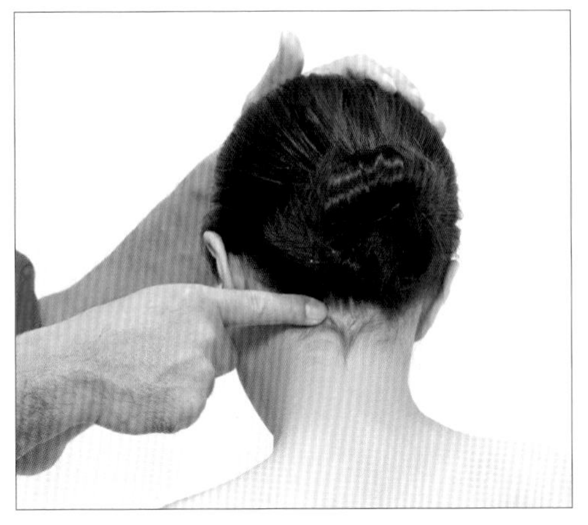

1 被施作者採坐姿，脊椎挺直。施作者觸診頭夾肌、頸夾肌的起止端。

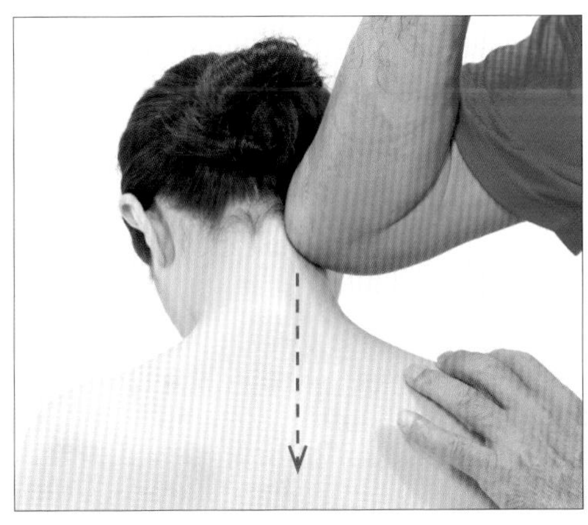

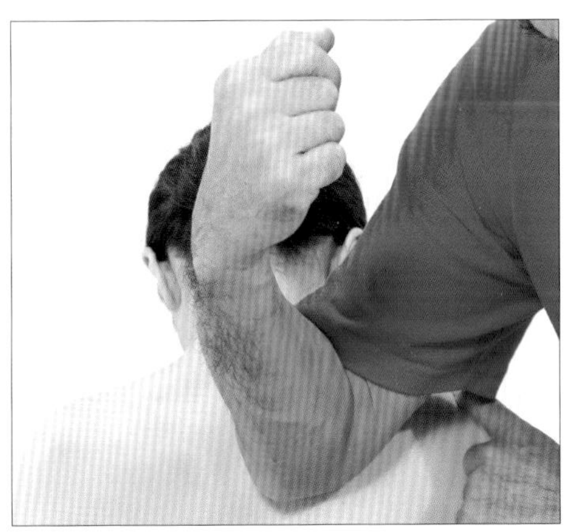

2 用手肘或指腹以垂直於肌纖維走向橫撥的方式，由上往下從起端（項上線）慢慢揉至上背。每個定點壓揉3～6次後，即可移到下個位置。

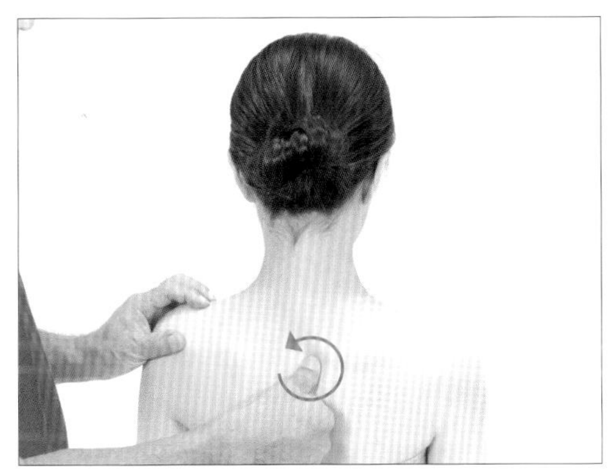

3 如果觸摸到密度特別高或較隆起之處，皆是痠痛點。再用大拇指指腹針對痠痛點先輕輕按壓3～6次，再深壓並以逆時針方向慢慢壓揉3次。

◀**注意**：肌肉放鬆後，痠痛及病灶處便會浮現於體表，呈較深的膚色，甚至泛紅色，這就是需要重複以上步驟加強按摩或用定罐處理的地方。

簡單拔罐

通常按摩放鬆後再施以定罐，氣滯血瘀會較容易被釋出，同時也能降低拉出沾黏於肌裡的死血的疼痛感。

定罐的位置

被施作者點頭，並將伸展罐定在肌腱兩端，也就是項上線和胸椎第 6 椎橫突，再將作用罐定在痠痛點上，共 3 ～ 4 罐。

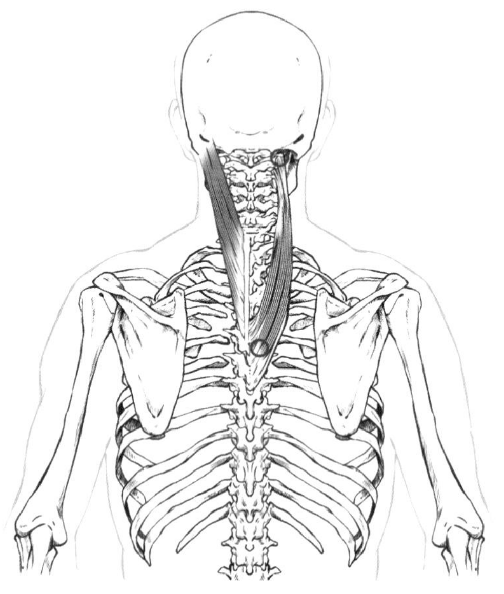

定罐時的伸展動作

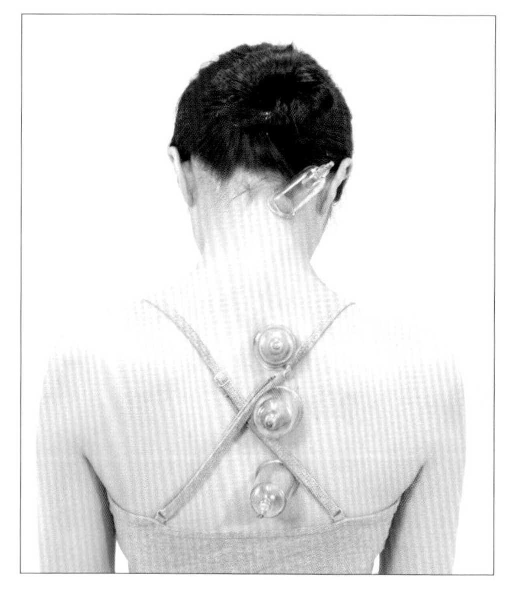

被施作者以鼻子吐氣點頭，吸氣回正，自主點頭 10 ～ 20 次。其間若作用罐內的膚色由粉紅轉紅，甚至發紫，即可拔罐。

自主伸展

肌肉整個放鬆，將氣滯血瘀處理出來之後，我們自己要做的就是恢復肌肉該有的彈性，也就是放鬆伸展、用力緊縮的能力，方法就是抬頭均抗與點頭均抗。

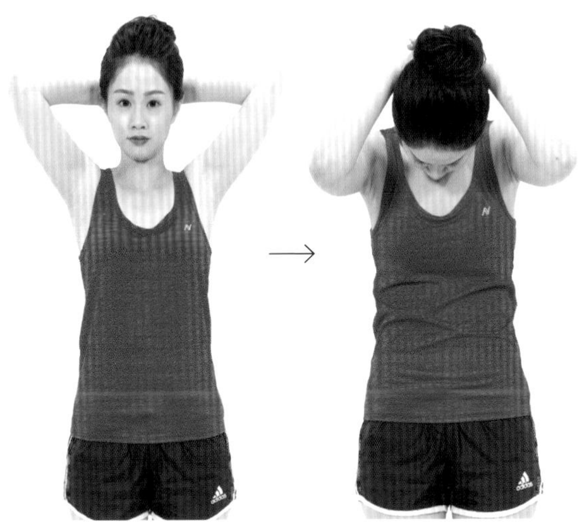

▼從側背面看

◀**重點**：用鼻子吐氣，
停氣時均抗。

❶ 採站姿。雙手交叉抱住後腦。

❷ 往下點頭吐氣，手施力使頭往下，頸部施力使頭回到原位，力道逐漸增強。3次為1組。

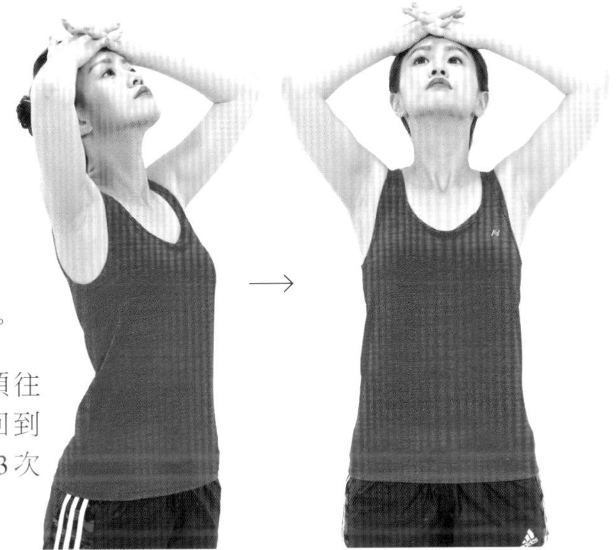

❸ 雙手交叉置於額頭上方。

❹ 吸氣仰頭，手施力使頭往後仰，頸部施力使頭回到原位，力道逐漸增強。3次為1組。

頭痛、偏頭痛

症狀說明

頭痛！痛到吃遍了止痛藥，甚至還嘔吐到醫院掛急診，就醫的解決之道，就是開「肌肉鬆弛劑」，但救得了一時，卻解不了根。

其實在武醫來說，就是「炁不上頭」，患有此證的，大多風池穴按壓下去也會很痛。此證也很有可能是頸椎滑位所造成，但大多都被歸為骨刺。如有這種情況，得先放鬆肌肉，拉出氣滯血瘀後做相對應頸椎弧度的牽引，或做上、中、下椎位之均抗。

對應肌肉

① 上／中斜方肌

- 起端：枕外隆凸、項上線、項韌帶、第7頸椎和胸椎1～7椎的棘突
- 止端：鎖骨外側1/3處、肩胛崗、肩峰

② 提肩胛肌

- 起端：第1～4頸椎橫突
- 止端：肩胛骨內緣，介於肩胛上角和肩胛崗之間

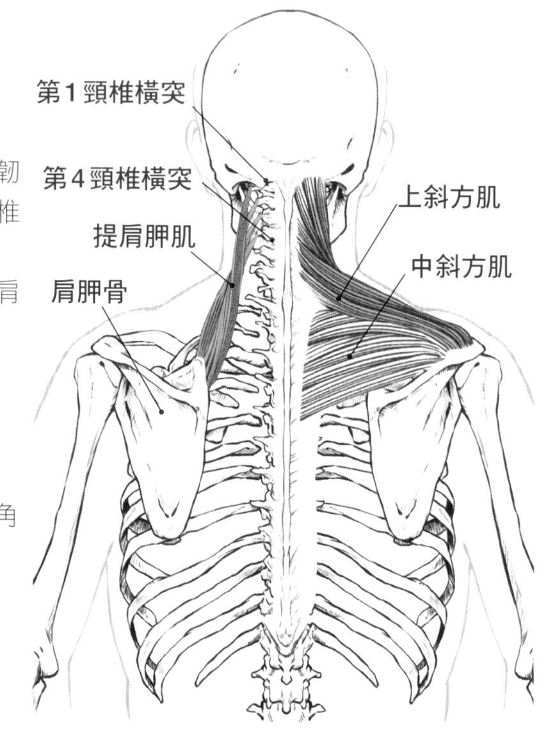

痠痛解證

① 上/中斜方肌的按摩

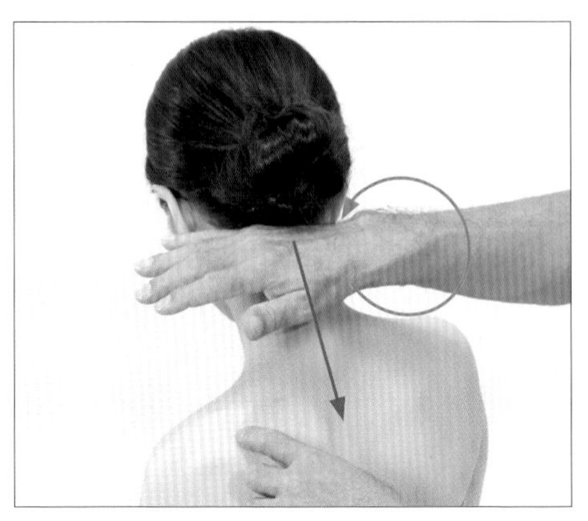

1 被施作者採坐姿。施作者用手刀以逆時針方向旋揉的方式，由上往下從起端（項上線）慢慢揉至肩胛骨。每個定點壓揉3～6次後，即可移到下個位置。

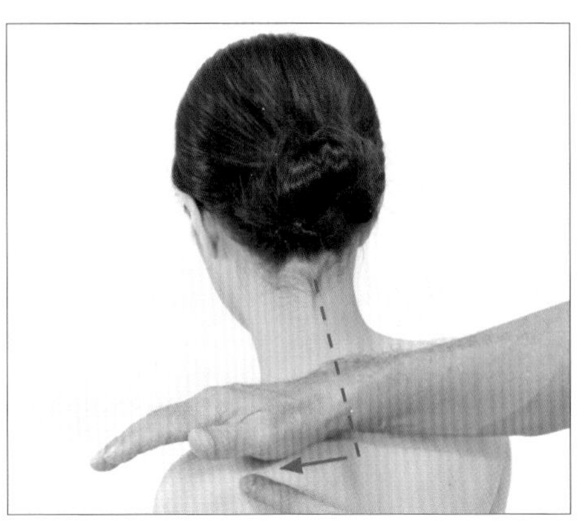

2 再以同樣方式由內往外揉至止端（肩峰）。

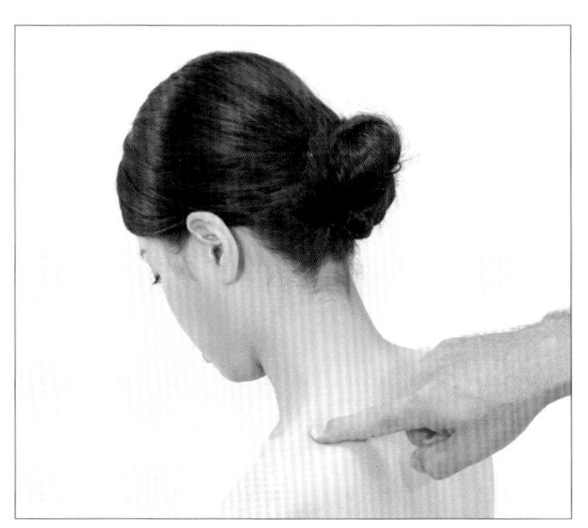

3 步驟1～2過程中如果觸摸到密度特別高或較隆起之處，皆是痠痛點。此時以食指指腹針對痠痛點先輕輕按壓3～6次。

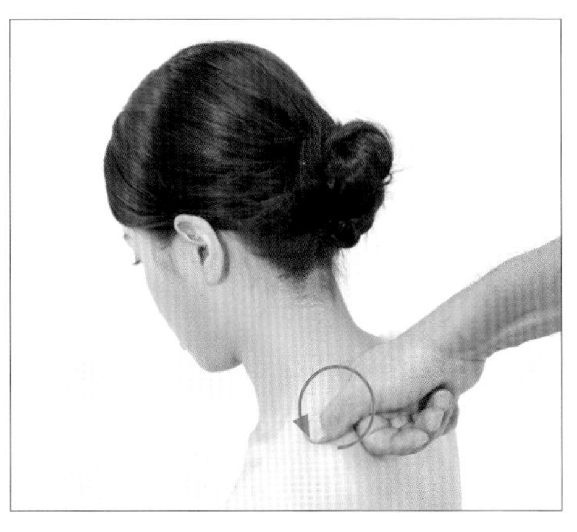

4 再以拇指深壓，並以逆時針方向慢慢壓揉3次。施作完，若痠痛部位無緩解，則重複以上步驟；如有緩解，即可移到下個痠痛點施作。

② 提肩胛肌的按摩

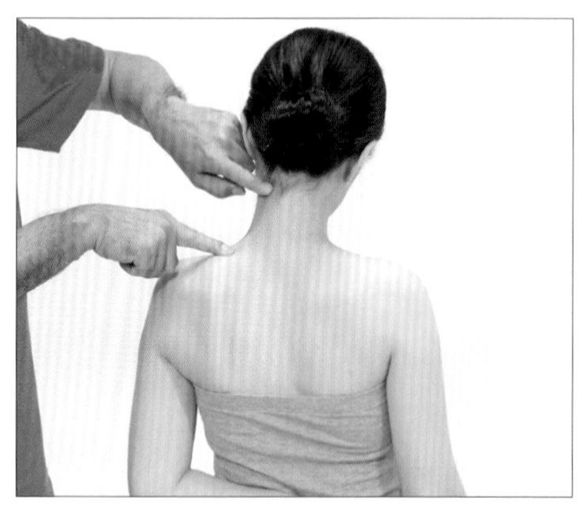

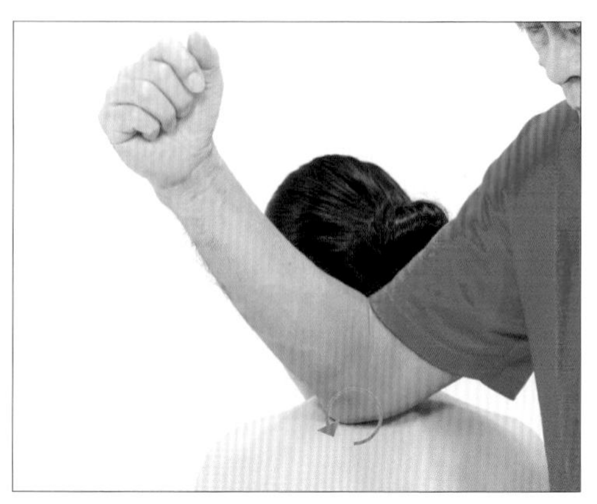

1 被施作者採坐姿，將手往後折。施作者找到肩胛骨內緣(肩胛崗以上)之後，被施作者的手便可放下。施作者用指腹觸找提肩胛肌的起止端。

2 提肩胛肌如果很緊，在此就會有皮膚密度較高的條索出現，施作者先以手肘緩慢輕柔地按壓3～6次，再用手肘深壓，並以逆時針方向慢慢壓揉3次。施作後，檢視提肩胛肌是否有被放鬆，如果效果不明顯，就繼續再操作。

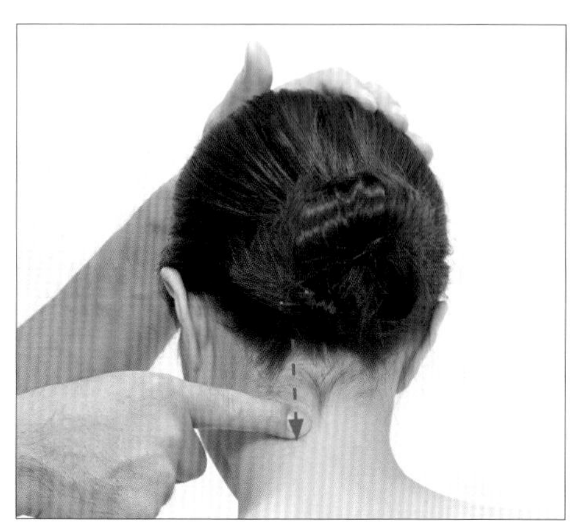

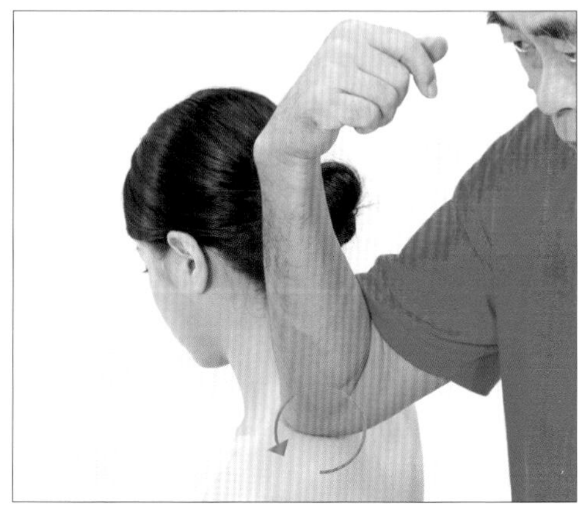

3 再來處理頸椎1～4椎橫突的肌腱。施作者用食指指腹以逆時針方向旋揉的方式，由上往下，從項上線揉至第4椎橫突的肌腱。每個定點壓揉3～6次後，即可移到下個位置。

4 最後放鬆提肩胛肌的轉接點：在頸椎第7椎旁一指幅的位置。用手肘或指腹針對痠痛點先輕輕按壓3～6次，再深壓，並以逆時針方向慢慢壓揉3次。

簡單拔罐

① 上/中斜方肌的定罐

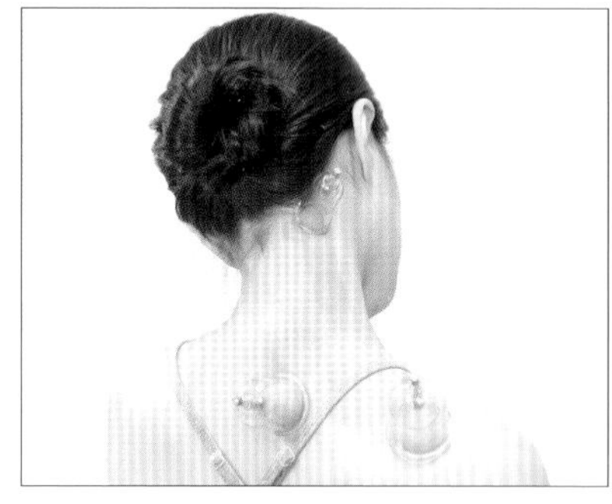

定罐位置：被施作者歪頭，並將伸展罐定在項上線與肩峰兩端，共 2 ～ 3 罐。

伸展動作：若伸展罐定在右側，被施作者向左（罐子的另一邊）歪頭吸氣，將斜方肌伸展到最緊的位置，吐氣回正，自主歪頭 10 ～ 20 次。其間若作用罐內的膚色由粉紅轉紅，甚至發紫，即可拔罐。

② 提肩胛肌的定罐

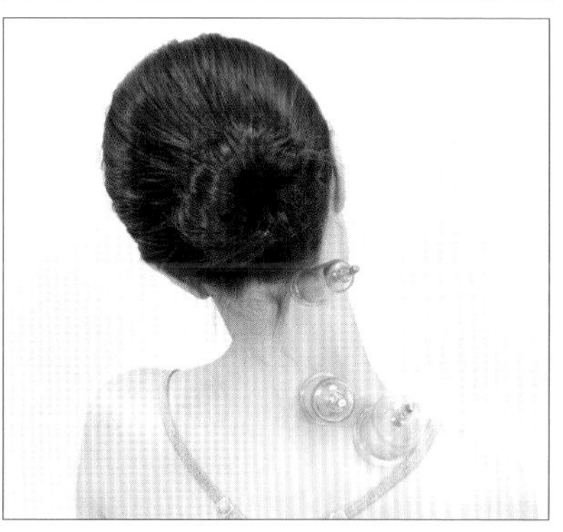

定罐位置：分別在頸椎橫突、肩胛骨內緣（肩胛崗以上）、大椎旁開一指幅定罐，共 3 罐。

伸展動作：若伸展罐定在右側，被施作者向左（罐子的另一邊）歪頭吸氣，吐氣回正，自主歪頭 10 ～ 20 次。其間若作用罐內的膚色由粉紅轉紅，甚至發紫，即可拔罐。

自主伸展

整復後的肌肉是鬆弛的，而正常的肌肉是具有收縮伸展能力，因此放鬆後，需要藉由「均抗」的動作讓提肩胛肌恢復應有的彈性。

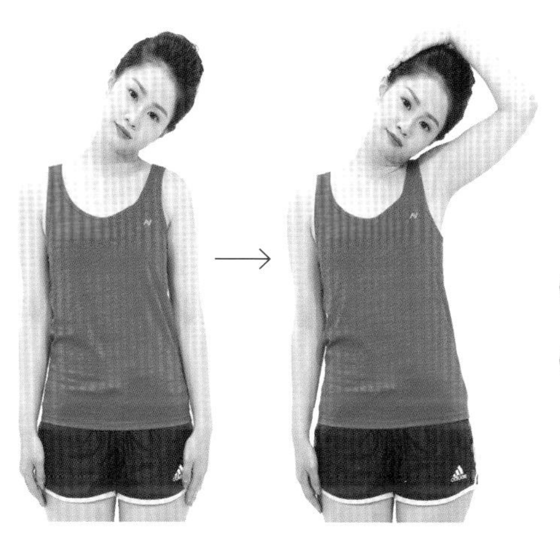

◀**重點：**吸氣時歪頭，屏氣時均抗。

❶ 採站姿。向左緩慢地歪頭並吸氣。

❷ 左手放右耳上，頸部施力使頭回正，左手則施力使頭固定不動，力道逐漸增強。3次為1組，再換另一邊重複相同動作。

長年暈車暈船(暈眩)

症狀說明

搭乘捷運、汽車、火車、遊覽車或船等交通工具時，會有暈眩的感覺。這是所謂「炁不上頭」的症狀之一。這裡的「炁」不是指我們透過鼻子吸進肺裡的氣，而是經過「四氣」集中於丹田，在中極穴轉換為具有電磁力的「炁」。此炁由於不似呼吸的氣是有氣管導引的，炁是無管路自走身體低電阻的路徑，因此肌肉一緊，炁就過不去，而會繞道或改道，導致「炁不上頭」的狀況，人就容易暈眩。

對應穴位

大椎穴

・位置：以頸椎第7椎為中心，半徑1～2公分

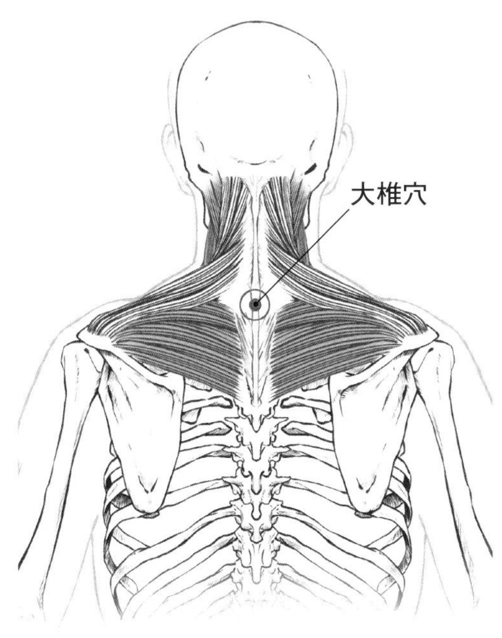

簡單拔罐

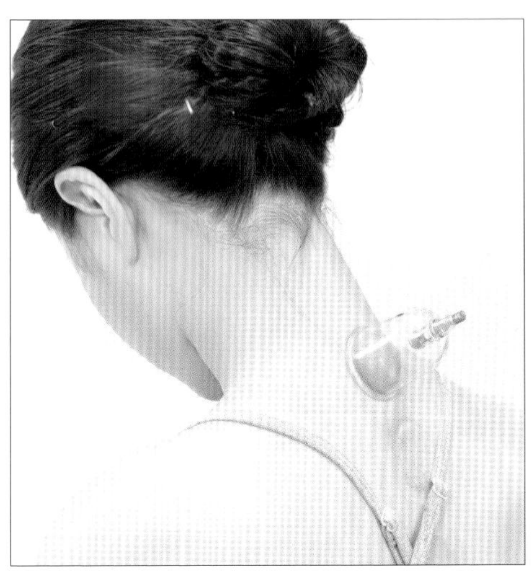

定罐位置：在大椎穴內施以定罐，或用滑罐的方式將此處的氣滯血瘀處理出來即可。

伸展動作：被施作者以鼻子吐氣點頭，吸氣回正，自主點頭 10 ～ 20 次。其間若作用罐內的膚色由粉紅轉紅，甚至發紫，即可拔罐。

自主伸展

為保持頸部的彈性，若感到痠時，就要做轉頭、歪頭、抬頭點頭這3個放鬆頸椎的動作。

① 轉頭

❶ 採坐姿或站姿。

❷ 向左緩慢地轉頭並吐氣。再換另一邊重複相同動作。向左、向右各做6次，做左、右邊的最後1次時停氣9秒。

▶**重點**：須轉到清楚看見胸鎖乳突肌為止。

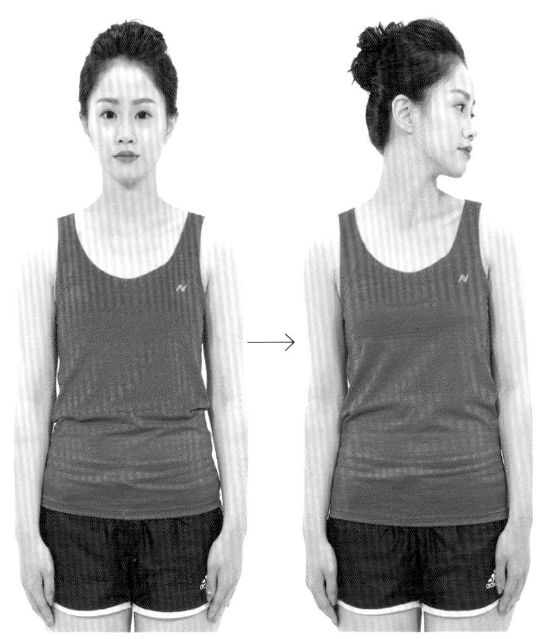

② 歪頭

❶ 採坐姿或站姿。

❷ 向左緩慢地歪頭並吸氣，沉右肩。再換另一邊重複相同動作。向左、向右各做6次，做左、右邊的最後1次時屏氣9秒。

▶**重點**：須歪到清楚看見上斜方肌為止。

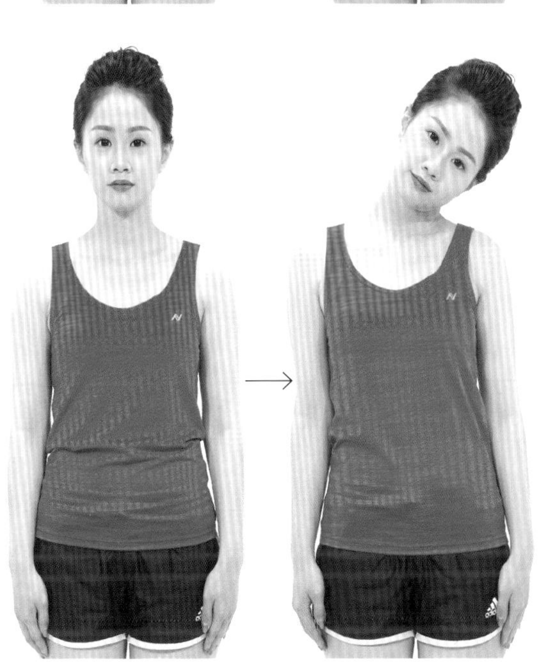

痠痛解證

① 上/中斜方肌的按摩

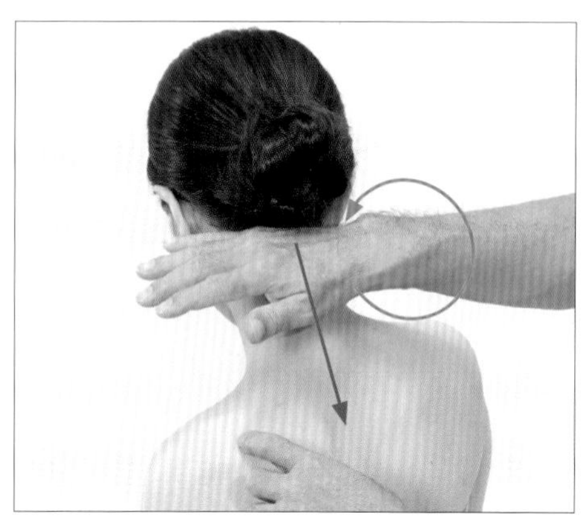

1 被施作者採坐姿。施作者用手刀以逆時針方向旋揉的方式，由上往下從起端（項上線）慢慢揉至肩胛骨。每個定點壓揉3～6次後，即可移到下個位置。

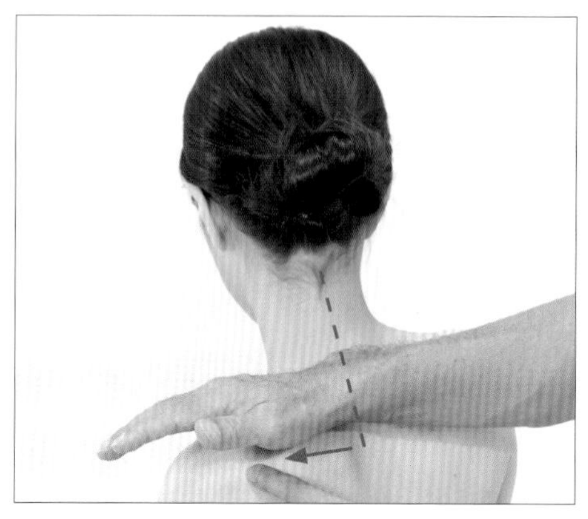

2 再以同樣方式由內往外揉至止端（肩峰）。

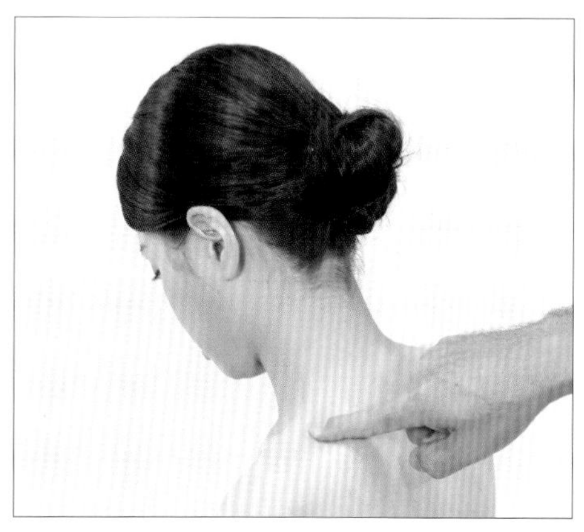

3 步驟1～2過程中如果觸摸到密度特別高或較隆起之處，皆是痠痛點。此時以食指指腹針對痠痛點先輕輕按壓3～6次。

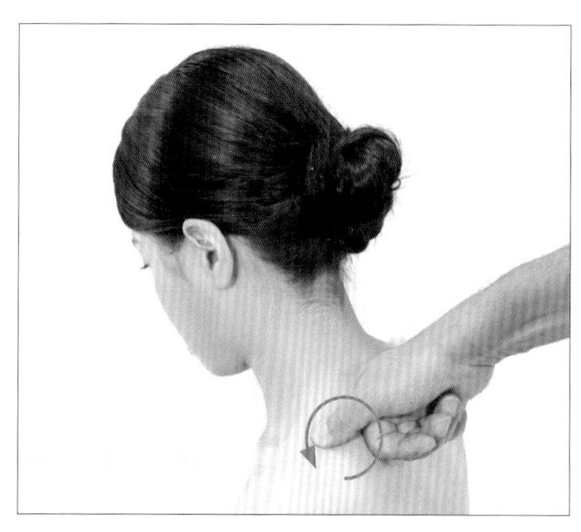

4 再以拇指深壓，並以逆時針方向慢慢壓揉3次。施作完，若痠痛部位無緩解，則重複以上步驟；如有緩解，即可移到下個痠痛點施作。

② 胸鎖乳突肌的按摩

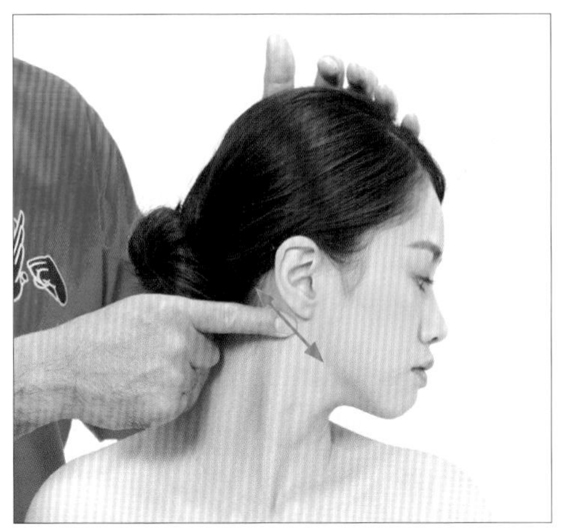

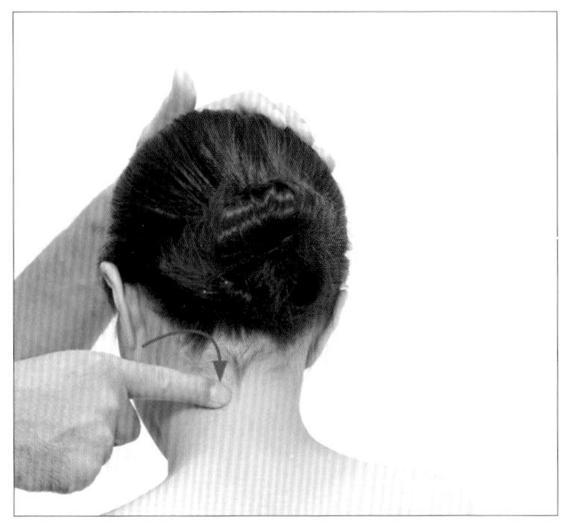

1 被施作者採坐姿。吐氣時，轉頭（往自己覺得不舒服的方向轉）。施作者觸診該胸鎖乳突肌的起止端後，將被施作者的頭轉至極限，先以食指橫撥乳突下方的肌腱3～6次。

2 再沿著乳突，朝後腦基座的項上線橫撥。步驟2～3為1次，基本以6次為1組。若做一組後感覺沒有放鬆，就再按一組或是用刮痧板輔助。

③ 翳風穴的按摩

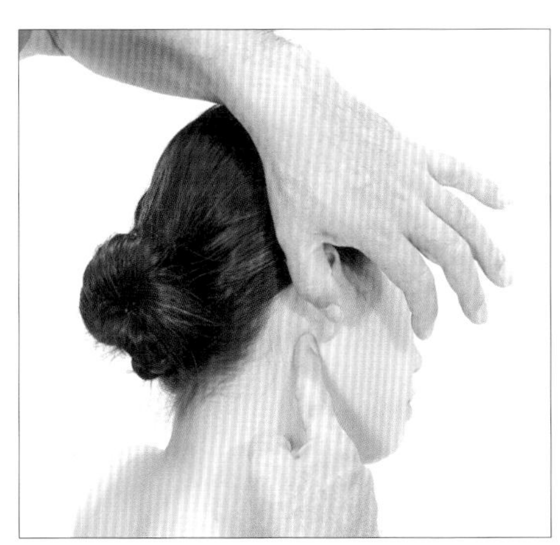

1 被施作者採坐姿。以指尖按壓耳垂後方的翳風穴，再深壓並以逆時針方向慢慢壓揉3次。

簡單拔罐

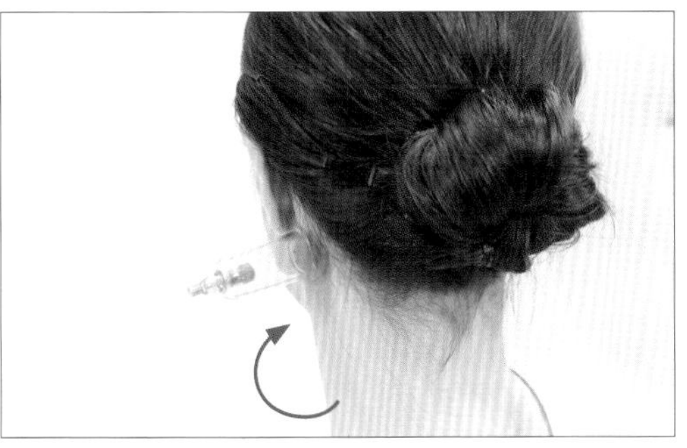

定罐位置：被施作者轉頭，並將伸展罐定在乳突下方的肌腱處。

伸展動作：若伸展罐定在左側，被施作者向右（罐子的另一邊）轉頭，並以鼻子吐氣，吸氣回正，自主轉頭10～20次。其間若作用罐內的膚色由粉紅轉紅，甚至發紫，即可拔罐。

自主伸展

平時的保健很重要，隨時都可以做抬頭收下顎來保養。武醫八段錦中的第一、三、四式對於耳朵不適症狀都有其保健作用，尤其是以第四式「五癆七傷往後瞧」的效果最為明顯。

武醫八段錦第四式——五癆七傷往後瞧

❶ 腳與肩同寬，背脊挺直，雙手放鬆。

❷ 雙臂如抱球，緩緩抬起，再慢慢吸氣，雙手高度不過肩，十指相對。吸足氣後，把氣下沉到肚臍下方的中極穴。

❸ 雙掌往內翻，掌心朝下，十指相對，肩肘放鬆。

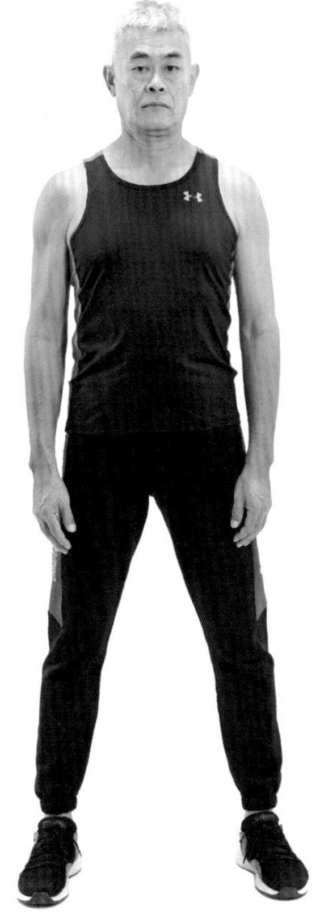

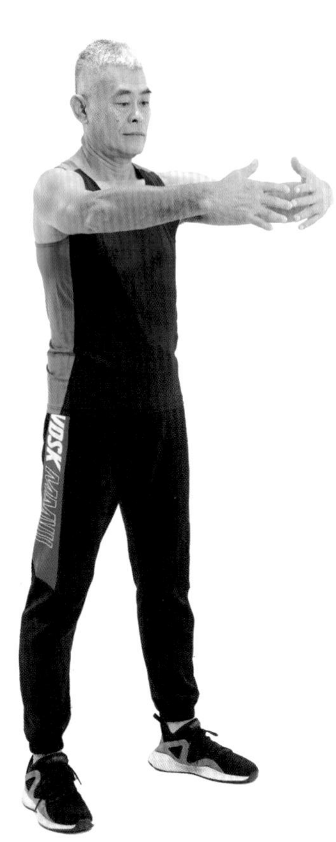

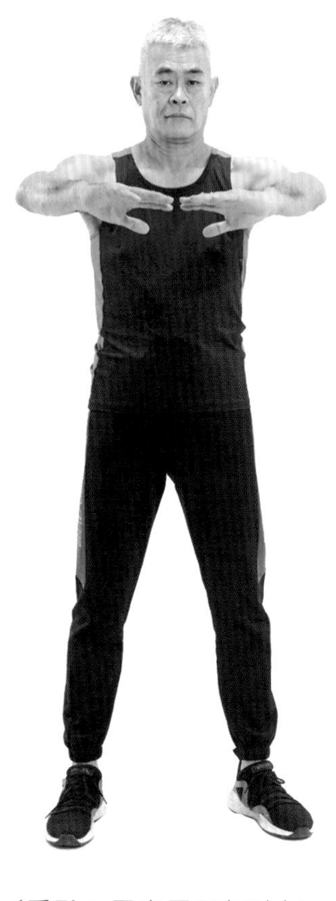

◀**重點**：用鼻子吸氣吐氣，嘴巴要閉起來。

❹ 隨著吐氣，頭邊向左轉，雙手也順勢自然往下垂，十指都要一直相對著。把雙手垂放到肚臍下，掌根按住，縮小腹，背挺直，轉頭轉到底，微微抬頭。

❺ 再收下顎，停氣。

❻ 當停氣停到不能再停時，頭回正，全身放鬆，自然吸氣。換另一邊重複相同動作。

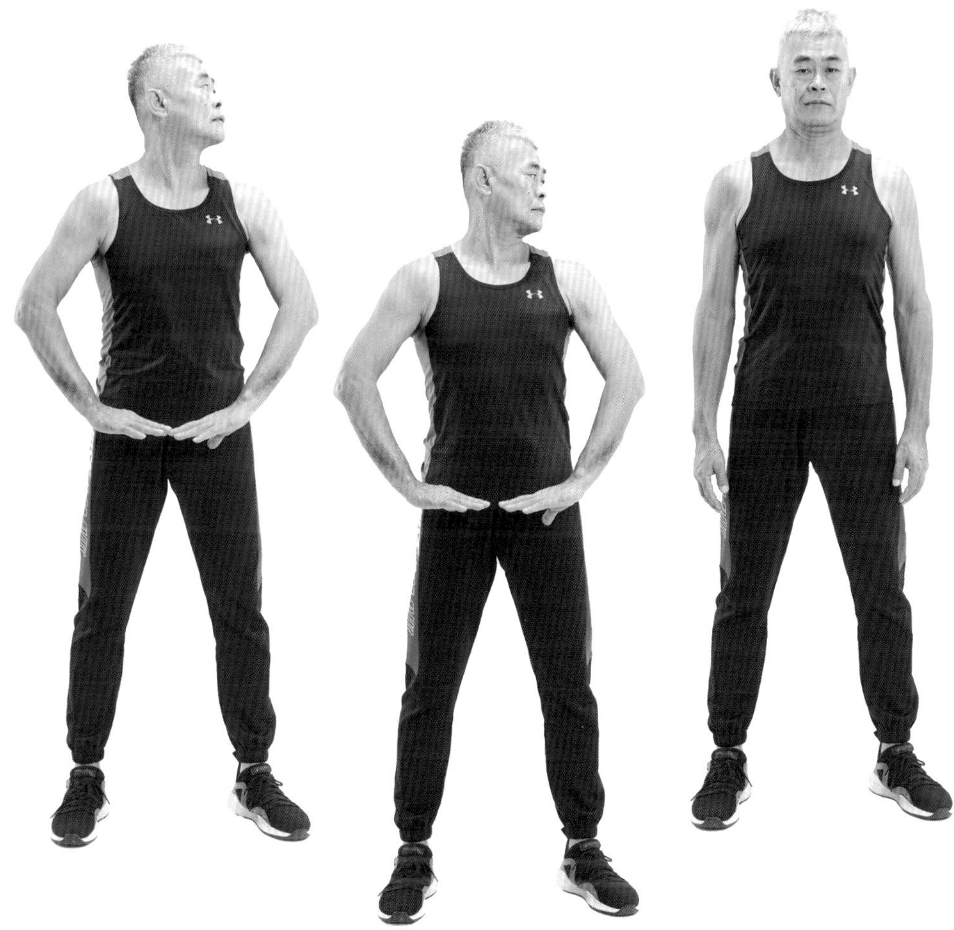

頭昏眼花、飛蚊症

症狀說明

覺得頭暈，甚至暈帶痛，或眼翳看不清，視野中好像有蚊子飛來飛去……這時風池穴按下去會痛。風池穴是頭部最深的一個穴，當腦部的「炁」不流動時，就會積在風池穴這個頭部最低窪的地區。這就有如來自山泉的流水會積在較低窪之處，小則成潭，大則成湖，是一樣的道理。所以風池穴會痛是腦部得不到炁的先兆，腦部得不到炁就會有頭昏眼花、飛蚊症等症狀出現。

對應穴位

風池穴

・位置：枕骨下緣，斜方肌上部外緣與胸鎖乳突肌上端後緣之間，髮際內的凹陷處。

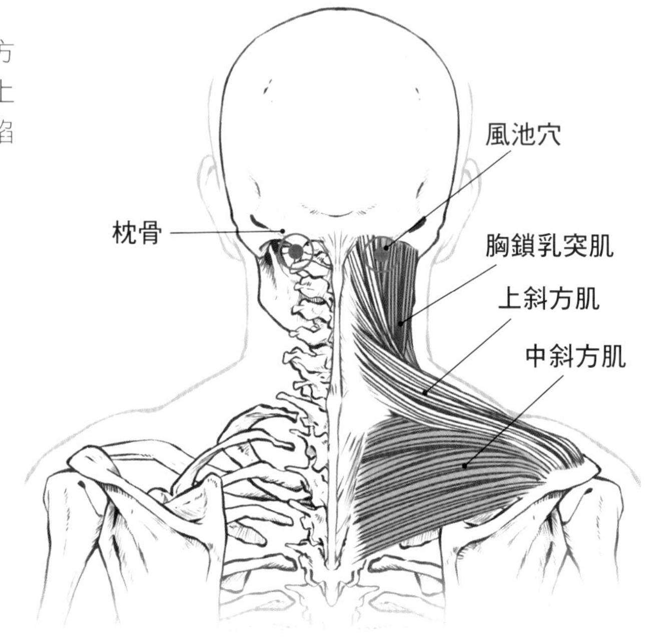

痠痛解證

對於風池穴的氣滯，首先要疏通阻塞，以及讓這些氣有被排出的渠道，因此先處理項上線，再處理頸椎兩側橫突的肌肉，這也是頭、頸夾肌的上端。

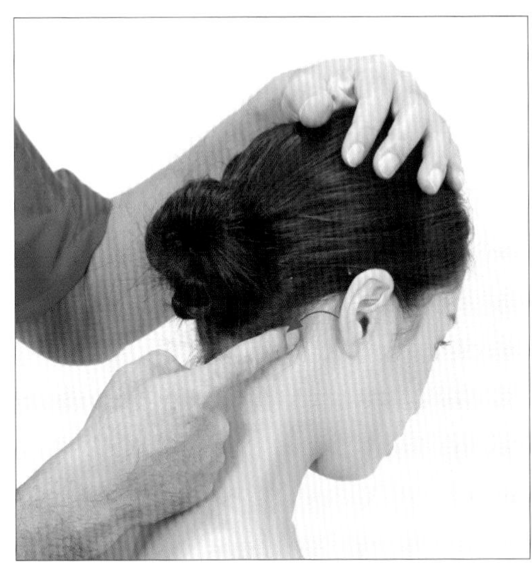

1 被施作者採坐姿。施作者用大拇指沿著乳突，朝後腦基座的項上線橫撥3～6次。

◀**註**：由於拍攝角度的關係，以食指示範。實際操作時，請用大拇指施作。

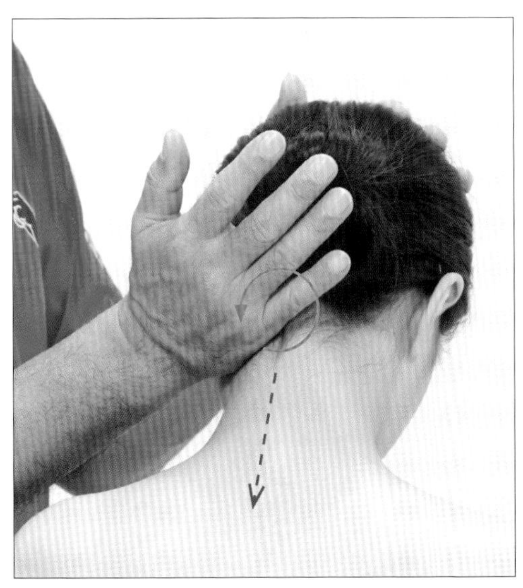

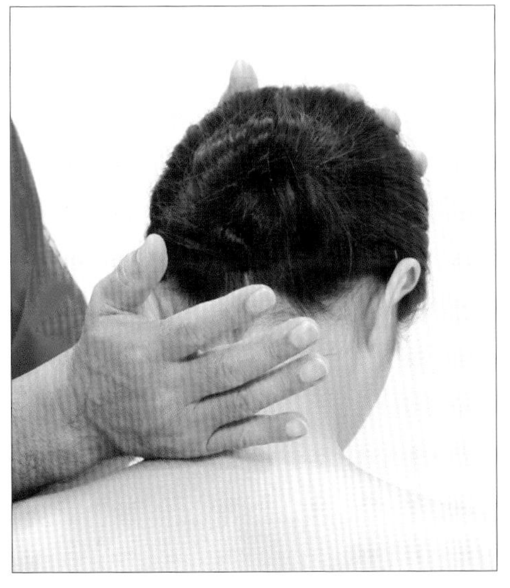

2 施作者用手刀以逆時針方向旋揉的方式，由上往下，從起端（項上線）沿著頸椎兩側橫突的肌肉慢慢往下壓揉。每個定點壓揉3～6次後，即可移到下個位置。

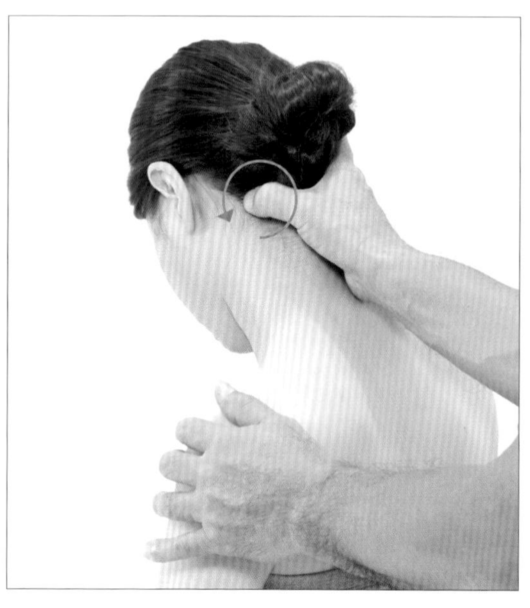

3 最後再以大拇指指尖按壓風池穴，按壓到底，並以逆時針方向慢慢壓揉3次。

◀**建議**：如果指尖不方便處理，可用錐形的刮痧用具來處理。

簡單拔罐

風池穴有頭髮覆蓋著，因此無法在該穴定罐。所以可以沿後髮際線定罐或滑罐，待罐內的膚色由粉紅轉紅，甚至發紫，即可拔罐。接著在頸椎兩側施以定罐或滑罐。最後，再以指尖或錐形刮痧棒按壓風池穴。

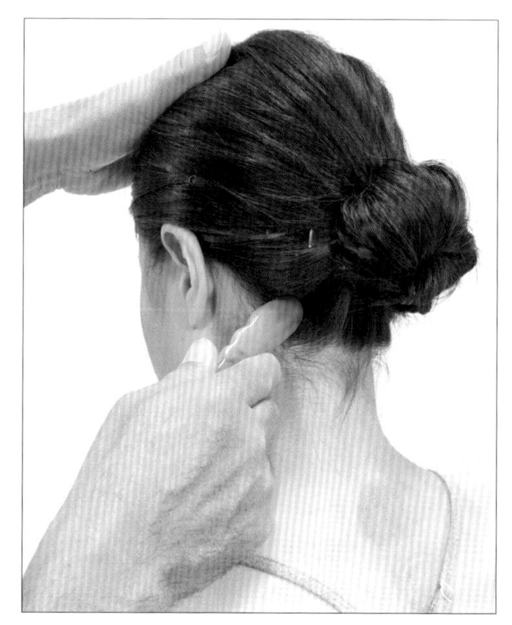

自主伸展

① 轉頭

❶ 採坐姿或站姿。

❷ 向左緩慢地轉頭並吐氣。再換另一邊重複相同動作。向左、向右各做6次，做左、右邊的最後1次時停氣9秒。

▶**重點**：須轉到清楚看見胸鎖乳突肌為止。

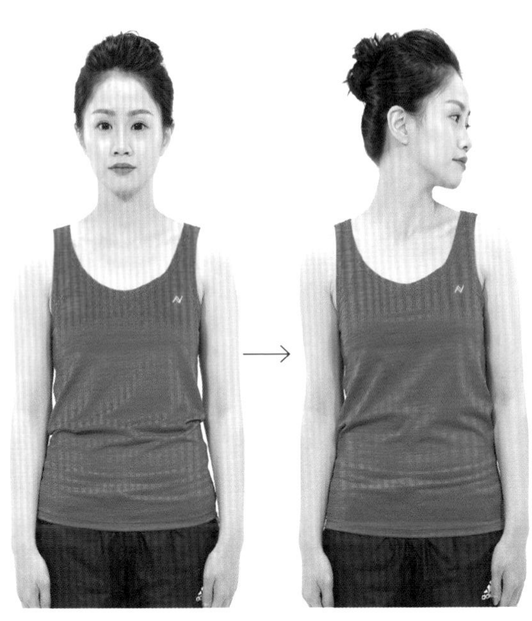

② 歪頭

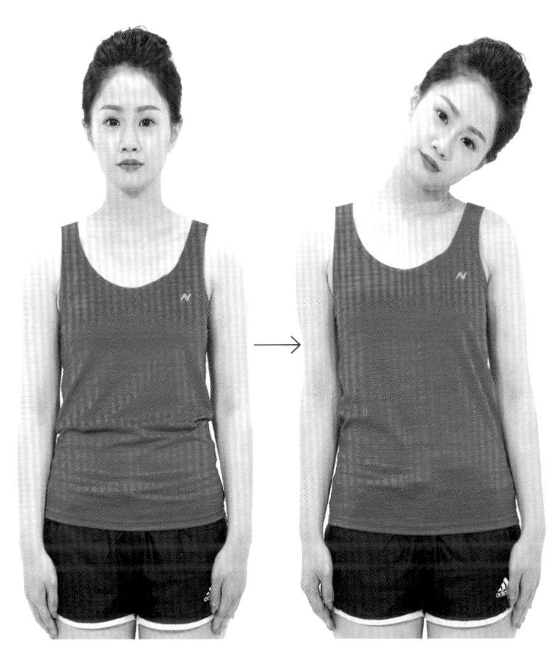

❶ 採坐姿或站姿。

❷ 向左緩慢地歪頭並吸氣，沉右肩。再換另一邊重複相同動作。向左、向右各做6次，做左、右邊的最後1次時屏氣9秒。

◀**重點**：須歪到清楚看見上斜方肌為止。

③ 抬頭點頭

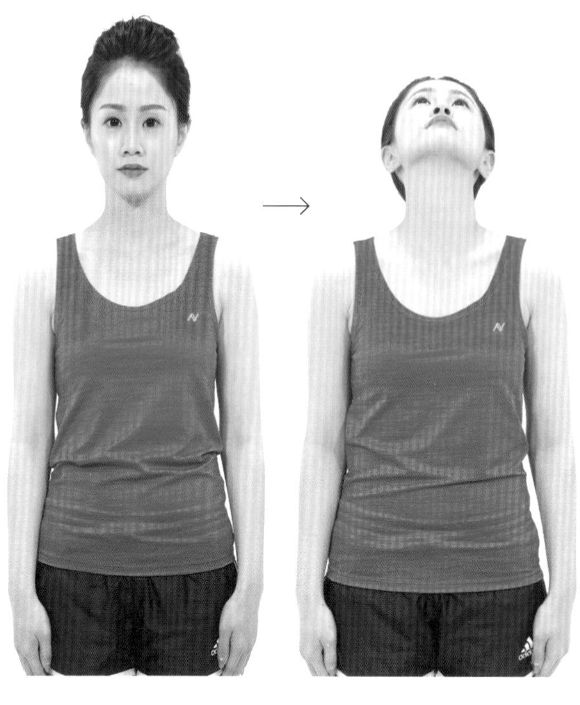

❶ 採坐姿或站姿。

❷ 緩慢地往上抬頭並吸氣。

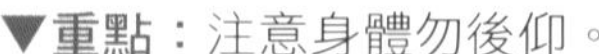

▼**重點**：注意身體勿後仰。

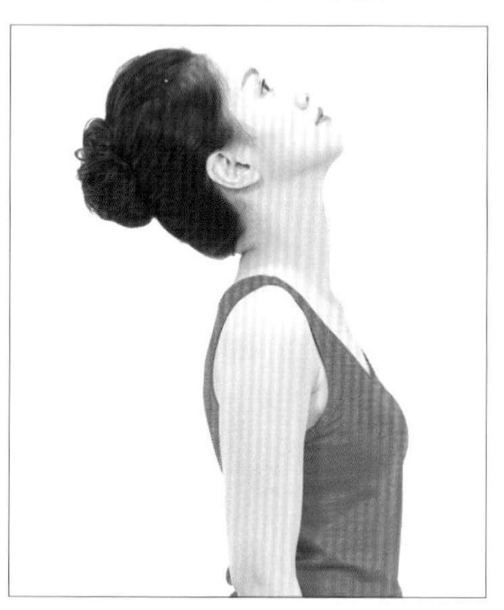

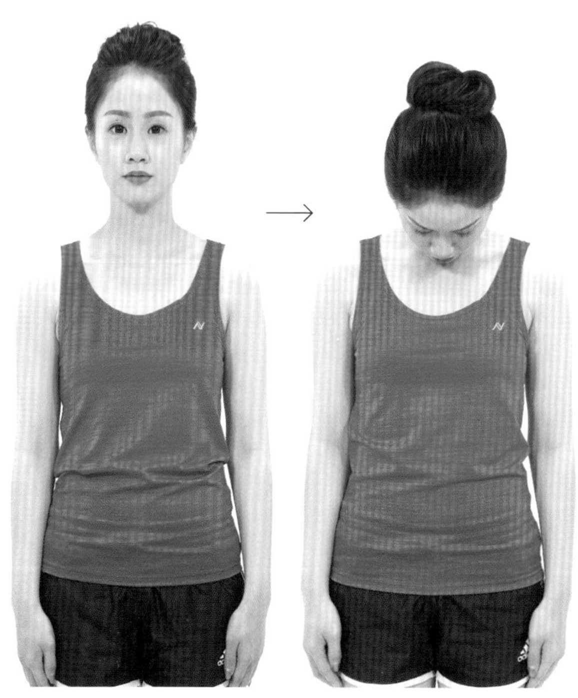

❸ 將身體回正。

❹ 緩慢地往下低頭並吐氣。重複步驟2～4的動作6次。

▼**重點**：下巴要往內收，不要駝背。

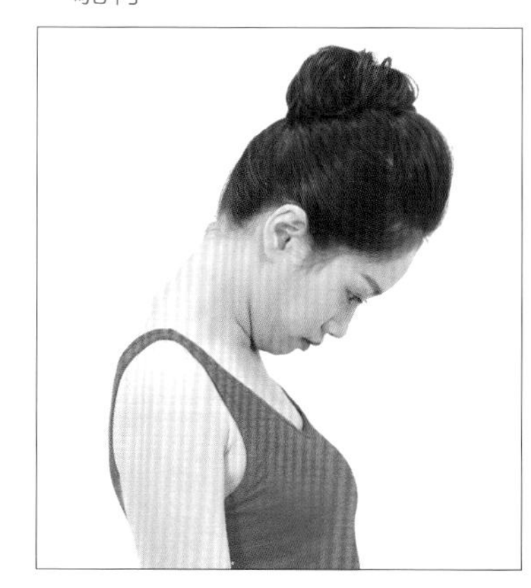

顏面神經麻痺、高血壓、視力衰退

症狀說明

顏面神經麻痺及高血壓都有明顯的生理反應及儀器數字的判斷。視力衰退最明顯的就是兩邊眼睛大小不一，或頸椎較緊的那一邊視力較弱。

顏面神經與視神經皆位於腦幹，而高血壓的危險也在腦部，這三種症狀皆因接近腦幹的寰椎太緊，上頸椎部位的椎間盤空間被壓縮，進而壓迫到神經所引起。要根治這類症狀，首先要解除肌肉過緊，長期處於收縮狀態無法伸展的問題，將肌裡的氣滯血瘀處理出來，如此再做椎間盤牽引的動作，才能解證。牽引的角度必須依個人頸椎弧度的不同做相對應的調整，才能事半功倍。如果頸椎的滑位位移太大，已造成如骨刺般的症狀，則須找專業的整復師予以正位。

第一層的上斜方肌、胸鎖乳突肌、屬於項上線的部分，以及第二層的提肩胛肌、頭夾肌、頸夾肌也都是引起上述病灶可能的元凶，因此都需要一一觸證。此類症狀屬於多條肌肉的損傷造成，所以解證是複選題，而非單一肌肉的選擇題。

對應肌肉

① 上斜方肌

- 起端：枕外隆凸、項上線、項韌帶、第7頸椎
- 止端：鎖骨外側1/3處、肩胛崗、肩峰

② 胸鎖乳突肌

- 起端：胸骨柄、 鎖骨內側1/3處
- 止端：顳骨乳突

③ 提肩胛肌

- 起端：第1～4頸椎橫突
- 止端：肩胛骨內緣，介於肩胛上角和肩胛崗之間

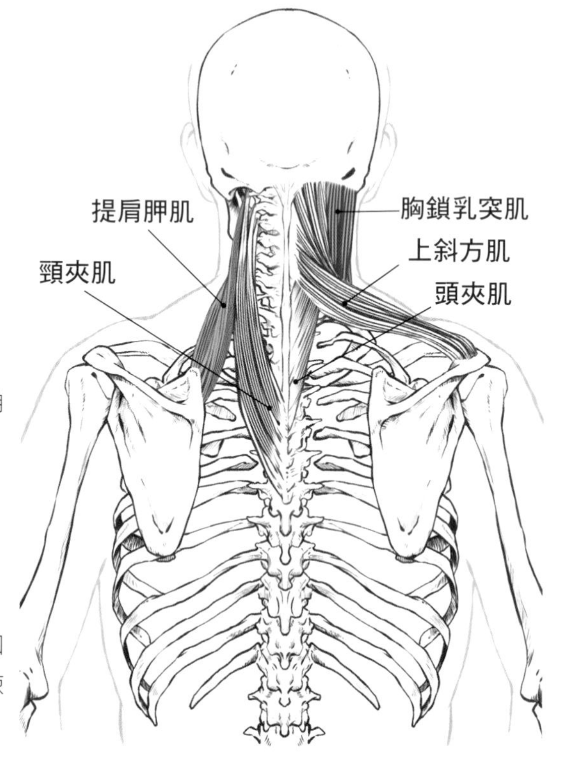

④ 頭夾肌

- 起端：顳骨乳突和項上線外側部
- 止端：項韌帶下半部，第7頸椎和上3個（或上4個）胸椎棘突

⑤ 頸夾肌

- 起端：上3個（或上4個）頸椎橫突的後結節
- 止端：第3～6胸椎棘突

痠痛解證

① 上斜方肌的按摩

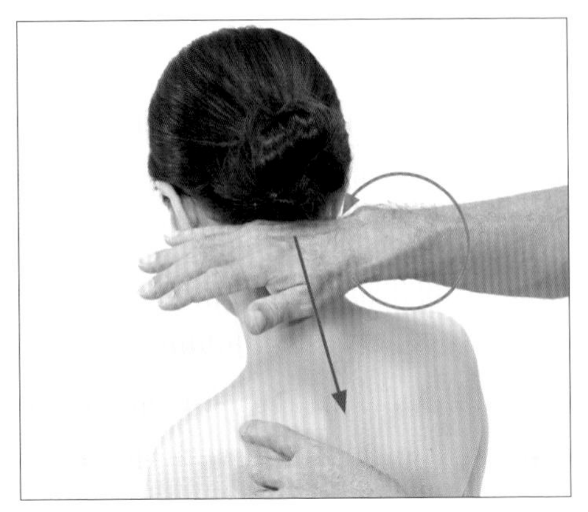

1 被施作者採坐姿。施作者用手刀以逆時針方向旋揉的方式，由上往下從起端（項上線）慢慢揉至肩胛骨。每個定點壓揉3～6次後，即可移到下個位置。

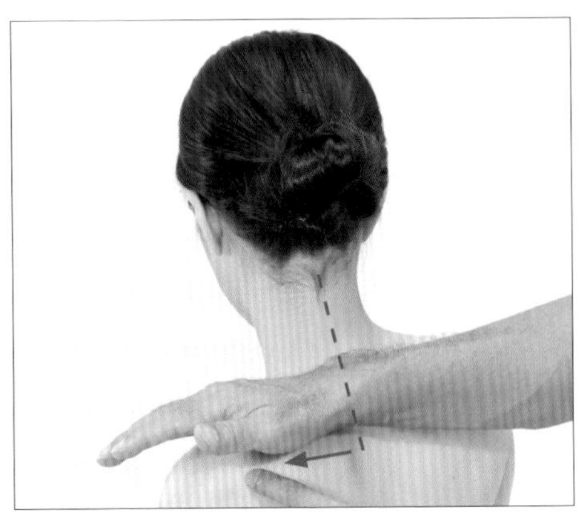

2 再以同樣方式由內往外揉至止端（肩峰）。

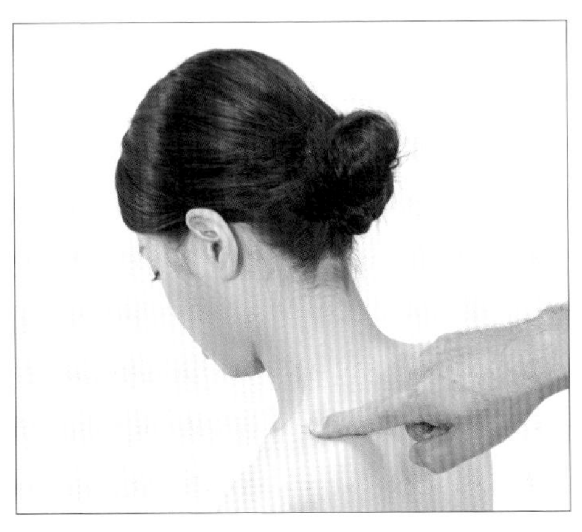

3 步驟1～2過程中如果觸摸到密度特別高或較隆起之處，皆是痠痛點。此時以食指指腹針對痠痛點先輕輕按壓3～6次。

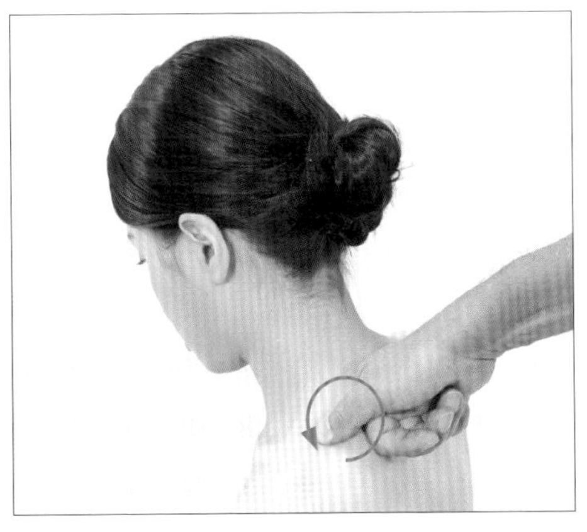

4 再以拇指深壓，並以逆時針方向慢慢壓揉3次。施作完，若痠痛部位無緩解，則重複以上步驟；如有緩解，即可移到下個痠痛點施作。

② 胸鎖乳突肌的按摩

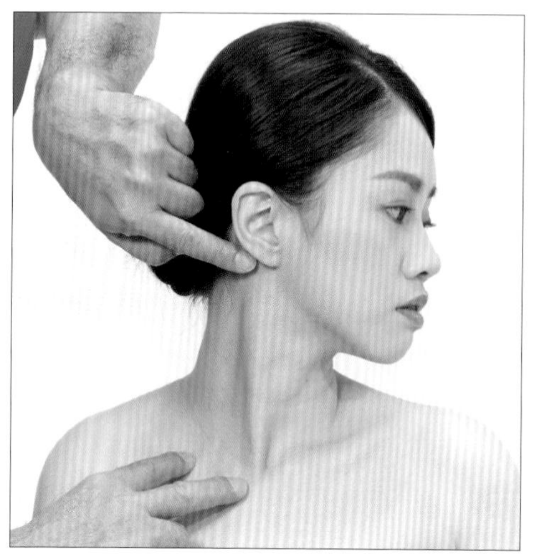

1 被施作者採坐姿，吐氣時，轉頭（往自己覺得不舒服的方向轉）。施作者用指腹觸診該胸鎖乳突肌的起止端。

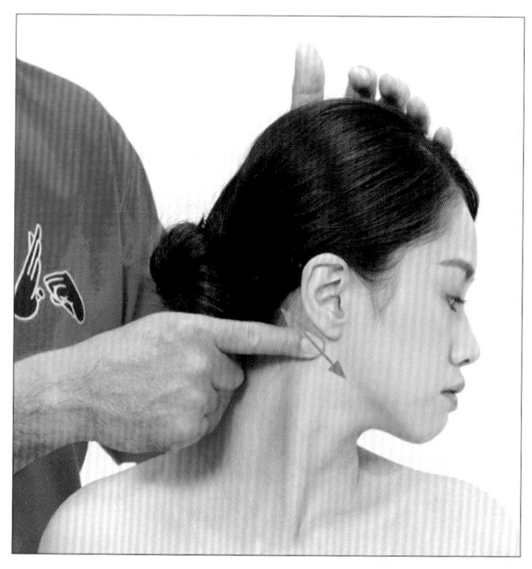

2 將被施作者的頭轉至極限，施作者先以食指橫撥乳突下方的肌腱3～6次。

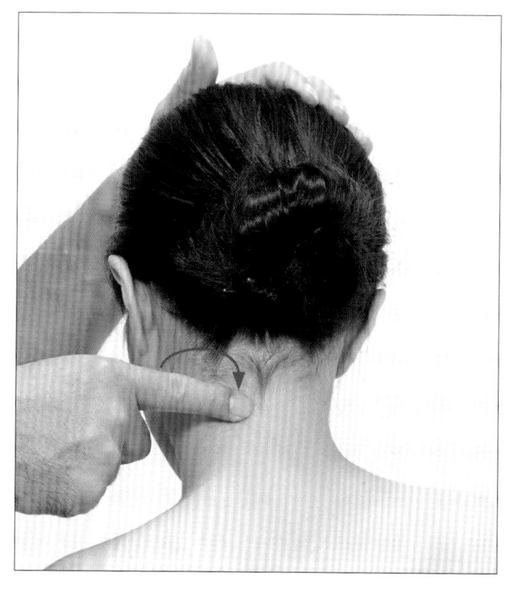

▲**建議**：若做一組後，感覺沒有放鬆，就再按一組，或是利用刮痧板輔助。

3 再沿著乳突，朝後腦基座的項上線橫撥。步驟2～3為1次，基本以6次為1組。

③ 提肩胛肌的按摩

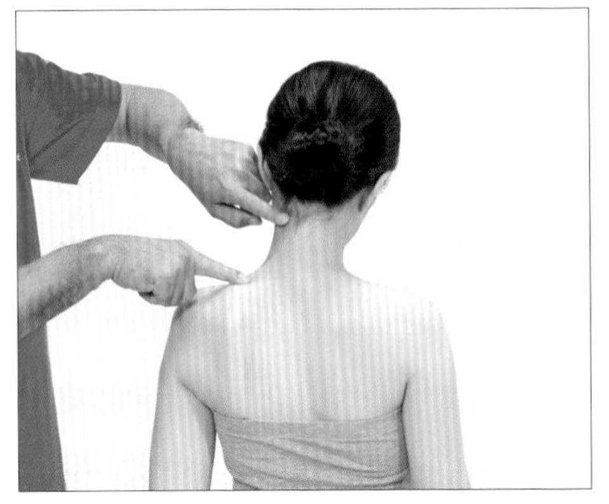

1 被施作者採坐姿，將手往後折。施作者找到肩胛骨內緣（肩胛崗以上）之後，被施作者的手便可放下。施作者用指腹觸找提肩胛肌的起止端。

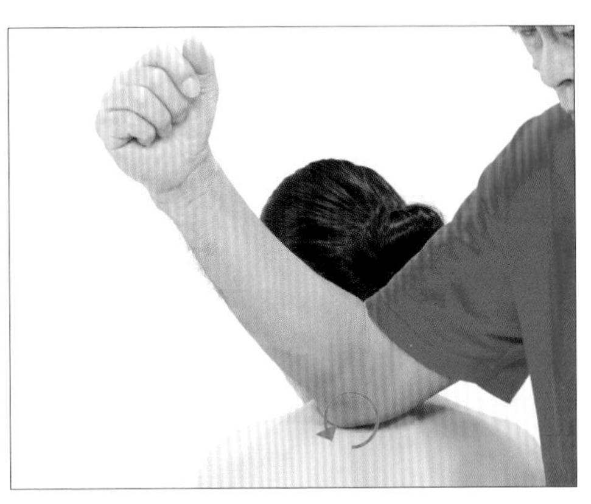

2 提肩胛肌如果很緊，在此就會有皮膚密度較高的條索出現，施作者先以手肘緩慢輕柔地按壓3～6次，再用手肘深壓，並以逆時針方向慢慢壓揉3次。施作後，檢視提肩胛肌是否有被放鬆，如果效果不明顯，就繼續再操作。

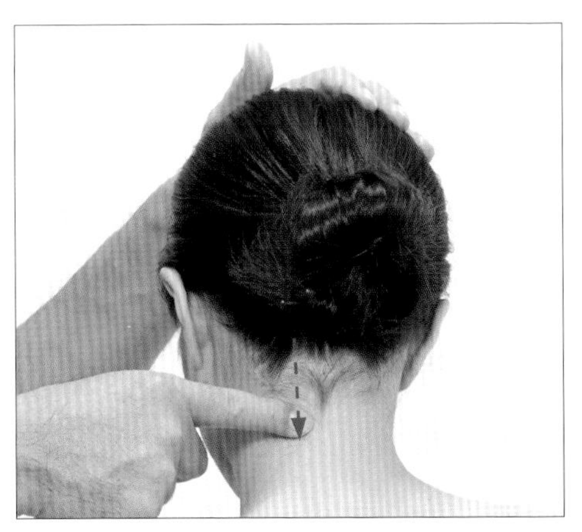

3 再來處理頸椎1～4椎橫突的肌腱。施作者用食指指腹以逆時針方向旋揉的方式，由上往下，從項上線揉至第4椎橫突的肌腱。每個定點壓揉3～6次後，即可移到下個位置。

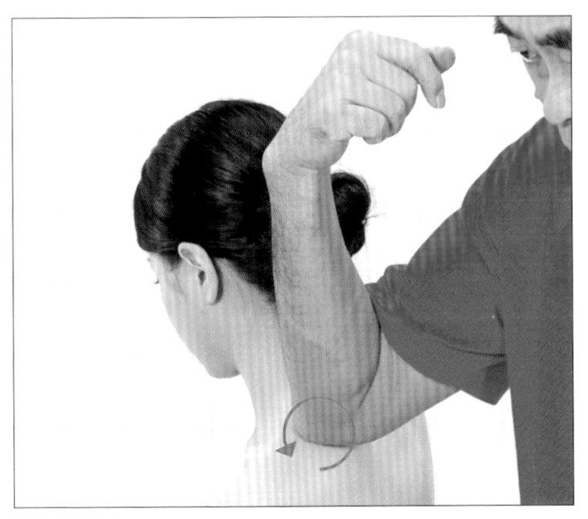

4 最後放鬆提肩胛肌的轉接點：在頸椎第7椎旁一指幅的位置。用手肘或指腹針對痠痛點先輕輕按壓3～6次，再深壓，並以逆時針方向慢慢壓揉3次。

④ 頭／頸夾肌的按摩

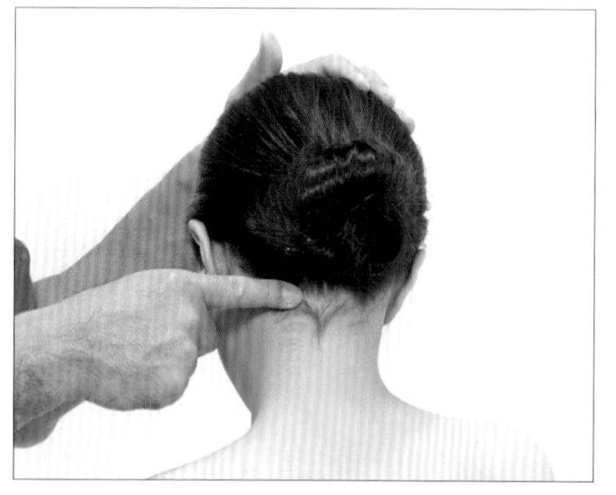

1 被施作者採坐姿，脊椎挺直。施作者觸診頭夾肌、頸夾肌的起止端。

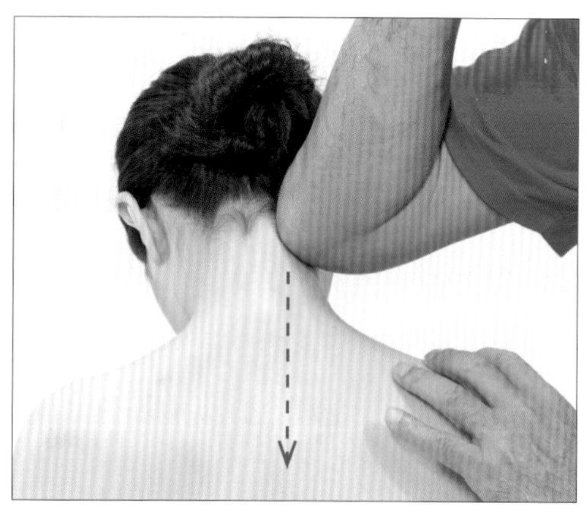

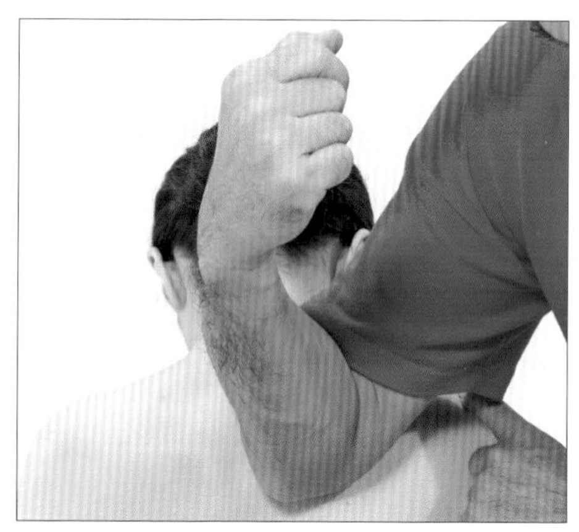

2 用手肘或指腹以垂直於肌纖維走向橫撥的方式，由上往下從起端（項上線）慢慢揉至上背。每個定點壓揉3～6次後，即可移到下個位置。

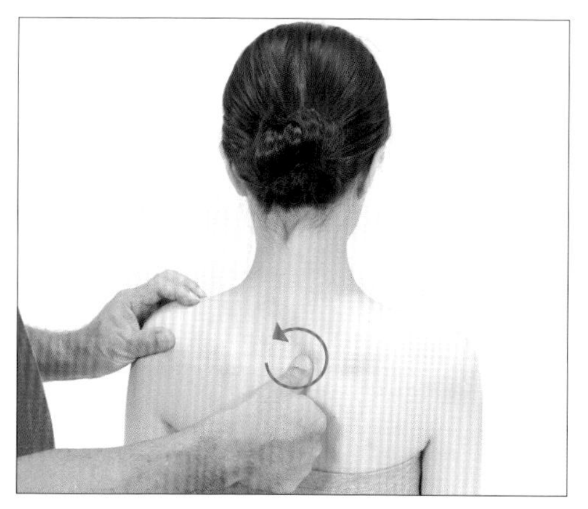

3 如果觸摸到密度特別高或較隆起之處，皆是痠痛點。再用大拇指指腹針對痠痛點先輕輕按壓3～6次，再深壓並以逆時針方向慢慢壓揉3次。

◀**注意：**肌肉放鬆後，痠痛及病灶處便會浮現於體表，呈較深的膚色，甚至泛紅色，這就是需要重複以上步驟加強按摩或用定罐處理的地方。

自主伸展

肌肉的氣滯血瘀處理出來後，再躺「太極枕」，讓頸椎在沒有肌肉的拉力下能放鬆。放鬆後的肌肉再自主地轉頭、歪頭，就能聽到骨頭回正的骨頭剝離聲。

① 太極枕放鬆

❶ 用太極枕放鬆。

▼建議：
(1)步驟請參照第 69 頁的「太極枕操作說明」。
(2)注意後腦須懸空。毛巾捲墊的高度以後腦懸空，可放置一個手掌為正確高度。
(3)若無太極枕，可用毛巾包3顆裝的棒球組（不拆封，讓3顆球在一個袋子裡）代替。

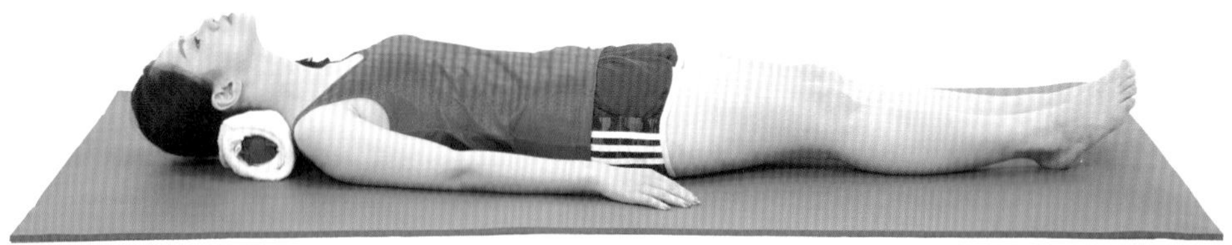

❷ 往右轉頭吐氣，轉到最緊，下顎再往上抬。然後頭回正。3次為1組，再換另一邊重複相同動作。

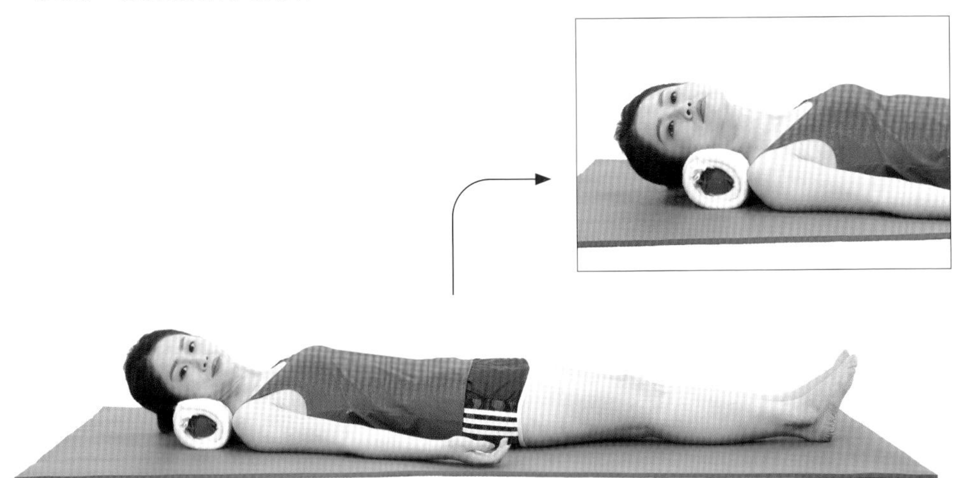

❸ 將頭轉至右方，右手反手以掌根托住下頷，頸部施力使頭回正，右手則固定並抵抗。3次為1組，再換另一邊重複相同動作。

▼**重點**：轉頭均抗

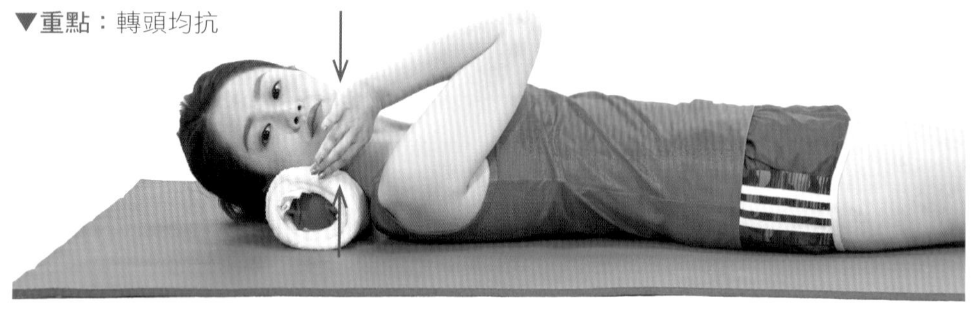

▼**重點**：歪頭均抗

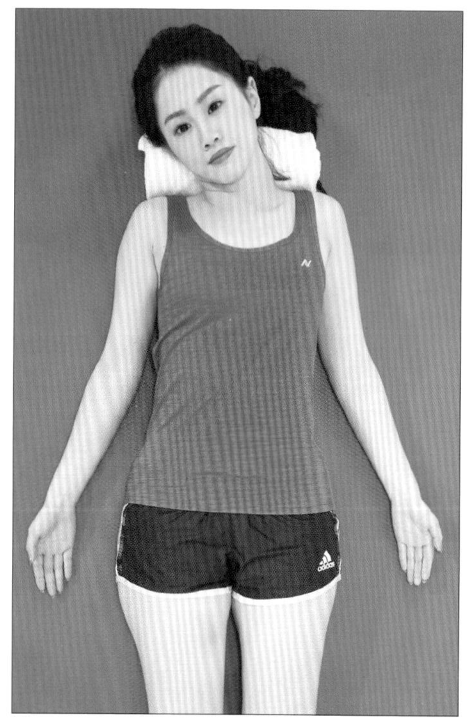

❹ 向右慢慢歪頭並吸氣。右耳往右肩峰靠，沉左肩。3次為1組，再換另一邊重複相同動作。

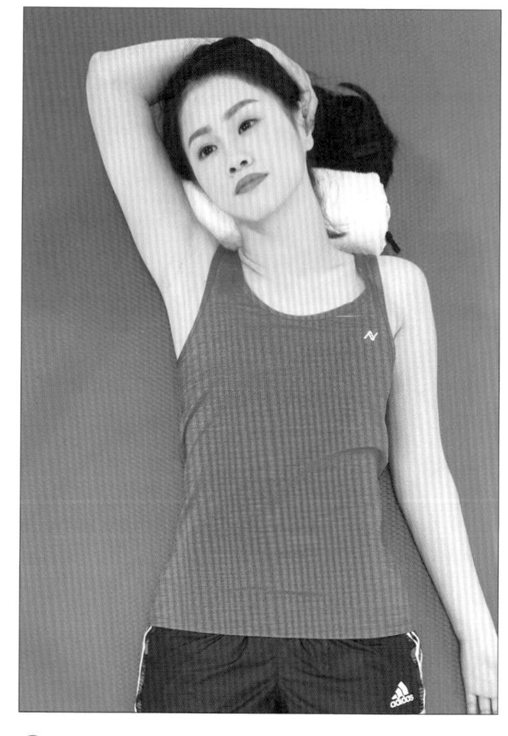

❺ 慢慢向右歪頭並吸氣後，右手放左耳上。頸部施力使頭回到原位，右手則施力使頭固定不動，力道逐漸增強。3次為1組，再換另一邊重複相同動作。

② 武醫八段錦第四式——五癆七傷往後瞧

❶ 腳與肩同寬，背脊挺直，雙手放鬆。

❷ 雙臂如抱球，緩緩抬起，再慢慢吸氣，雙手高度不過肩，十指相對。吸足氣後，把氣下沉到肚臍下方的中極穴。

❸ 雙掌往內翻，掌心朝下，十指相對，肩肘放鬆。

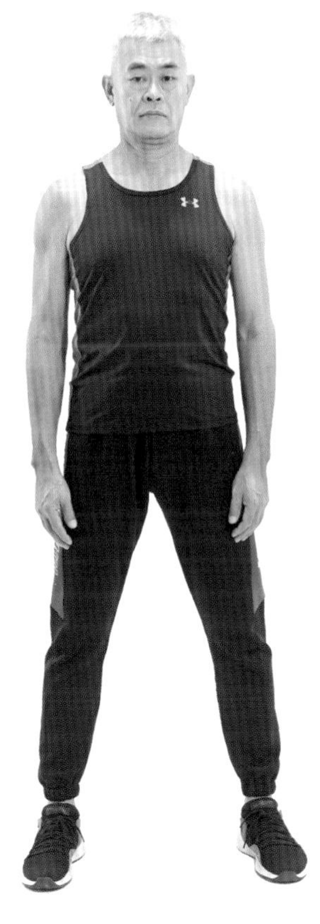

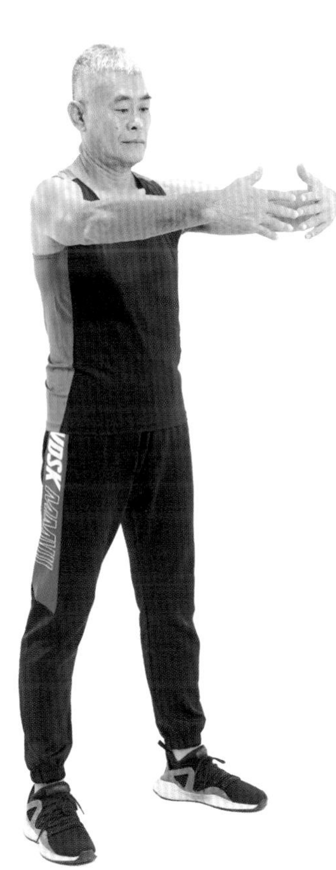

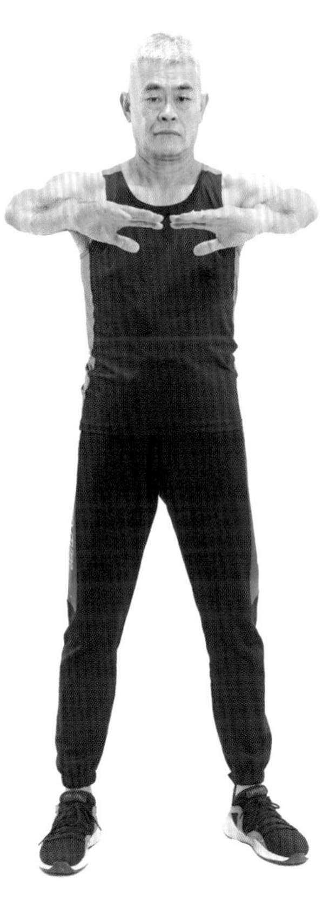

◀**重點**：用鼻子吸氣吐氣，嘴巴要閉起來。

❹ 隨著吐氣，頭邊向左轉，雙手也順勢自然往下垂，十指都要一直相對著。把雙手垂放到肚臍下，掌根按住，縮小腹，背挺直，轉頭轉到底，微微抬頭。

❺ 再收下顎，停氣。

❻ 當停氣停到不能再停時，頭回正，全身放鬆，自然吸氣。換另一邊重複相同動作。

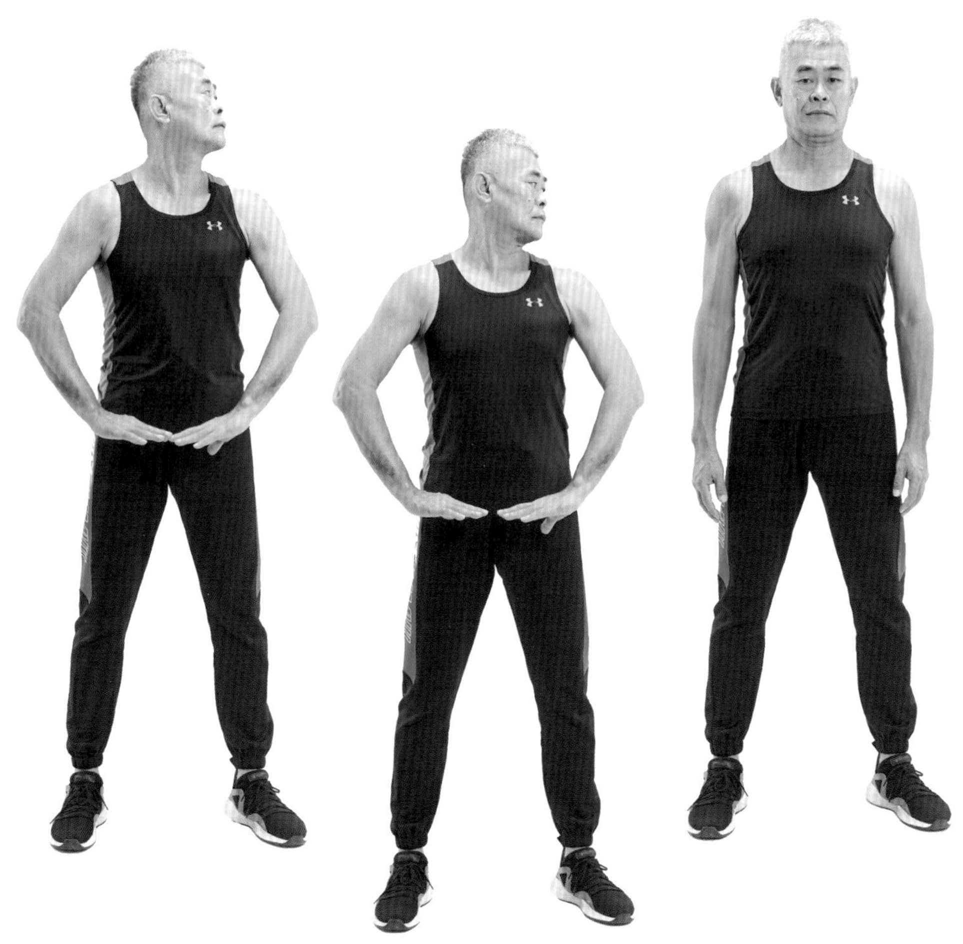

上肢後側麻痛
低血壓

症狀說明

如果不是肌肉受到強力衝撞而引起的上肢後側麻痛或低血壓，可能要觸證的是頸椎六、七、八孔的椎間盤是否壓迫到了神經，在損傷的好轉生理反應上是——僵、麻、痛、痠。僵是肌纖維的纖維化或鈣化；麻是神經被壓迫到；痛是肌纖維太緊繃，使血不能行所造成的沾黏；而痠則是氣滯。

造成的原因可能是單側的勞動或運動過劇，如：籃球的投籃動作、排球殺球、打網球、羽球、乒乓球、高爾夫球……也可能是睡眠時枕頭過高所致。一般麻痛或慢性病大多是因平時不正確的活動習慣，或職業傷害等長期姿勢不良而造成的。

上肢後側麻痛大多屬橈神經被壓迫。橈神經的神經根在頸椎六、七、八孔與胸椎第一孔，穿過鎖骨下方，繞到上臂後側，過鷹嘴突到大拇指及食指的指背，在手掌的部分為魚際。針對下椎位相關的肌肉，都是有可能造成以上症狀的灶因，第一層為上斜方肌，第二層可能的肌肉有：提肩胛肌、頭夾肌、頸夾肌、大菱形肌、小菱形肌。

對應肌肉

① 上／中斜方肌

- 起端：枕外隆凸、項上線、項韌帶、第7頸椎和胸椎1～7椎的棘突
- 止端：鎖骨外側1/3處、肩胛崗、肩峰

② 提肩胛肌

- 起端：第1～4頸椎橫突
- 止端：肩胛骨內緣，介於肩胛上角和肩胛崗之間

③ 頭夾肌

- 起端：顳骨乳突和項上線外側部
- 止端：項韌帶下半部，第7頸椎和上3個（或上4個）胸椎棘突

④ 頸夾肌

- 起端：上3個（或上4個）頸椎橫突的後結節
- 止端：第3～6胸椎棘突

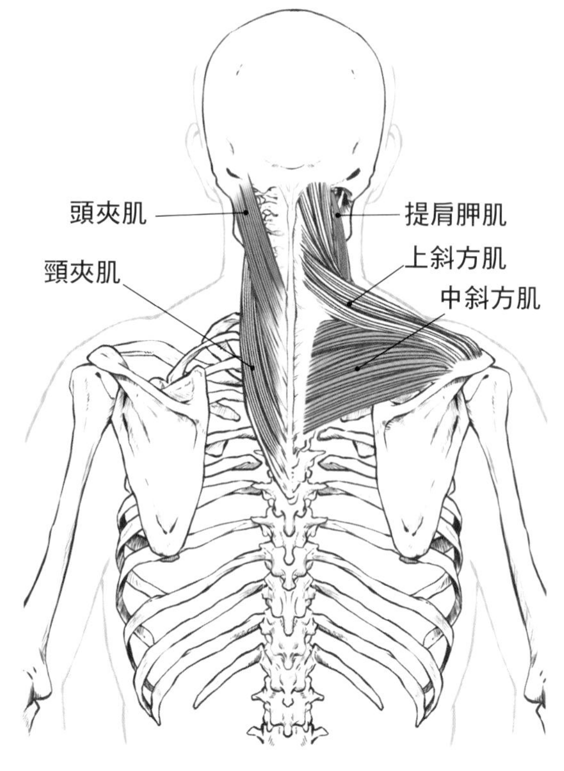

⑤ 大菱形肌

- 起端：第2～5胸椎棘突
- 止端：肩胛骨內緣，介於肩胛崗和肩胛下角之間

⑥ 小菱形肌

- 起端：第7頸椎棘突、第1胸椎棘突
- 止端：肩胛崗以上的內緣

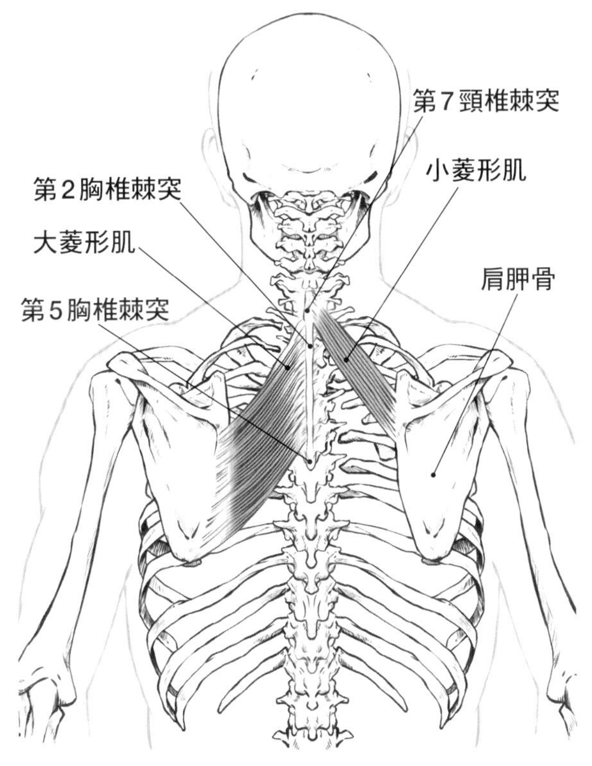

痠痛解證

① 上/中斜方肌的按摩

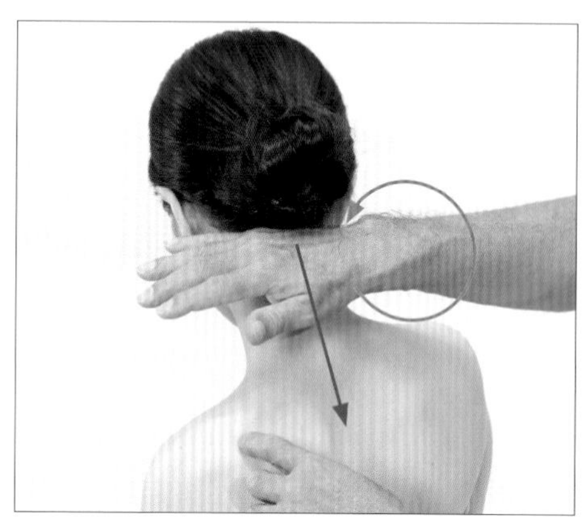

1 被施作者採坐姿。施作者用手刀以逆時針方向旋揉的方式，由上往下從起端（項上線）慢慢揉至肩胛骨。每個定點壓揉3～6次後，即可移到下個位置。

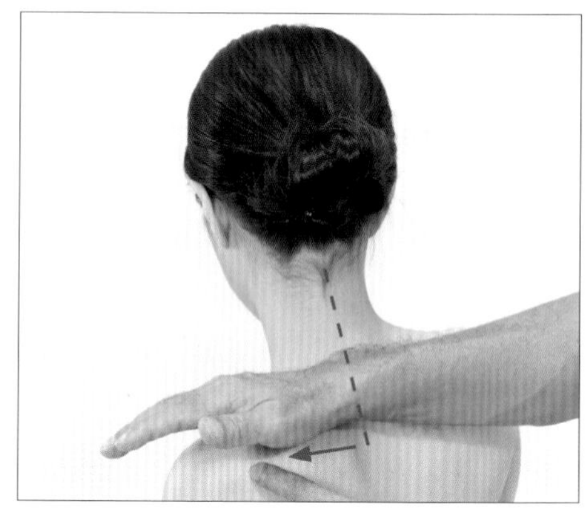

2 再以同樣方式由內往外揉至止端（肩峰）。

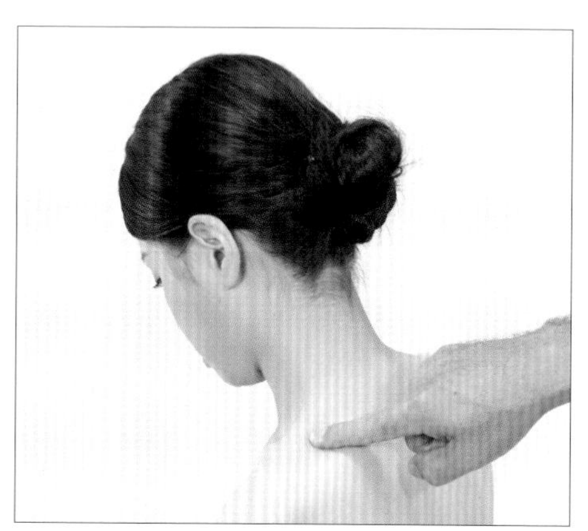

3 步驟1～2過程中如果觸摸到密度特別高或較隆起之處，皆是痠痛點。此時以食指指腹針對痠痛點先輕輕按壓3～6次。

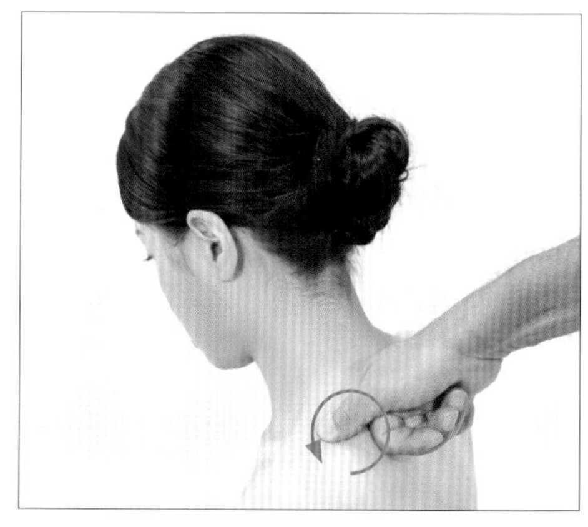

4 再以拇指深壓，並以逆時針方向慢慢壓揉3次。施作完，若痠痛部位無緩解，則重複以上步驟；如有緩解，即可移到下個痠痛點施作。

② 提肩胛肌的按摩

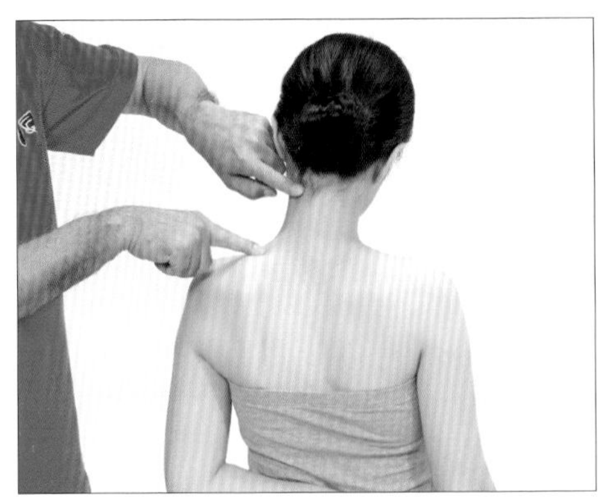

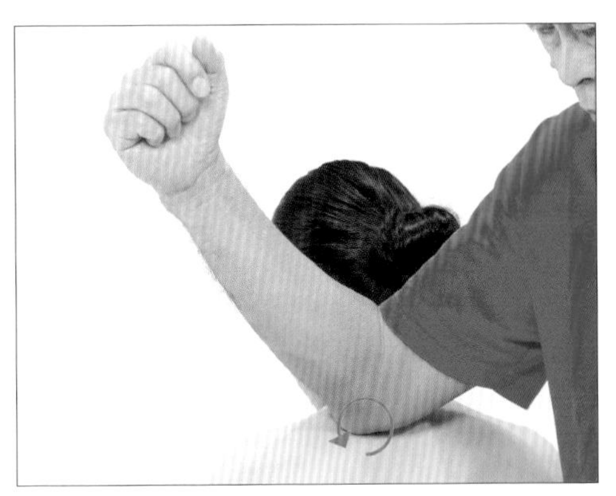

1 被施作者採坐姿，將手往後折。施作者找到肩胛骨內緣(肩胛崗以上)之後，被施作者的手便可放下。施作者用指腹觸找提肩胛肌的起止端。

2 提肩胛肌如果很緊，在此就會有皮膚密度較高的條索出現，施作者先以手肘緩慢輕柔地按壓3～6次，再用手肘深壓，並以逆時針方向慢慢壓揉3次。施作後，檢視提肩胛肌是否有被放鬆，如果效果不明顯，就繼續再操作。

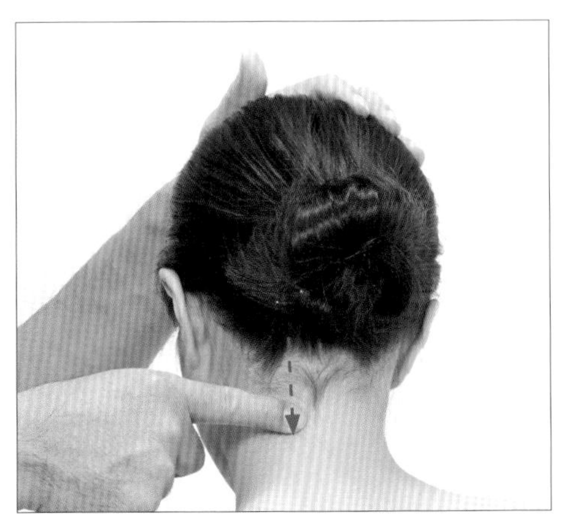

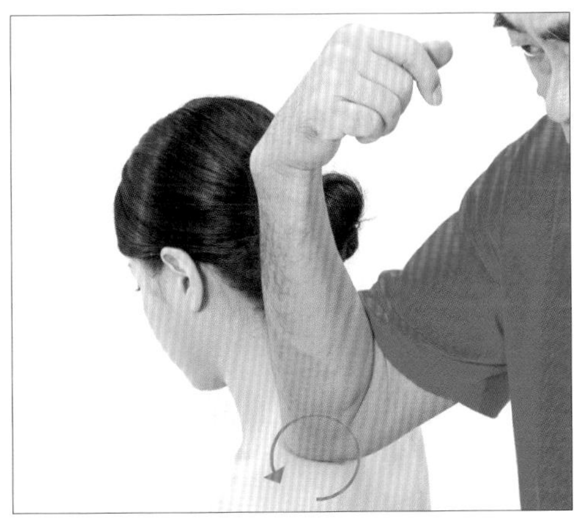

3 再來處理頸椎1～4椎橫突的肌腱。施作者用食指指腹以逆時針方向旋揉的方式，由上往下，從項上線揉至第4椎橫突的肌腱。每個定點壓揉3～6次後，即可移到下個位置。

4 最後放鬆提肩胛肌的轉接點：在頸椎第7椎旁一指幅的位置。用手肘或指腹針對痠痛點先輕輕按壓3～6次，再深壓，並以逆時針方向慢慢壓揉3次。

③ 頭／頸夾肌的按摩

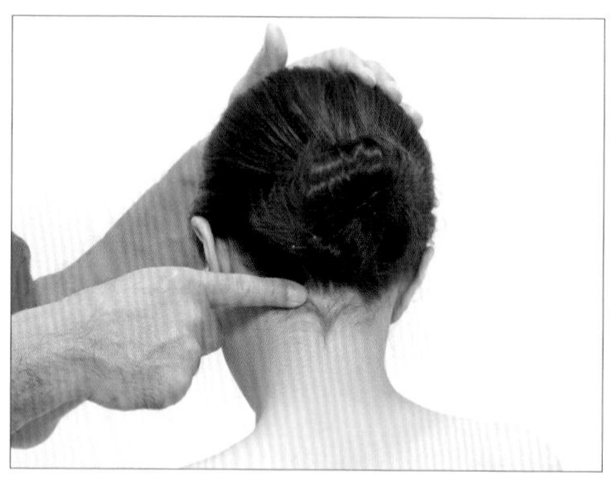

1 被施作者採坐姿，脊椎挺直。施作者觸診頭夾肌、頸夾肌的起止端。

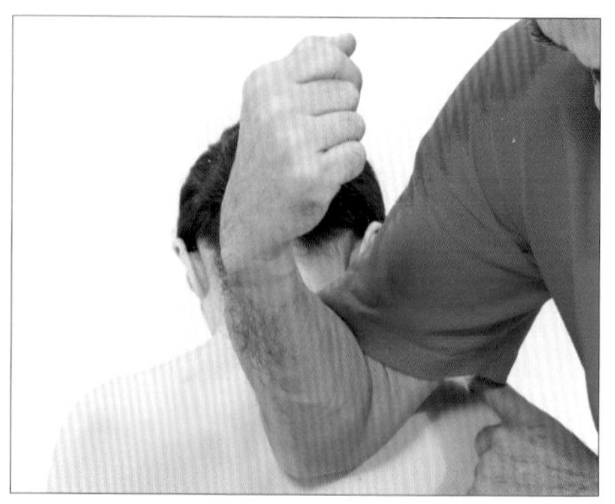

2 用手肘或指腹以垂直於肌纖維走向橫撥的方式，由上往下從起端（項上線）慢慢揉至上背。每個定點壓揉3～6次後，即可移到下個位置。

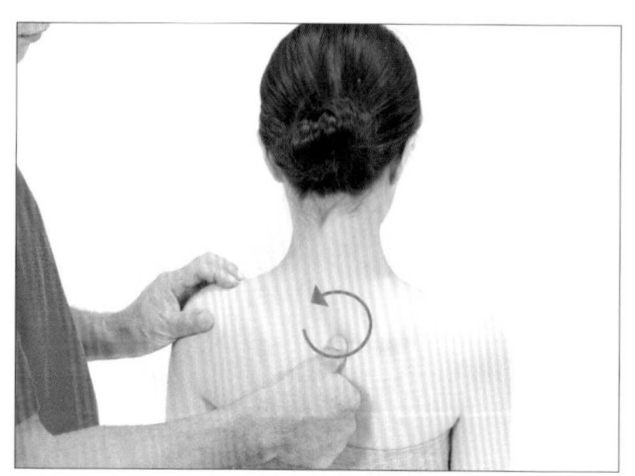

3 如果觸摸到密度特別高或較隆起之處，皆是痠痛點。再用大拇指指腹針對痠痛點先輕輕按壓3～6次，再深壓並以逆時針方向慢慢壓揉3次。

◀**注意**：肌肉放鬆後，痠痛及病灶處便會浮現於體表，呈較深的膚色，甚至泛紅色，這就是需要重複以上步驟加強按摩或用定罐處理的地方。

椎間盤的牽引

按摩放鬆肌肉之後，要再做椎間盤的牽引。牽引的角度必須依個人頸椎弧度的不同做相對應的調整，才能事半功倍。如果頸椎的滑位位移太大，已造成如骨刺般的症狀，則須找專業的整復師予以正位。

④ 大／小菱形肌的按摩

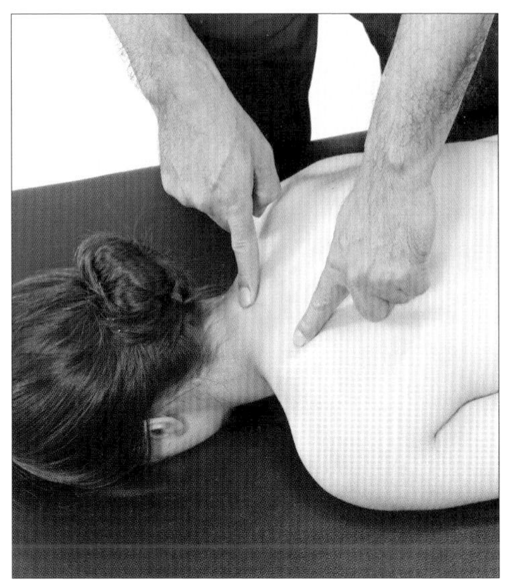

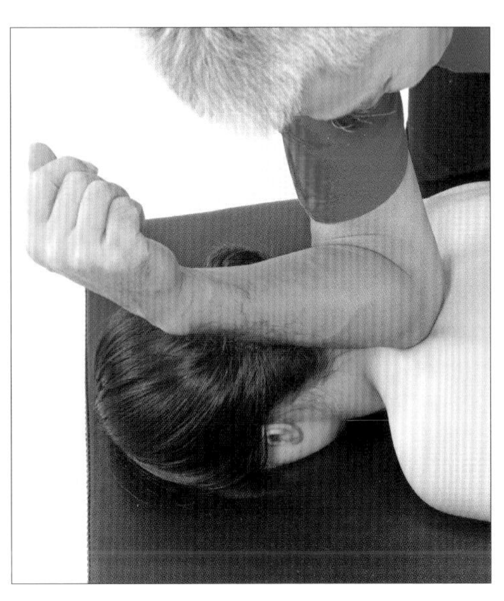

1 被施作者俯臥。將被施作者的手往後折，找到肩胛骨內緣，施作者觸診大小菱形肌的起止端（由上而下，第二條隆起肌腱）。

2 用指腹找到該肌肉的起端後，再以手肘緩慢輕柔地按壓3～6次。

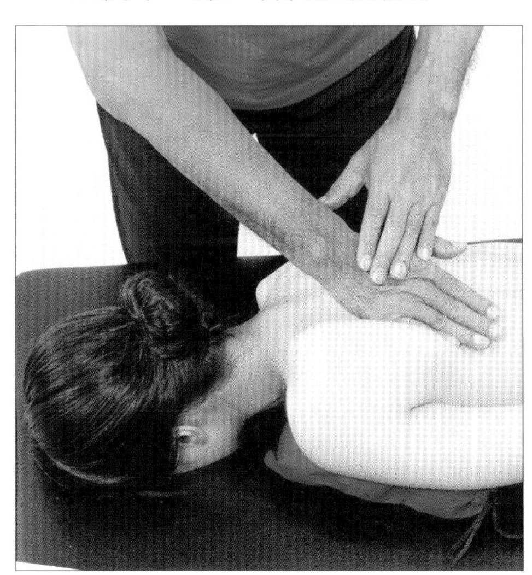

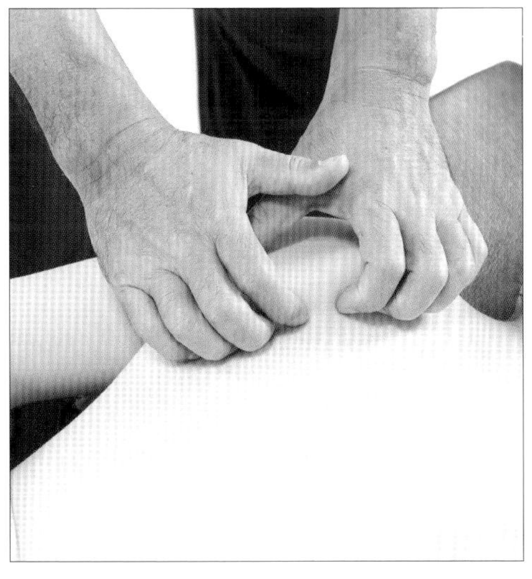

3 以手肘按壓放鬆後，再用手刀輕輕壓進肩胛骨內側，以手刀前後緩慢輕柔地推按3～6次。

4 確定被施作者的大小菱形肌都放鬆後，施作者可雙手雙指捉提被施作者的肩胛骨側，加強放鬆。

簡單拔罐

定罐的位置

先找到肌肉兩端的肌腱定罐，有兩個端點就定兩罐，有三個端點就定三個罐，其次再觸找痠痛點定罐。此罐有如針灸穴位的阿是穴，通常在肌肉的動點處，也就是肌力運動力產生最大的地方，但不是絕對！因此必須以觸證的痠痛反應，以及皮膚色澤的反應（較周邊深沉）作為判斷的依據。

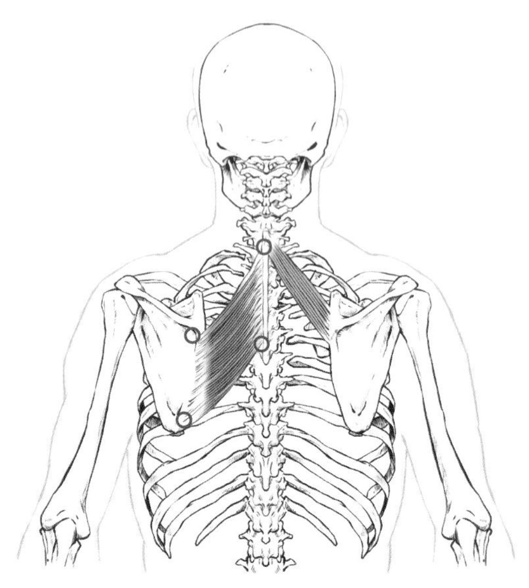

定罐時的伸展動作

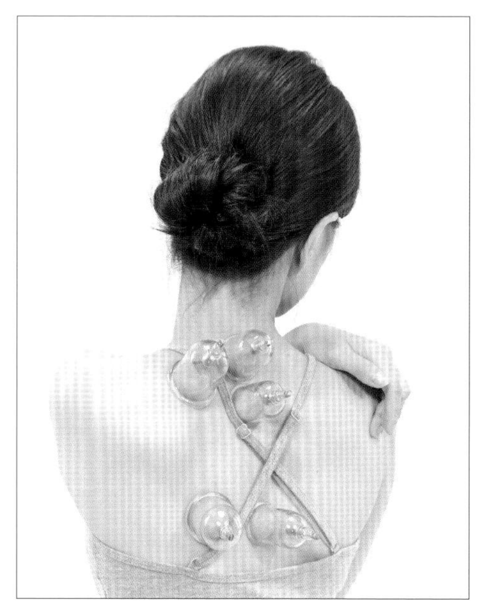

若伸展罐定在左側，被施作者的左手輕放於右肩，右手掌扶住左手肘，往右後方推，並以鼻子吐氣，自主伸展 10 ～ 20 次。其間若作用罐內的膚色由粉紅轉紅，甚至發紫，即可拔罐。

自主伸展

武醫八段錦第五式——搖頭擺尾去心火

平時的保健很重要，隨時都可以做抬頭收下顎來保養。武醫八段錦中的第五、六式對於低血壓或上肢後側麻痛症狀都有其保健作用，在此，為大家解說第五式「搖頭擺尾去心火」。

❶ 馬椿站好，背脊挺直，四指在大腿內側，大拇指在大腿外側。

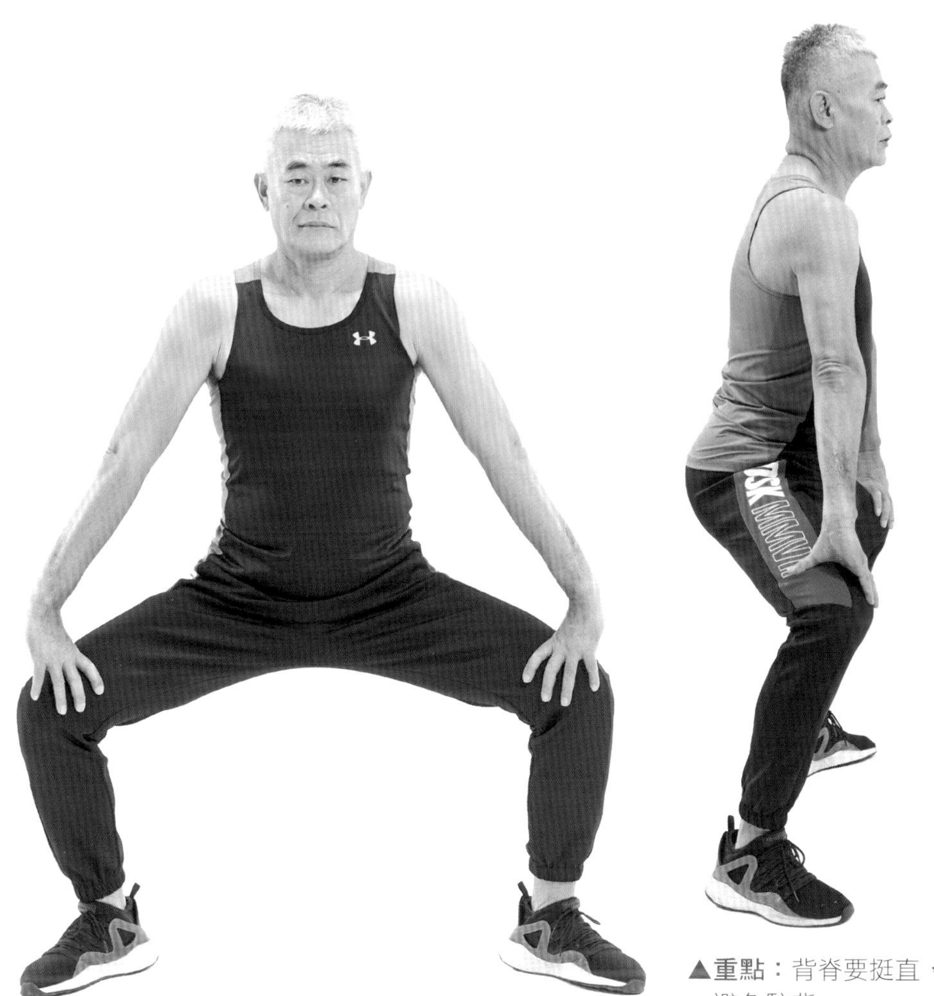

▲**重點：**背脊要挺直，避免駝背。

❷ 吸一口氣，屏住，身體往左下。

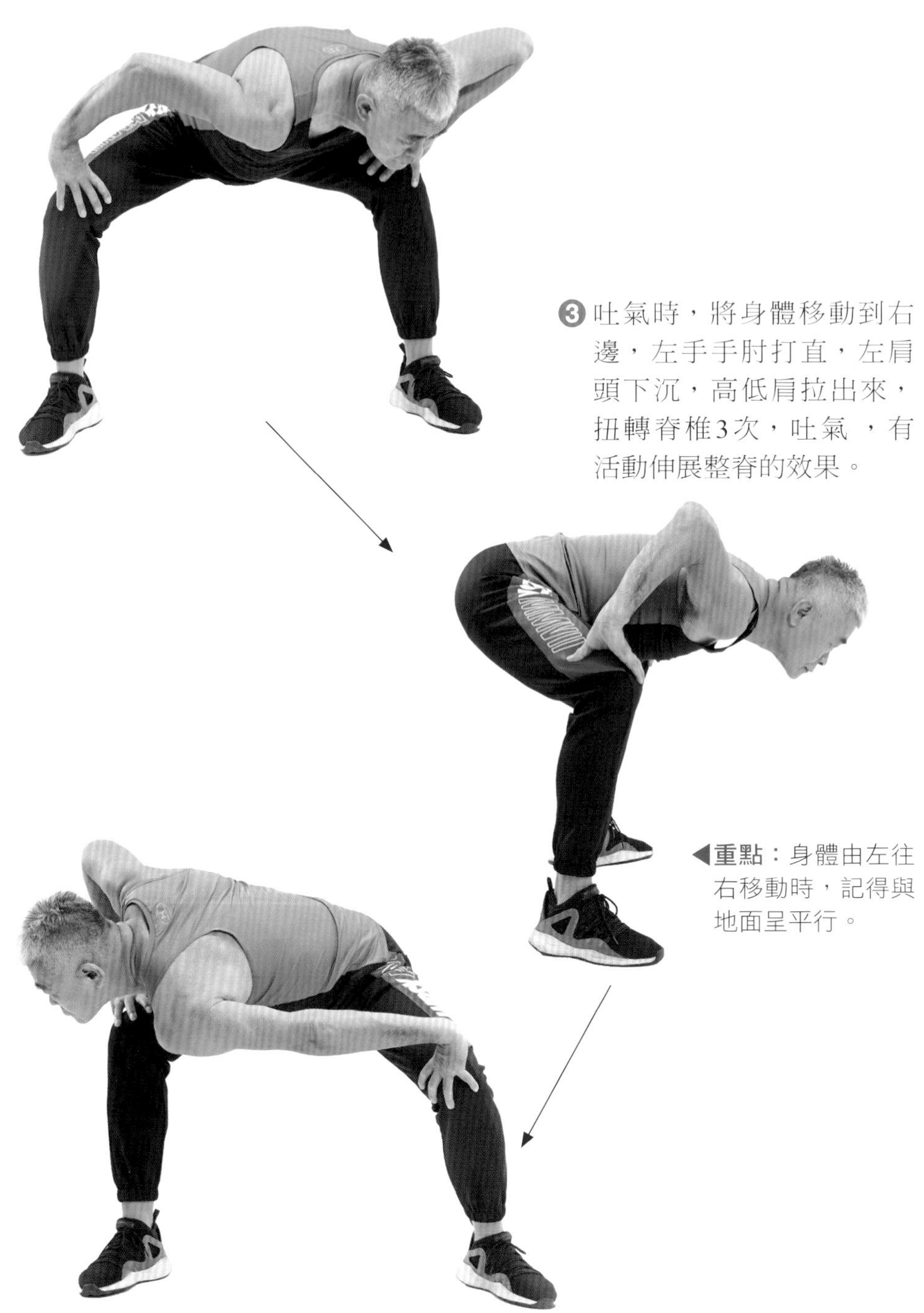

❸ 吐氣時，將身體移動到右邊，左手手肘打直，左肩頭下沉，高低肩拉出來，扭轉脊椎3次，吐氣 ，有活動伸展整脊的效果。

◀**重點**：身體由左往右移動時，記得與地面呈平行。

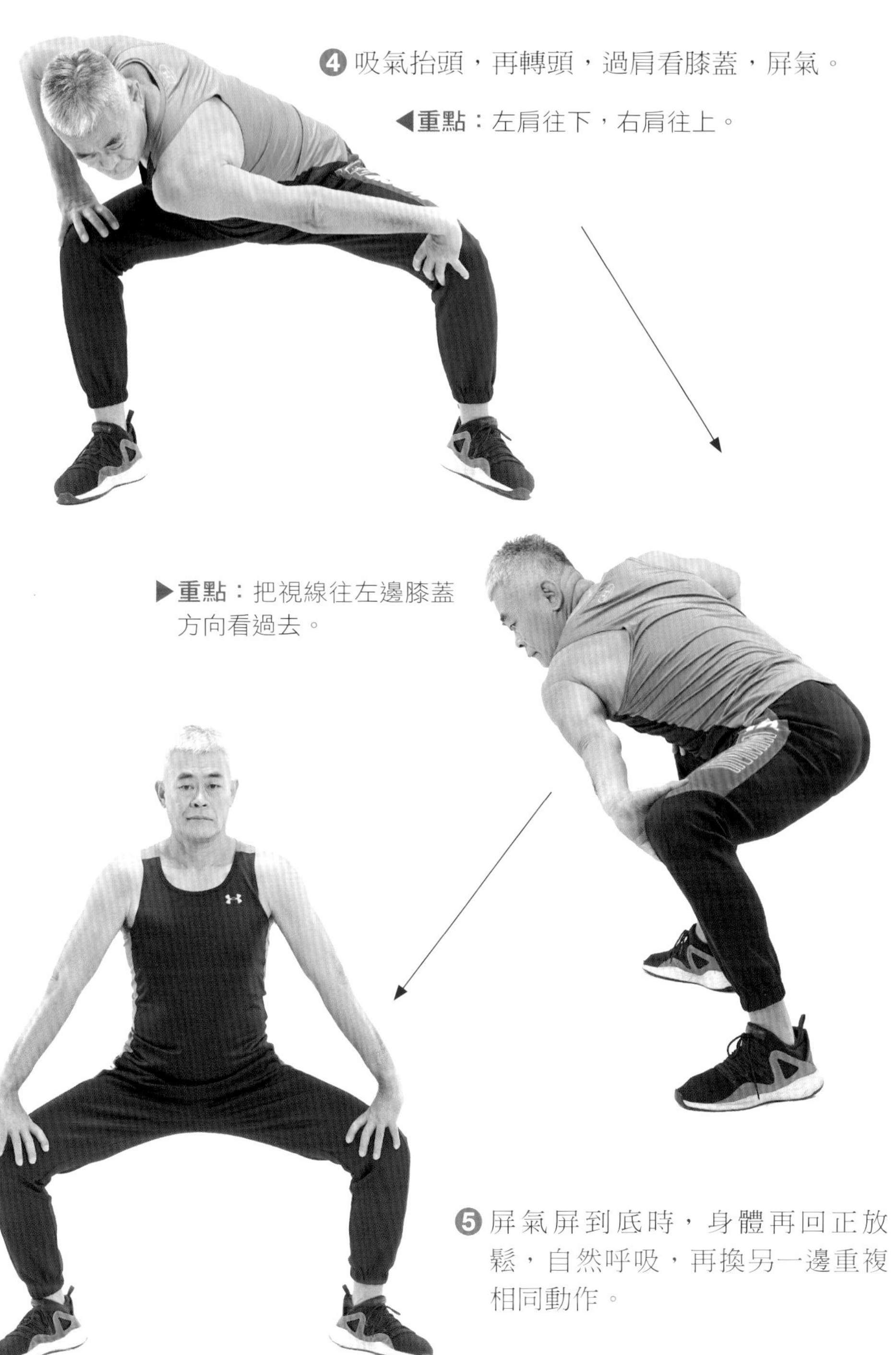

❹ 吸氣抬頭，再轉頭，過肩看膝蓋，屏氣。

◀**重點**：左肩往下，右肩往上。

▶**重點**：把視線往左邊膝蓋方向看過去。

❺ 屏氣屏到底時，身體再回正放鬆，自然呼吸，再換另一邊重複相同動作。

胸腰椎的構造與機能

大家都知道車子在運動的同時，排氣管也必須一直協同工作。除了排除引擎工作耗損下來的廢棄物之外，也能排除機制運轉所產生的高溫，具排熱、散熱效果。

這個作用就有如人體的「膀胱經」，最主要的功能就是排毒、排濕。膀胱經從人的頭頂到足底第五趾外側，足足有67個俞穴穴位，也是所有經絡中穴位最多的經絡，根據其流注，主要用來治療眼睛、後頭部、背脊、腰部疾病、坐骨神經、下肢屈肌之知覺、運動障礙與泌尿及生殖器系疾病。

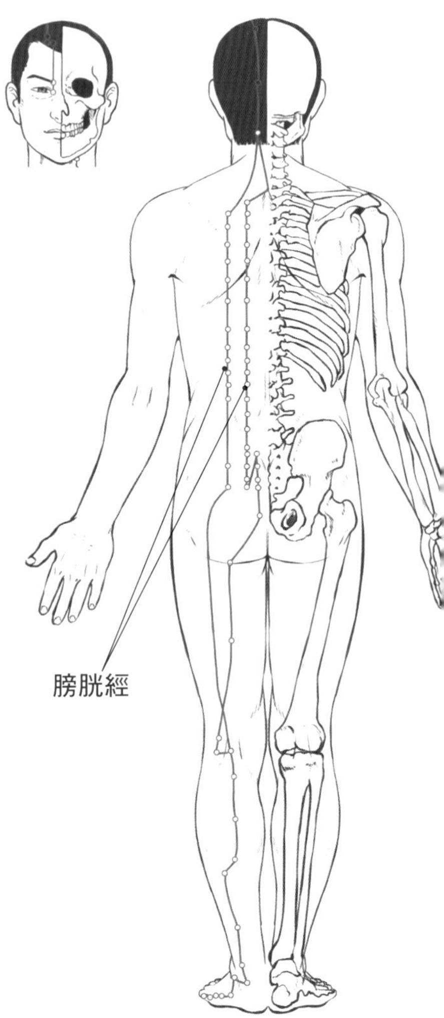

而人體的重要器官都有胸廓保護著，也就是從胸椎、肋骨到胸骨所圍起來的城堡，尤其是在胸、腰椎這一段。五臟六腑之炁投影在背部體表的經穴稱之為俞穴，因此這一段的俞穴，從心、肺、肝、膽、脾、胃、腎都有對應的位置，也稱之為華陀背脊，神醫華陀會依據俞穴相對應的臟腑，以及其他把脈手段來研判患者的病情，由此可見，俞穴也是重要的參考依據。

從西方醫學的角度來看，背部是自律神經神經根的出口，所謂的自律神經失調是個泛名詞，對患者而言要更深究的是，自律神經的哪一個對應臟腑的神經失調，也是從背部的神經根反應與俞穴對應來對證復健。

胸椎神經對人體的影響

所屬神經	神經壓迫造成的病變
第 1 胸椎神經	上臂後側痛、肩胛痛、氣喘、咳嗽、左上胸痛、心慌、心悸
第 2 胸椎神經	上臂後側痛、氣喘、咳嗽、左上胸痛、心慌、心悸
第 3 胸椎神經	上臂後側痛、肩胛痛、氣喘、咳嗽、左上胸痛、心慌、心悸、胸悶
第 4 胸椎神經	胸壁痛、氣喘、呃逆（打嗝）、乳房痛
第 5 胸椎神經	胸壁痛、氣喘、乳房痛
第 6 胸椎神經	胃痛、右上腹痛、上腹痛、肋間痛、膽石痛
第 7 胸椎神經	胃脘痛（上腹部靠近心窩處疼痛）、右上腹痛、肋間痛、膽囊炎、膽石痛
第 8 胸椎神經	胃脘痛、右上腹痛、肋間痛、膽囊炎、膽石痛
第 9 胸椎神經	胃痛、右上腹痛、上腹痛、子宮發炎
第 10 胸椎神經	腹脹、右上腹痛、卵巢炎、睪丸炎、子宮發炎
第 11 胸椎神經	胃脘痛、右上腹痛、胰臟炎、糖尿病、腎病、排尿異常、尿道結石
第 12 胸椎神經	胃脘痛、右上腹痛、胰臟炎、糖尿病、腎病、排尿異常、尿道結石、腹脹痛、腎炎、腎結石、腹瀉

腰椎神經對人體的影響

所屬神經	神經壓迫造成的病變
第 1 腰椎神經	胃脘痛、右上腹痛、胰臟炎、糖尿病、腎病、排尿異常、尿路結石、腹脹痛、腎炎、腎結石、腹瀉、大腿前側痛
第 2 腰椎神經	腰痛、排尿異常、大腿麻痛
第 3 腰椎神經	腰痛、腹痛
第 4 腰椎神經	腰痛、腹痛、腹脹、便祕、下肢外側麻痛
第 5 腰椎神經	下肢後側麻痛、下肢痛、遺精、月經失調

臀部的構造與機能

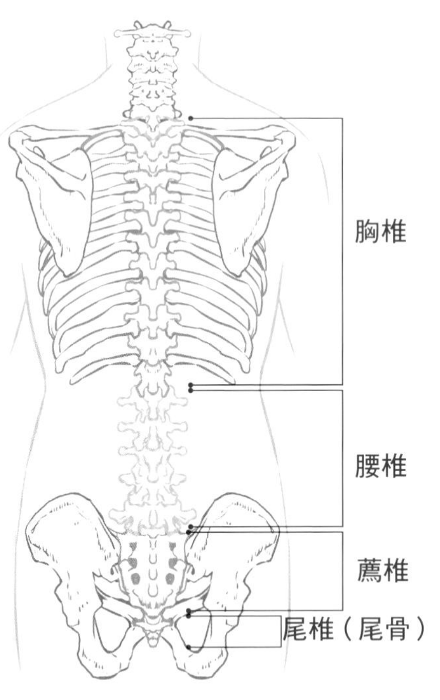

人類的臀部比較起來都比其他動物大，但坐下來的時候，靠到的卻是坐骨，所以臀部的功能並不是用來「坐」的。它除了是身體的重心之外，更重要的是，它在活動時，是讓人下肢擺動得更有規律及更有效的支撐。還有一個在養生保健上不可忽略的關鍵，它就是脊椎也是龍骨的根基，因此它的神經會與脊椎上每一對伸出椎間盤的神經起互動的作用，如胸、腰椎。

曾有一派中醫理論甚至論及，薦椎又稱之為仙骨，與百分之九十五的慢性病有關，但無論其立論如何，由此可知又名仙骨的薦椎，一般人都稱之為不動的骨骼，其實它是一個牽一髮而動全身的關鍵。而在養生功法方面，它又是生命之源（臍下與兩腎之間丹田區所產生的電磁力）進入脊椎通達腦幹的入口，所以臀部的保健與平衡絕對不可忽視。

薦椎、尾骨對人體的影響

脊椎位置	所屬神經	神經壓迫後所造成的病變
薦椎	第 1 ～第 5 薦椎神經	排尿異常、子宮炎、攝護腺炎
尾骨	尾骨神經	頭暈目眩、心煩胸悶、 下腰部痠痛、慢性腹瀉

胸悶、呼吸不順

症狀說明

胸口發悶覺得吸不到空氣，此類症狀的發生大多來自於習慣。在過去胸口發悶的案例中，不難發現患者多半是長年呼吸習慣的不正確所累積出來的問題，尤其運動時用胸式呼吸，甚至在劇烈運動時，由於身體需要大量氧氣的支援，胸部供不應求的次數更加頻繁，造成了胸部肌肉的收縮再收縮，長時間不停地收縮，使得肌肉更加緊繃。不僅如此，肺氣泡也因而破裂衝擊到胸部，使胸部產生疼痛現象。

因此無論任何一種養生功法，各門各派的呼吸方式皆為腹式呼吸（用鼻子吸氣吐氣，嘴巴要閉起來。吐氣時，要縮小腹，吸氣時，腹部會鼓起來）。尤其是運動，甚至是對抗性運動，腹式呼吸的氣沉丹田才是訓練技術在賽時發揮的重要關鍵，因為氣沉丹田，才能「心平氣和」，不慌不忙沉著應戰。

對應肌肉

① 中 / 下斜方肌

中、下斜方肌的肌纖維是在肩胛崗的上端，往脊椎的方向作輻射性的扇形擴散，這是與其他肌肉較不同之處。

- 起端：所有胸椎的棘突
- 止端：鎖骨外側1/3處、肩胛崗、肩峰

② 大菱形肌

大、小菱形肌牽動著肩胛骨上提、內收、及下旋，與中、下斜方肌為上下層關係，而肌纖維的不同方向延伸，也交錯出對胸廓最密實的保護作用。

- 起端：第2～5胸椎棘突
- 止端：肩胛骨內緣，介於肩胛崗和肩胛下角之間

③ 小菱形肌

- 起端：第7頸椎棘突、第1胸椎棘突
- 止端：肩胛崗以上的內緣

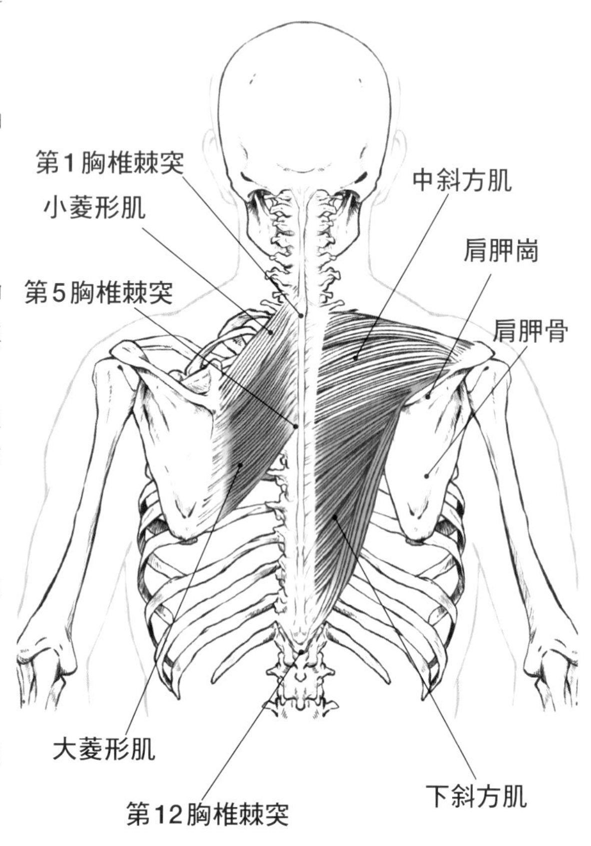

痠痛解證

① 中／下斜方肌的按摩

當被施作者俯臥，且將肩胛崗抬離整復床時，施作者便可以觸摸到其中斜方肌。同樣的體位，當被施作者將雙手往頭頂的方向延伸，施作者便可以觸摸到其下斜方肌。因此當我們需要以按摩手法來放鬆中、下斜方肌時，俯臥是方便橫撥肌纖維，釋出肌纖維中氣滯血瘀的最佳體位。

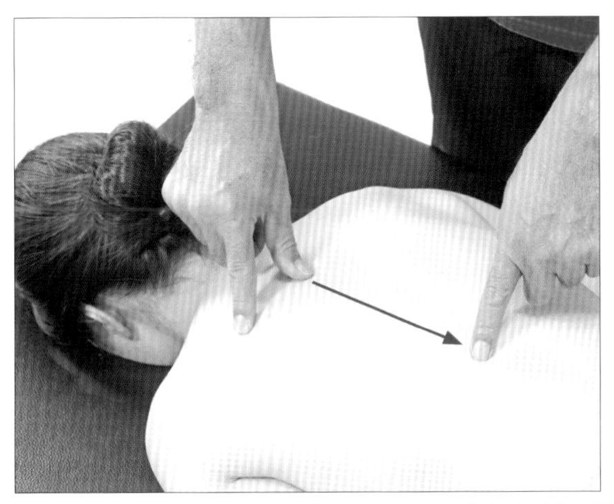

1 被施作者俯臥。施作者觸診中、下斜方肌的起止端。

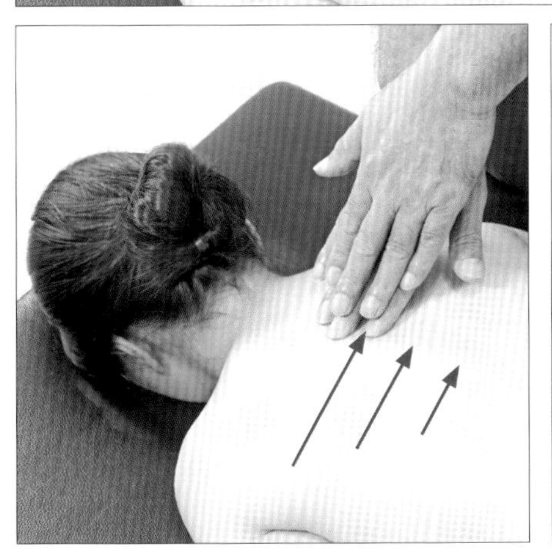

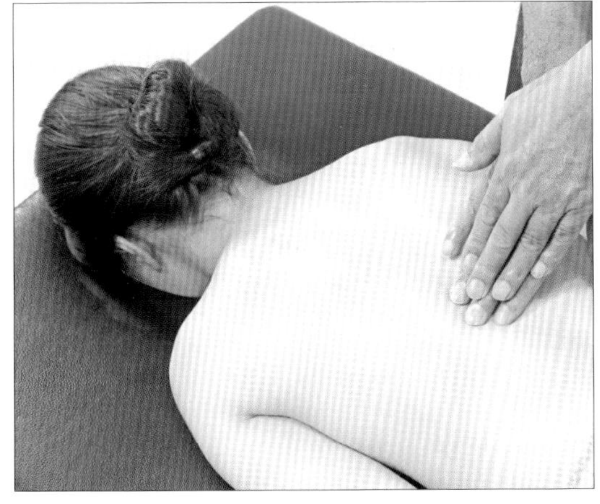

2 施作者的雙手指腹相疊，以垂直於肌纖維走向橫撥的方式，由外往內，依序從肩胛崗上端沿線、肩胛崗內端，朝脊椎的方向緩慢輕柔地橫撥中、下斜方肌。每個定點橫撥3～6次後，即可移到下個位置。

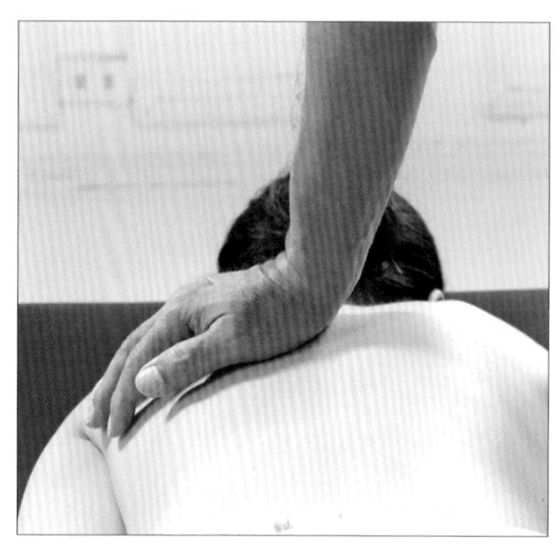

3 施作者手臂與被施作者後背垂直，以掌根置於被施作者胸椎橫突單側。

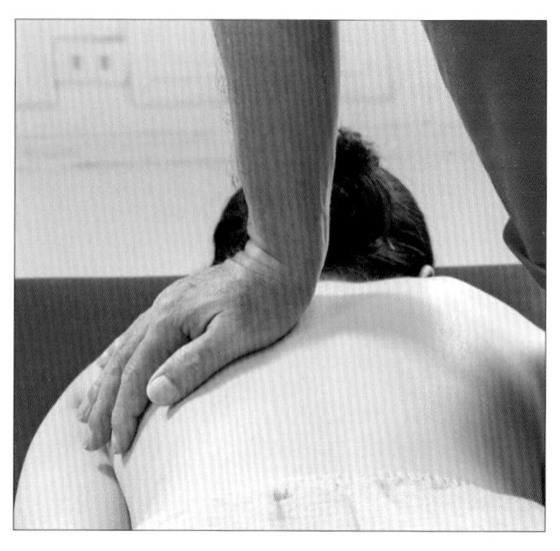

4 當被施作者吐氣時，施作者用身體的力量慢慢將掌根往下壓，力量從0到7公斤的施力，默數1秒、2秒一直到7秒，掌根壓到底，不動。第8秒時用掌根施力往身體外側推出。

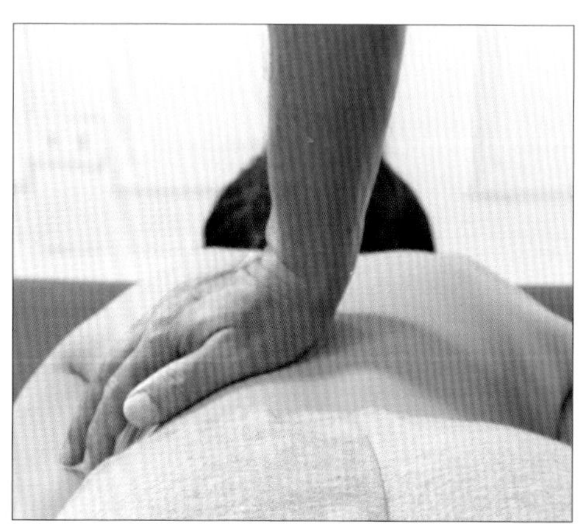

5 重複步驟3～4的動作，以半個掌根半個掌根的距離，往下按摩至胸椎第12椎，來回做3次，將整個中、下斜方肌予以放鬆，再換另一邊重複相同動作。

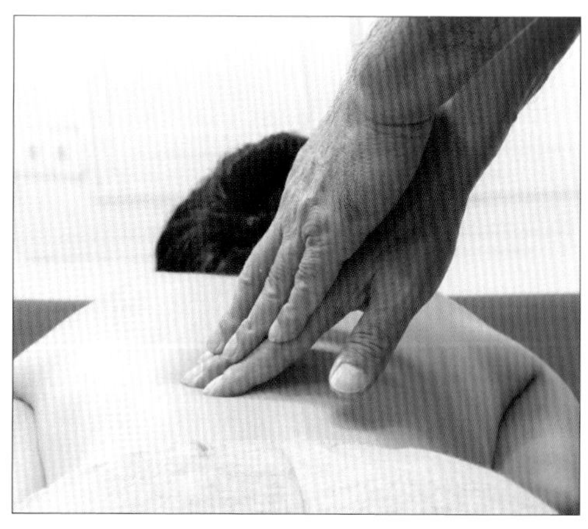

6 施作者的雙手指腹相疊，置於被施作者胸椎單側，先找到條索狀肌群（約脊椎和肩胛骨中間），再以垂直於肌纖維走向橫撥條索。下面的手要放輕鬆，用上面的手施力，來回做3次，再換另一邊重複相同動作。

② 大 / 小菱形肌的按摩

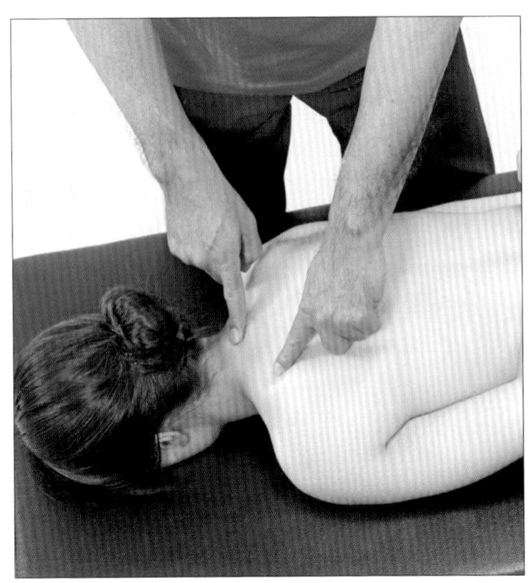

1 被施作者俯臥。將被施作者的手往後折，找到肩胛骨內緣，施作者觸診大小菱形肌的起止端（由上而下，第二條隆起肌腱）。

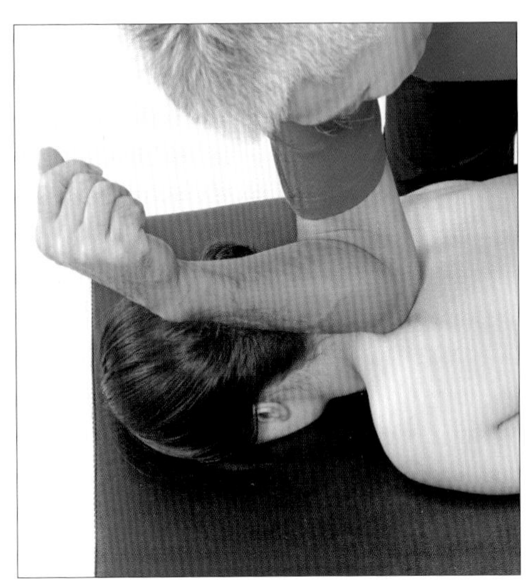

2 用指腹找到該肌肉的起端後，再以手肘緩慢輕柔地按壓3～6次。

◀**重點**：小菱形肌與提肩胛肌的位置非常接近，因此很容易混淆。

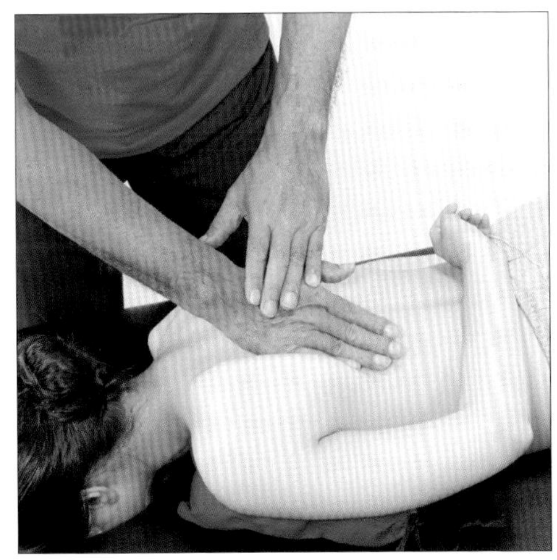

3 以手肘按壓放鬆後，再用手刀輕輕壓進肩胛骨內側，以手刀前後緩慢輕柔地推按3～6次。

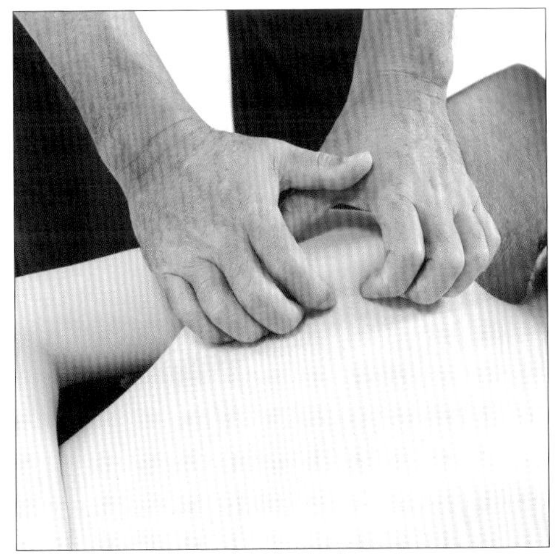

4 確定被施作者的大小菱形肌都放鬆後，施作者可雙手雙指捏提被施作者的肩胛骨側，加強放鬆。

簡單拔罐

經過按摩後，顯現出的紅色瘀滯部分，如果面積較大，以垂直於肌纖維走向滑罐的方式處理。如果面積較小或只有小部分，則用定罐來處理氣滯血瘀。

定罐的位置

在條索狀肌肉（約脊椎和肩胛骨中間）的兩端定罐。

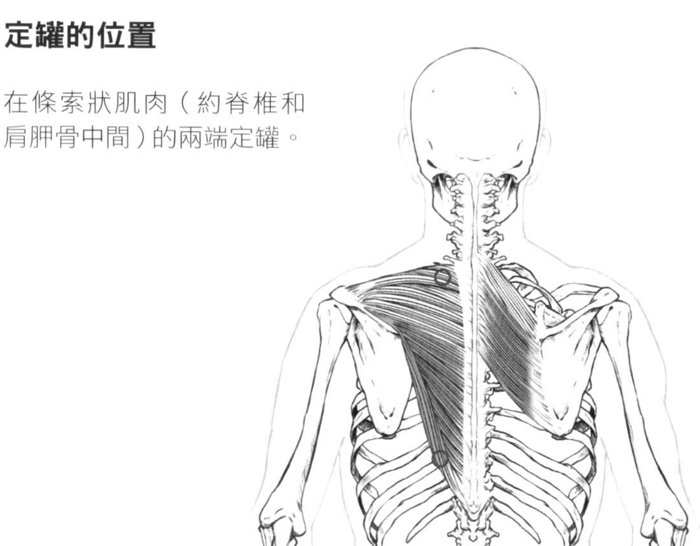

定罐時的伸展動作

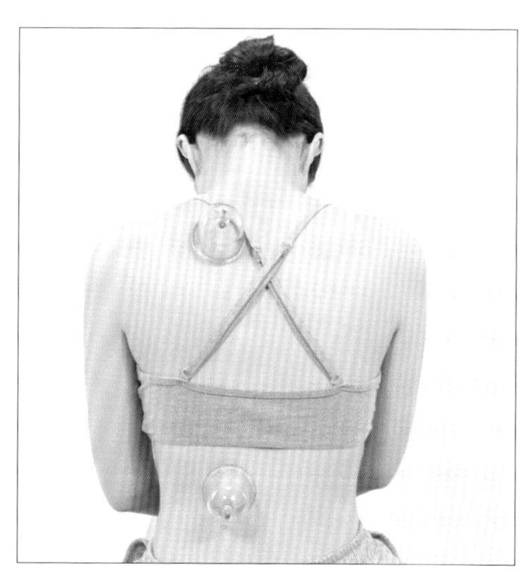

被施作者以鼻子吐氣點頭，吸氣回正，自主點頭 10 ～ 20 次。其間若作用罐內的膚色由粉紅轉紅，甚至發紫，即可拔罐。

自主伸展

武醫八段錦第一式——雙手托天理三焦

正確的呼吸很重要，平常多練習腹式呼吸，可以躺著、坐著、站著練習。另外，武醫八段錦的第一式對於相關肌群的保養效果卓著。

❶ 腳與肩同寬，雙手十指交叉互扣，提肘，雙臂如抱球，緩緩抬起，再慢慢吸氣，雙手高度不過肩。吸足氣後，把氣下沉到肚臍下方的中極穴。

❷ 雙掌往內翻，掌心朝下，肩肘放鬆，雙手自然往下垂，吐氣。雙手垂放到底，掌根按住，縮小腹，背挺直，停氣9秒。

▶**重點：**用鼻子吸氣吐氣時，嘴巴要閉上。

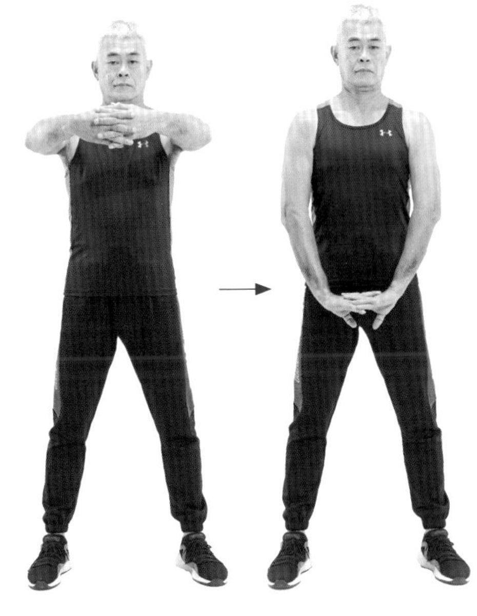

❸ 雙手仍扣住，沿著身體中線往上走，吸氣。當雙手過肩時，掌心往外翻，雙手往上伸直3次，把身線拉到最長，眼睛看手背。掌根按住，肩肘放鬆，屏氣9秒。

❹ 雙手放鬆，掌心朝前，手肘放鬆，慢慢地往下畫大圓，吐氣。

感冒（流鼻涕、咳嗽）

症狀說明

膀胱經胸腰段有如一部車子，無論它的功能是什麼，最重要的是它的引擎，也相當於一個國家的重工業區一樣，不但供水、供電、供給所需最重要的資源，以利運作出最有價值的產能，而維持這個機制始終保有最高效率的運轉順暢，完全就依賴著完整又健康的排毒系統。膀胱經的胸腰段就是人體能量產出之後最重要的排毒段，如果沒有這個系統，整個機制就會急速地怠機甚至停機。

而膀胱經的反應在中醫基理上或許只屬於「陽症」，但實際上就是一個身體系統的警示。陽症如：傷風、感冒流鼻涕、咳嗽、免疫力衰退、蕁麻疹、中暑等。

對應肌肉

① 中／下斜方肌（背部第一層）

中、下斜方肌的肌纖維是在肩胛崗的上端，往脊椎的方向作輻射性的扇形擴散，這是與其他肌肉較不同之處。

- 起端：所有胸椎的棘突
- 止端：鎖骨外側1/3處、肩胛崗、肩峰

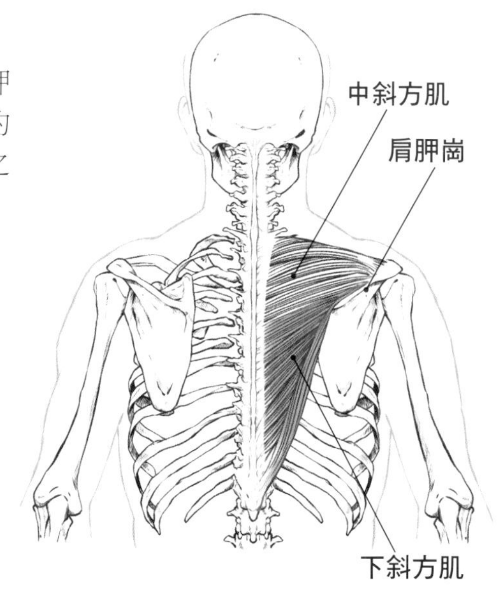

② 大菱形肌（背部第二層）

- 起端：第2～5胸椎棘突
- 止端：肩胛骨內緣，介於肩胛崗和肩胛下角之間

③ 小菱形肌（背部第二層）

- 起端：第7頸椎棘突、第1胸椎棘突
- 止端：肩胛崗以上的內緣

④ 闊背肌（下背及腰第一層）

闊背肌是背部最寬闊的肌肉，它的淺層薄狀肌纖維起於下背部，上行於軀幹外側，在腋下集成一束厚肌，它不但負責手臂的動作，更影響到運動時整個身體的協調性，因為它是協助軀幹伸展與骨盆前傾與側傾的集成器，闊背肌的伸展受阻，整個身體的肌肉就無法協調運作，很容易就造成上肢與下肢的過度施力，衍生出肩關節上肢與臀部及下肢的勞損，甚或損傷，因此這是一條非常重要的運動集成肌。

- 起端：下端6個胸椎棘突、後髂嵴外唇、肩胛骨下角、下方肋骨
- 止端：肱骨結節間溝

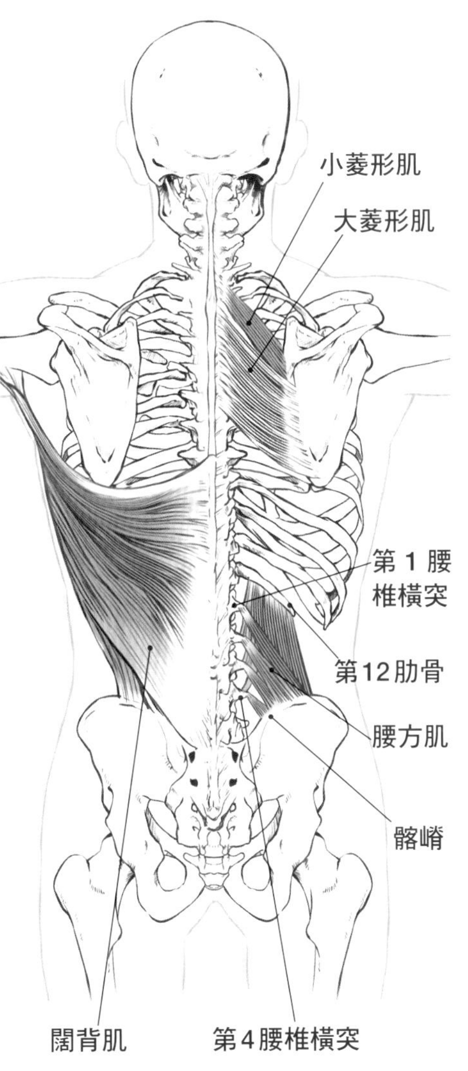

⑤ 腰方肌（下背部第二層）

腰方肌是下背部最深層的肌肉，其實它應該是屬於腹部最深層的肌肉，又稱之為提臀肌，因為它能讓臀部外傾。平時在側躺姿勢起床時會用到它，或準備跨過一個高的障礙時，例如跳排舞及國標舞。

- 起端：髂腰韌帶、髂嵴後側
- 止端：第12肋骨下緣，第1到第4腰椎橫突

痠痛解證

① 中／下斜方肌、闊背肌的按摩

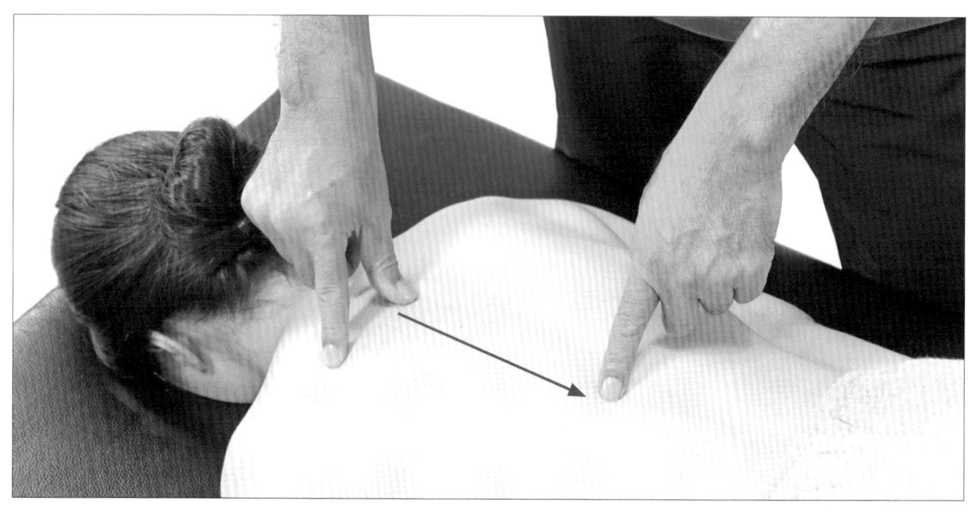

1 被施作者俯臥。施作者觸診中、下斜方肌與闊背肌的起止端。

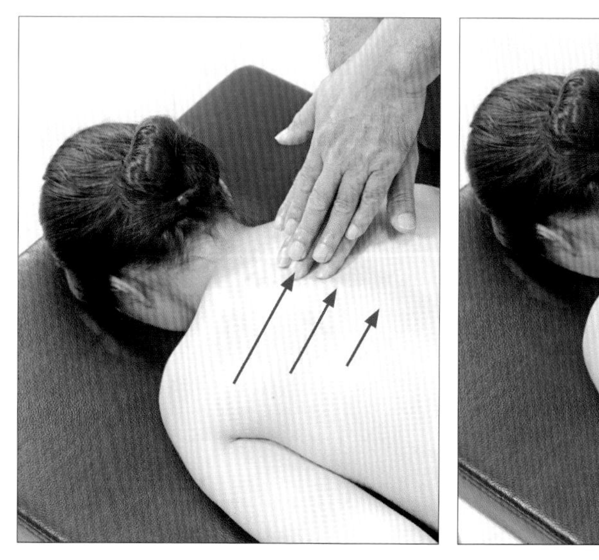

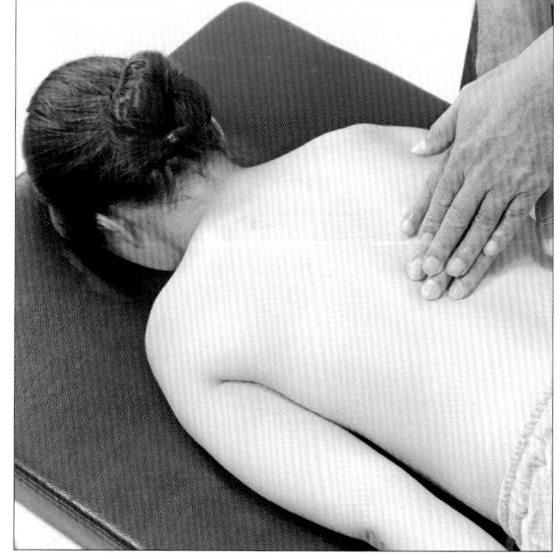

2 施作者的雙手指腹相疊，以垂直於肌纖維走向橫撥的方式，由外往內，依序從肩胛崗上端沿線、肩胛崗內端，朝脊椎的方向緩慢輕柔地橫撥中、下斜方肌。每個定點橫撥3～6次後，即可移到下個位置。

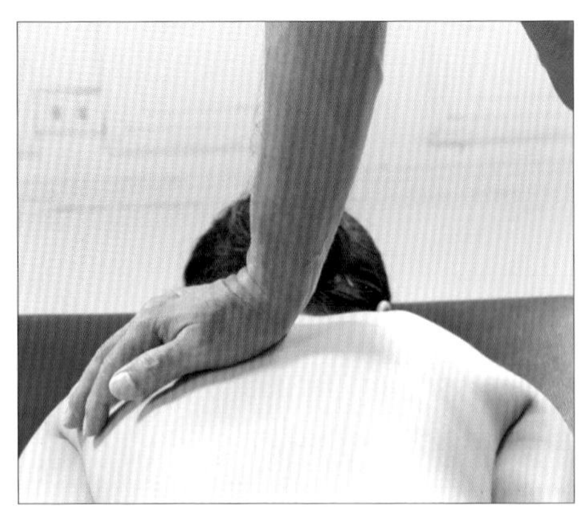

3 施作者手臂與被施作者後背垂直，以掌根置於被施作者胸椎橫突單側。

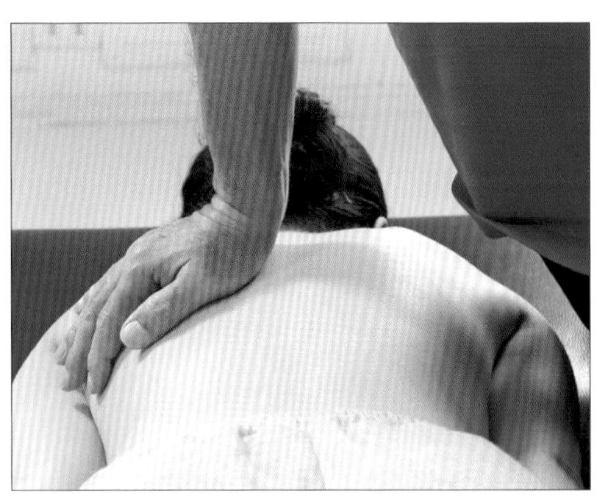

4 當被施作者吐氣時，施作者用身體的力量慢慢將掌根往下壓，力量從0到7公斤的施力，默數1秒、2秒一直到7秒，掌根壓到底，不動。第8秒時用掌根施力往身體外側推出。

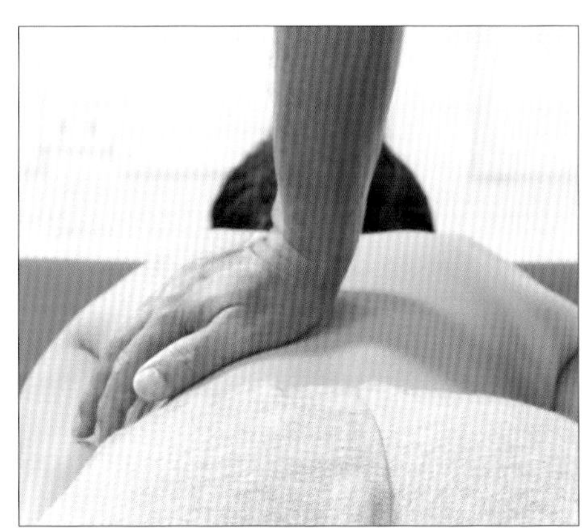

5 重複步驟3～4的動作，皆以半個掌根半個掌根的距離，往下按壓推，由胸椎按摩至腰椎，來回做3次，將覆蓋於胸腰椎的中、上斜方肌與闊背肌推開，再換另一邊重複相同動作。

▲**重點**：力量、頻率及間距的節奏要控制一致，如此才能配合調息的節奏，達到最好的按摩效果。

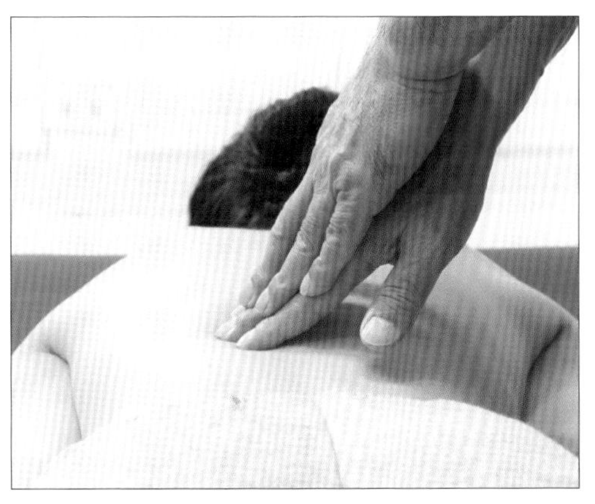

6 施作者的雙手指腹相疊置於被施作者胸椎單側，先找到條索狀肌群（約脊椎和肩胛骨中間），再以垂直於肌纖維走向橫撥條索，下面的手要放輕鬆，用上面的手施力，來回做3次，再換另一邊重複相同動作。

② 膀胱經的按摩

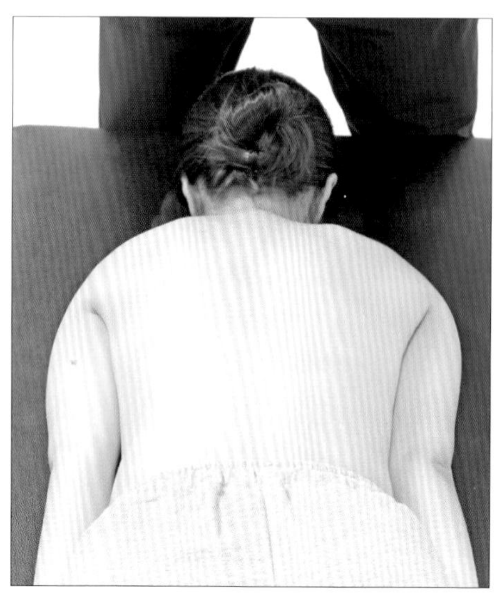

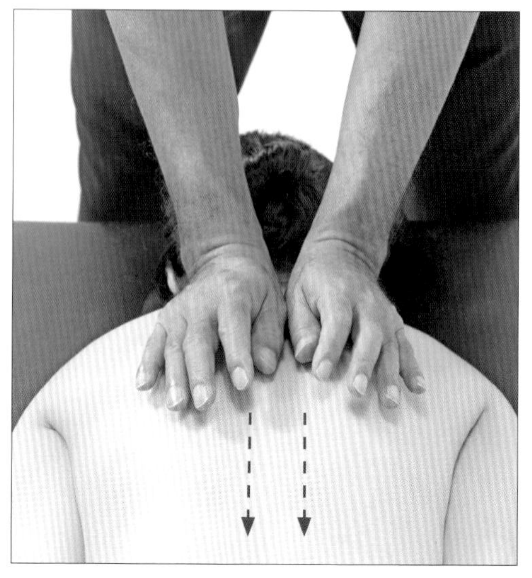

1 施作者站在被施作者頭部的上方，雙手抹精油，將手搓熱，再將掌根置於被施作者的膀胱經上。

2 以身體的重量，從胸椎往腰椎的方向，往前推壓。

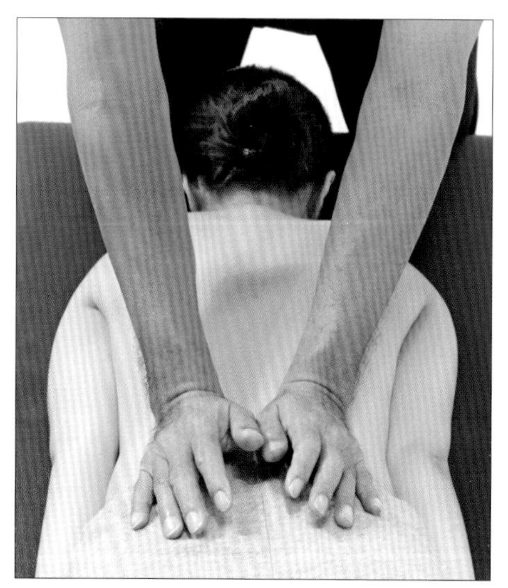

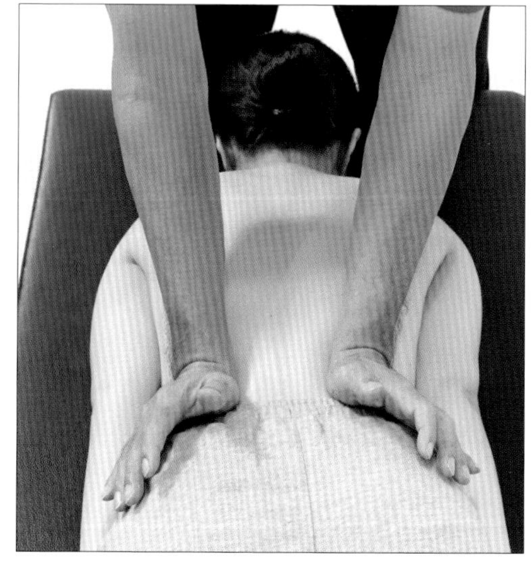

3 推到髖骨，手再往身體的兩側滑出。重複步驟2～3，來回10～20次，就會很明顯地看到膀胱經顯現出較塞的部位。

簡單拔罐

經過按摩後，顯現出的紅色瘀滯部分，如果面積較大，以垂直於肌纖維走向滑罐的方式處理。如果面積較小或只有小部分，則用定罐來處理氣滯血瘀。

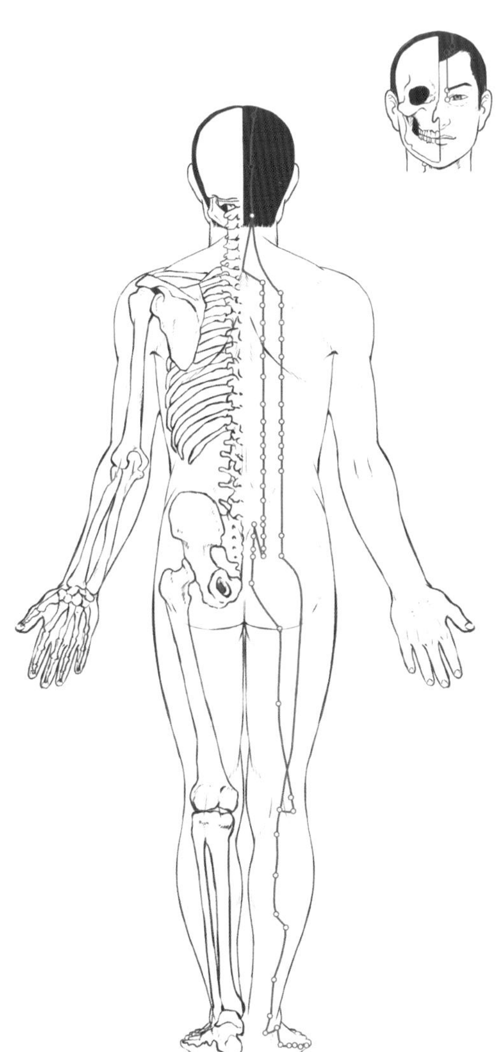

拔罐步驟：

❶ 被施作者採坐姿或俯臥，將精油或凡士林抹在被施作者的兩側膀胱經上。

❷ 在被施作者的左側膀胱經上下端（背部與腰部）各定1罐，再沿著2罐之間上下滑罐。左側定罐、滑罐完之後，稍微讓被施作者休息片刻，再換另一側重複相同動作。滑罐期間，被施作者如有任何不適症狀，應即時取下罐具。

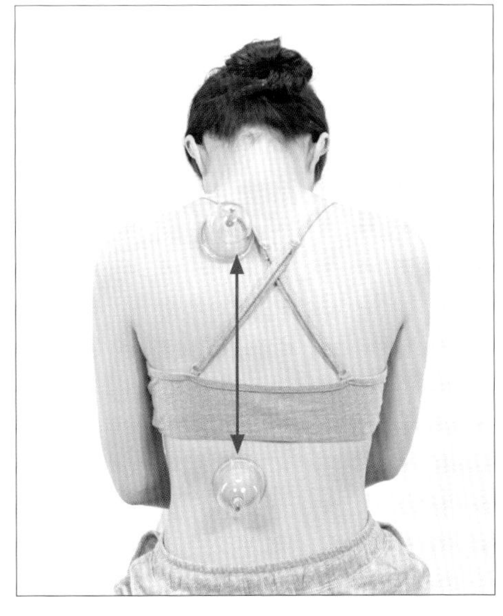

❸ 拔罐後，被施作者記得飲用適量溫開水。

自主伸展

側壓腿

側壓腿的動作，可以協助放鬆伸展整個背部肌群。

❶ 仰躺。雙手交叉抱住後腦，雙腳屈膝，雙足跟內側置於雙肩頭延伸線上。

◀**重點**：做動作時，兩肘、腳底必須緊貼地面。

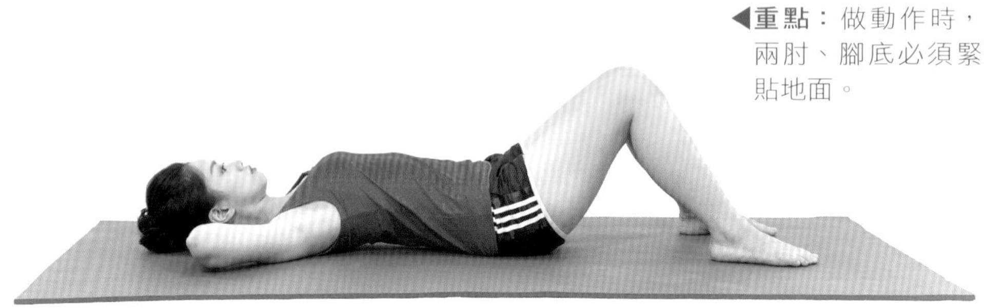

❷ 將左腳跨在右膝上，右腳掌貼地，右腳尖內扣。

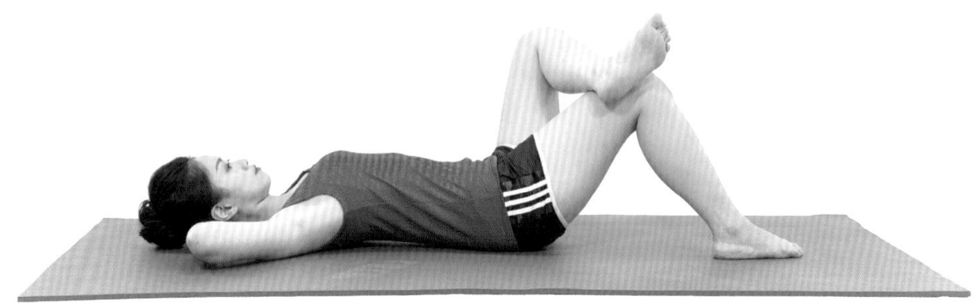

❸ 用左腳順勢把右腳往左下方壓，下壓時吐氣，右腳掌和雙手肘貼地，做12次，最後再做1次並停住不動，停氣9秒，此為1組，最少做2組。再換另一邊重複相同動作。

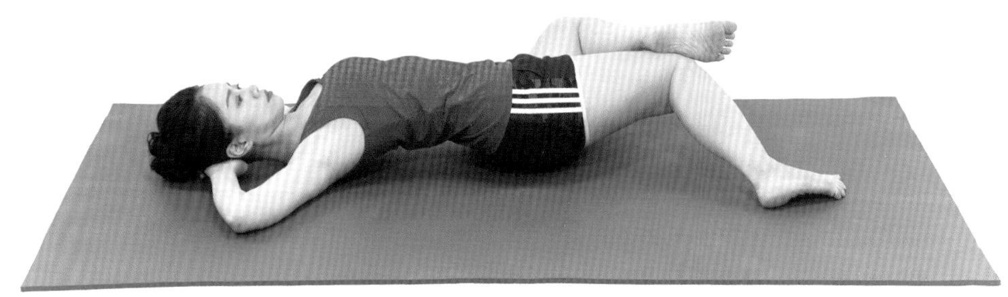

免疫力衰退、蕁麻疹
過敏性皮膚炎、中暑

症狀說明

免疫力的衰退，表示免疫系統遭遇到阻塞，以至於功能不彰，與蕁麻疹體內毒素排不出就反映在皮膚上是同樣的「排毒不彰」的概念。而中暑是體內的熱氣排不出的「燥」，所以排毒是首要的解證要務。如有配合醫生的療程，加上膀胱經的推拿，會使療程縮短，療效更快。

對應穴位&肌肉

膀胱經

從頭頂到腳底第五趾外側，因此須處理的肌肉部位是從頸部、背部、臀部到下肢。

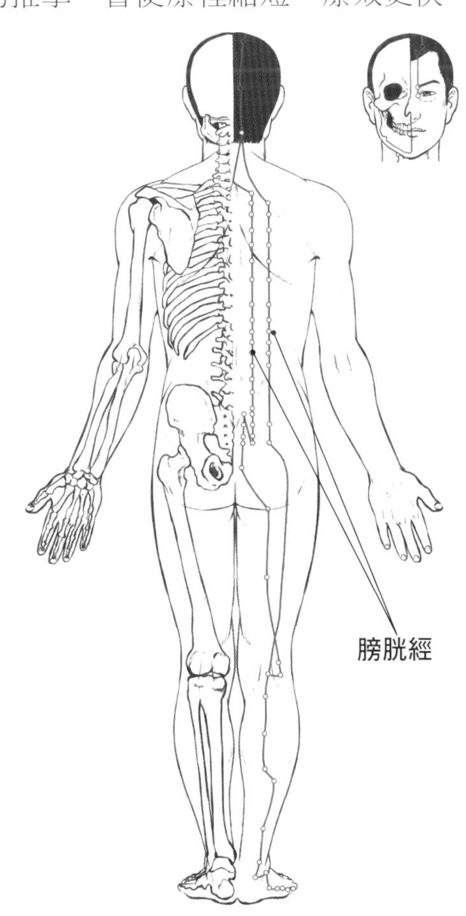

痠痛解證

膀胱經從頭頂到腳底第五趾外側，前述只介紹了重要的胸腰段的處理，完整的處理是要加上頸椎、臀與下肢的按摩。

① 頸部的按摩

頸椎是所有神經通往腦幹的最後一段，也是最容易因肌肉的緊繃而受到影響，因此頸部的按摩必不可少。

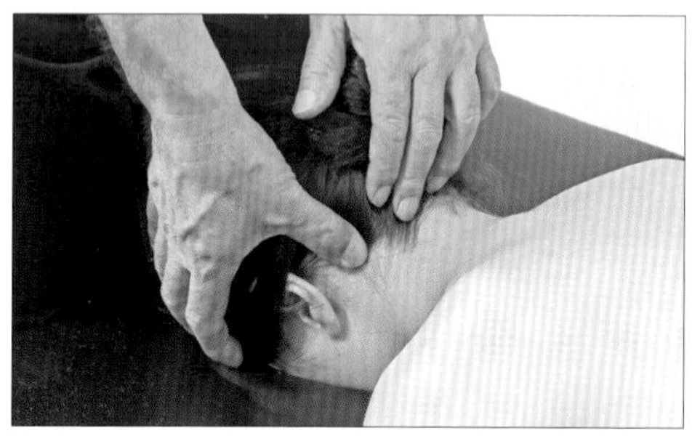

1 被施作者俯臥。施作者用指腹按揉被施作者的項上線。

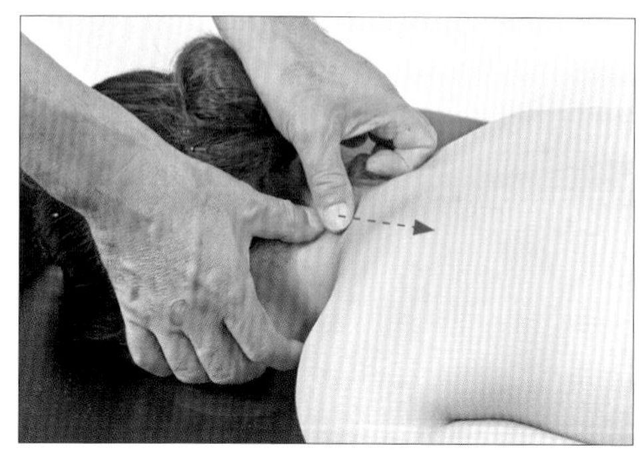

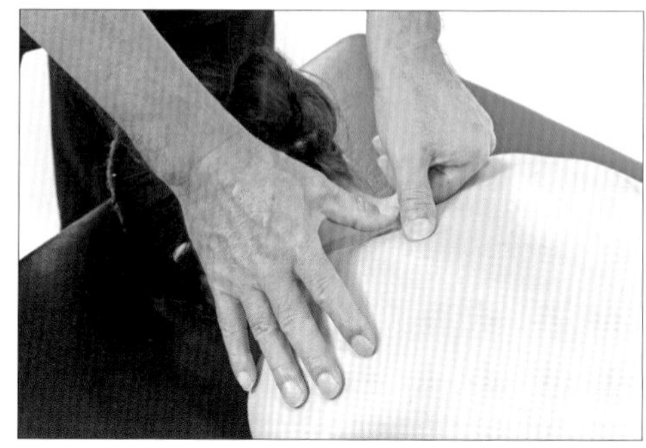

2 再用雙指輪推的方式沿著頸椎兩側往下推，推至第3～6胸椎。

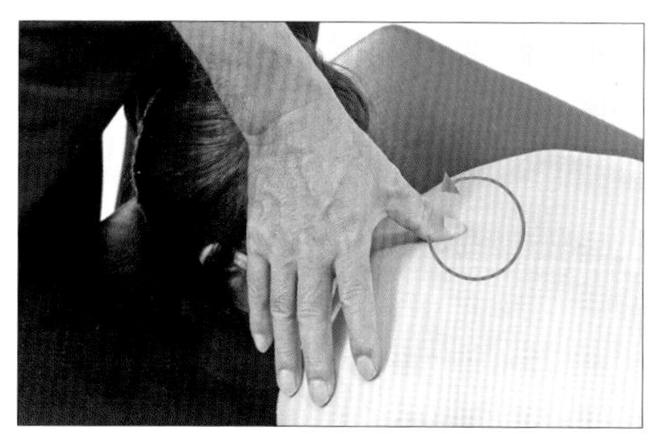

3 如果觸摸到密度特別高或較隆起之處，皆是痠痛點，用指腹針對痠痛點先輕輕按壓3～6次，再深壓並以逆時針方向慢慢壓揉3次。施作完，若痠痛部位無緩解，則重複以上步驟；如有緩解，即可移到下個痠痛點施作。

② 背部的按摩

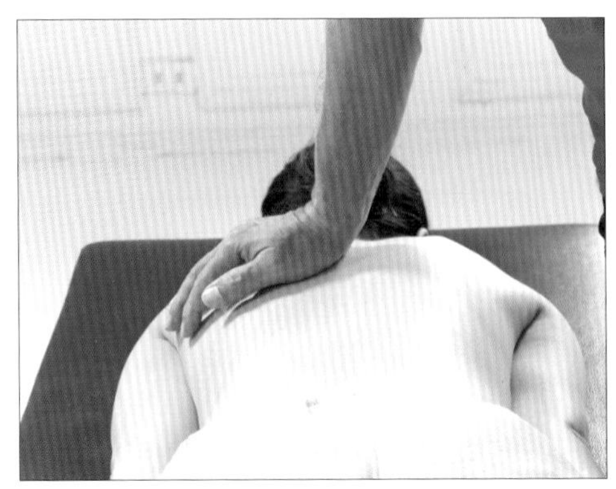

1 施作者手臂與被施作者後背垂直，以掌根置於被施作者胸椎橫突單側。

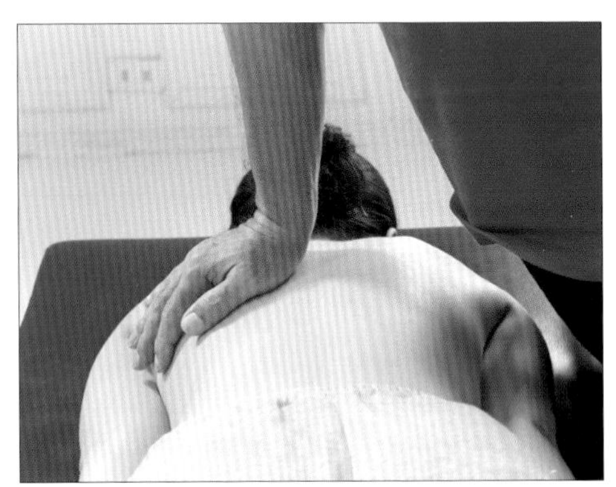

2 當被施作者吐氣時，施作者用身體的力量慢慢將掌根往下壓，力量從0到7公斤的施力，默數1秒、2秒一直到7秒，掌根壓到底，不動。最後1秒，用掌根施力往身體外側推出。

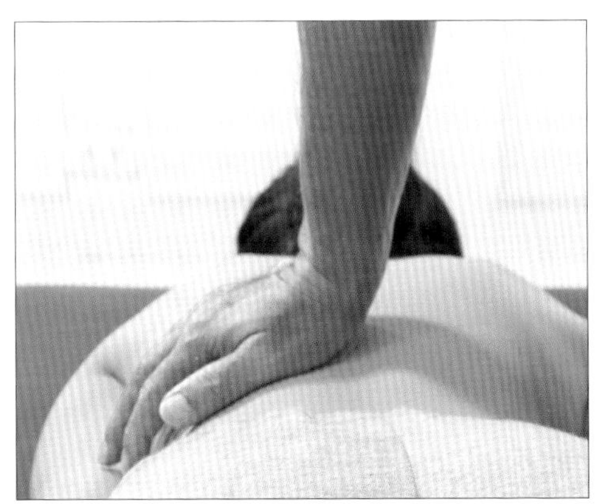

3 重複步驟1～2的動作，以半個掌根半個掌根的距離，往下按摩至胸椎第12椎，來回做3次，再換另一邊重複相同動作。

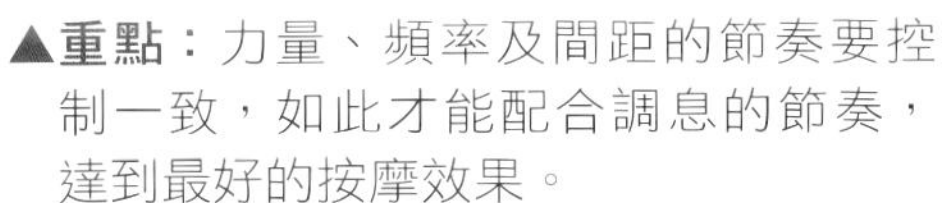

▲**重點**：力量、頻率及間距的節奏要控制一致，如此才能配合調息的節奏，達到最好的按摩效果。

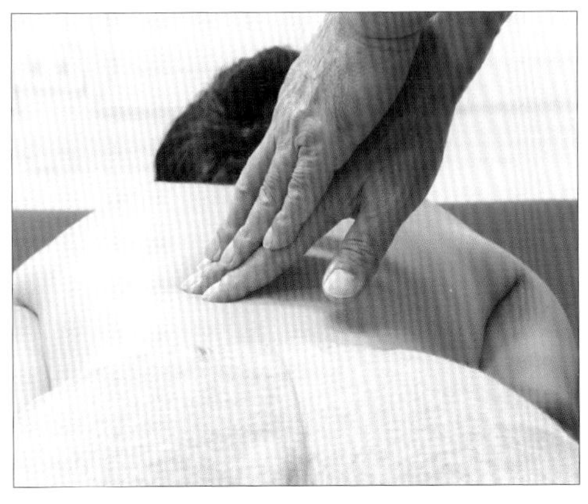

4 施作者的雙手指腹相疊，置於被施作者胸椎單側，先找到條索狀肌群（約脊椎和肩胛骨中間），再以垂直於肌纖維走向橫撥條索，下面的手要放輕鬆，用上面的手施力，來回做3次，再換另一邊重複相同動作。

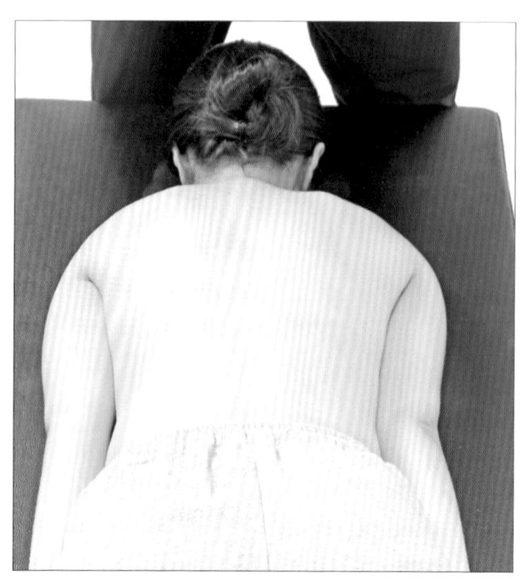

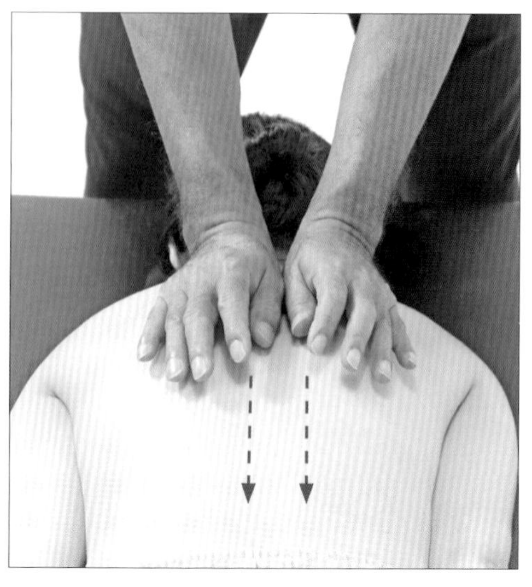

5 施作者站在被施作者頭部的上方，雙手抹精油，將手搓熱，再將掌根置於被施作者的膀胱經上。

6 以身體的重量，從胸椎往腰椎的方向，往前推壓。

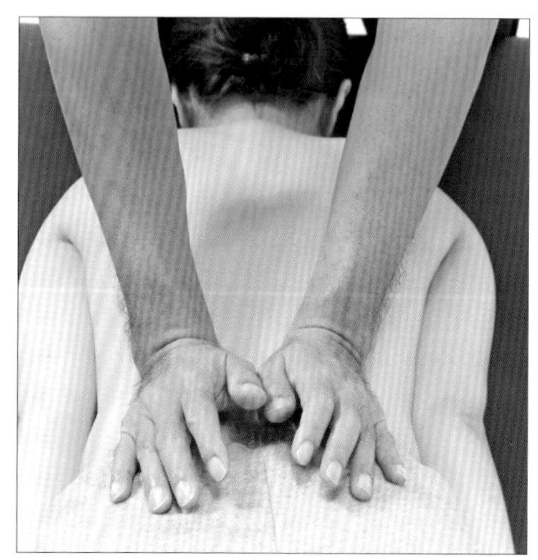

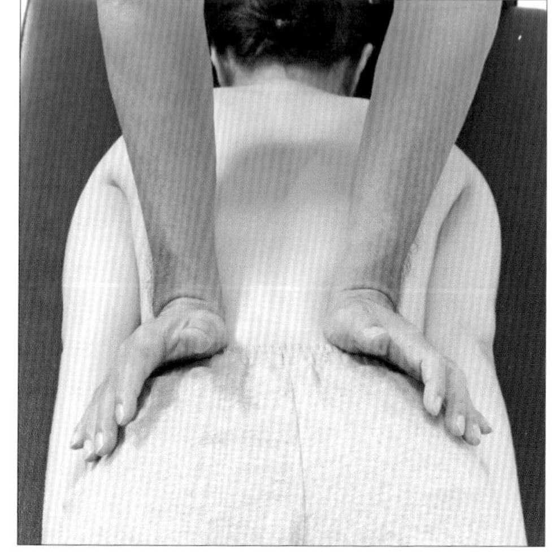

7 推到髖骨，手再往身體的兩側滑出。重複步驟6～7，來回10～20次，就會很明顯地看到膀胱經顯現出較塞的部位。

③ 臀部的按摩

臀，自古稱之為仙骨，是炁入脊髓通往腦幹補腦氣的入口。

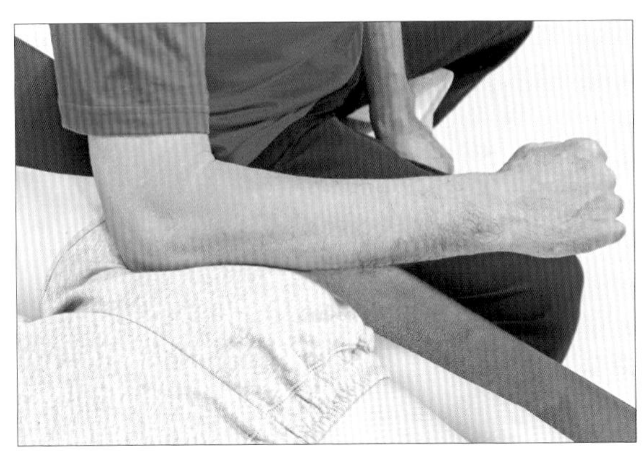

1 施作者用小手臂滾壓的方式，大面積放鬆被施作者的臀部肌群。

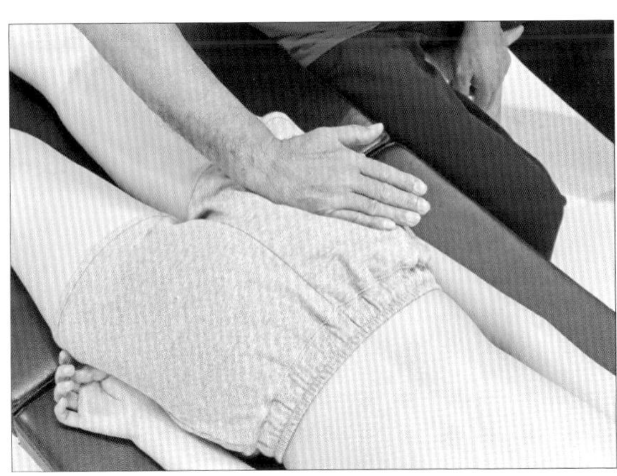

2 再用手刀，沿著薦椎邊緣輕輕推揉3次，再深壓並以逆時針方向慢慢壓揉3次。

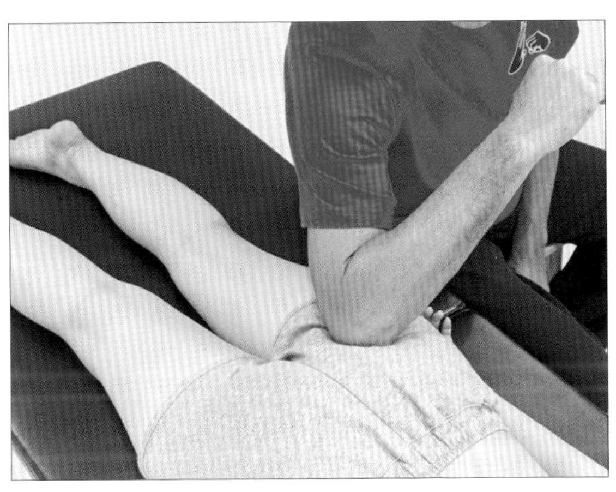

3 如果觸摸到密度特別高或較隆起之處，皆是痠痛點。用手肘針對痠痛點先輕輕按壓3～6次，再深壓並以逆時針方向慢慢壓揉3次。施作完，若痠痛部位無緩解，則重複以上步驟；如有緩解，即可移到下個痠痛點施作。

④ 下肢的按摩

下肢則為肝、膽、脾、胃、腎、膀胱濁氣的出口，因此更是讓膀胱經功能得以發揮順暢的關鍵，必按不可。

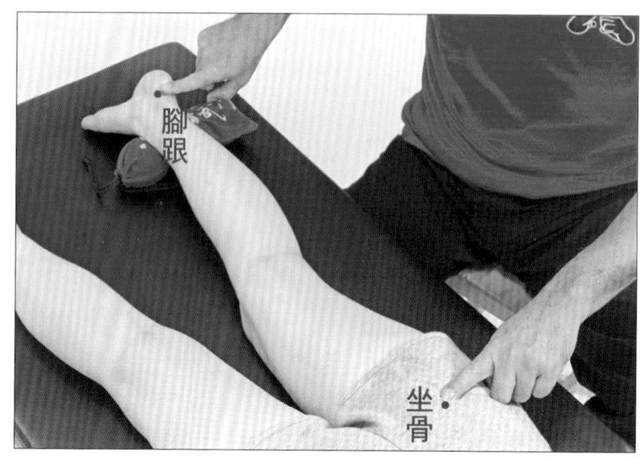

1 被施作者俯臥。施作者的掌根置於被施作者的坐骨粗隆外側，用身體的力量慢慢將掌根往下壓，並以逆時針方向旋揉的方式，沿著膀胱經由上往下從坐骨揉至腳跟。每個定點壓揉3～6次後，即可移到下個位置。被施作者的腿被按壓時，須吐氣。

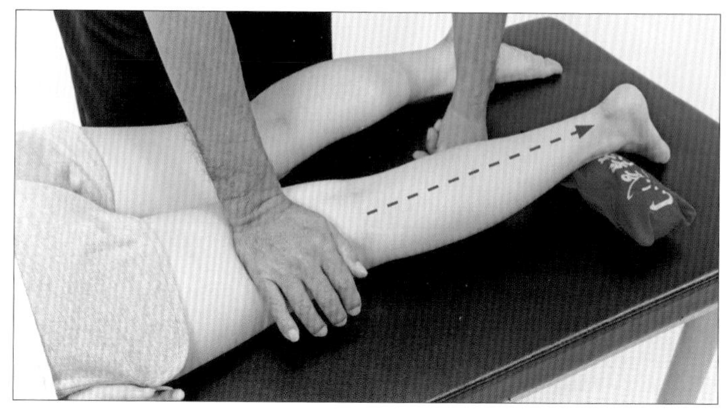

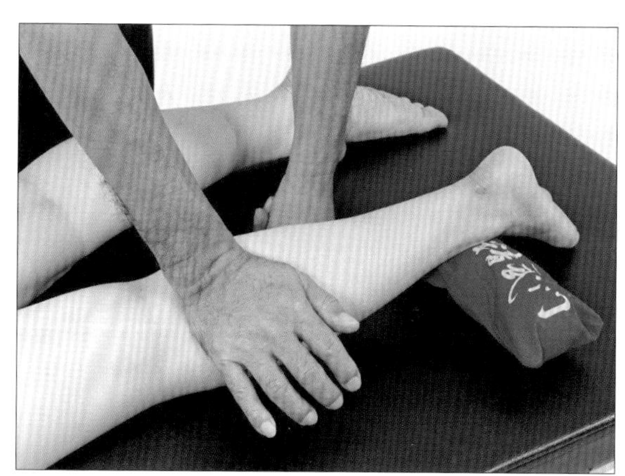

2 施作者用掌根或手刀輕揉小腿。

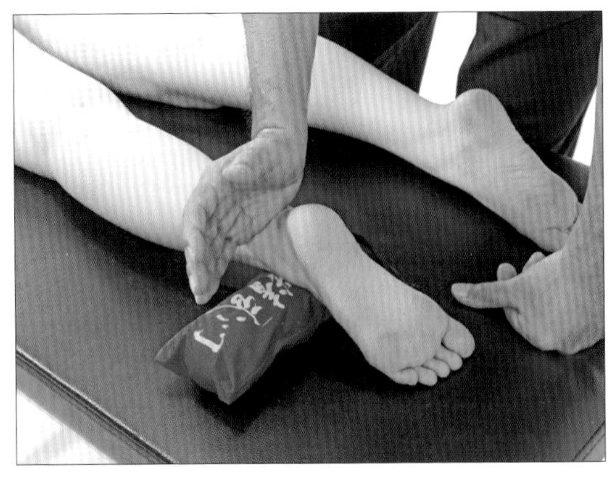

3 將被施作者的小腿上抬，施作者用手刀，以逆時針方向滾動旋揉的方式按摩放鬆阿基里斯腱。

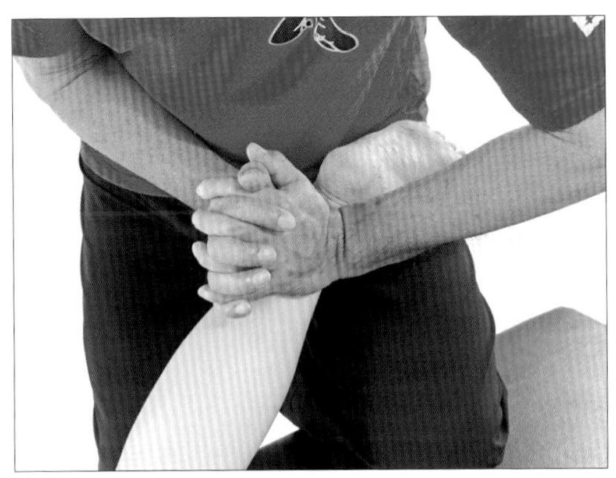

4 施作者十指交握，用雙手掌根從被施作者的阿基里斯腱，慢慢往上推至膝蓋後側。

簡單拔罐

拔罐步驟：

❶ 被施作者採坐姿或俯臥，將精油或凡士林抹在被施作者的兩側膀胱經上。

❷ 在被施作者的左側膀胱經上下端（背部與腰部）各定1罐，再沿著2罐之間上下滑罐。左側定罐、滑罐完之後，稍微讓被施作者休息片刻，再換另一側重複相同動作。滑罐期間，被施作者如有任何不適症狀，應即時取下罐具。

❸ 拔罐之後，被施作者記得飲用適量溫開水。

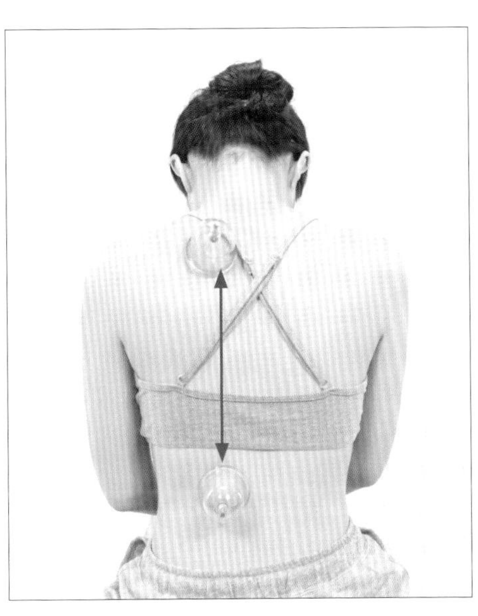

乳房痛、月經不調

症狀說明

女性月經不調，通常是因腹部氣血不彰所致，而腹部為何不彰？可能的因素很多，例如：肝功能的下降、內分泌失調、腫瘤，或是感染都有可能。因此無論是經前、經後或不定期發生，膀胱經的按摩是必須的保健基礎。

隨之而來的，可能就是乳房痛，如果不是身體缺鈣、懷孕、內衣尺寸太緊、咖啡喝太多，或突然提重物等因素造成，而是多囊性卵巢症候、胸部有硬塊可能的乳癌，則需就醫。乳癌如提早發現，治癒率有百分之九十，因此身體在保健觀念下的警訊處理是十分重要的。

對應穴位&肌肉

膀胱經

從頭頂到腳底第五趾外側，因此須處理的肌肉部位是從頸部、背部、臀部到下肢。

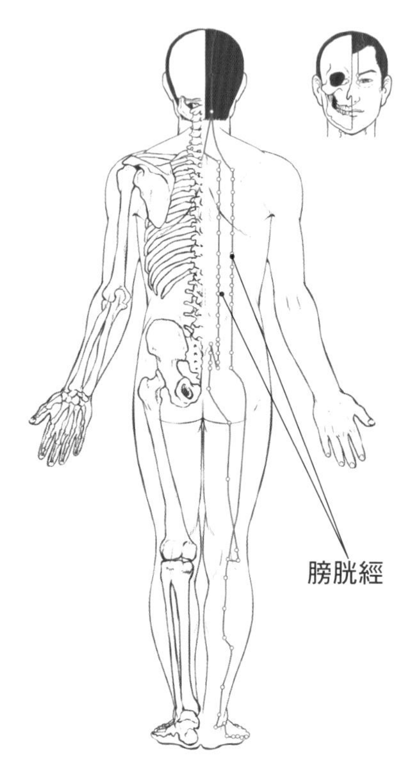

痠痛解證

① 頸部的按摩

頸椎是所有神經通往腦幹的最後一段，也是最容易因肌肉的緊繃而受到影響，因此頸部的按摩必不可少。

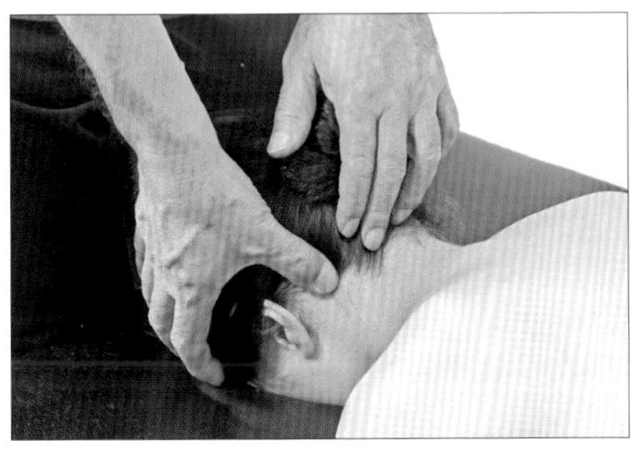

1 被施作者俯臥。施作者用指腹按揉被施作者的項上線。

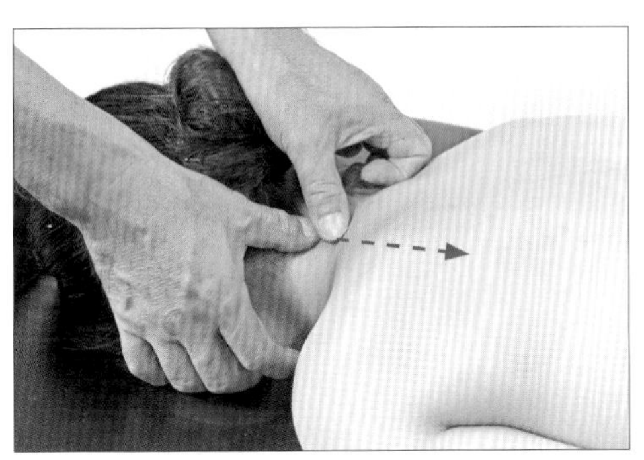

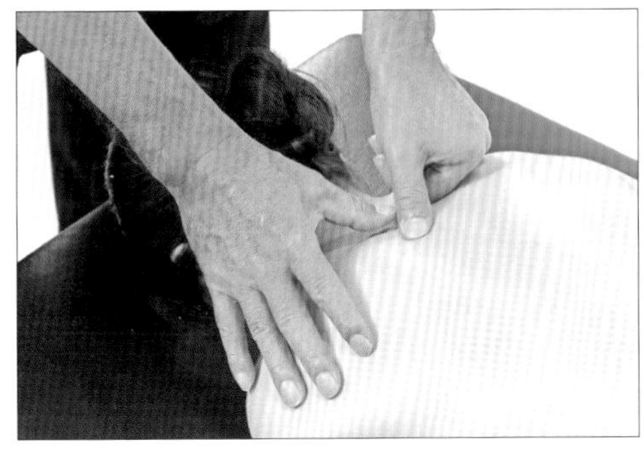

2 再用雙指輪推的方式沿著頸椎兩側往下推，推至第3～6胸椎。

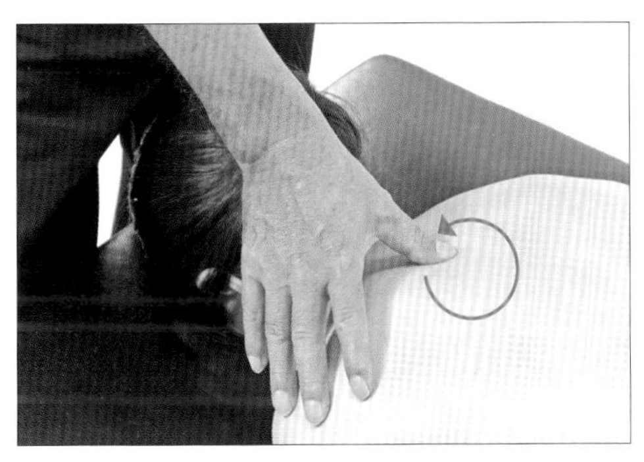

3 如果觸摸到密度特別高或較隆起之處，皆是痠痛點，用指腹針對痠痛點先輕輕按壓3～6次，再深壓並以逆時針方向慢慢壓揉3次。施作完，若痠痛部位無緩解，則重複以上步驟；如有緩解，即可移到下個痠痛點施作。

② 背部的按摩

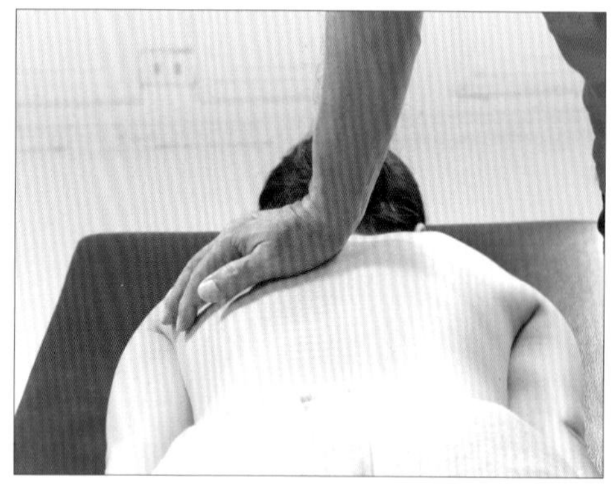

1 施作者手臂與被施作者後背垂直，以掌根置於被施作者胸椎橫突單側。

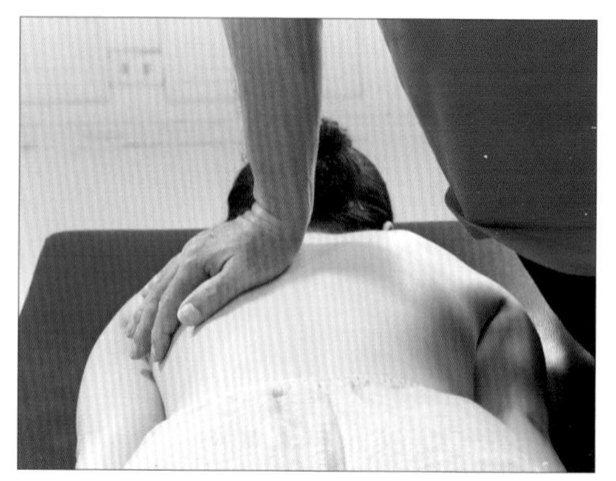

2 當被施作者吐氣時，施作者用身體的力量慢慢將掌根往下壓，力量從0到7公斤的施力，默數1秒、2秒一直到7秒，掌根壓到底，不動。最後1秒，用掌根施力往身體外側推出。

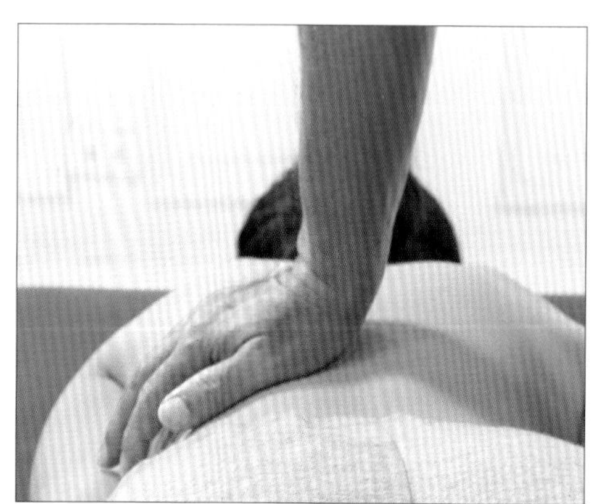

3 重複步驟1～2的動作，以半個掌根半個掌根的距離，往下按摩至胸椎第12椎，來回做3次，再換另一邊重複相同動作。

▲**重點**：力量、頻率及間距的節奏要控制一致，如此才能配合調息的節奏，達到最好的按摩效果。

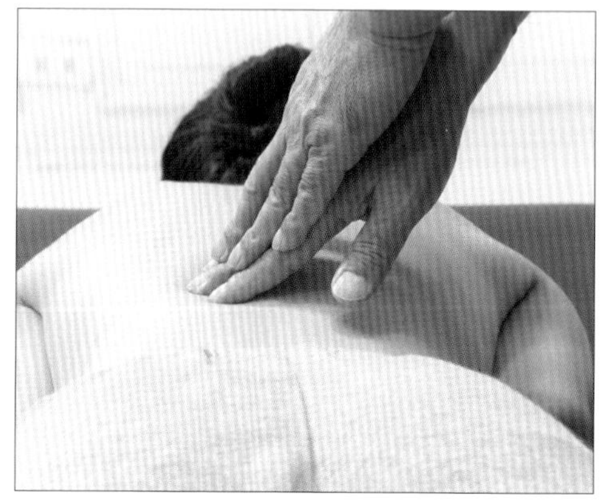

4 施作者的雙手指腹相疊，置於被施作者胸椎單側，先找到條索狀肌群（約脊椎和肩胛骨中間），再以垂直於肌纖維走向橫撥條索，下面的手要放輕鬆，用上面的手施力，來回做3次，再換另一邊重複相同動作。

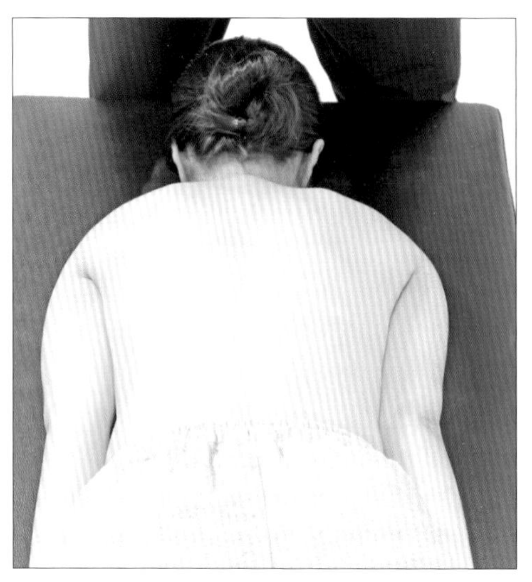

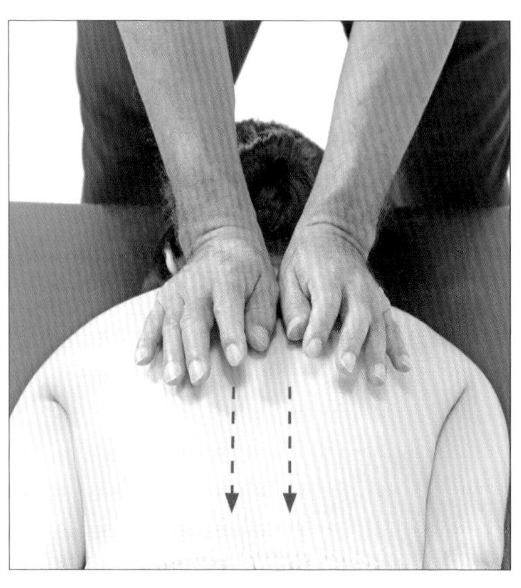

5 施作者站在被施作者頭部的上方，雙手抹精油，將手搓熱，再將掌根置於被施作者的膀胱經上。

6 以身體的重量，從胸椎往腰椎的方向，往前推壓。

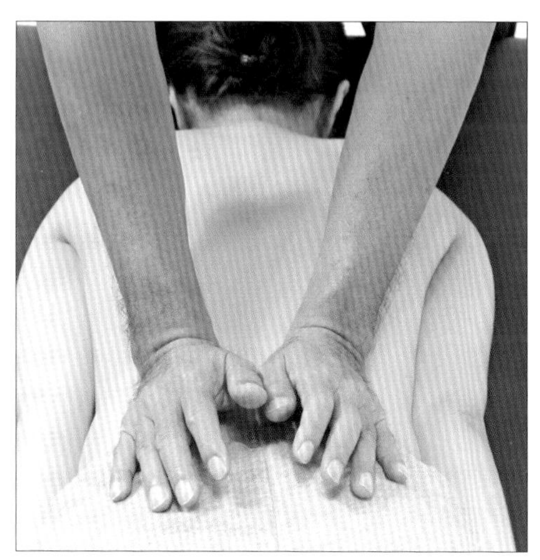

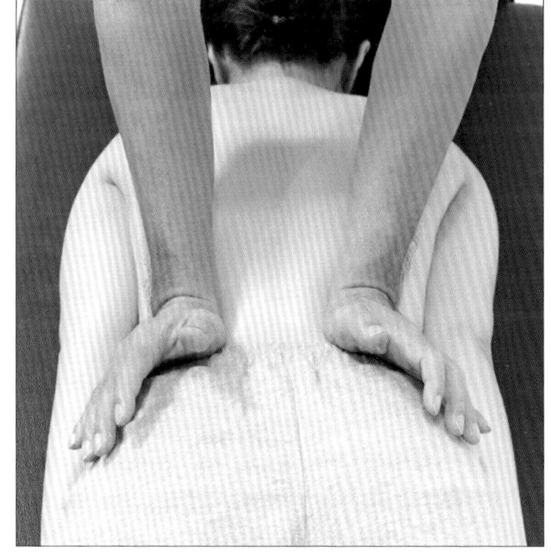

7 推到髖骨，手再往身體的兩側滑出。重複步驟6～7，來回10～20次，就會很明顯地看到膀胱經顯現出較塞的部位。

③ 臀部的按摩

臀，自古稱之為仙骨，是炁入脊髓通往腦幹補腦氣的入口。

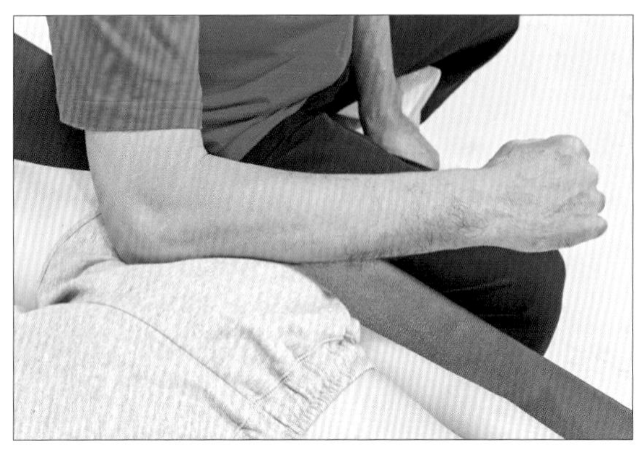

1 施作者用小手臂滾壓的方式，大面積放鬆被施作者的臀部肌群。

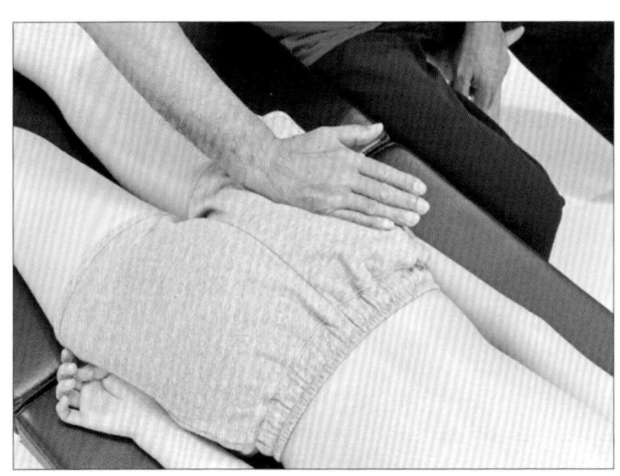

2 再用手刀，沿著薦椎邊緣輕輕推揉3次，再深壓並以逆時針方向慢慢壓揉3次。

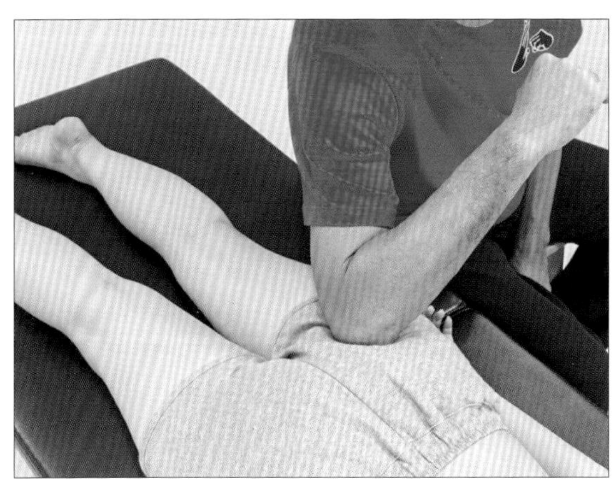

3 如果觸摸到密度特別高或較隆起之處，皆是痠痛點。用手肘針對痠痛點先輕輕按壓3～6次，再深壓並以逆時針方向慢慢壓揉3次。施作完，若痠痛部位無緩解，則重複以上步驟；如有緩解，即可移到下個痠痛點施作。

④ 下肢的按摩

下肢則為肝、膽、脾、胃、腎、膀胱濁氣的出口，因此更是讓膀胱經功能得以發揮順暢的關鍵，必按不可。

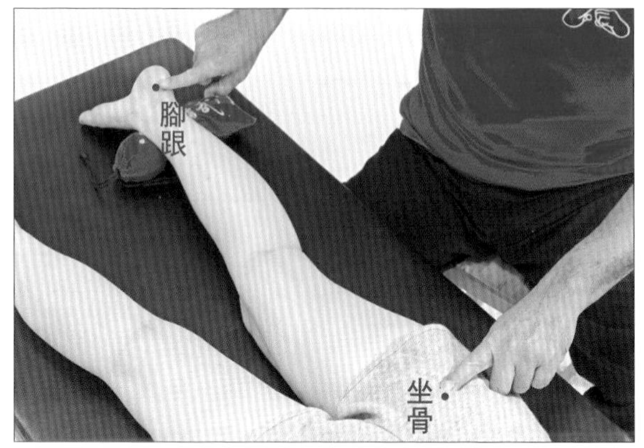

1 被施作者俯臥。施作者的掌根置於被施作者的坐骨粗隆外側，用身體的力量慢慢將掌根往下壓，並以逆時針方向旋揉的方式，沿著膀胱經由上往下從坐骨揉至腳跟。每個定點壓揉3～6次後，即可移到下個位置。被施作者的腿被按壓時，須吐氣。

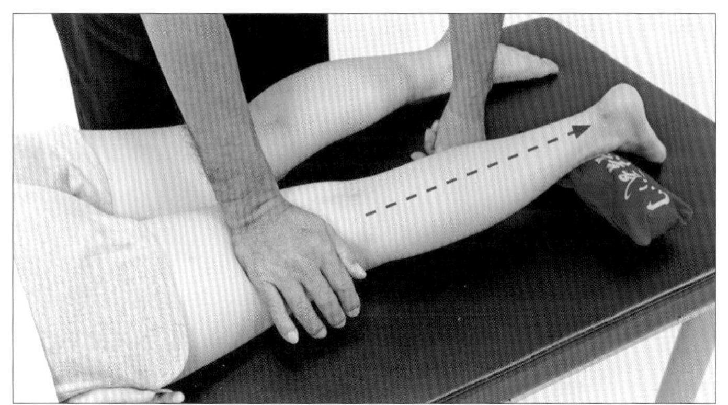

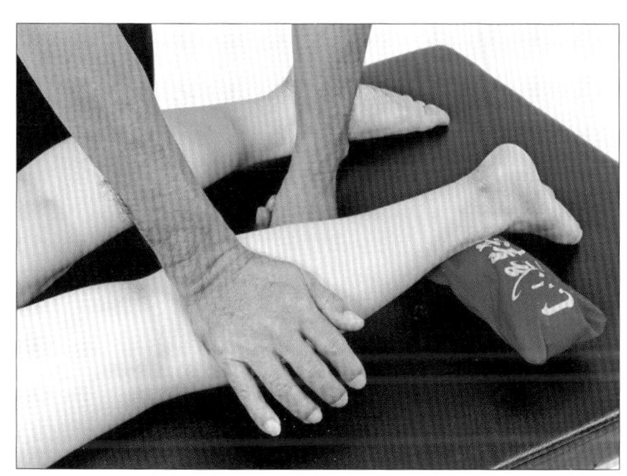

2 施作者用掌根或手刀輕揉小腿。

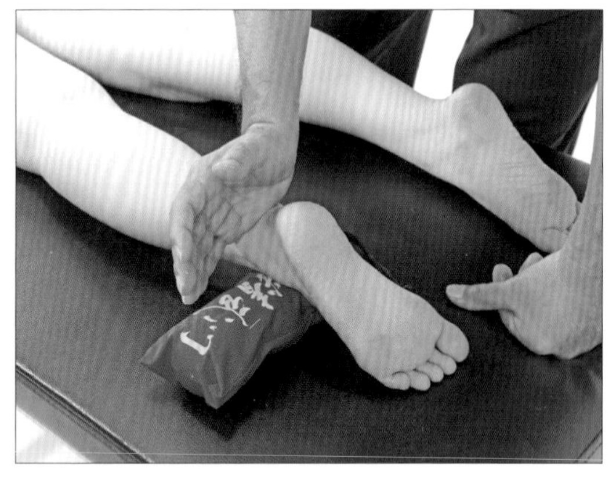

3 將被施作者的小腿上抬，施作者用手刀，以逆時針方向滾動旋揉的方式按摩放鬆阿基里斯腱。

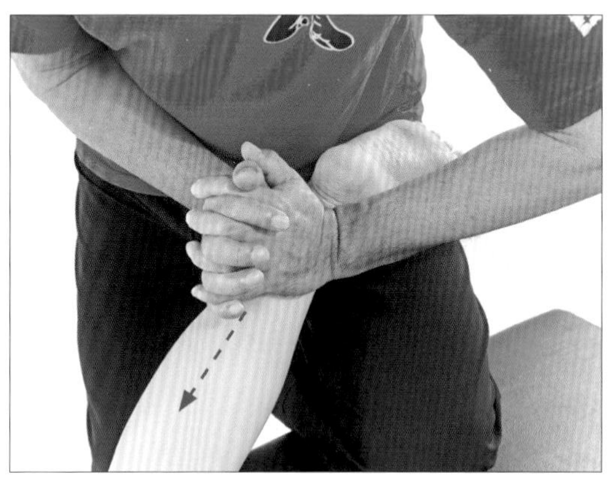

4 施作者十指交握，用雙手掌根從被施作者的阿基里斯腱，慢慢往上推至膝蓋後側。

簡單拔罐

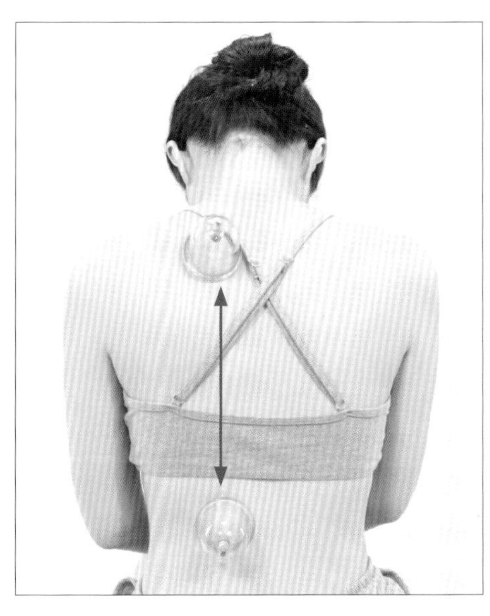

拔罐步驟：

1. 被施作者採坐姿或俯臥，將精油或凡士林抹在被施作者的兩側膀胱經上。
2. 在被施作者的左側膀胱經上下端（背部與腰部）各定1罐，再沿著2罐之間上下滑罐。左側定罐、滑罐完之後，稍微讓被施作者休息片刻，再換另一側重複相同動作。滑罐期間，被施作者如有任何不適症狀，應即時取下罐具。
3. 拔罐之後，被施作者記得飲用適量溫開水。

下肢後側麻痛

症狀說明

腰椎是整條脊椎最粗的一段，下連骨盆，上接胸腔。在人體工學設計上，這一段的功用就是讓人多做旋轉運動，以促進腰部的自主運動。腰椎共有5對神經，當腰椎第5椎與薦椎第1椎之間的神經受到壓迫時，便容易導致下肢後側麻痛。

對應肌肉

腰方肌

- 起端：髂腰韌帶、髂嵴後側
- 止端：第12肋骨下緣、第1到第4腰椎橫突

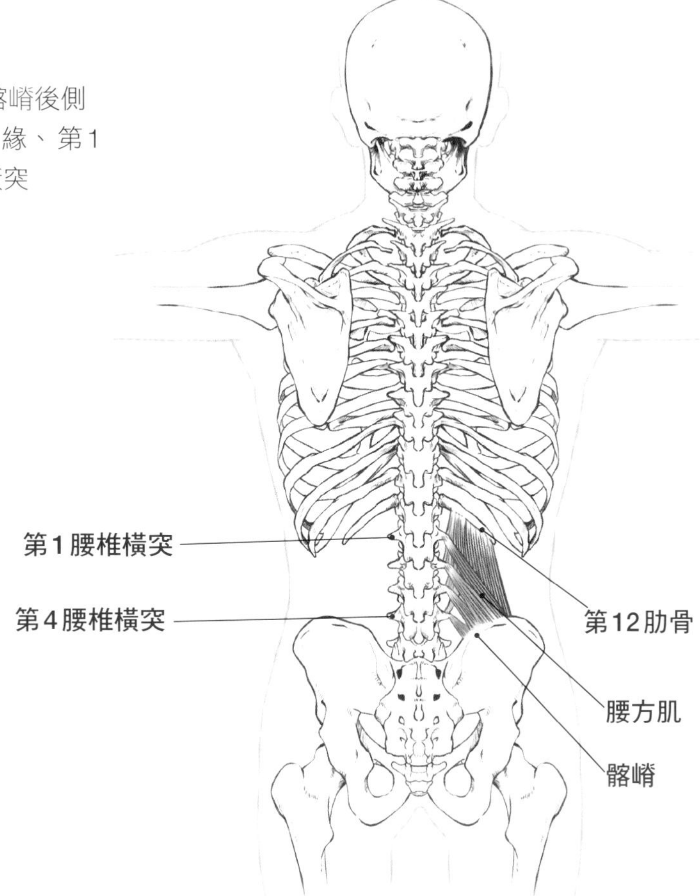

痠痛解證

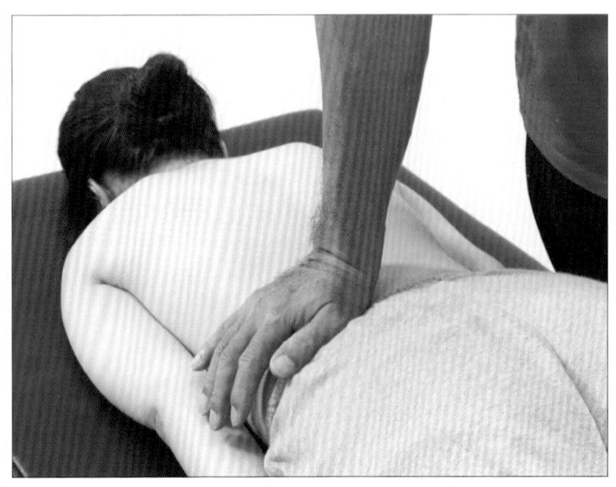

1 被施作者俯臥。施作者手臂與被施作者後背垂直，以掌根置於被施作者腰椎橫突單側。

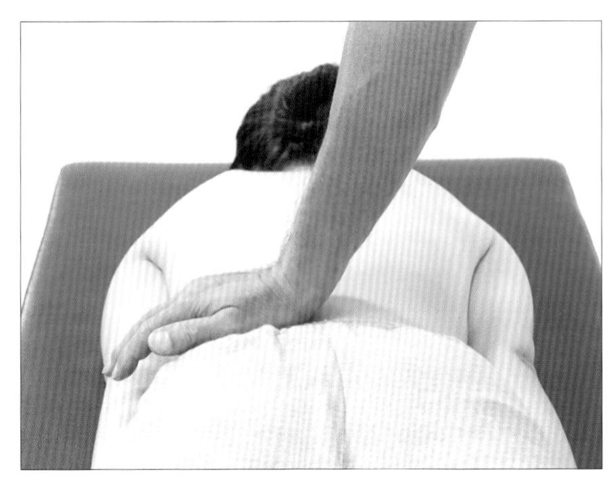

2 當被施作者吐氣時，施作者用身體的力量慢慢將掌根往下壓，力量從0到7公斤的施力，默數1秒、2秒一直到7秒，掌根壓到底，不動。第8秒時掌根施力往身體外側推出。

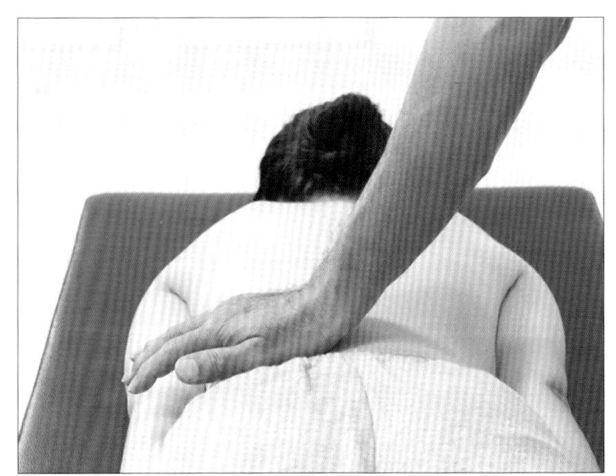

3 重複步驟1～2的動作，以半個掌根半個掌根的距離，往下按壓推，按摩至腰椎第5椎，來回做3次，再換另一邊重複相同動作。

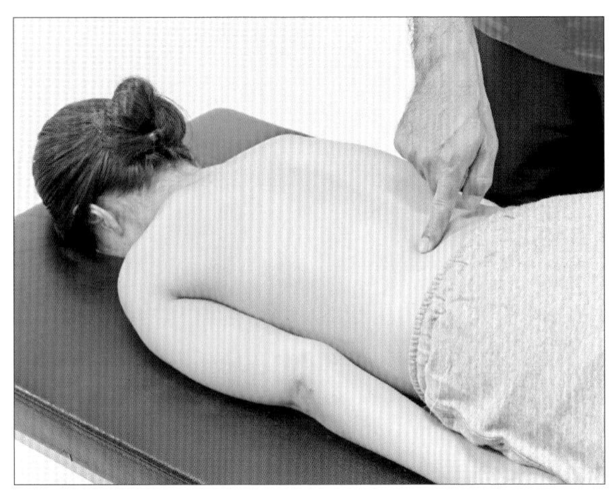

4 接著以指腹觸證，尋找痠痛點。

5 針對痠痛點，用手肘先輕輕按壓3～6次，再深壓並以逆時針方向慢慢壓揉3次。

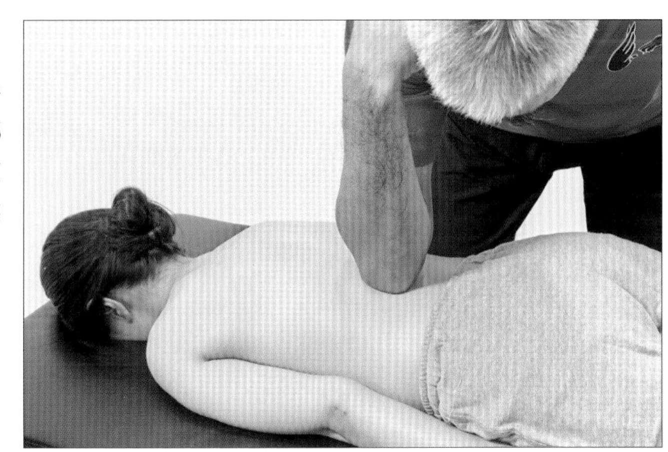

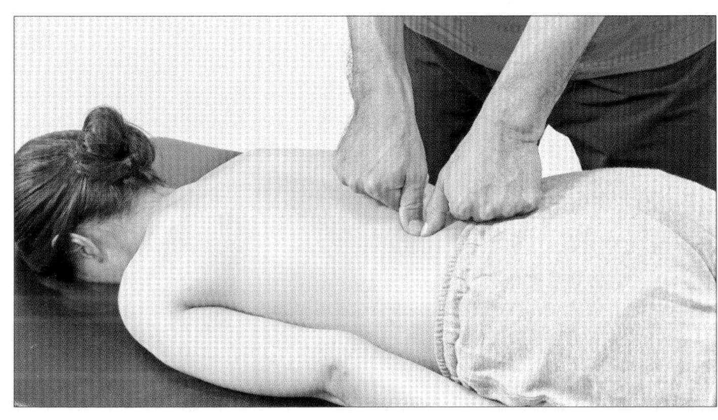

◀**注意：**也可用兩大拇指指尖相併，壓入痠痛點。

簡單拔罐

定罐的位置

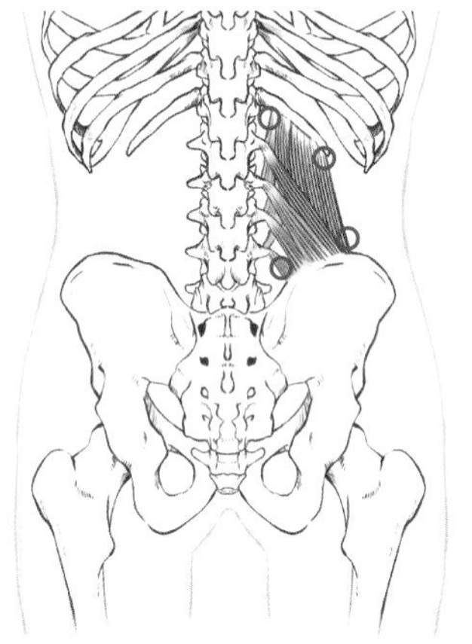

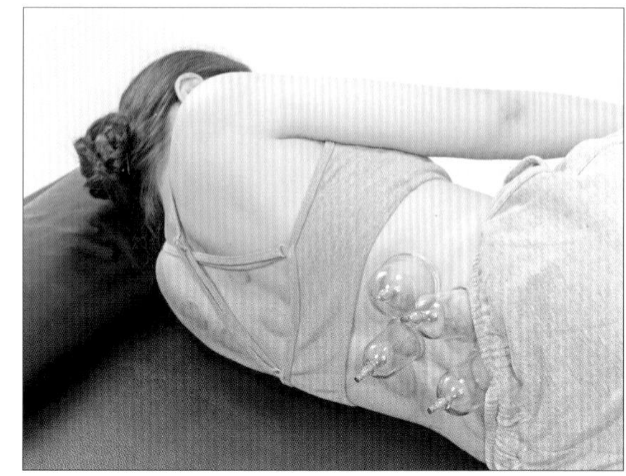

在腰方肌的起止端各定 1 罐，共 4 罐。

定罐時的伸展動作

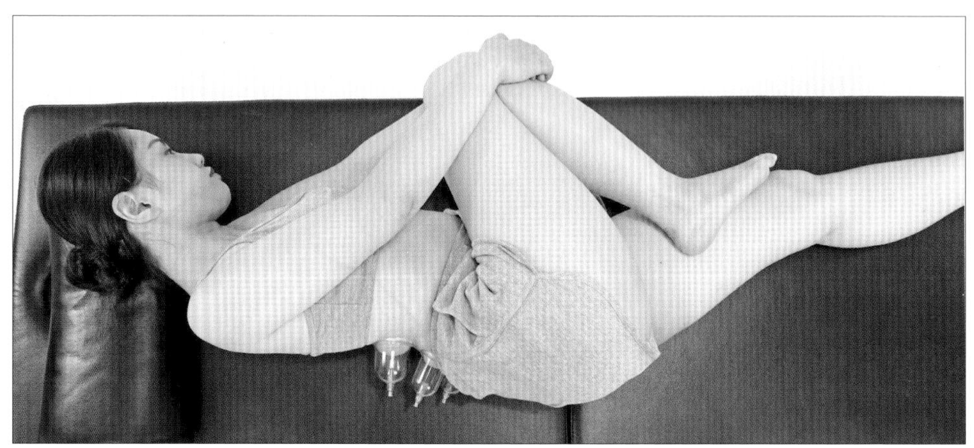

被施作者以鼻子吐氣，做抱膝壓胸的動作 10 ～ 20 次，其間若作用罐內的膚色由粉紅轉紅，甚至發紫，即可拔罐。以上步驟如無改善，則請專業整復師牽引推拿，將腰椎 5 椎與髖骨的間距整復到正位。

坐骨神經痛

症狀說明

臀部的肌肉是全身肌肉最厚實的，主要在於穩固髖關節，保住薦椎，才能讓脊椎得到正常的發揮空間。同時也是下肢運動最大的支持者，無論內收、外旋、屈曲都靠這臀部鐵三角，讓你跑步、爬樓梯、騎單車、游泳、甚至跳拉丁舞都能游刃有餘，輕鬆自在。

除此還有六條小肌肉，被稱之為六深肌，負責髖骨的外旋動作，分別由大轉子向薦椎與骨盆形成扇形連接。只是除了梨狀肌之外，其餘五條小深肌都在坐骨神經之下，因此如果梨狀肌太緊，形成如條索般的肌束，就會壓迫到坐骨神經，形成坐骨神經痛。

對應肌肉&神經

坐骨神經

由腰椎與薦椎神經匯集而成，經過臀部、大腿後側，在膝關節後方分成腓總神經與脛神經。腓總神經繞到小腿前側，往下的分支稱為淺腓神經和深腓神經，一直到腳背，整個可視為腓神經。脛神經則從後膝通往足跟與腳底。也就是說，腓神經繞到小腿前側，脛神經在小腿後側。

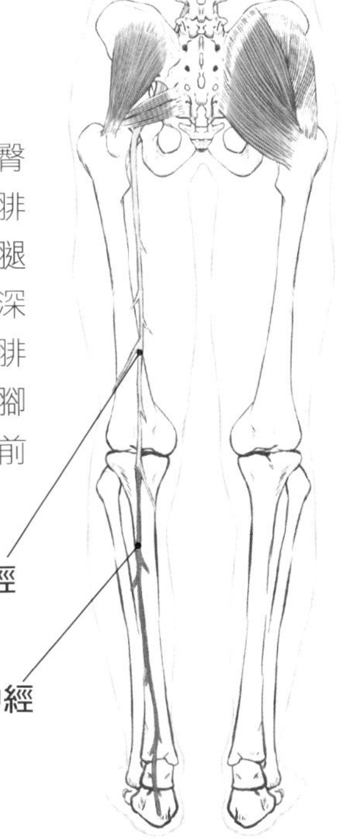

▲從背面看

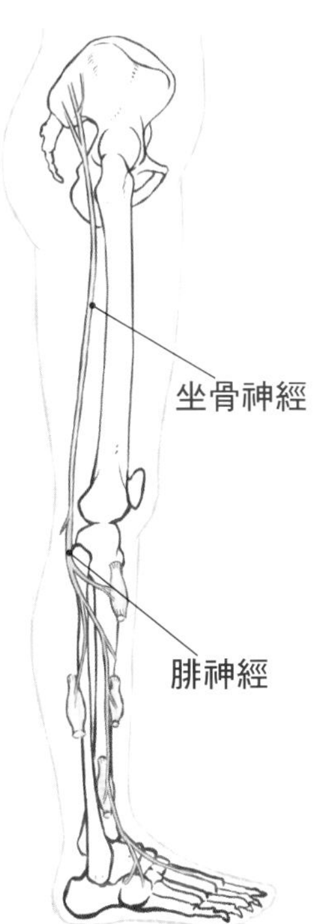

▲從側面看

① 臀大肌

- 起端：薦椎邊緣、尾骨、後髂嵴
- 止端：髂脛束、股骨臀肌粗隆

② 臀中肌

- 起端：髂骨表面臀前線和臀後線間
- 止端：股骨大轉子的外側

③ 臀小肌

- 起端：髂骨表面臀前線前方
- 止端：股骨大轉子的前緣

④ 梨狀肌

- 起端：薦椎前面
- 止端：股骨大轉子尖端後緣

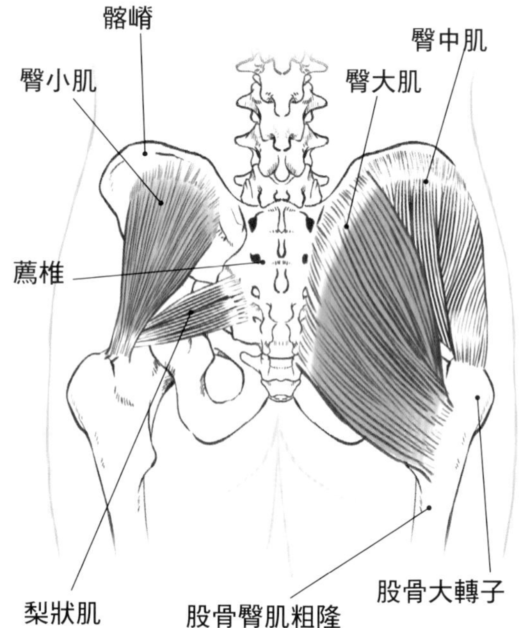

痠痛解證

臀大肌與臀中肌屬於淺層的薄片肌肉，用徒手的按摩方式即可放鬆，如有明確的壓痛點，再以定罐和伸展活動該肌肉的方式處理。

① 臀大肌的按摩

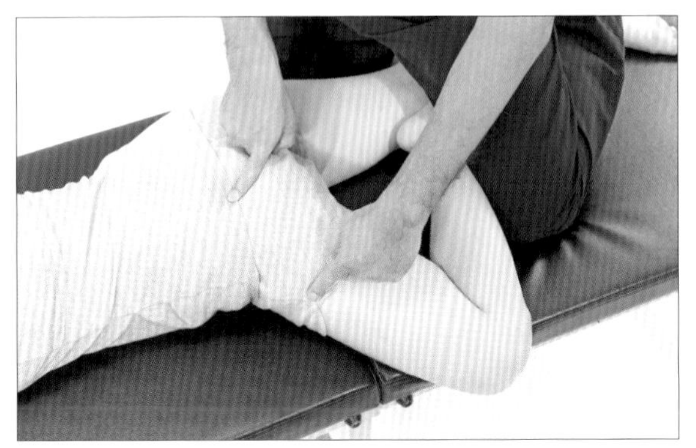

1 被施作者俯臥。施作者將其大腿外展，小腿屈膝，藉此先將臀大肌拉開，再觸診臀大肌的起止端。

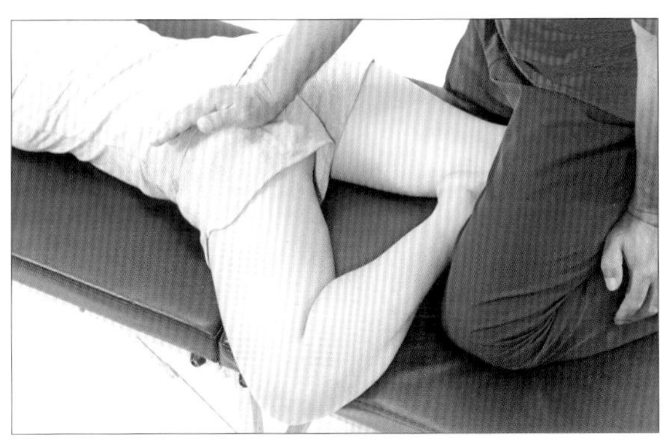

2 用手刀，以垂直於肌纖維走向推揉臀大肌的起止端，各做6次。

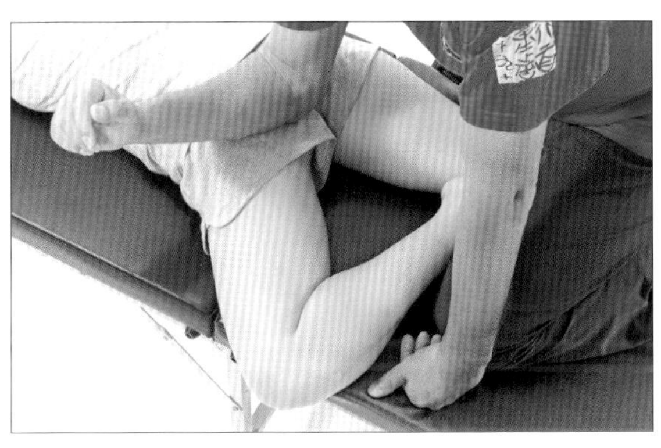

3 再用手肘，以垂直於肌纖維走向滾壓的方式，大面積來回推揉臀大肌。

② 臀中肌＆臀小肌的按摩

1 按摩右側臀中肌與臀小肌時，被施作者向左側躺，將右腳置於左膝後方，呈4字腿。

2 輕輕活動被施作者的腿，就能找到「大轉子」（側邊最高處）的位置。

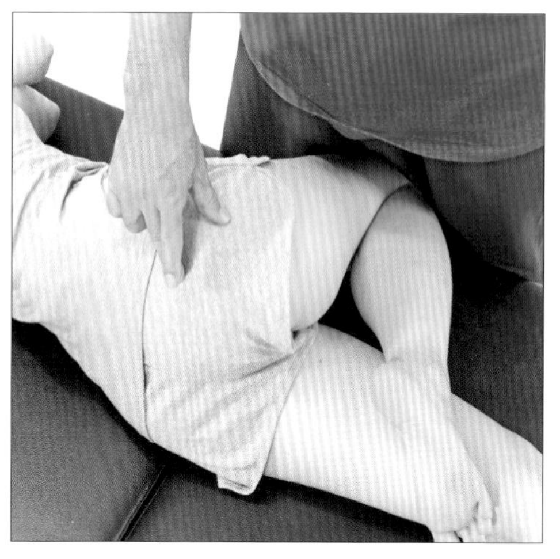

▲**重點：**按摩左側臀中肌與臀小肌時，則向右側躺，左腳置於右膝後方。

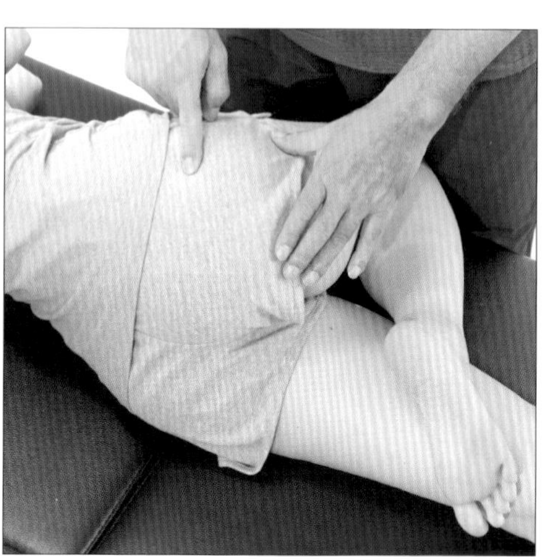

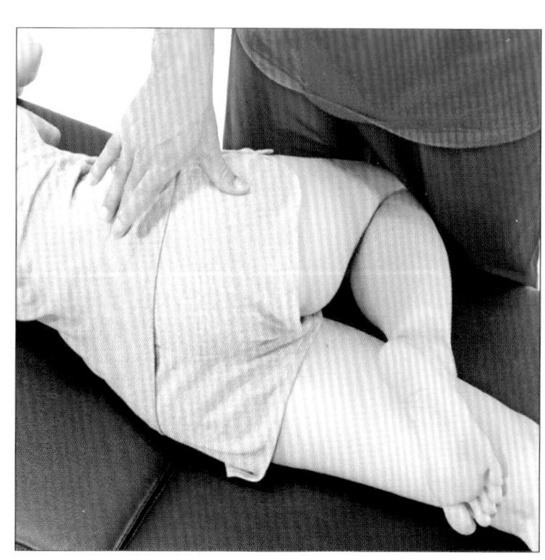

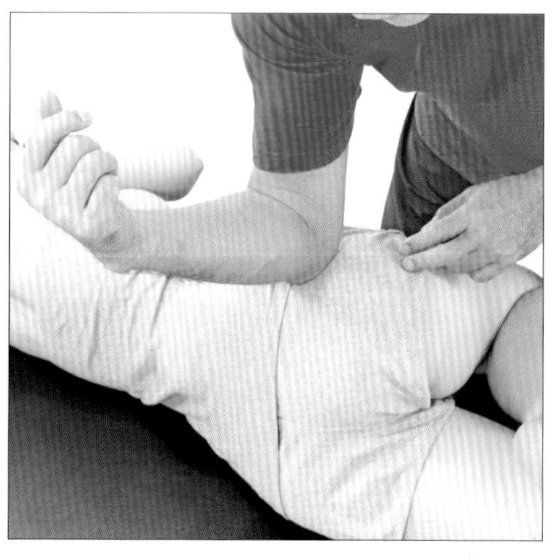

3 以大轉子為圓心，往骨盆的髂骨方向畫圓，分別是臀中肌、臀小肌的位置。並觸診臀中肌、臀小肌的起止端。

4 將手肘置於兩條肌肉的起止端，用身體力量慢慢往下壓，以垂直肌纖維走向的方式輕輕推揉。每一條起止端各做6次。

③ 梨狀肌的按摩

梨狀肌屬於深層的小肌肉，可用肘壓的方式先予以放鬆，再施以定罐，最後再讓被施作者自主伸展即可解證。

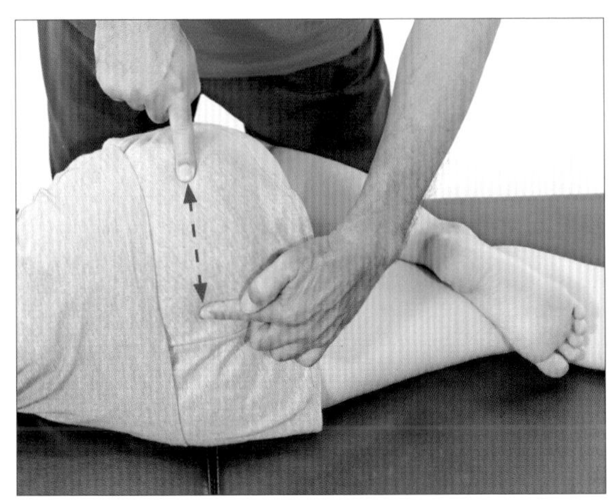

1 被施作者側躺，呈4字腿。臀大肌、臀中肌、臀小肌經放鬆伸展，這條由薦椎上3孔到股骨大轉子的梨狀肌就比較容易被觸診到。

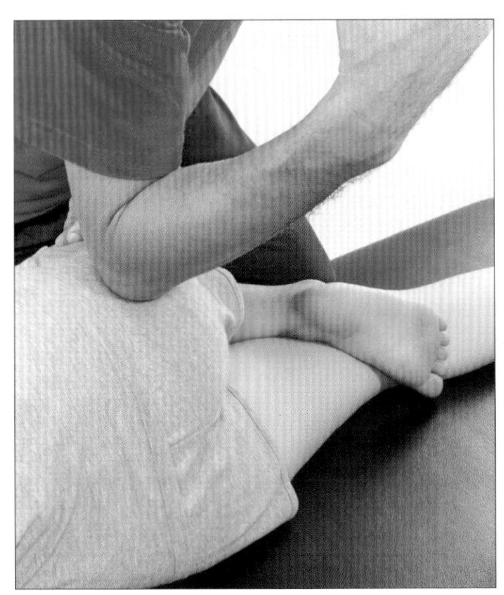

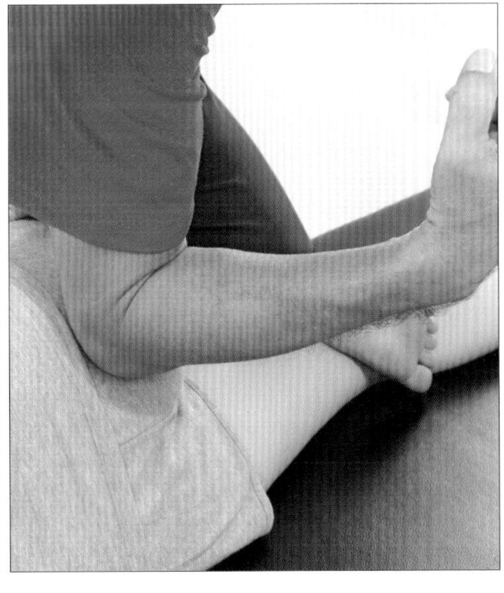

2 用手肘以垂直於肌纖維走向的方式，來回推揉整條梨狀肌，共做6次。

簡單拔罐

臀部肌群放鬆之後，若仍有明顯的壓痛點，可施以定罐。

定罐的位置

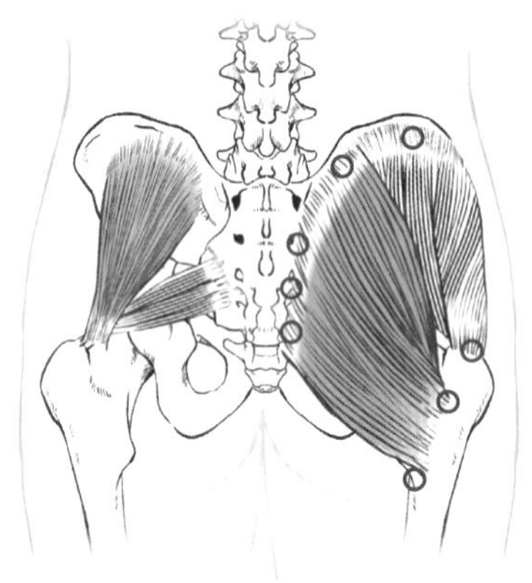

被施作者側躺，呈 4 字腿。在臀大、中、小肌及梨狀肌的起止端定罐（一排），拔罐槍拉 2 ～ 3 次。在起止端之間觸找痠痛點，在痠痛點上再定 1 罐。

定罐時的伸展動作

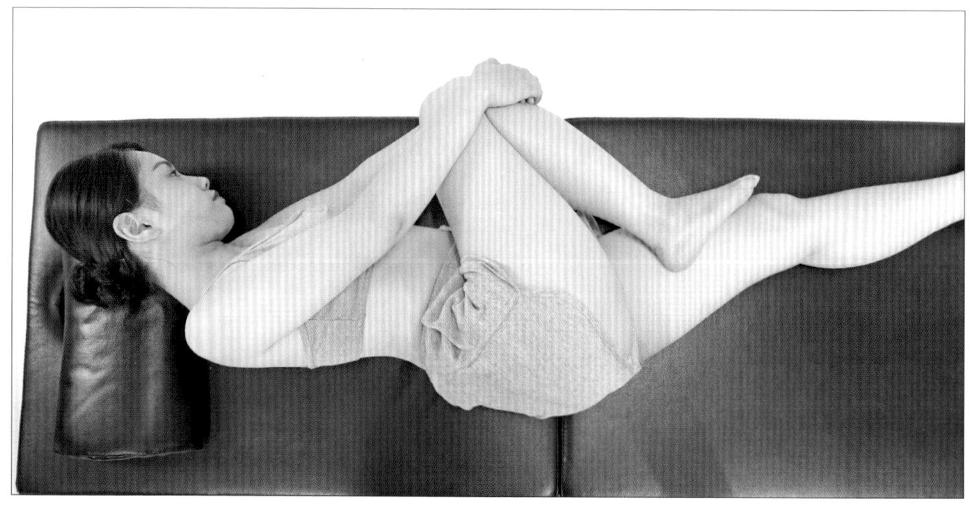

被施作者側躺，以鼻子吐氣做抱膝（有定罐的那一邊）壓胸的動作 10 ～ 20 次。其間若作用罐內的膚色由粉紅轉紅，甚至發紫，即可拔罐。

自主伸展

深層的肌肉要完全達到復健效果，施作後的自主運動絕不可少，因此坐骨神經痛並不可怕，也不難整復，最重要的是，被施作者必須配合做臀部的筋膜伸展動作，才能達到治本的效果。

① 臀大肌的伸展

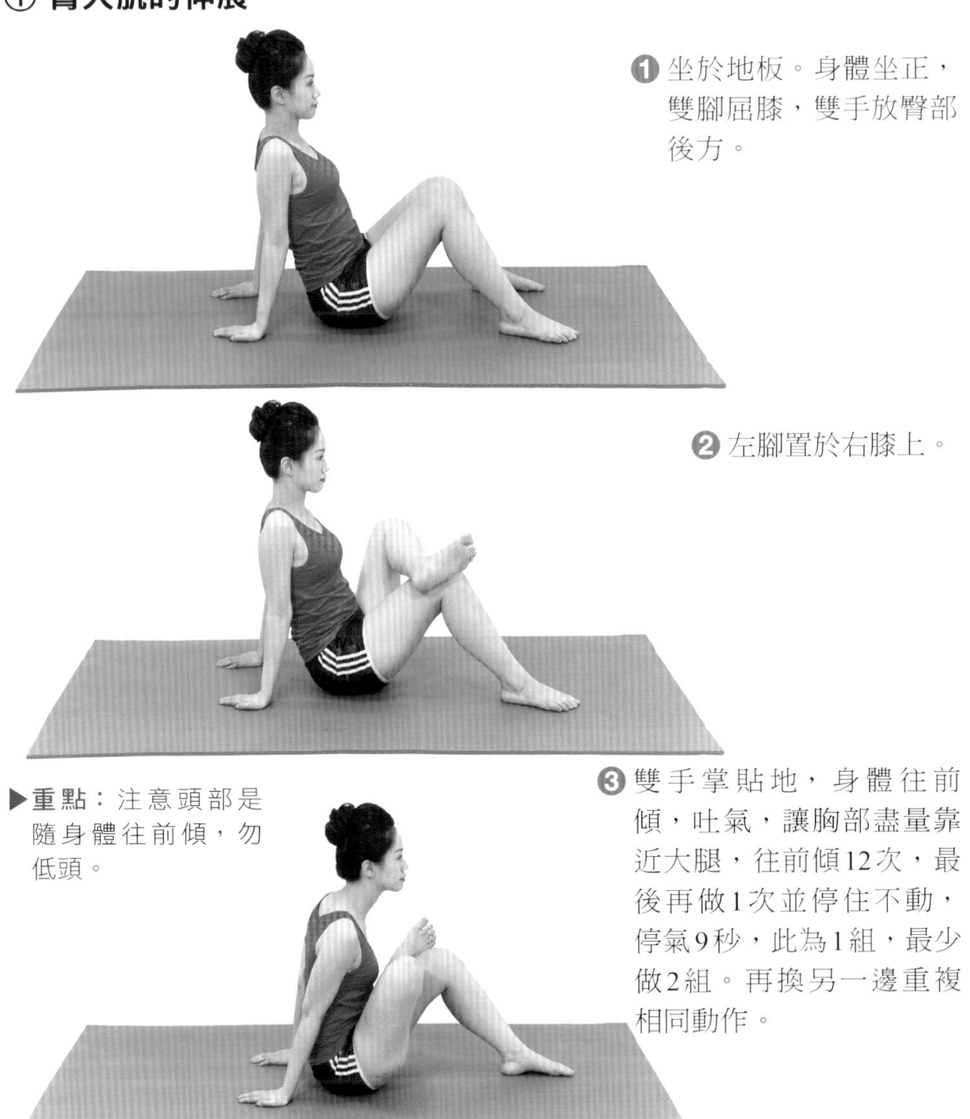

❶ 坐於地板。身體坐正，雙腳屈膝，雙手放臀部後方。

❷ 左腳置於右膝上。

❸ 雙手掌貼地，身體往前傾，吐氣，讓胸部盡量靠近大腿，往前傾12次，最後再做1次並停住不動，停氣9秒，此為1組，最少做2組。再換另一邊重複相同動作。

▶**重點**：注意頭部是隨身體往前傾，勿低頭。

② 臀中肌＆臀小肌的伸展

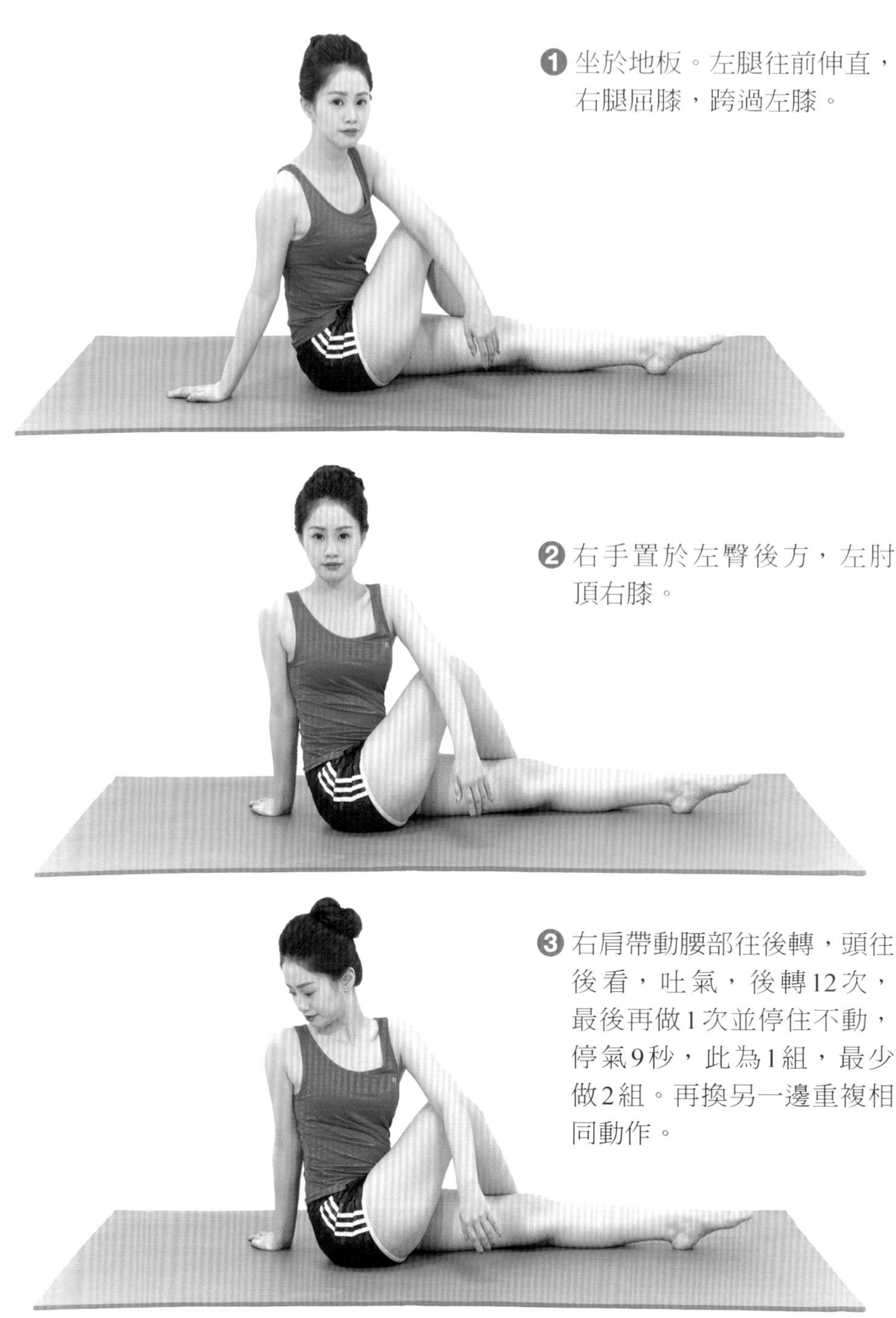

❶ 坐於地板。左腿往前伸直，右腿屈膝，跨過左膝。

❷ 右手置於左臀後方，左肘頂右膝。

❸ 右肩帶動腰部往後轉，頭往後看，吐氣，後轉12次，最後再做1次並停住不動，停氣9秒，此為1組，最少做2組。再換另一邊重複相同動作。

③ 梨狀肌的伸展

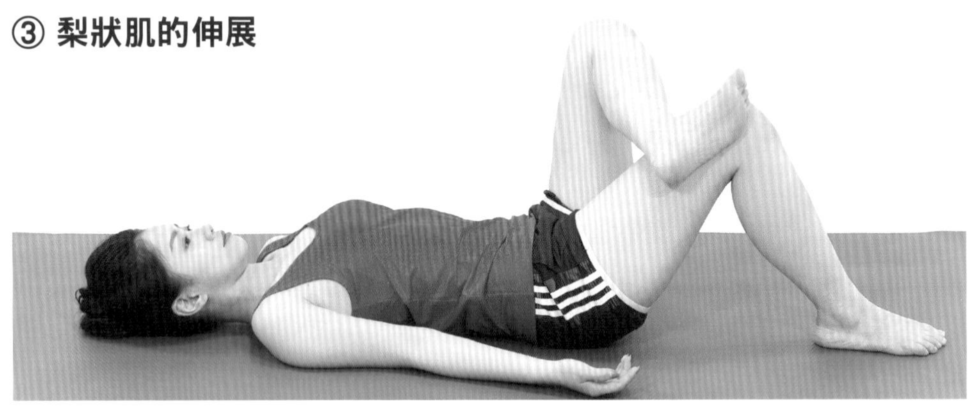

❶ 仰躺。雙腳屈膝，左腳置於右膝上，雙手自然放身體兩側。

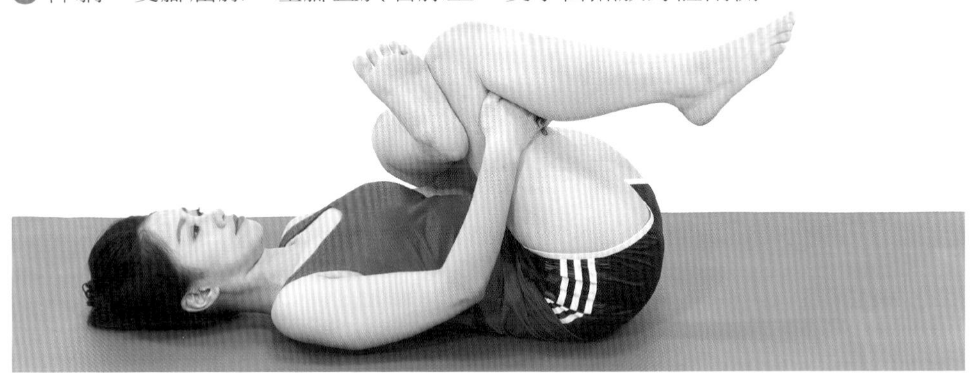

❷ 雙手環抱右大腿。往胸部的方向下壓吐氣，下壓12次，最後再做1次並停住不動，停氣9秒，此為1組，最少做2組。再換另一邊重複相同動作。

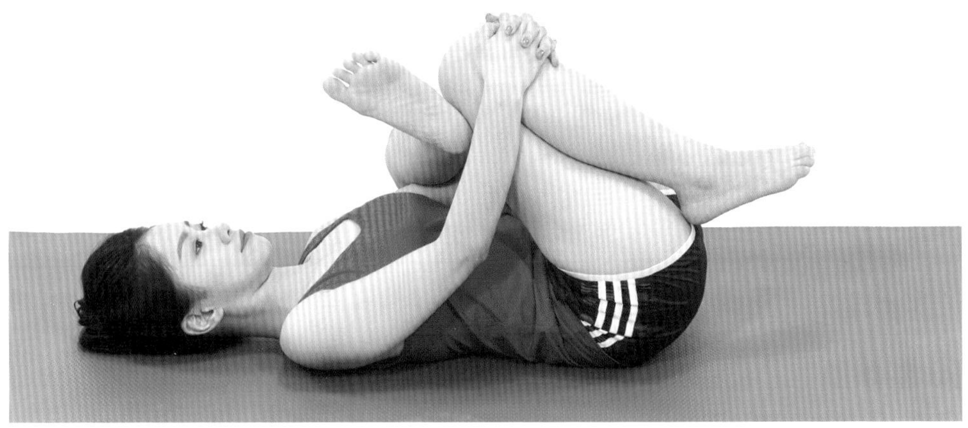

❸ 左右大腿做完後，雙手環抱的位置由大腿換成膝蓋。動作同步驟2，以加強梨狀肌的伸展。

② 臀中肌＆臀小肌的按摩

1 按摩右側臀中肌與臀小肌時，被施作者向左側躺，將右腳置於左膝後方，呈4字腿。

2 輕輕活動被施作者的腿，就能找到「大轉子」（側邊最高處）的位置。

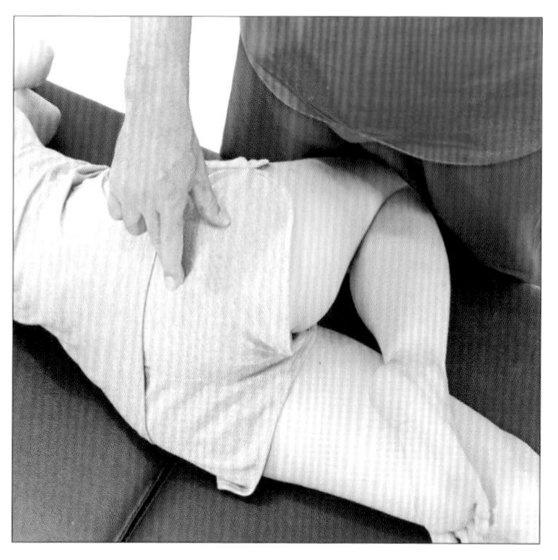

▲**重點：**按摩左側臀中肌與臀小肌時，則向右側躺，左腳置於右膝後方。

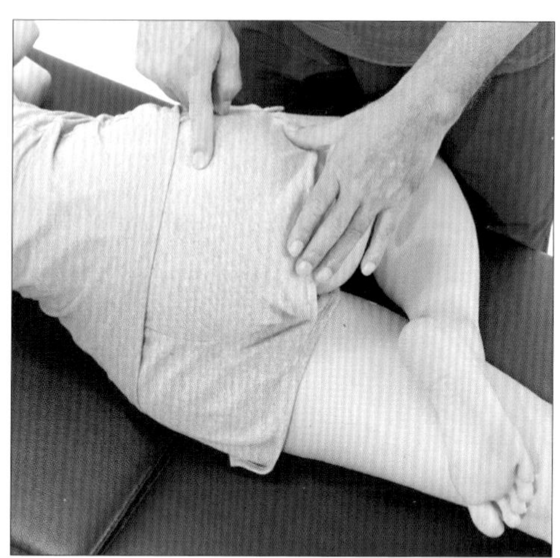

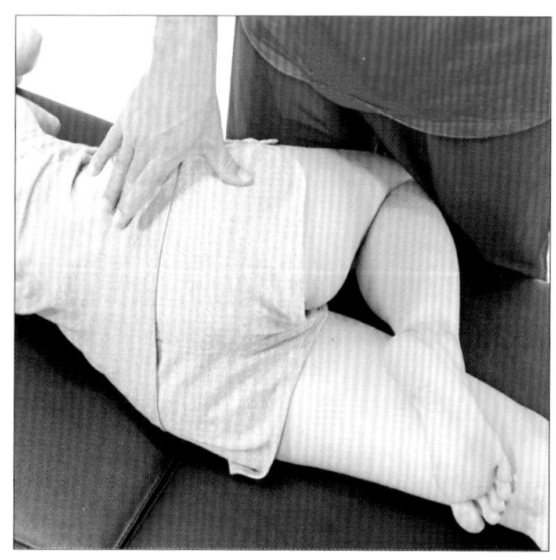

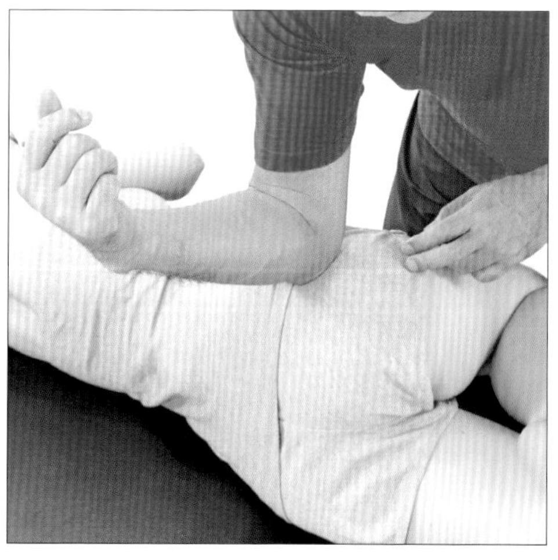

3 以大轉子為圓心，往骨盆的髂骨方向畫圓，分別是臀中肌、臀小肌的位置。並觸診臀中肌、臀小肌的起止端。

4 將手肘置於兩條肌肉的起止端，用身體力量慢慢往下壓，以垂直肌纖維走向的方式輕輕推揉。每一條起止端各做6次。

③ 梨狀肌的按摩

梨狀肌屬於深層的小肌肉，可用肘壓的方式先予以放鬆，再施以定罐，最後再讓被施作者自主伸展即可解證。

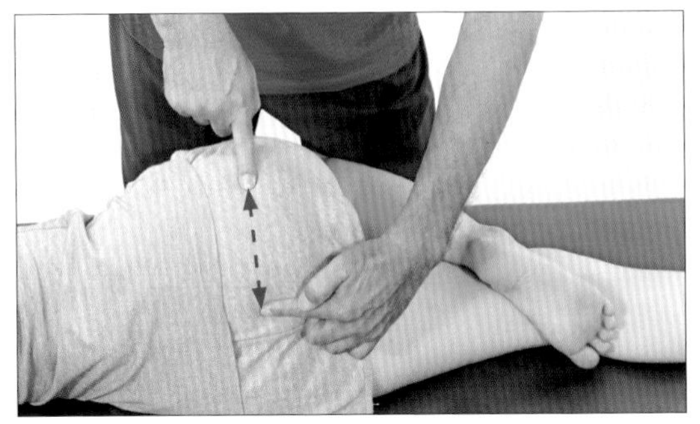

1 被施作者側躺，呈4字腿。臀大肌、臀中肌、臀小肌經放鬆伸展，這條由薦椎上3孔到股骨大轉子的梨狀肌就比較容易被觸診到。

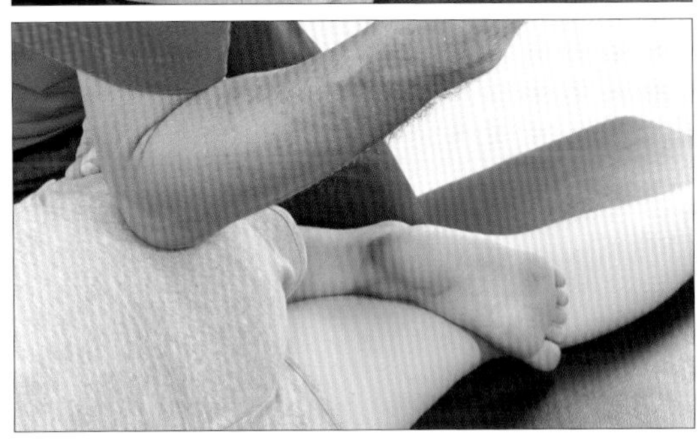

2 用手肘以垂直於肌纖維走向的方式，來回推揉整條梨狀肌，共做6次。

簡單拔罐

臀部肌群放鬆之後，若仍有明顯的壓痛點，可施以定罐。

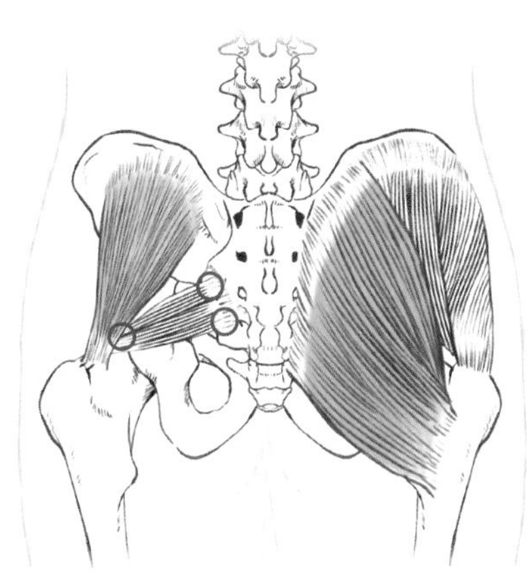

定罐位置：在梨狀肌的起止端各定一罐，拔罐槍拉2～3次。接著在起止端之間觸找痠痛點，在痠痛點上再定一罐。

伸展動作：被施作者做梨狀肌伸展的動作（請參照梨狀肌的自主伸展步驟）。其間若作用罐內的膚色由粉紅轉紅，甚至發紫，即可拔罐。出瘀後休息，藉由淋巴的代謝讓皮膚回到正常顏色後再拔罐。

自主伸展

深層的肌肉要完全達到復健效果，施作後的自主運動絕不可少，被施作者必須配合做臀部的筋膜伸展動作，才能達到治本的效果。

① 臀大肌的伸展

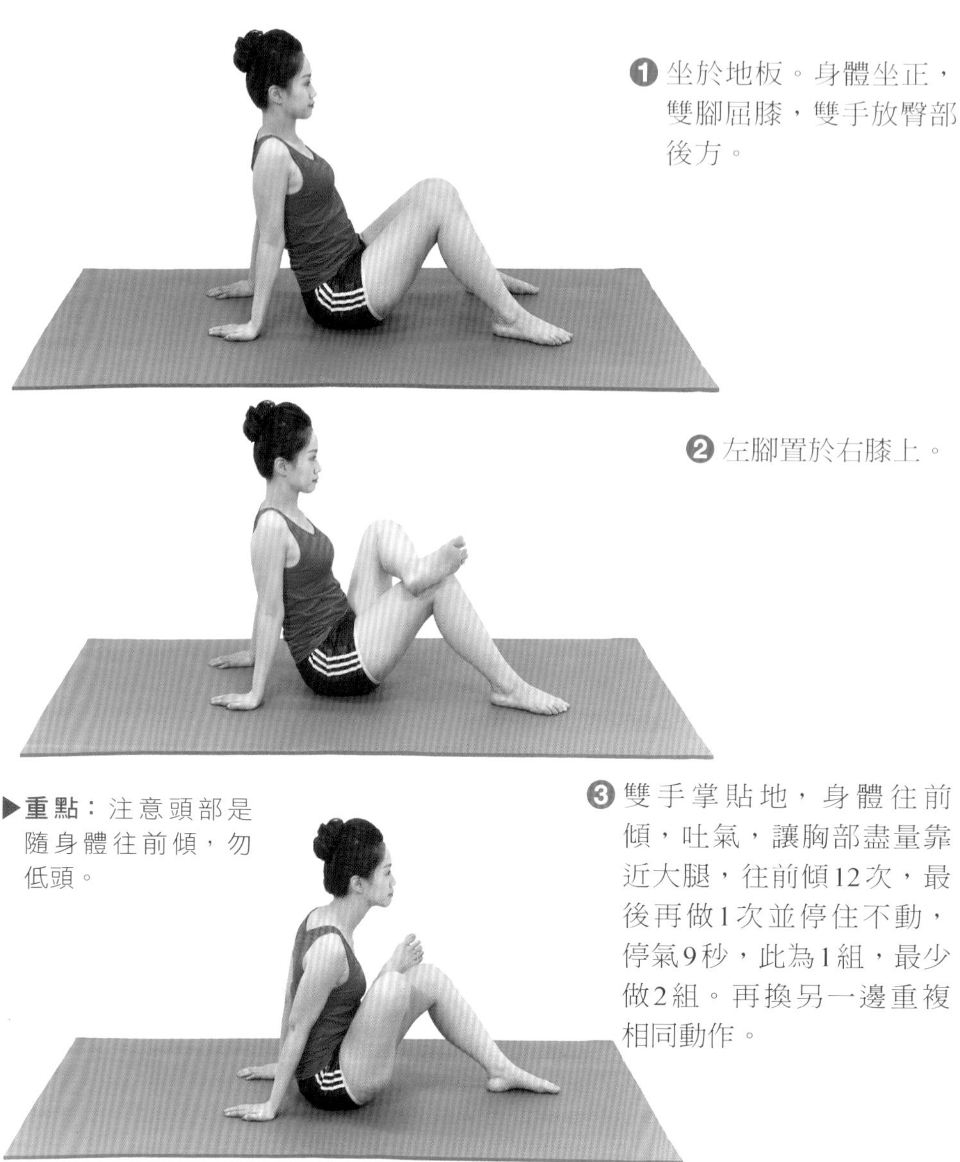

❶ 坐於地板。身體坐正，雙腳屈膝，雙手放臀部後方。

❷ 左腳置於右膝上。

▶**重點**：注意頭部是隨身體往前傾，勿低頭。

❸ 雙手掌貼地，身體往前傾，吐氣，讓胸部盡量靠近大腿，往前傾12次，最後再做1次並停住不動，停氣9秒，此為1組，最少做2組。再換另一邊重複相同動作。

② 臀中肌＆臀小肌的伸展

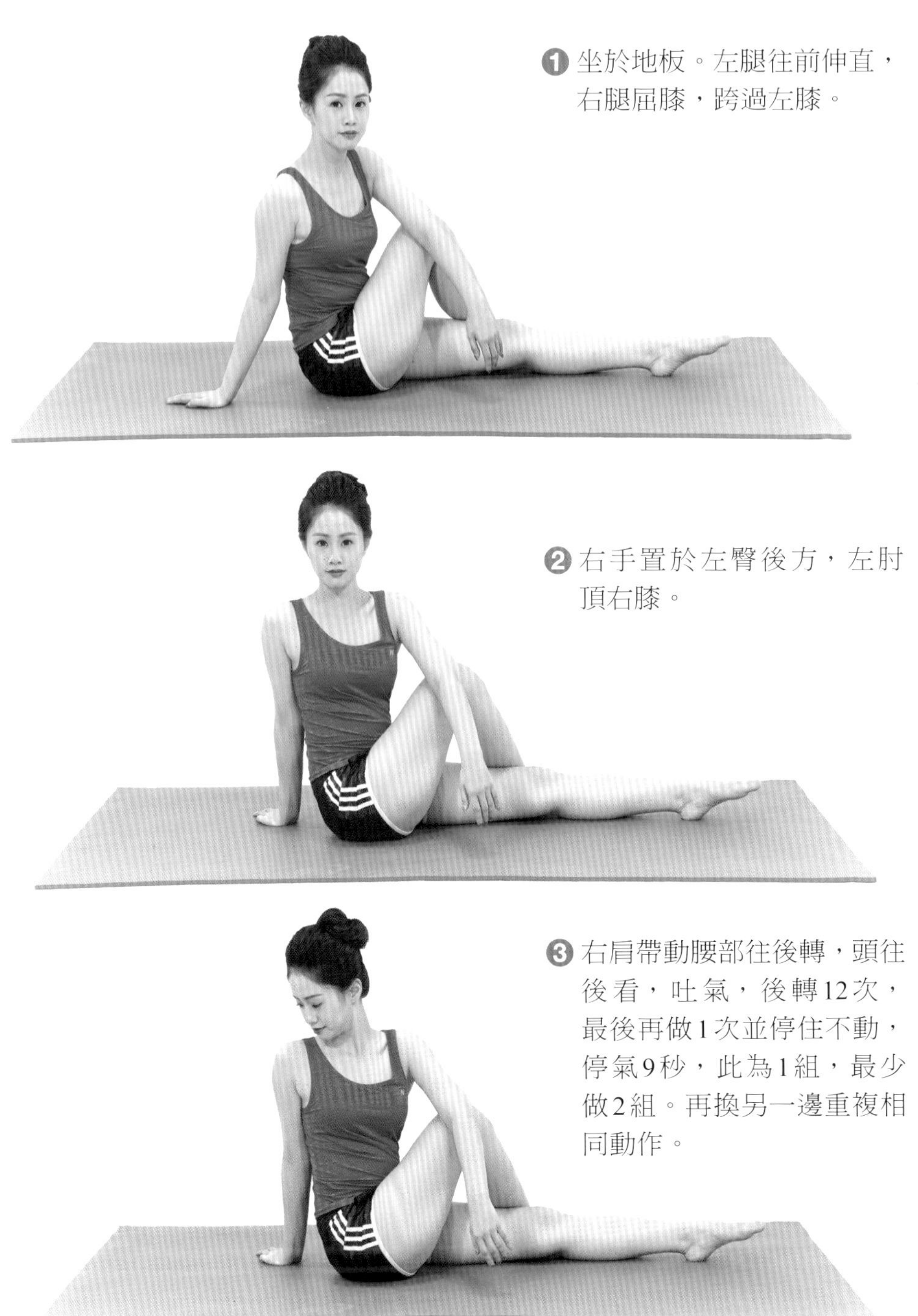

❶ 坐於地板。左腿往前伸直，右腿屈膝，跨過左膝。

❷ 右手置於左臀後方，左肘頂右膝。

❸ 右肩帶動腰部往後轉，頭往後看，吐氣，後轉12次，最後再做1次並停住不動，停氣9秒，此為1組，最少做2組。再換另一邊重複相同動作。

③ 梨狀肌的伸展

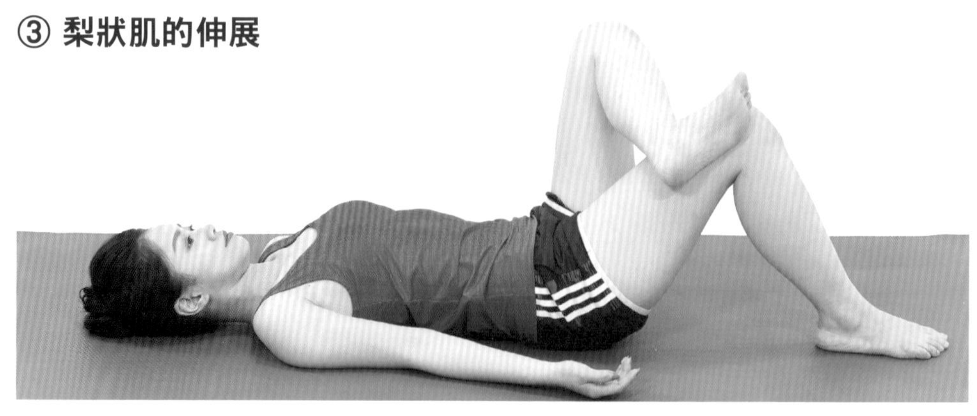

❶ 仰躺。雙腳屈膝，左腳置於右膝上，雙手自然放身體兩側。

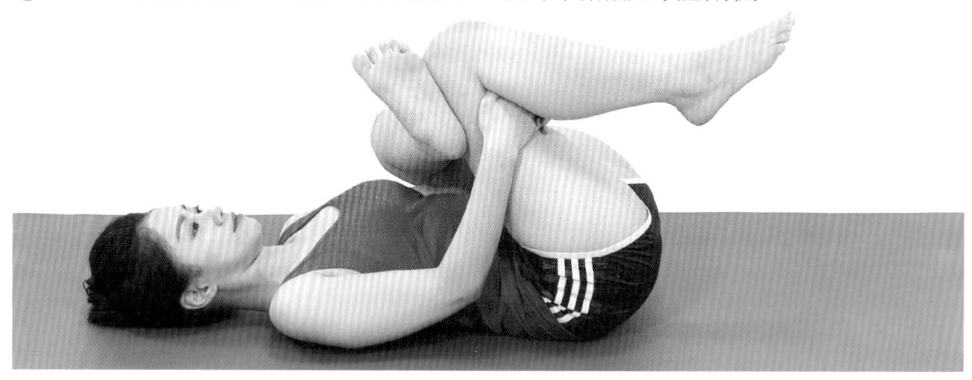

❷ 雙手環抱右大腿。往胸部的方向下壓吐氣，下壓12次，最後再做1次並停住不動，停氣9秒，此為1組，最少做2組。再換另一邊重複相同動作。

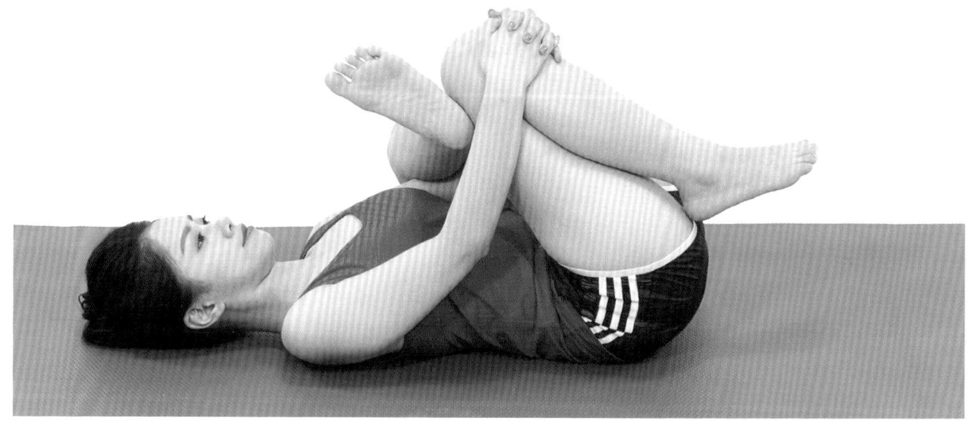

❸ 左右大腿做完後，雙手環抱的位置由大腿換成膝蓋。動作同步驟2，以加強梨狀肌的伸展。

脊椎側彎

症狀說明

由於坐姿不正確或太過優雅造成骨盆傾斜，以至於種在骨盆上的脊椎開始歪打不能正著。或胸腰部、脊椎兩側的肌肉拉力不平衡，造成C型、反C型或S型脊椎的側彎，以及前後傾斜角度失常的現象。

肌肉能產生動力，所以它必然是主動的；骨骼是支撐肌肉的架子，它是被動的。基本上骨骼自己並不會主動歪向任何一邊，骨骼兩側的肌肉所產生的均衡拉力可以讓骨骼自然保持在一個正確的位置。相對地，當骨骼兩端肌肉的肌力失衡，骨骼會被緊邊肌肉的拉力給拉滑出正常位置。因此，即便骨骼被硬拉回正位，兩側肌肉的拉力如果仍處於失衡狀態，假以時日，骨骼又會被動地被緊邊肌肉給拉滑出正常位置，這就是主動與被動關係的混淆造成的曠日廢時，事倍功半。

不同脊椎側彎症狀的對應肌肉

以脊椎為中心，將身體依上背、下背（以肩胛骨下角為上背、下背的分界）、腰部、臀部左右對稱分為8個部分，可用8個部分來觀察哪一邊的肌肉比較緊。此外，人的身體有4線——頭線（耳線）、肩線、臀線與足跟線，可用4線來觀察脊椎的正常與否。

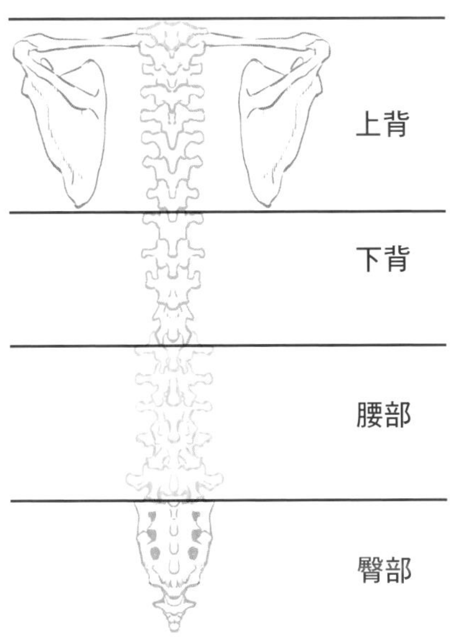

痠痛解證

脊椎側彎的處理要從臀部開始，只有骨盆正位了，腰椎、胸椎依序才有機會被校正。因此按摩完臀部肌群後，不管仰臥或俯臥，可先觀察骨盆髖骨的高度是否被調至水平位置，再繼續按摩其他部位。

另外，脊椎側彎附圖8個症狀之對應肌肉是方便讀者了解，實際操作要依4線8部的觀念來查找緊邊，也就是高邊的肌肉先處理，並非處理下述所有肌肉。

① 觀察脊椎

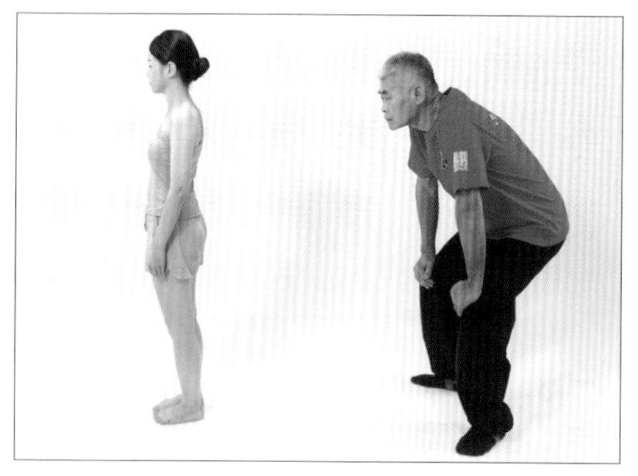

1 被施作者採站姿，施作者先觀察被施作者的頭線（耳線）、肩線、臀線的高低位置。

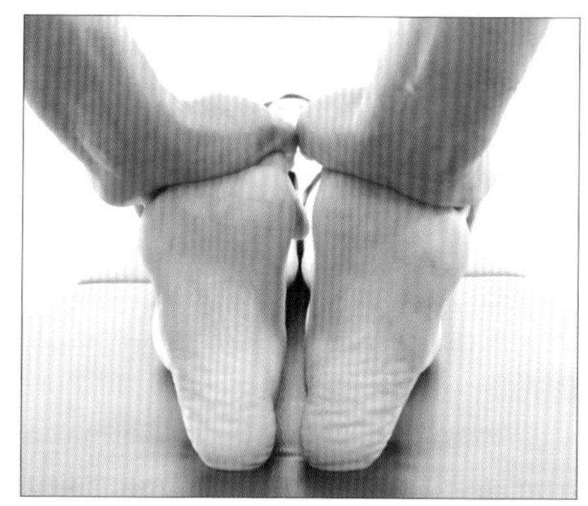

2 接著讓被施作者仰躺，施作者用雙手將腳趾往前扳，觀察足跟線的高低位置。

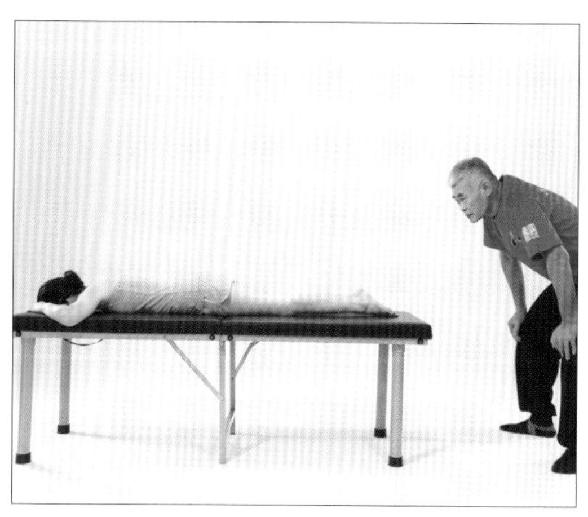

3 被施作者俯臥，施作者從被施作者的足跟往頭部看，或由頭往足跟觀察脊椎兩側肌肉的高低，一共有8個部分（左／右上背、左／右下背、左／右腰部、左／右臀部）。高邊就是緊邊，也就是把脊椎拉過去的那一邊，自然也就是要被處理出氣滯血瘀的一邊。找到緊邊的肌肉後，針對相關肌群進行按摩。

② 中／下斜方肌、闊背肌的按摩

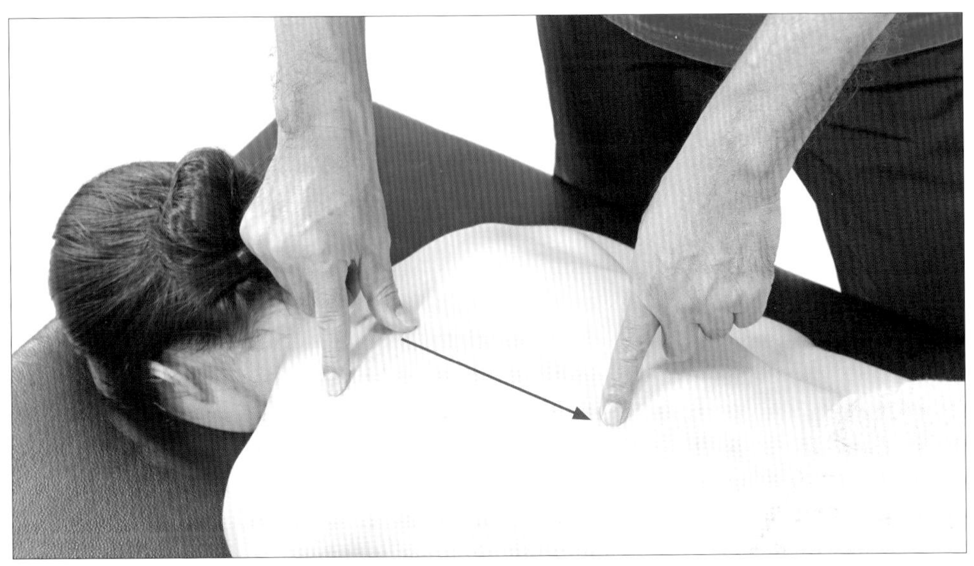

1 被施作者俯臥。施作者觸診中、下斜方肌與闊背肌的起止端。

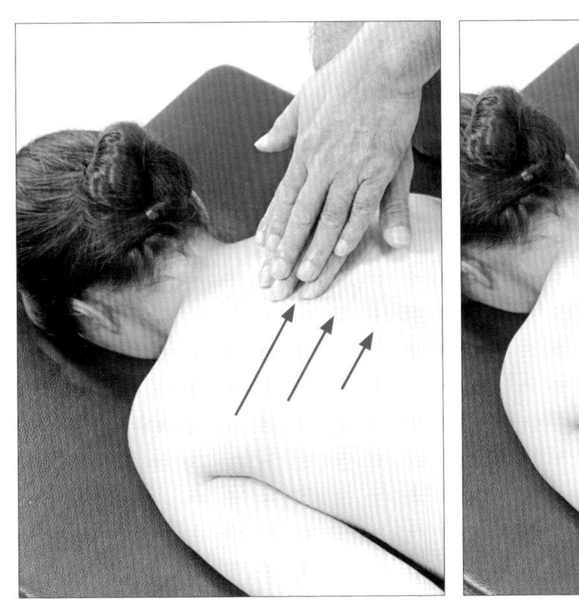

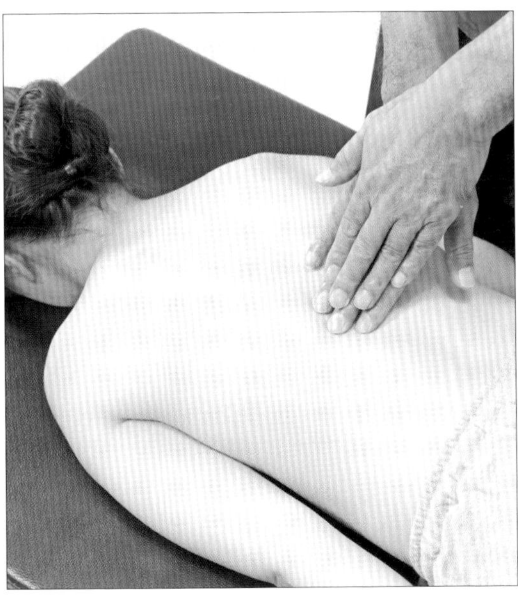

2 施作者的雙手指腹相疊，以垂直於肌纖維走向橫撥的方式，由外往內，依序從肩胛崗上端沿線、肩胛崗內端，朝脊椎的方向緩慢輕柔地橫撥中、下斜方肌。每個定點橫撥3～6次後，即可移到下個位置。

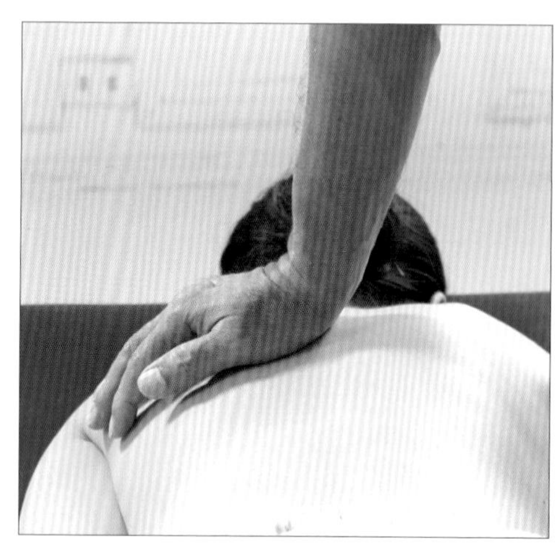

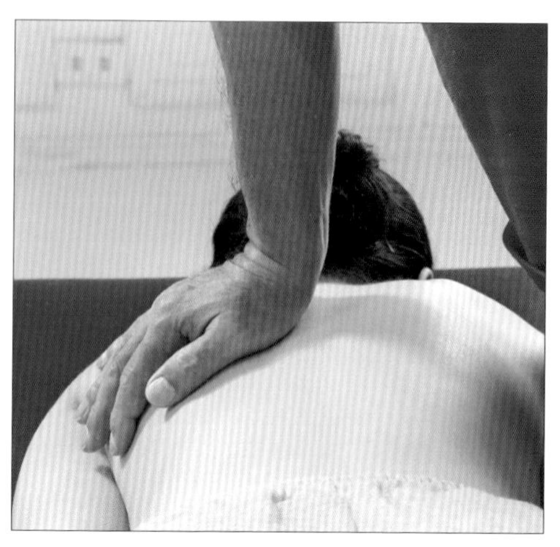

3 施作者手臂與被施作者後背垂直，以掌根置於被施作者胸椎橫突單側。

4 當被施作者吐氣時，施作者用身體的力量慢慢將掌根往下壓，力量從0到7公斤的施力，默數1秒、2秒一直到7秒，掌根壓到底，不動。第8秒時用掌根施力往身體外側推出。

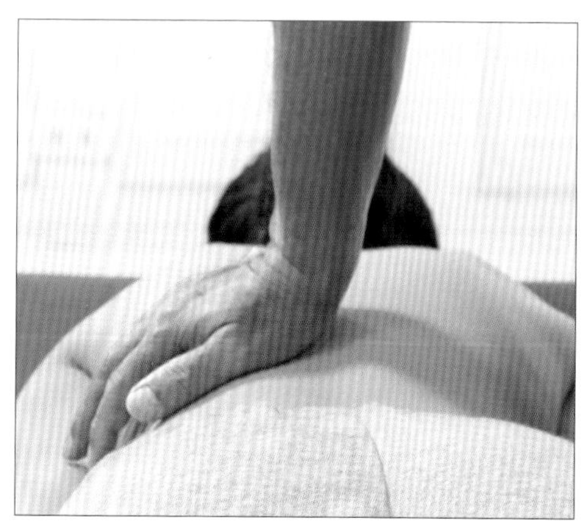

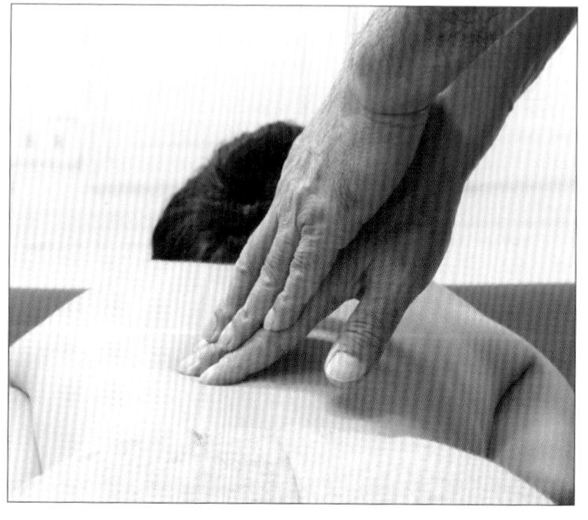

5 重複步驟3～4的動作，以半個掌根半個掌根的距離，往下按壓推，由胸椎按摩至腰椎，來回做3次，將覆蓋於胸腰椎的中、上斜方肌與闊背肌推開，再換另一邊重複相同動作。

6 施作者的雙手指腹相疊，置於被施作者胸椎單側，先找到條索狀肌群（約脊椎和肩胛骨中間），再以垂直於肌纖維走向橫撥條索。下面的手要放輕鬆，用上面的手施力，來回做3次，再換另一邊重複相同動作。

③ 大 / 小菱形肌的按摩

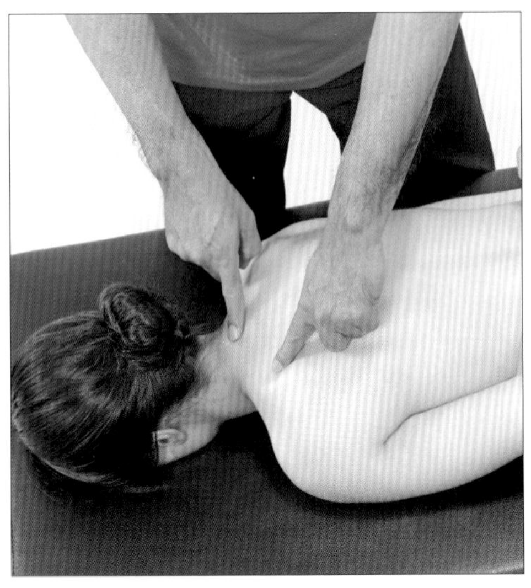

1 被施作者俯臥。將被施作者的手往後折，找到肩胛骨內緣，施作者觸診大小菱形肌的起止端（由上而下，第二條隆起肌腱）。

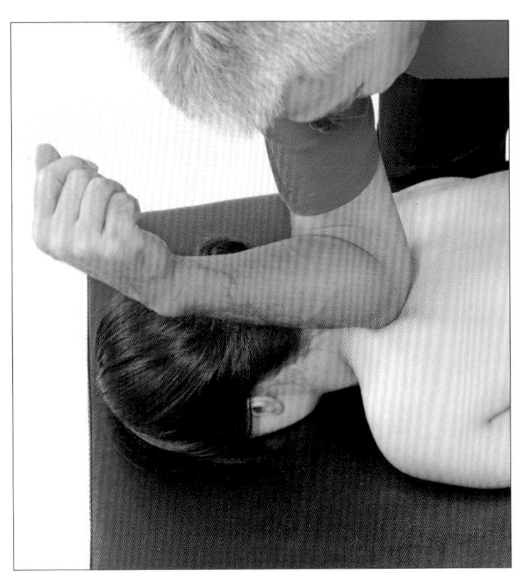

2 用指腹找到該肌肉的起端後，再以手肘緩慢輕柔地按壓3～6次。

◀**重點：**小菱形肌與提肩胛肌的位置非常接近，因此很容易混淆。

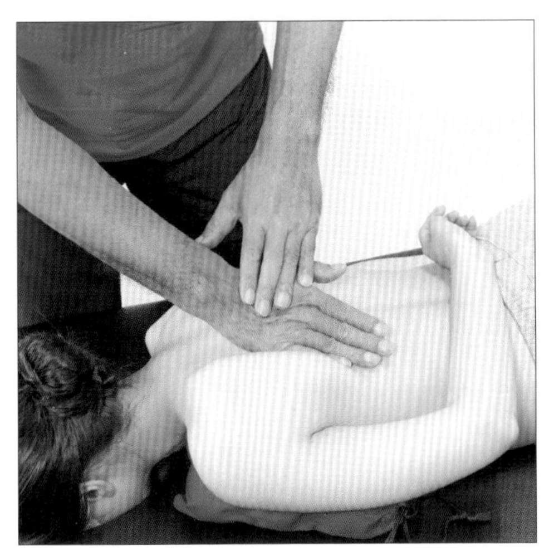

3 以手肘按壓放鬆後，再用手刀輕輕壓進肩胛骨內側，以手刀前後緩慢輕柔地推按3～6次。

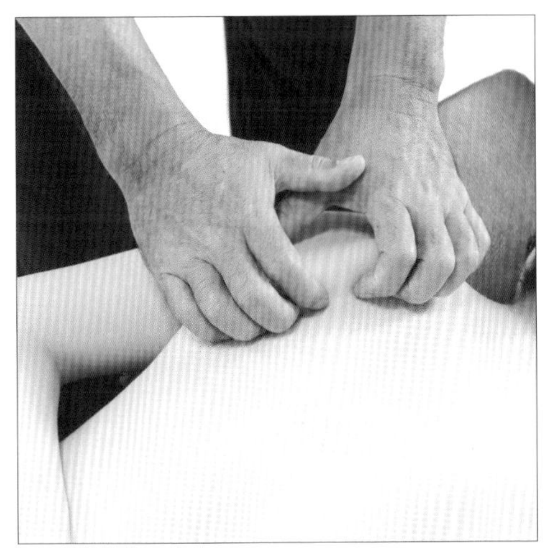

4 確定被施作者的大小菱形肌都放鬆後，施作者可雙手雙指捏提被施作者的肩胛骨側，加強放鬆。

④ 腰方肌的按摩

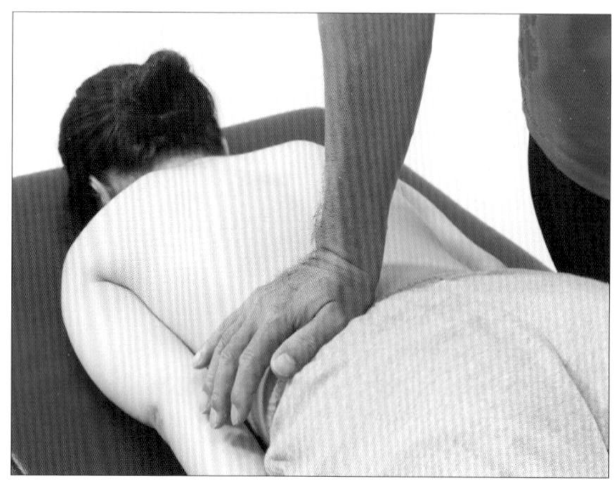

1 被施作者俯臥。施作者手臂與被施作者後背垂直，以掌根置於被施作者腰椎橫突單側。

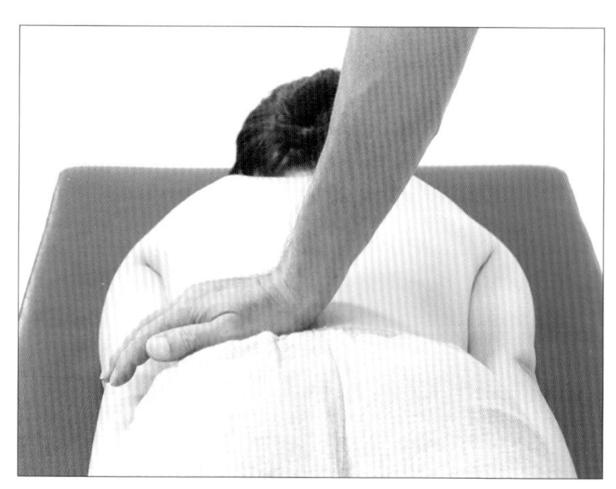

2 當被施作者吐氣時，施作者用身體的力量慢慢將掌根往下壓，力量從0到7公斤的施力，默數1秒、2秒一直到7秒，掌根壓到底，不動。第8秒時掌根施力往身體外側推出。

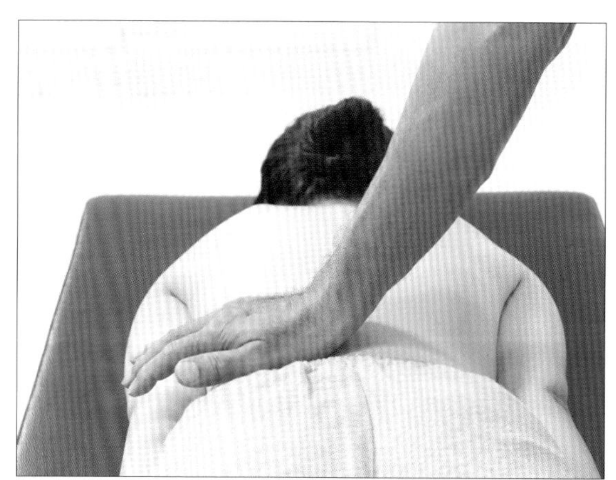

3 重複步驟1～2的動作，皆以半個掌根半個掌根的距離，往下按壓推，按摩至腰椎第5椎，來回做3次，再換另一邊重複相同動作。

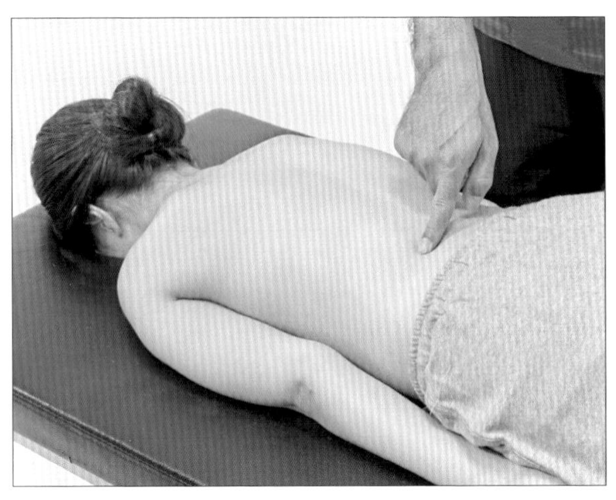

4 接著以指腹觸證，尋找痠痛點。

5 針對痠痛點，用手肘先輕輕按壓3～6次，再深壓並以逆時針方向慢慢壓揉3次。

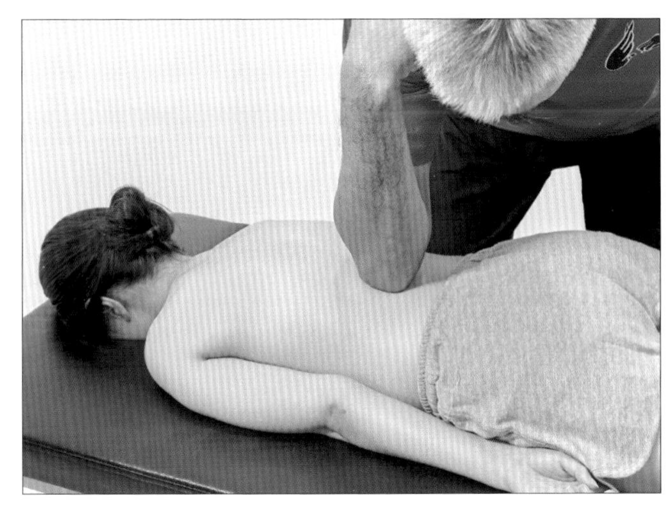

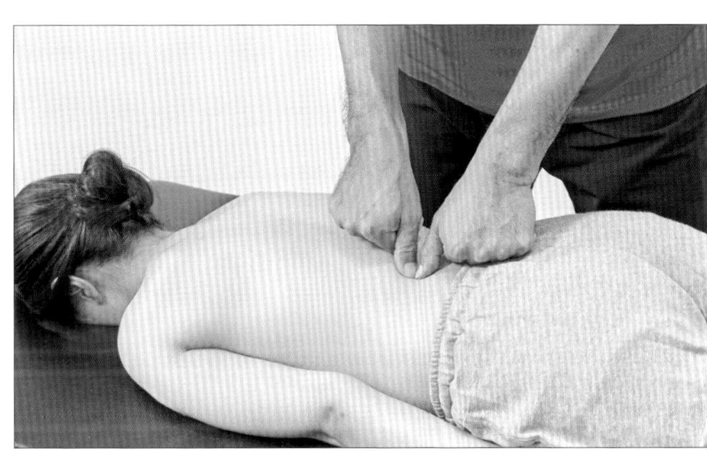

◀**注意**：也可用兩大拇指指尖相併，壓入痠痛點。

⑤ 臀大、中、小肌的按摩

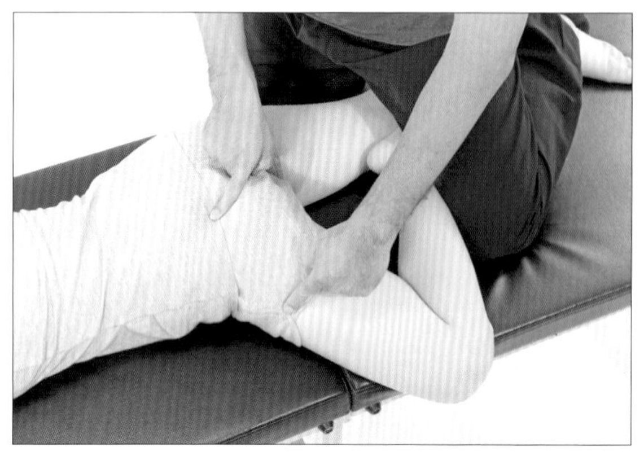

1 被施作者俯臥。施作者將其大腿外展，小腿屈膝，藉此先將臀大肌拉開，再觸診臀大肌的起止端。

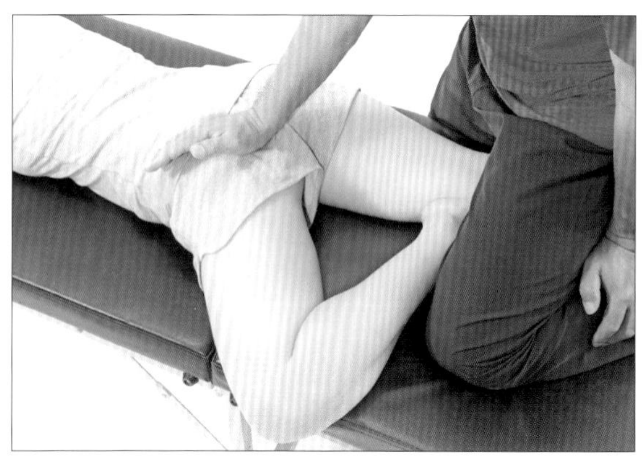

2 用手刀，以垂直於肌纖維走向推揉臀大肌的起止端，各做6次。

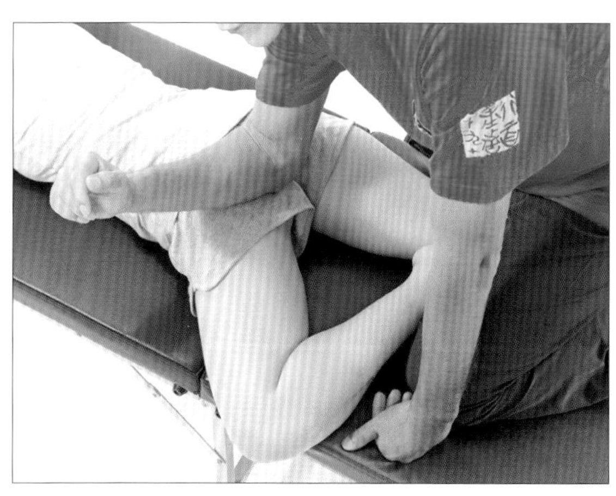

3 再用手肘，以垂直於肌纖維走向滾壓的方式，大面積來回推揉臀大肌。

4 按摩右側臀中肌與臀小肌時，被施作者向左側躺，將右腳置於左膝後方，呈4字腿。

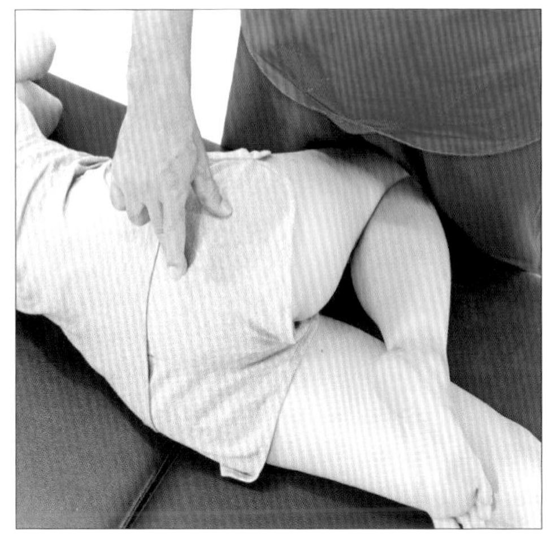

▲**重點**：按摩左側臀中肌與臀小肌時，則向右側躺，左腳置於右膝後方。

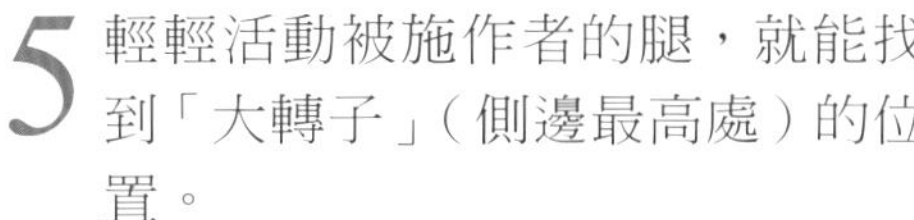

5 輕輕活動被施作者的腿，就能找到「大轉子」（側邊最高處）的位置。

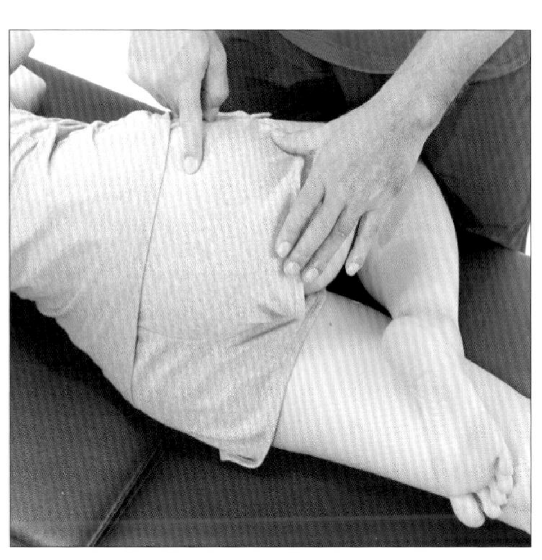

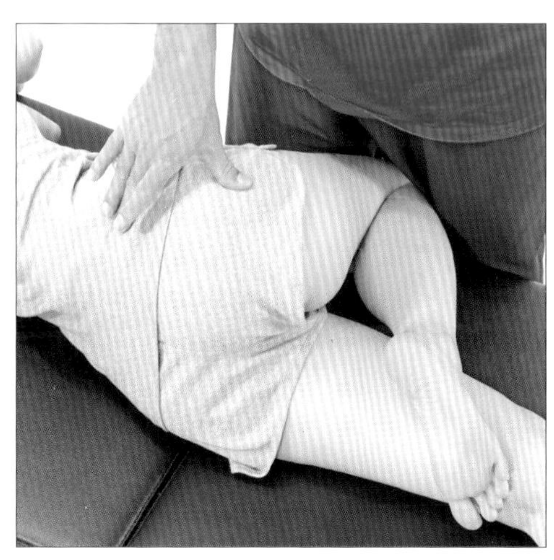

6 以大轉子為圓心，往骨盆的髂骨方向畫圓，分別是臀中肌、臀小肌的位置。並觸診臀中肌、臀小肌的起止端。

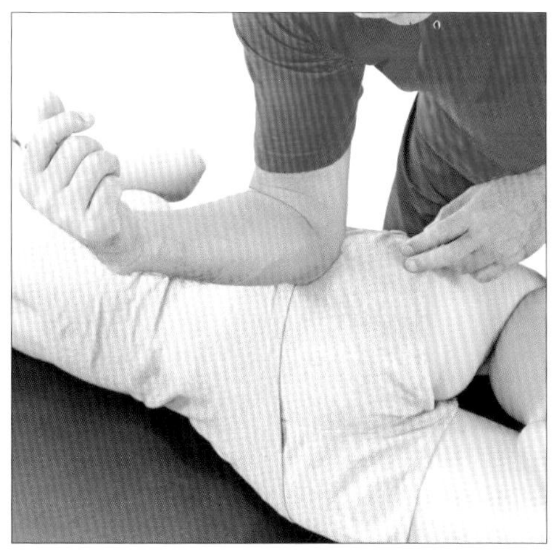

7 將手肘置於兩條肌肉的起止端，用身體力量慢慢往下壓，以垂直肌纖維走向的方式輕輕推揉。每一條起止端各做6次。

自主伸展

對應肌群放鬆之後，可做側壓腿與4字腿的動作。

① 側壓腿

❶ 仰躺。雙手交叉抱住後腦，雙腳屈膝，雙足跟內側置於雙肩頭延伸線上。

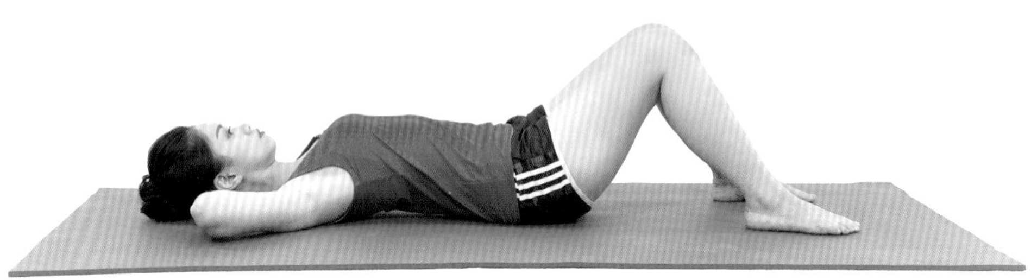

❷ 將左腳跨在右膝上，右腳掌貼地，右腳尖內扣。

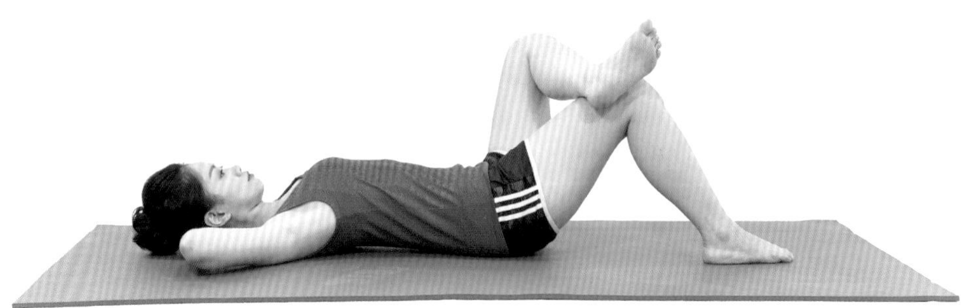

❸ 用左腳順勢把右腳往左下方壓，下壓時吐氣，右腳掌和雙手肘緊貼地面，做12次，最後再做1次並停住不動，停氣9秒，此為1組，最少做2組。再換另一邊重複相同動作。

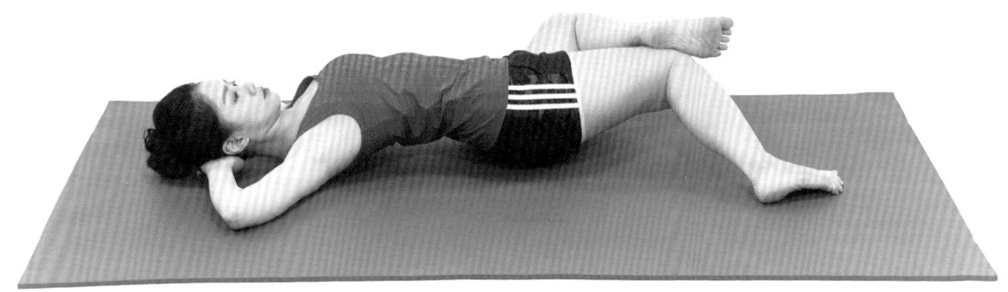

② 4字腿

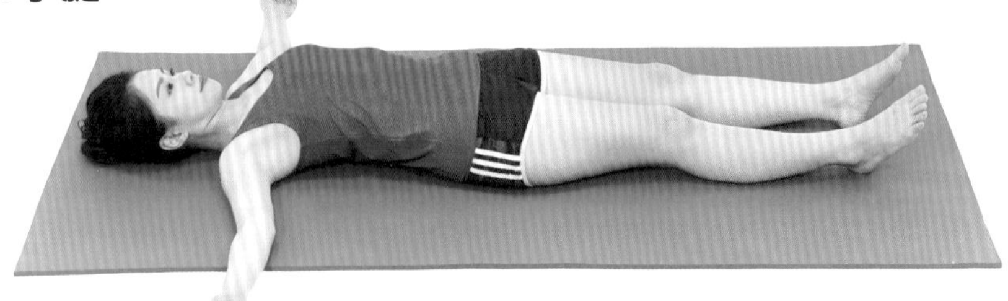

❶ 仰躺。雙手橫展與肩同高，手肘貼地。

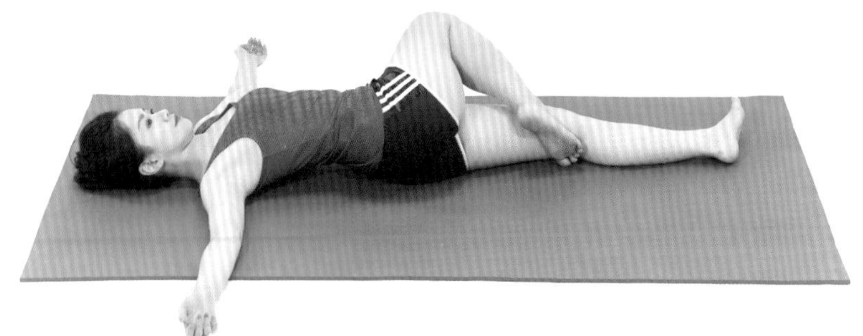

❷ 提右膝，腳背勾住左後膝，左腳打直。

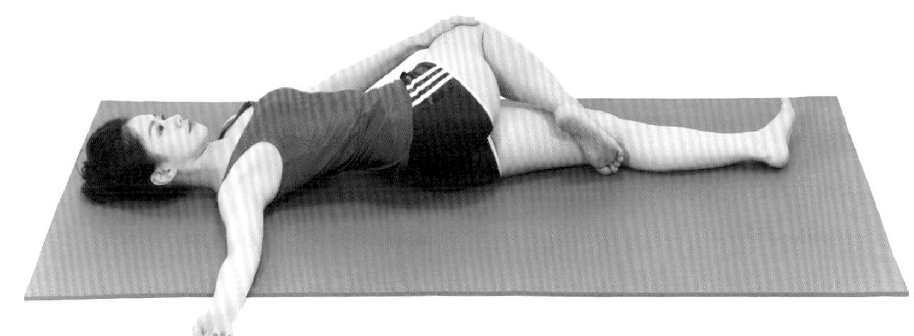

❸ 左手扶壓右膝蓋外側。

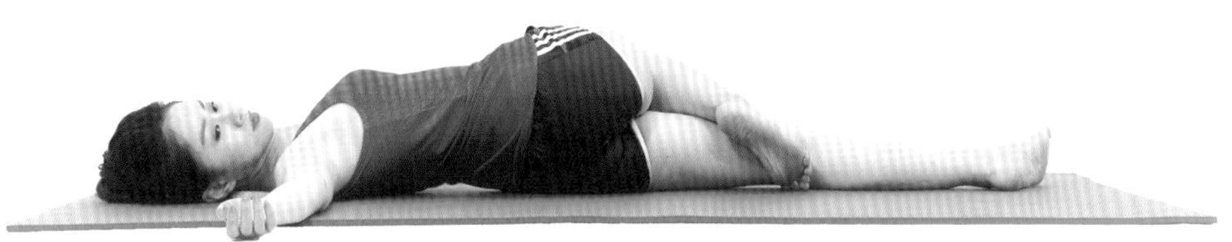

❹ 左手往下壓時，吐氣，彈回時吸氣，下壓12次，最後再做1次並停住不動，停氣9秒。再換另一邊重複相同動作。

下肢｜01

腿抬不起

症狀說明

股四頭肌是身體最團結的四條肌肉，它們四條的唯一任務就是伸展膝關節，除了股直肌外，其他三條——股外側肌、股內側肌與股中間肌，分別都在股骨的外側大轉子，內側的小轉子及大、小轉子中間，共同的遠端肌腱都在髕骨上方及側面，與股直肌會合。而股直肌的近端連結在髂骨突隆上，也就是說，它負責大腿與髖關節的屈曲抬腿動作。

股四頭肌也是身體最容易退化的肌肉，所以長時間不去鍛鍊，它退化得比其他肌肉都要快，所以常常以為能跨過的障礙。由於股直肌出乎意料地退化，腳抬不過預計的高度，因而絆倒。

在踢足球或蹲在地上時，全靠這個團結的肌肉。另外在格鬥的膝擊上，也是得靠它飛膝踢向對手的軀幹。非常強壯而團結的四條肌肉，當然不可忽視。

對應肌肉

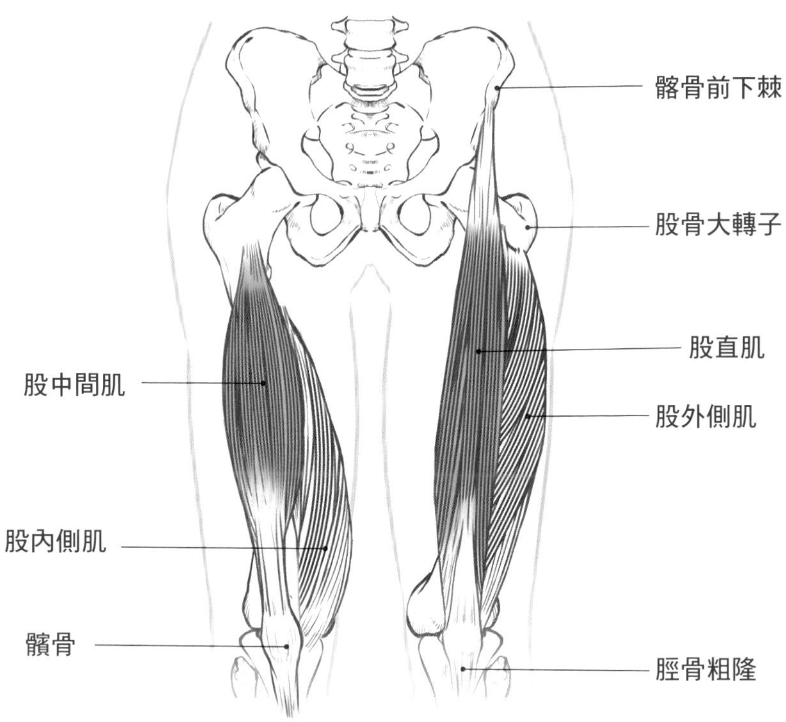

① 股直肌

- 起端：髂骨前下棘
- 止端：通過膝蓋到脛骨粗隆，和共同肌腱交接

② 股中間肌

- 起端：股骨前方近側2/3處
- 止端：通過膝蓋到脛骨粗隆，和共同肌腱交接

③ 股外側肌

- 起端：股骨粗線外側，大轉子下方
- 止端：通過膝蓋到脛骨粗隆，和共同肌腱交接

④ 股內側肌

- 起端：股骨粗線內側
- 止端：通過膝蓋到脛骨粗隆，和共同肌腱交接

痠痛解證

① 股直肌的按摩

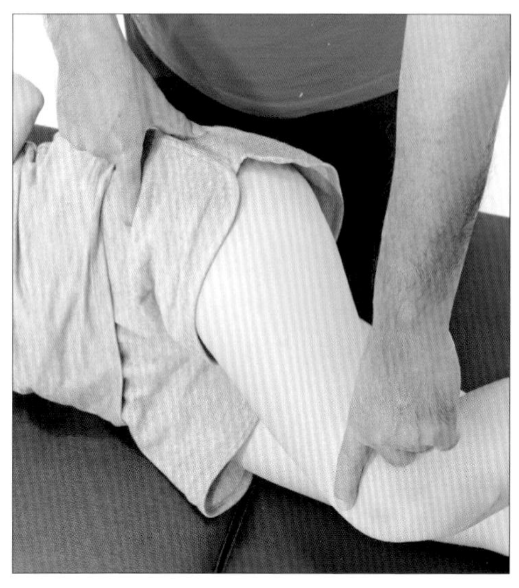

1 被施作者側躺呈4字腿。施作者觸診股直肌的起端。

▲**建議**：被施作者也可以採坐著並將小腿懸於床外側的姿勢。

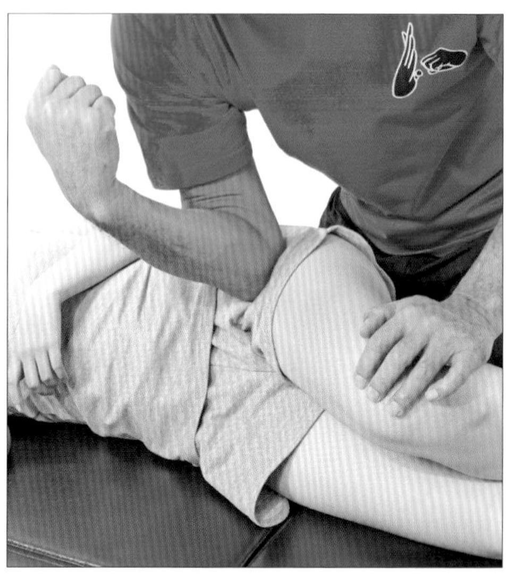

2 將手肘置於股直肌的起端，用身體的力量慢慢往下壓，再輕輕壓揉3～6次。

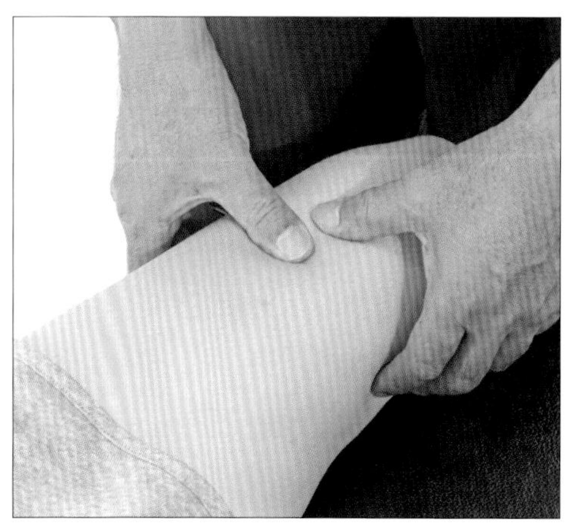

3 被施作者仰躺並屈膝，施作者觸診股直肌的止端。

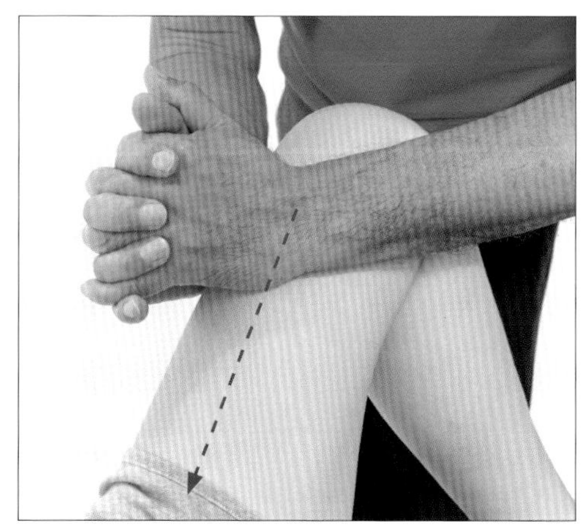

4 施作者十指交握，用雙手掌根從被施作者的膝蓋上方慢慢按壓至大腿根部。

② 股中間肌的按摩

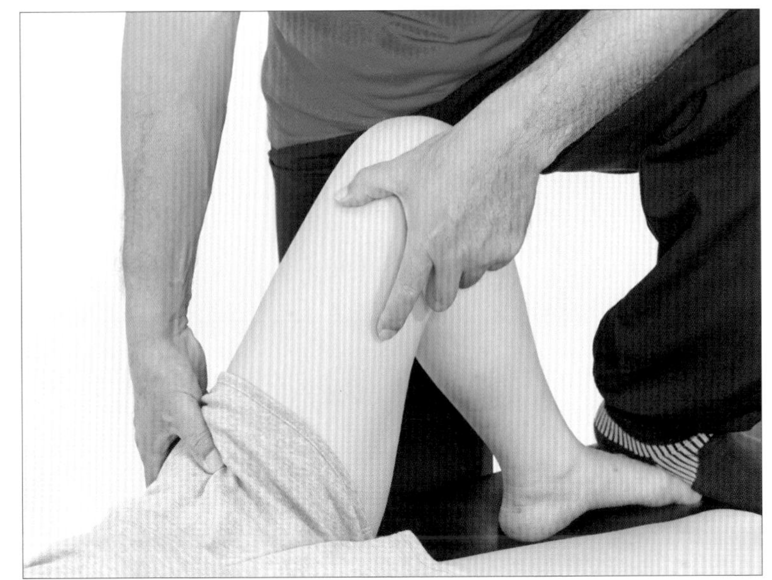

1 被施作者仰躺並屈膝。施作者觸診股中間肌的起止端。

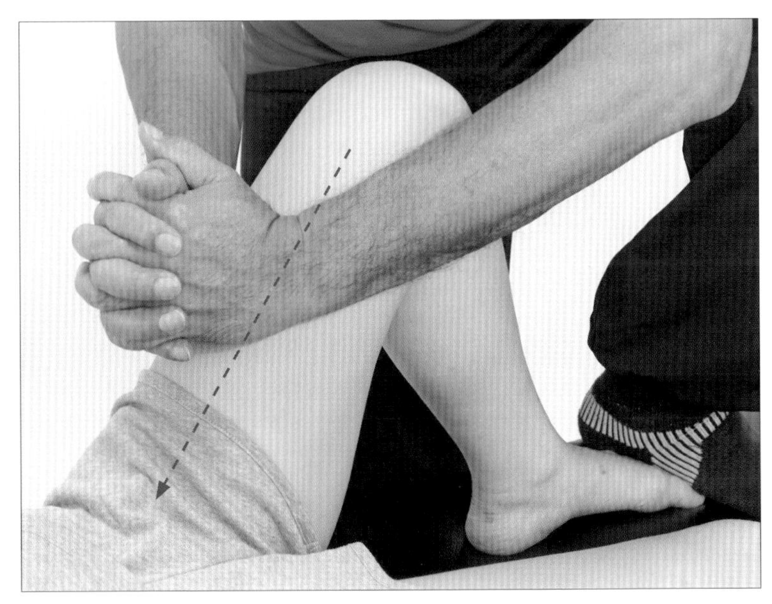

2 施作者十指交握，用雙手掌根從被施作者的膝蓋上方慢慢按壓至大腿根部。

③ 股外側肌的按摩

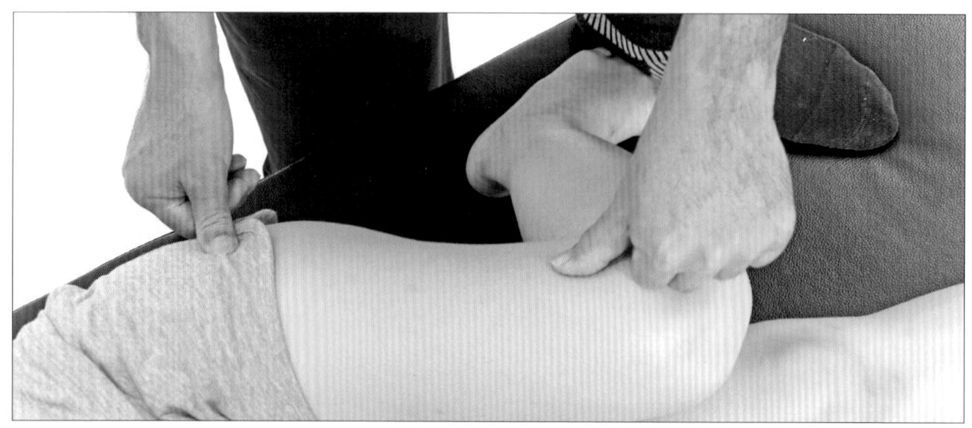

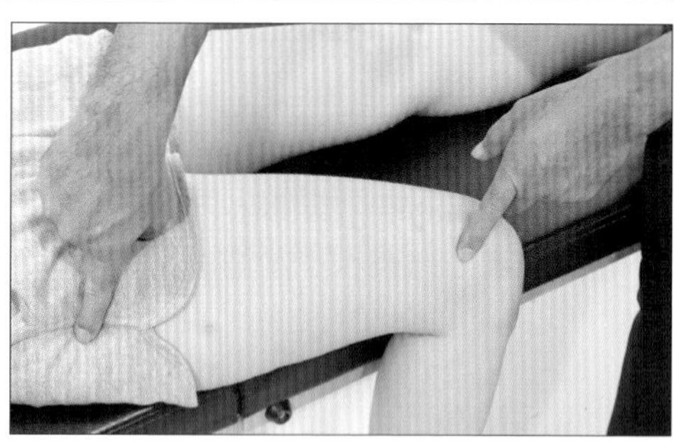

1 被施作者仰躺並屈膝，將大腿往內彎。施作者觸診股外側肌的起止端。

▶**建議**：被施作者將大腿懸空置於床沿並前後擺動，這樣施作者會更容易找到股外側肌的止端。

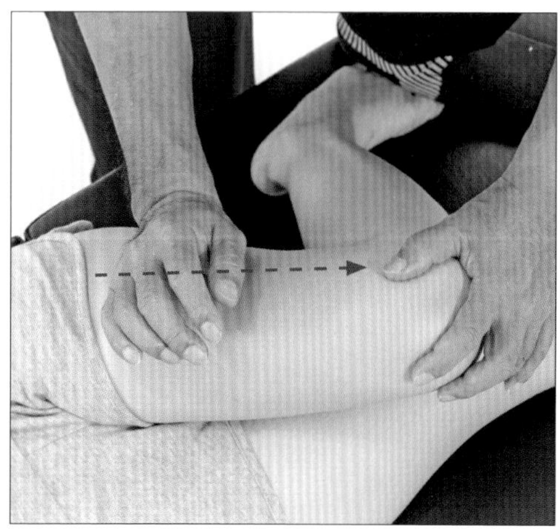

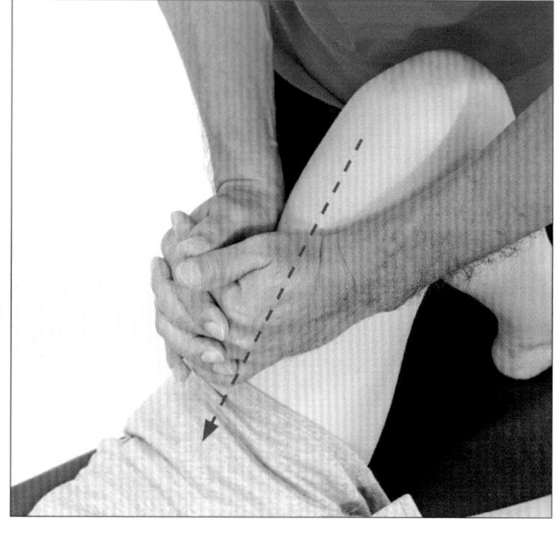

2 施作者用掌根（或小臂、手肘），以垂直於肌纖維走向揉壓的方式，沿著股外側肌，從大轉子慢慢揉至膝蓋外側。

3 被施作者屈膝，大腿回正。施作者十指交握，用雙手掌根從被施作者的膝蓋上方慢慢按壓至大腿根部。

④ 股內側肌的按摩

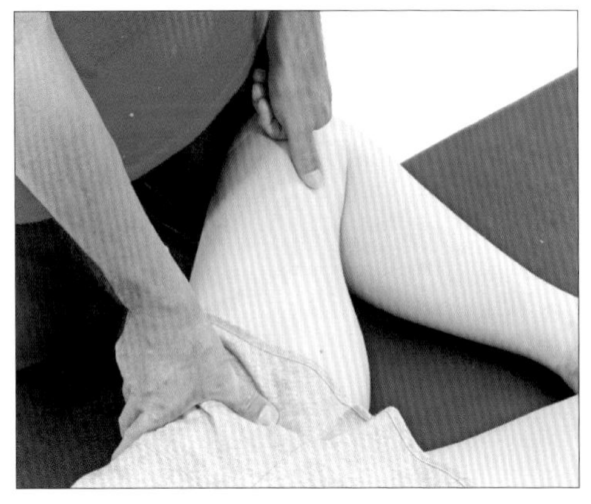

1 被施作者仰躺並屈膝，將膝關節外展。施作者觸診股內側肌的起止端。

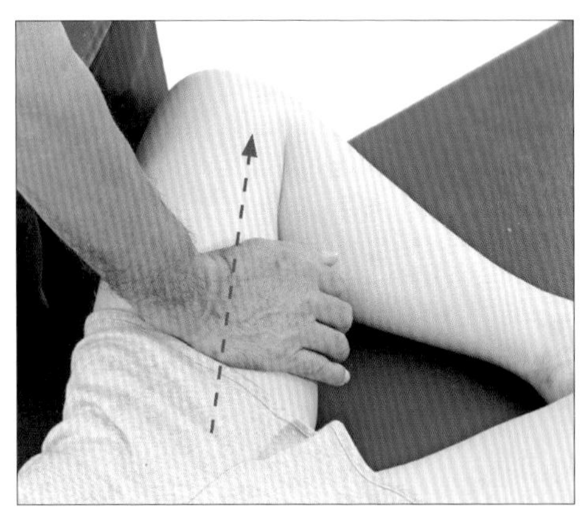

2 施作者用掌根以垂直於肌纖維走向按壓推的方式，沿著被施作者的股骨，從大腿根部慢慢按壓至膝蓋內側。

簡單拔罐

股四頭肌是這個症狀的元凶，最好的方式就是在四條肌肉的起止端定罐，當然也可以一條一條處理。

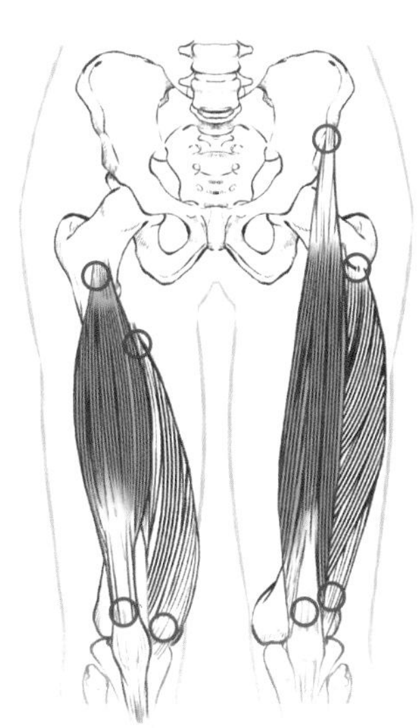

定罐位置： 被施作者側躺呈4字腿，先在其股外側肌定2罐。股外側肌兩端定罐後，再平躺，腿伸至床沿外，分別在股直肌、股中間肌、股內側肌的起止端繼續定罐，並在起止端之間找痠痛點，定作用罐。

伸展動作： 擺盪小腿10～20次，逼出該處的氣滞血瘀。其間若作用罐內的膚色由粉紅轉紅，甚至發紫，即可拔罐。

自主伸展

在股四頭肌解證或定罐處理之後，可練習股四頭肌的伸展動作。

❶ 平躺。雙手抱左膝。

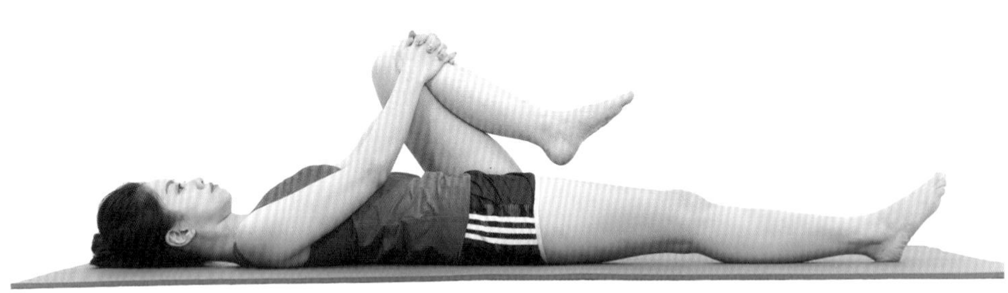

❷ 往胸壓吐氣，做12次，最後再做1次停住不動，停氣9秒，此為1組，最少做2組。再換另一邊重複相同動作。

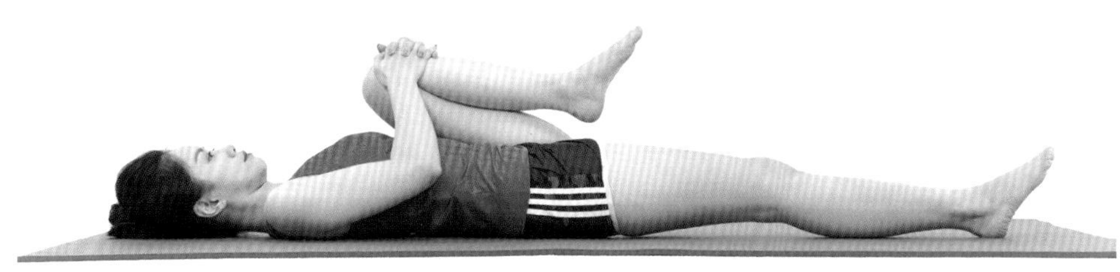

膝關節退化之跑步者膝（膝蓋外側痛）

症狀說明

近年來流行的超跑或是半馬，對於初跑者而言，如果沒有教練指導跑步姿勢，很容易因跑步姿勢不正確，而導致膝關節外側的疼痛。尤其當你跑過一、兩公里之後，會越來越痛，因此稱之為跑步者膝。

會造成膝蓋外側疼痛的肌肉有股外側肌及股二頭肌，這兩條肌肉是元凶。但痛點會是在外側副韌帶上，外側副韌帶的起端在股骨遠端的突隆，止端在脛骨三角及腓骨突隆，可藉由定罐的方式獲得改善。不過真正的根治，還是得將不良的跑步姿勢給矯正過來，否則很容易再度復發。

同時因為年齡與紅白肌比例的關係，跑步者如已有明確的疼痛感，建議應該暫停跑步，先觀察、休息復健。25歲之前，白肌比例較高，彈性也較佳，因此可以拚到極限，身體透過靜養休息尚可恢復。但當紅肌大於白肌時，這樣的堅持只有讓自己的運動傷害加劇，跑者該面對的是自己的準備不足，而不是衝動硬拚，讓身體的傷害加劇。

對應肌肉

① 股外側肌

- 起端：股骨粗線外側，大轉子下方
- 止端：通過膝蓋到脛骨粗隆，和共同肌腱交接

② 股二頭肌

- 起端：長頭—坐骨粗隆
  短頭—股骨粗線外唇
- 止端：腓骨頭端

③ 闊筋膜張肌

- 起端：髂嵴、髂骨前上棘後側
- 止端：髂脛束

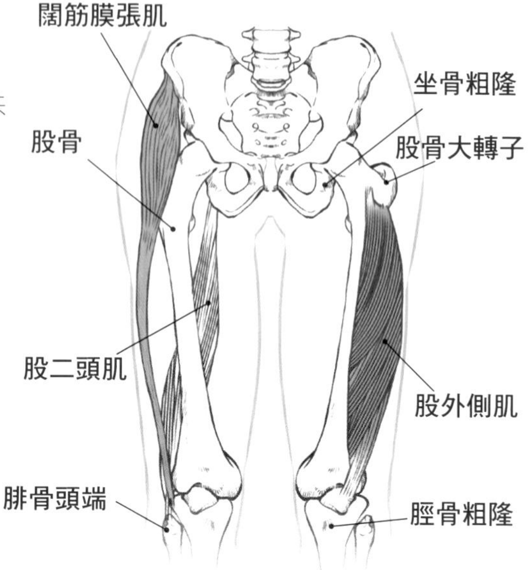

④ 外側副韌帶

- 起端：股骨外上髁
- 止端：脛骨外側髁、腓骨突隆

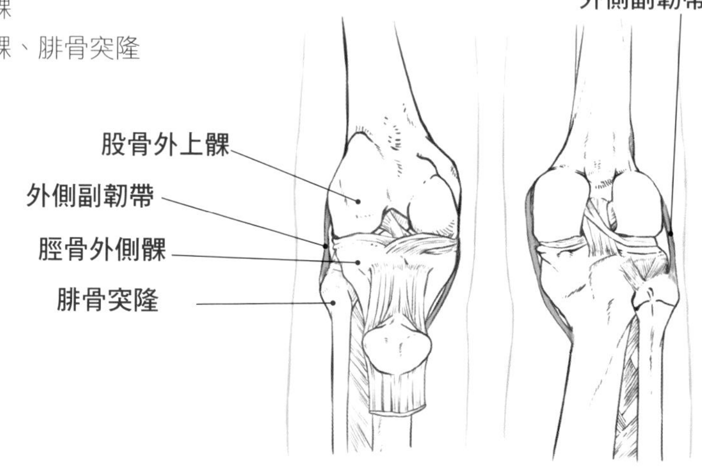

▲膝蓋正面　▲膝蓋背面

痠痛解證

① 股外側肌的按摩

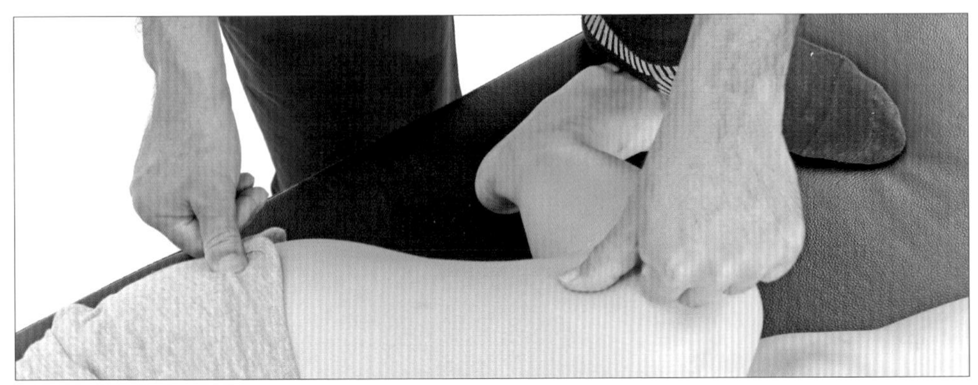

1 被施作者仰躺並屈膝，將大腿往內彎。施作者觸診股外側肌的起止端。

▶**建議**：被施作者將大腿懸空置於床沿並前後擺動，這樣施作者會更容易找到股外側肌的止端。

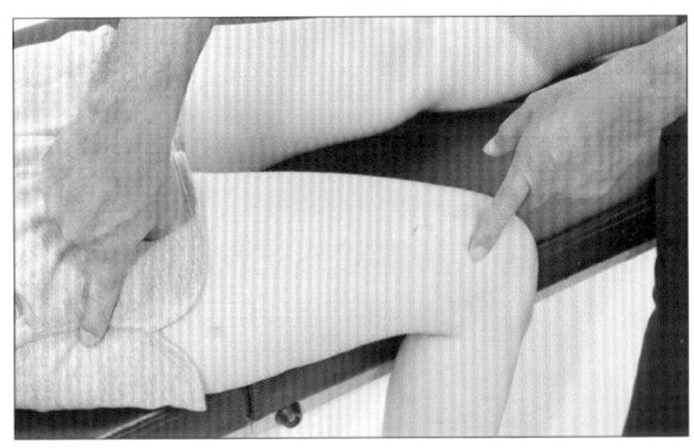

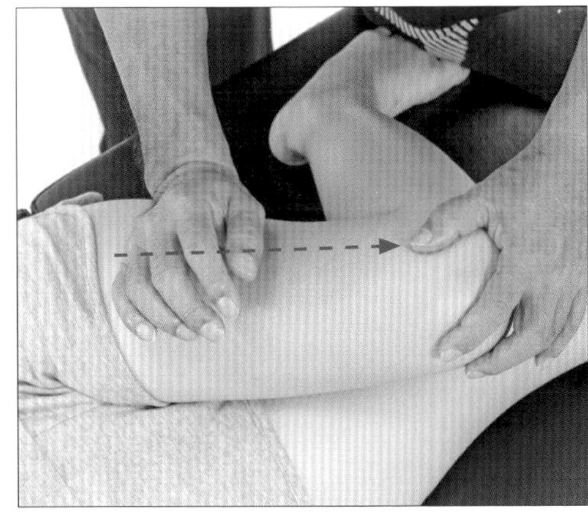

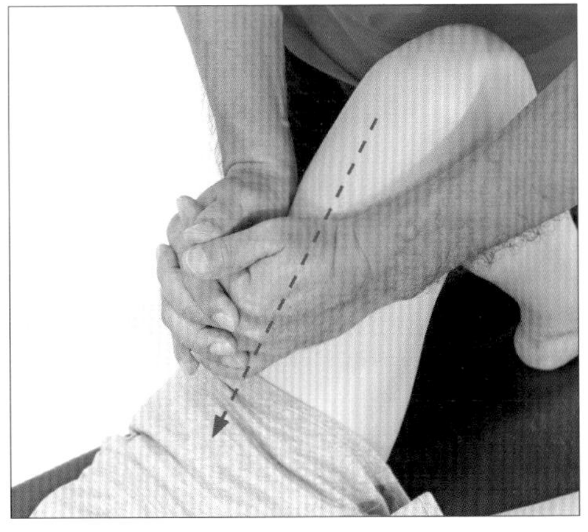

2 施作者用掌根（或小臂、手肘），以垂直於肌纖維走向揉壓的方式，沿著股外側肌，從大轉子慢慢揉至膝蓋外側。

3 被施作者屈膝，大腿回正。施作者十指交握，用雙手掌根從被施作者的膝蓋上方慢慢按壓至大腿根部。

② 股二頭肌的按摩

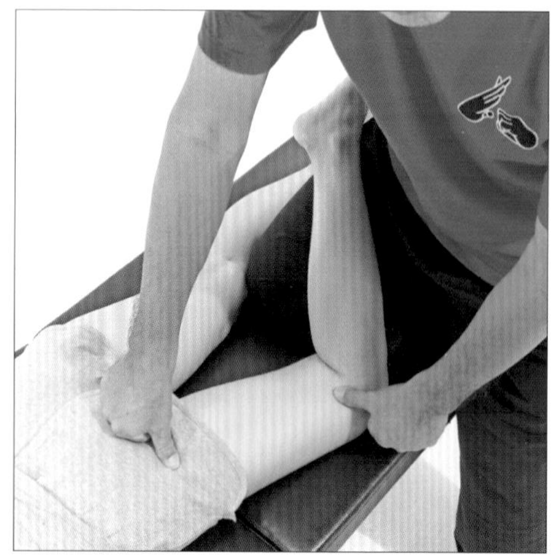

1 被施作者俯臥並屈膝。施作者觸診股二頭肌的起止端。

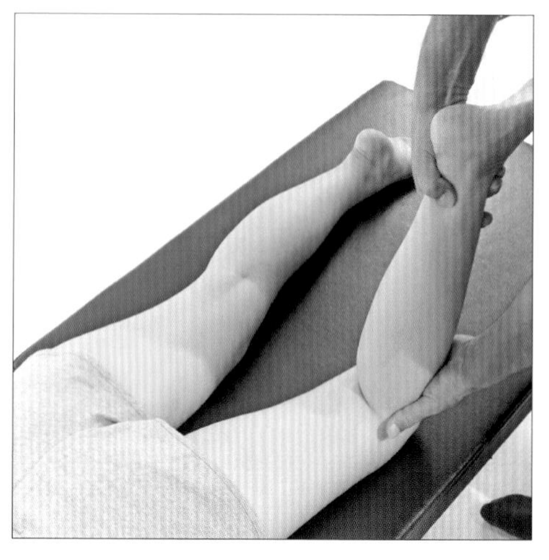

2 施作者的掌根置於股二頭肌靠膝關節的肌腱上，另一隻手扶住其腳踝。

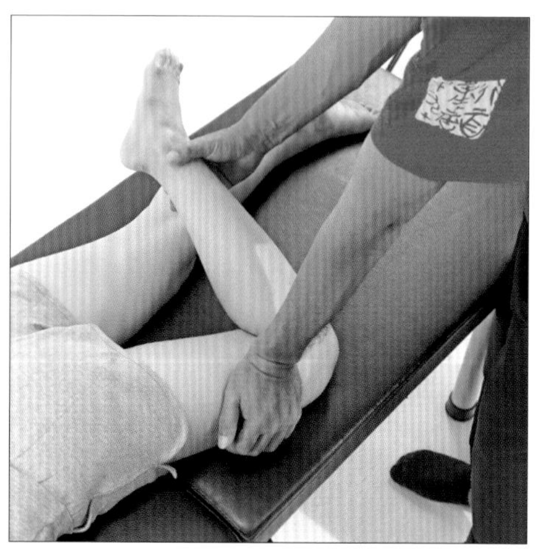

3 在掌根按壓的同時，將其小腿往內側推3～6次。重複此動作，沿著股二頭肌，從後膝處慢慢按壓至臀部。被施作者的腿被按壓時，須吐氣。

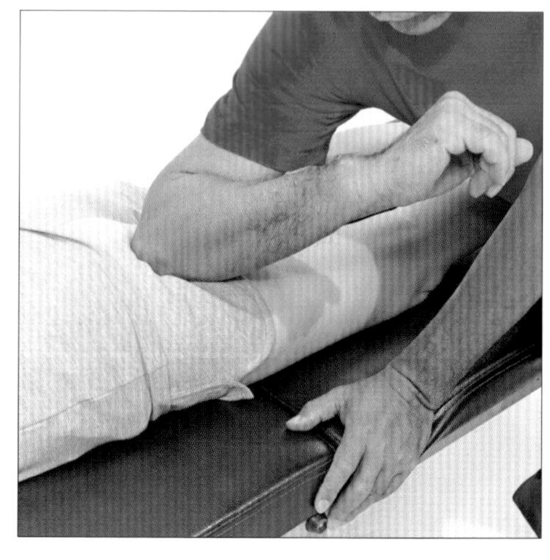

4 施作者將手肘置於坐骨粗隆的外側，用身體的力量慢慢橫壓進去，並以逆時針方向旋揉3～6次。再沿著股二頭肌以手肘深壓，並以逆時針方向旋揉的方式，從臀部慢慢壓揉至後膝處。

③ 闊筋膜張肌的按摩

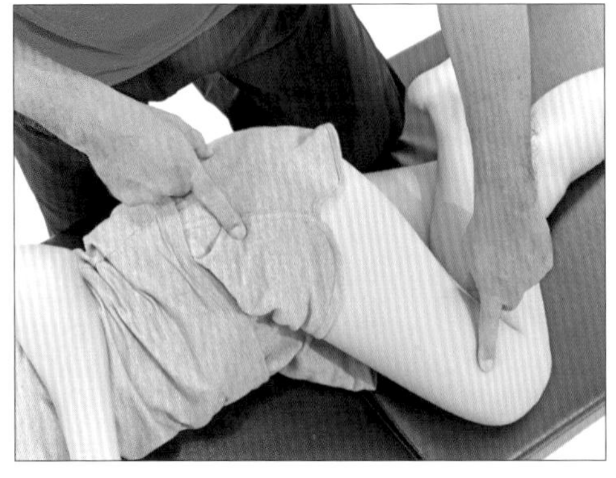

1 被施作者側躺，呈4字腿。施作者觸診闊筋膜張肌的起止端。

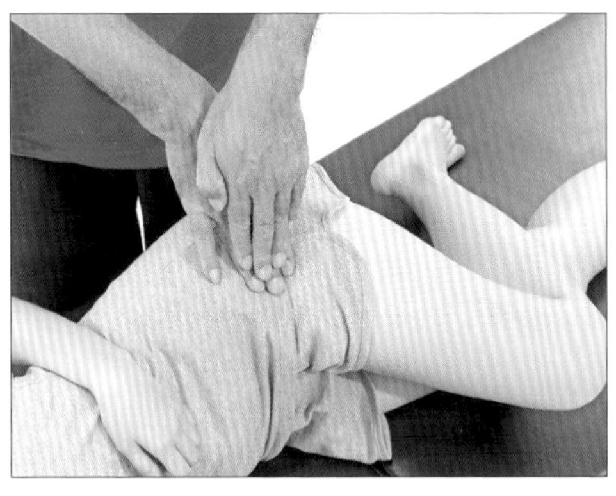

2 施作者雙手指腹交疊，以垂直於肌纖維走向，橫撥髂骨前端突隆的肌腱。

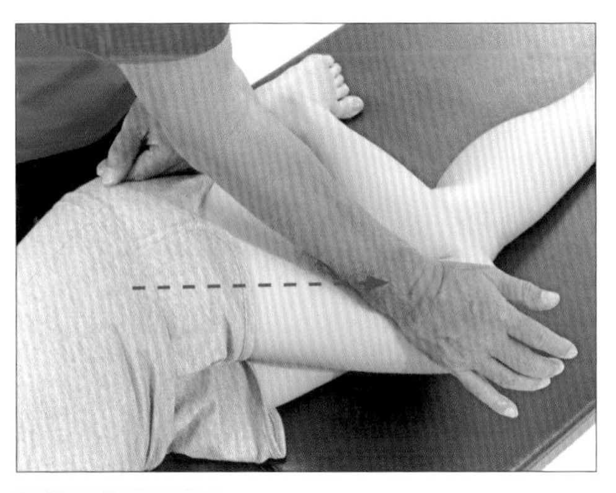

3 用掌根以逆時針方向旋揉的方式，沿著闊筋膜張肌，從髂骨前端突隆慢慢揉至膝蓋外側，將肌肉放鬆。

簡單拔罐

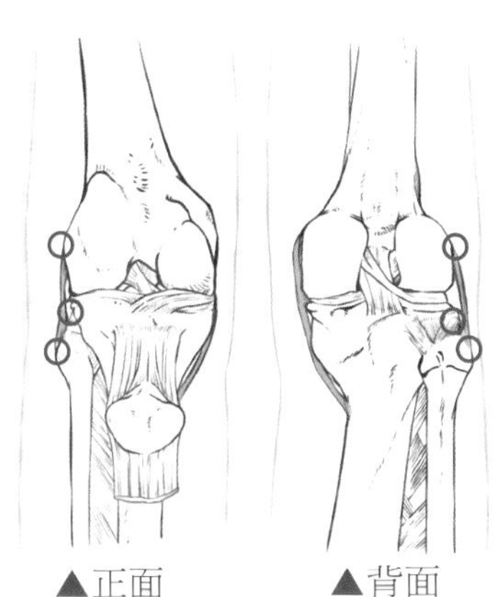

▲正面　▲背面

定罐位置：在外側副韌帶的起止端定罐，共3罐。

伸展動作：讓膝關節置於床沿外，擺盪小腿10～20次，逼出該處的氣滯血瘀。其間若作用罐內的膚色由粉紅轉紅，甚至發紫，即可拔罐。

自主伸展

在痠痛解證及定罐處理之後，可躺下練習側壓腿和抬腿的動作，將膝蓋外側緊繃的肌肉予以放鬆。

① 股外側肌的伸展—側壓腿

❶ 仰躺。雙手交叉抱住後腦，雙腳屈膝，雙足跟內側置於雙肩頭延伸線上。

◀**重點**：做動作時，兩肘、腳底必須緊貼地面。

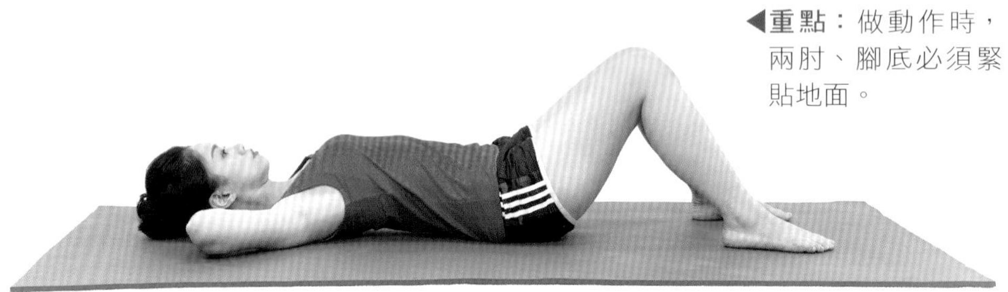

❷ 將左腳跨在右膝上，右腳掌貼地，右腳尖內扣。

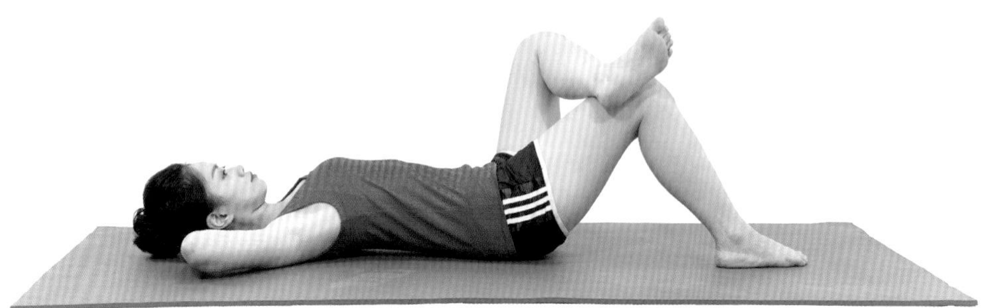

❸ 用左腳順勢把右腳往左下方壓，下壓時吐氣，右腳掌和雙手肘貼地，做12次，最後再做1次並停住不動，停氣9秒，此為1組，最少做2組。再換另一邊重複相同動作。

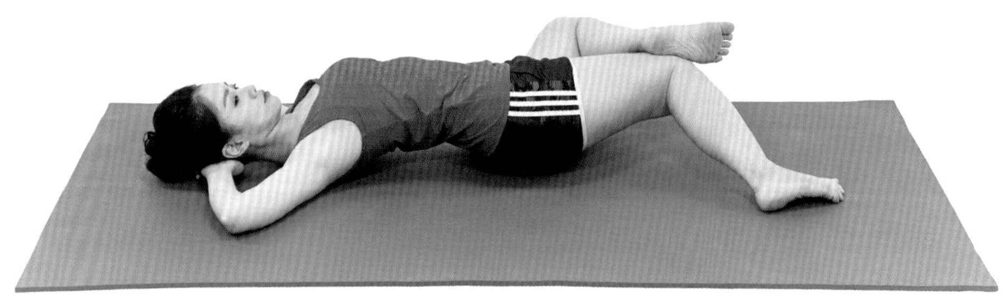

② 股二頭肌的伸展—抬腿

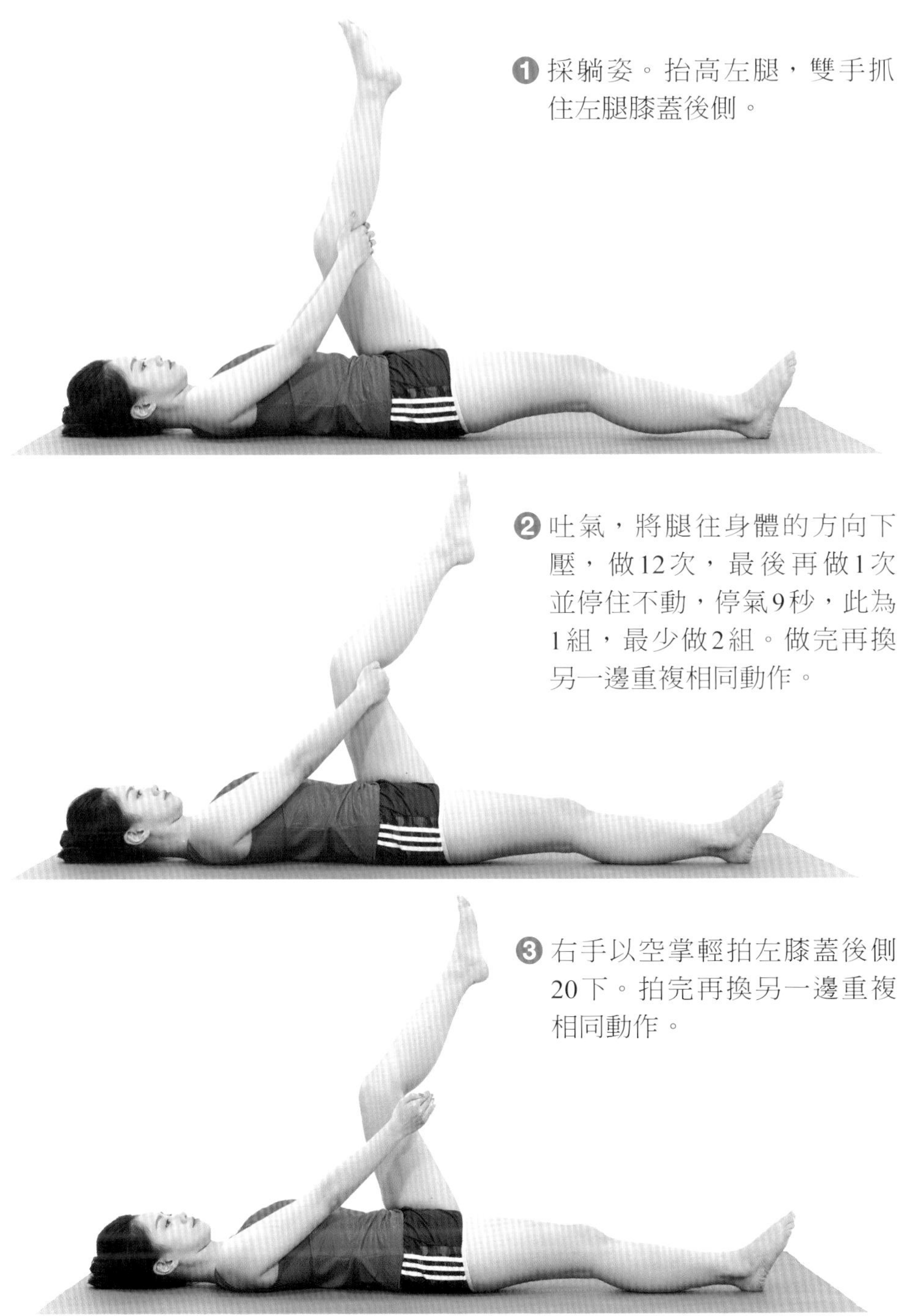

❶ 採躺姿。抬高左腿，雙手抓住左腿膝蓋後側。

❷ 吐氣，將腿往身體的方向下壓，做12次，最後再做1次並停住不動，停氣9秒，此為1組，最少做2組。做完再換另一邊重複相同動作。

❸ 右手以空掌輕拍左膝蓋後側20下。拍完再換另一邊重複相同動作。

膝關節退化之鵝足（膝蓋內側痛）

症狀說明

膝關節內側疼痛的痛點，通常都在內側副韌帶處，這是個被害者，因為元凶是股內側肌，以及膕旁肌之一的半腱半膜肌。

半腱半膜肌是兩條不同寬度的肌肉，與股二頭肌都稱之為膕旁肌，是分列在大腿後側最強壯的兩側肌肉。通常跑步、騎單車、游泳、爬樓梯、彎下腰綁鞋帶、擦掉鞋子上的灰塵時，都需要它的支持。而在拉腿筋時，它更是一個非常頑抗的肌肉。

對應肌肉

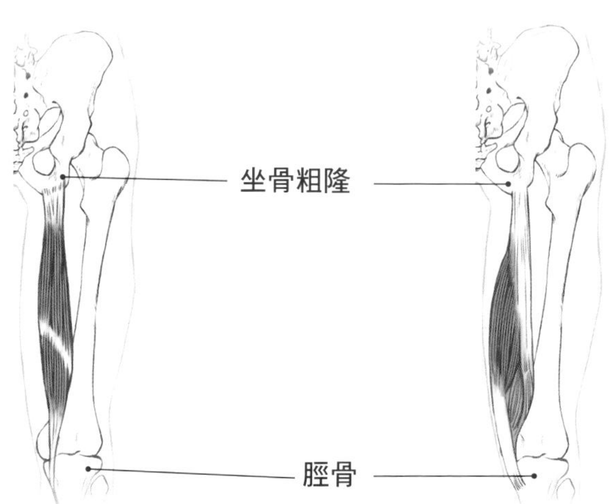

① 半腱肌

- 起端：坐骨粗隆
- 止端：脛骨內側

② 半膜肌

- 起端：坐骨粗隆
- 止端：脛骨內髁後側

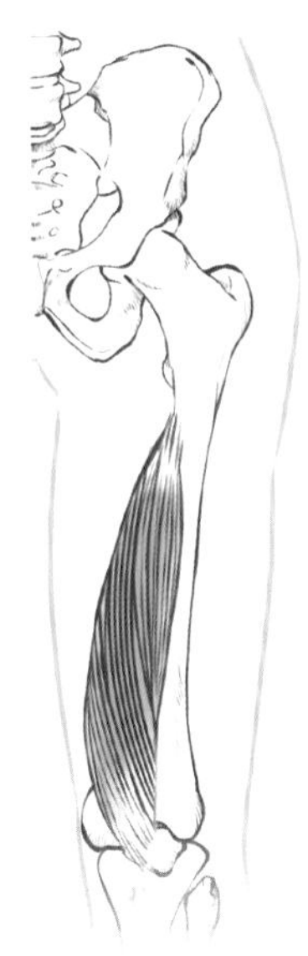

③ 股內側肌

- 起端：股骨粗線內側
- 止端：通過膝蓋到脛骨粗隆，和共同肌腱交接

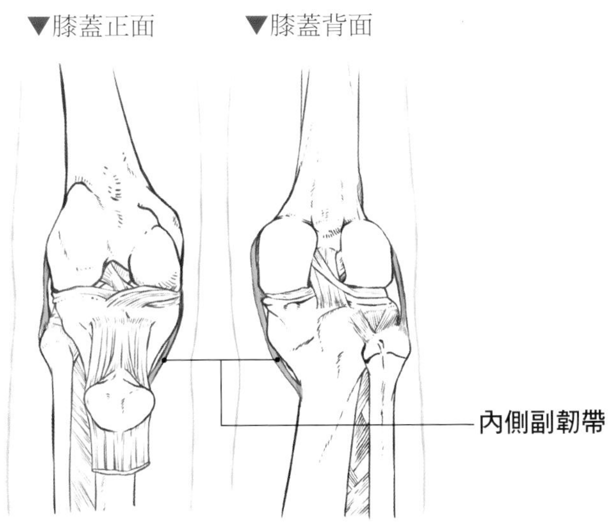

④ 內側副韌帶

- 起端：股骨內上髁
- 止端：脛骨內側髁內側

痠痛解證

① 半腱半膜肌的按摩

1 被施作者俯臥。施作者觸診半腱半膜肌的起止端。

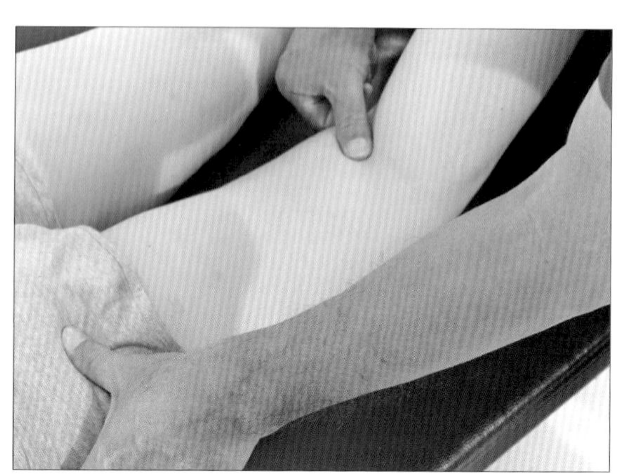

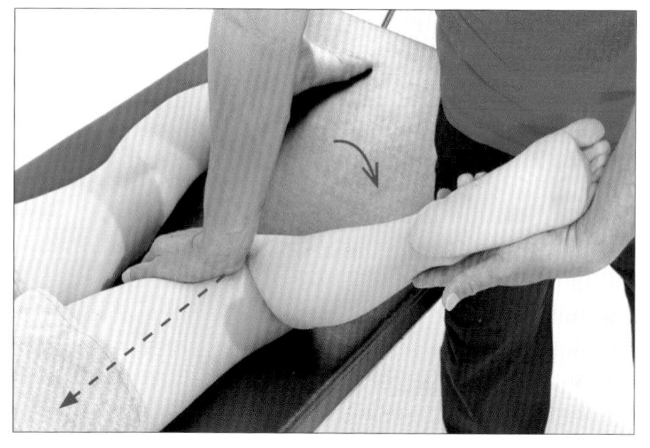

2 施作者的掌根置於半腱半膜肌靠膝關節的肌腱上，另一隻手扶住其腳踝，在掌根按壓的同時，將其小腿往外側推3～6次。重複此動作，沿著半腱半膜肌，從後膝處慢慢按壓至臀部。被施作者的腿被按壓時，須吐氣。

3 施作者將手肘置於坐骨粗隆的外側，用身體的力量慢慢橫壓進去，並以逆時針方向旋揉3～6次。再沿著半腱半膜肌以手肘深壓，並以逆時針方向旋揉的方式，從臀部慢慢壓揉至後膝處。

▶**重點**：大腿後方內外側的肌肉都很強健，因此對於這些肌肉的放鬆得用肘壓，再加上深壓逆轉的手法才能放鬆。

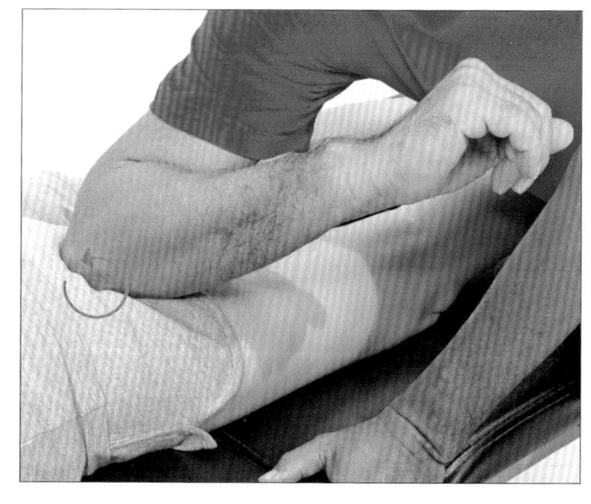

② 股內側肌的按摩

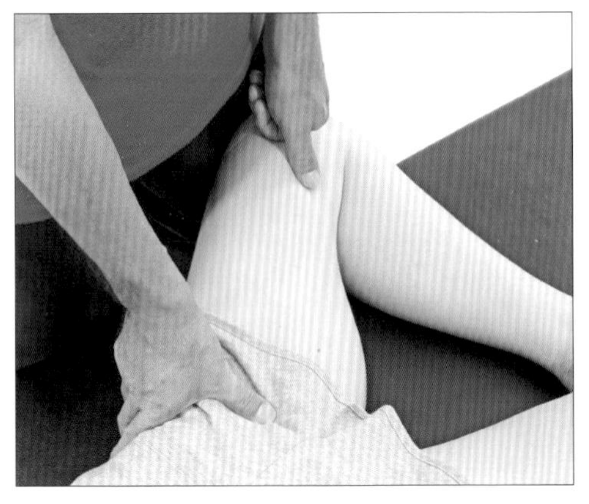

1 被施作者仰躺並屈膝，將膝關節外展。施作者觸診股內側肌的起止端。

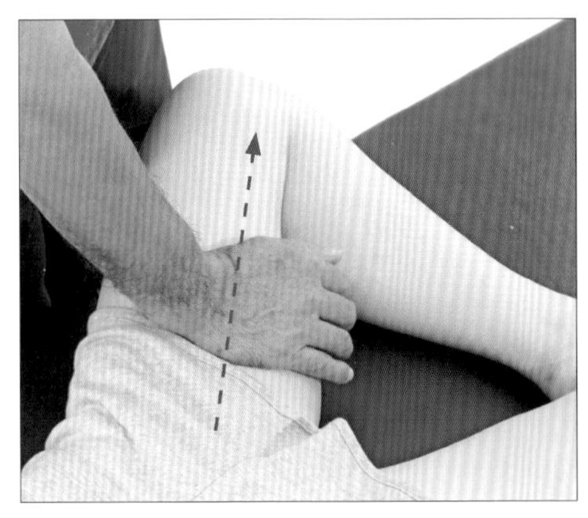

2 施作者用掌根以垂直於肌纖維走向按壓推的方式，沿著被施作者的股骨，從大腿根部慢慢按壓至膝蓋內側。

簡單拔罐

定罐的位置

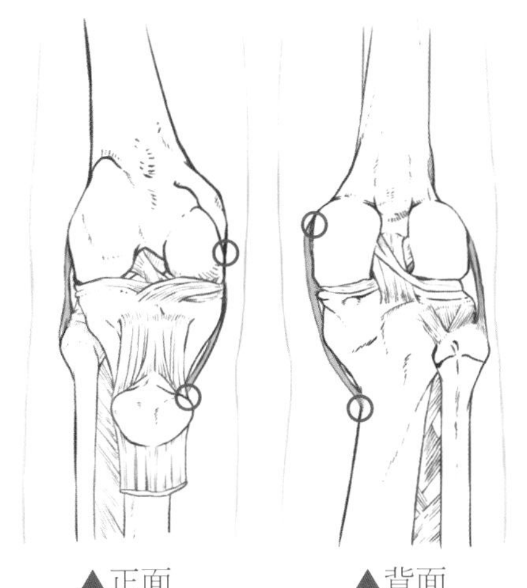

▲正面　▲背面

在內側副韌帶的起止端（股骨內側粗隆及脛骨三角內側）各定 1 罐。

定罐時的伸展動作

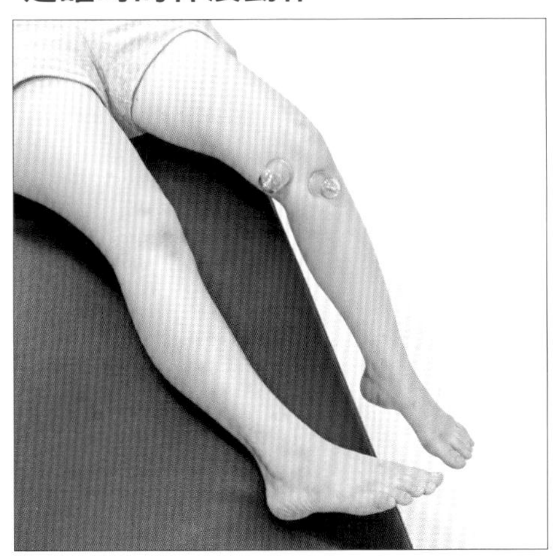

讓膝關節置於床沿外，擺盪小腿 10 ～ 20 次，逼出該處的氣滯血瘀。其間若作用罐內的膚色由粉紅轉紅，甚至發紫，即可拔罐。

自主伸展

大腿內側肌群放鬆之後，可做鬆跨與抬腿的動作。

① 股內側肌的伸展—鬆胯

❶ 仰躺，雙手自然放鬆，雙膝往外張開，腳底相對。

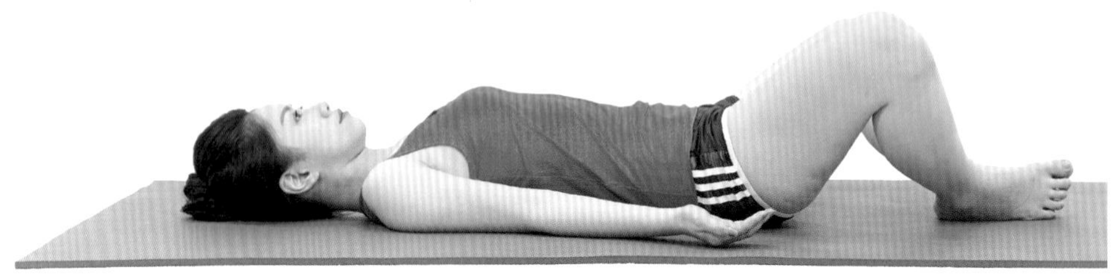

❷ 雙膝下壓時，吐氣壓膝，做12次，最後再做1次並停住不動，停氣9秒，此為1組，最少做2組。

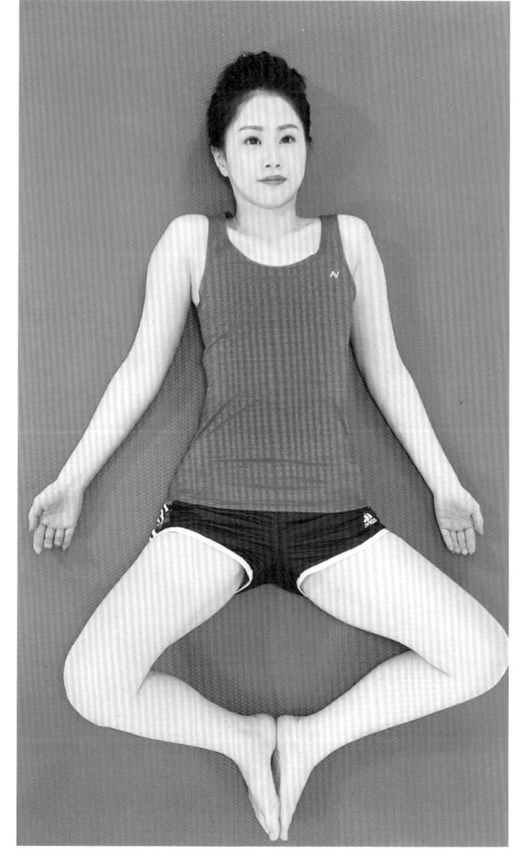

② 半腱半膜肌的伸展—抬腿

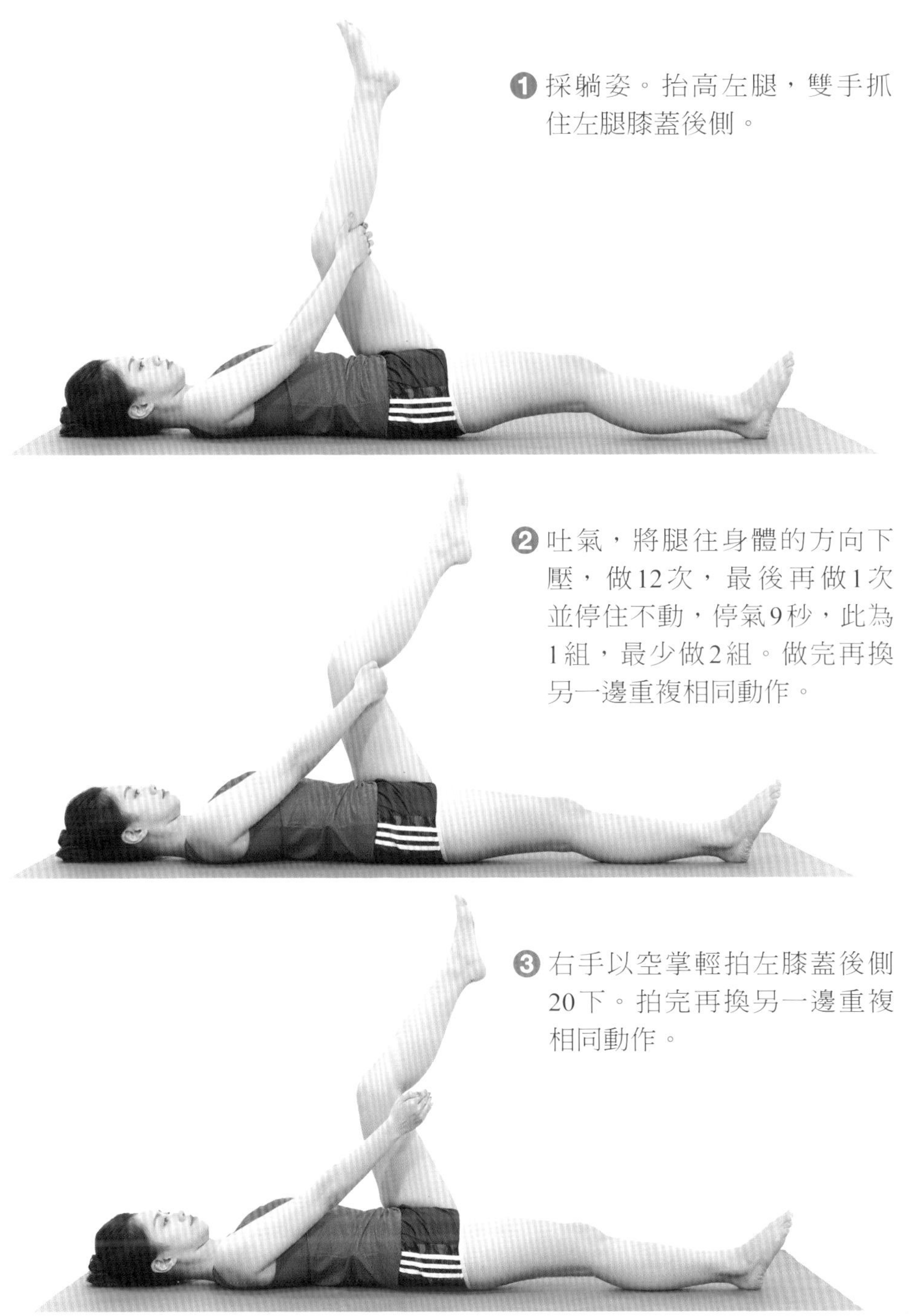

❶ 採躺姿。抬高左腿，雙手抓住左腿膝蓋後側。

❷ 吐氣，將腿往身體的方向下壓，做12次，最後再做1次並停住不動，停氣9秒，此為1組，最少做2組。做完再換另一邊重複相同動作。

❸ 右手以空掌輕拍左膝蓋後側20下。拍完再換另一邊重複相同動作。

膝關節退化之跳躍者膝（膝蓋中間痛）

症狀說明

一般髕骨上方會疼痛，通常都是跳太多而引起的，因此稱之為跳躍者膝。很多打籃球的球友喜歡帥帥地跳投，或是排球選手英姿勃勃地殺球、封球……如果在有彈性的木板地還好，但如果常在堅實的水泥地打球，膝關節一旦沒有特別保健，很容易就造成跳躍者膝。

很多選手級的運動員會重視運動前後的伸展動作，但如果有痠或疼痛，就必須在伸展後將造成痠痛的氣滯血瘀處理出來。假若這些積存的壓力沒有完全被處理出來，只會積累到肌肉兩端的韌帶與肌腱，承受不住，就會種下斷裂的不定時炸彈。

對應肌肉

① 股直肌

- 起端：髂骨前下棘
- 止端：通過膝蓋到脛骨粗隆，和共同肌腱交接

② 股中間肌

- 起端：股骨前方近側2/3處
- 止端：通過膝蓋到脛骨粗隆，和共同肌腱交接

③ 股外側肌

- 起端：股骨粗線外側，大轉子下方
- 止端：通過膝蓋到脛骨粗隆，和共同肌腱交接

④ 股內側肌

- 起端：股骨粗線內側
- 止端：通過膝蓋到脛骨粗隆，和共同肌腱交接

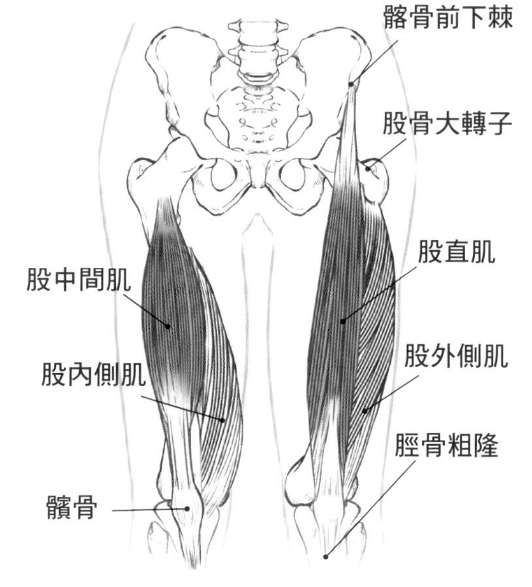

痠痛解證

① 股直肌的按摩

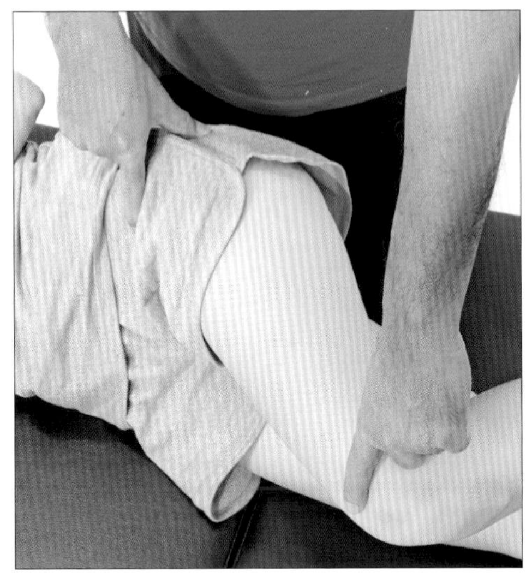

1 被施作者側躺呈4字腿。施作者觸診股直肌的起端。

▲**建議**：被施作者也可以採坐著並將小腿懸於床外側的姿勢。

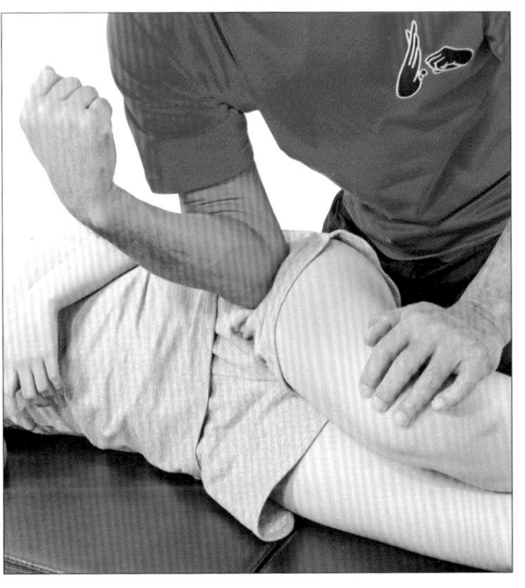

2 將手肘置於股直肌的起端，用身體的力量慢慢往下壓，再輕輕壓揉3～6次。

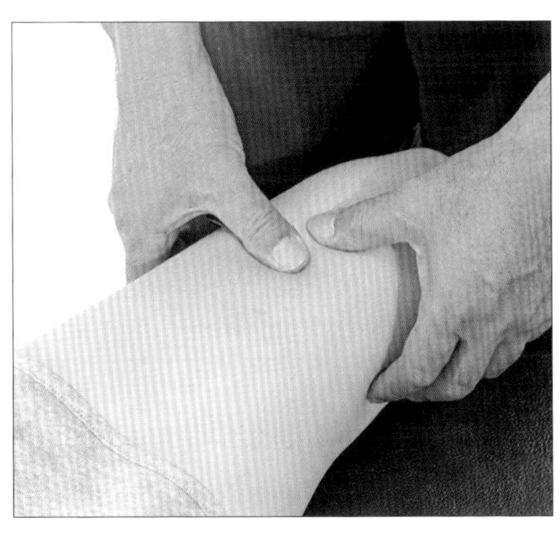

3 被施作者仰躺並屈膝，施作者觸診股直肌的止端。

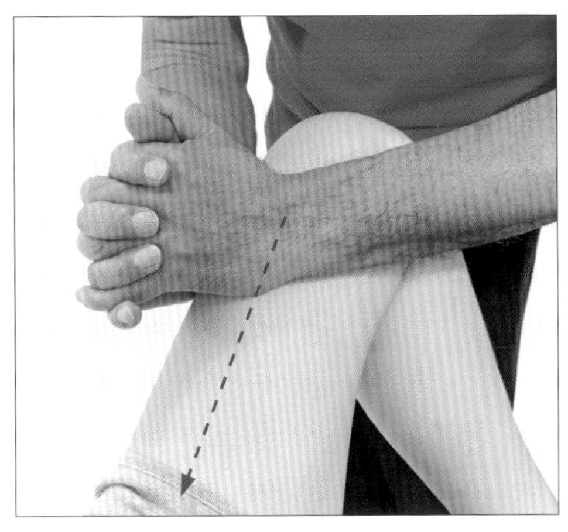

4 施作者十指交握，用雙手掌根從被施作者的膝蓋上方慢慢按壓至大腿根部。

② 股中間肌的按摩

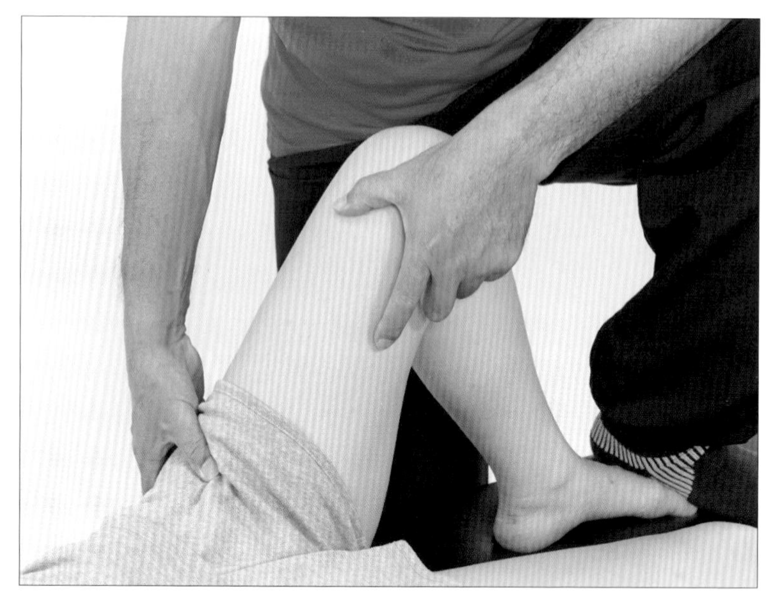

1 被施作者仰躺並屈膝。施作者觸診股中間肌的起止端。

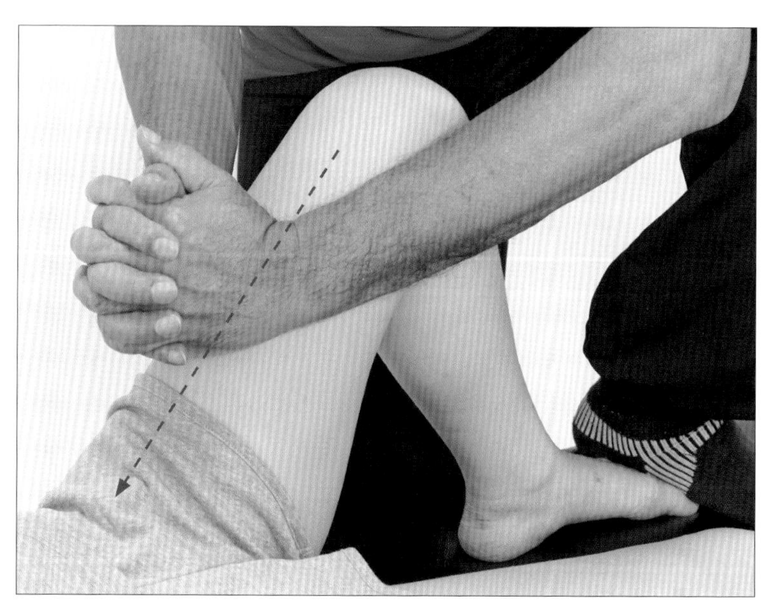

2 施作者十指交握，用雙手掌根從被施作者的膝蓋上方慢慢按壓至大腿根部。

③ 股外側肌的按摩

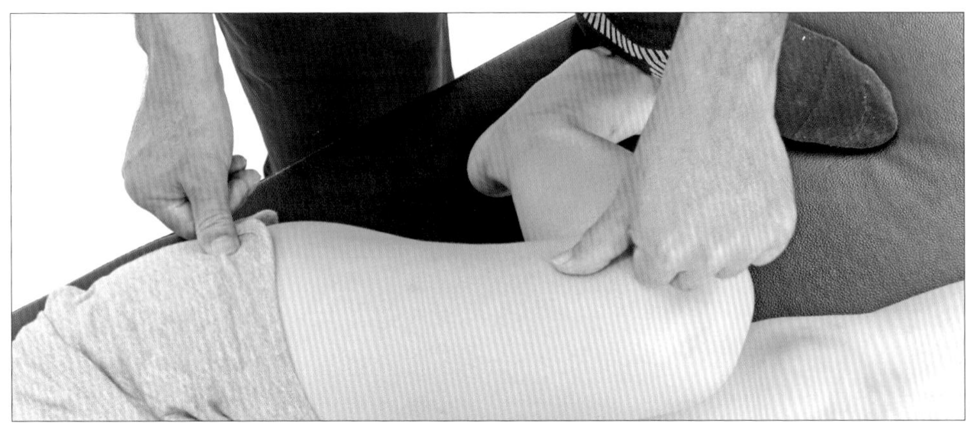

1 被施作者仰躺並屈膝，將大腿往內彎。施作者觸診股外側肌的起止端。

▶**建議**：被施作者將大腿懸空置於床沿並前後擺動，這樣施作者會更容易找到股外側肌的止端。

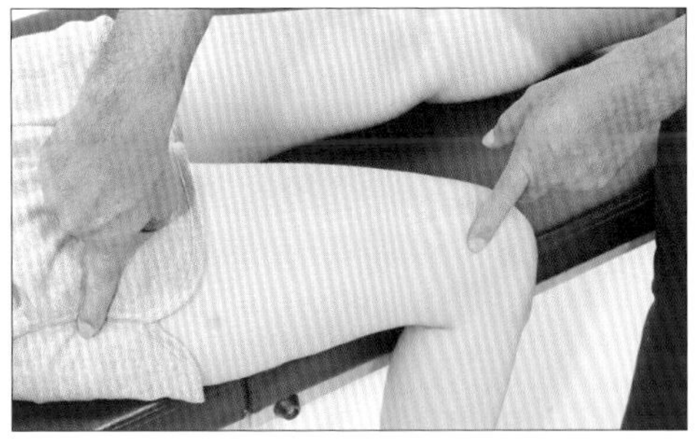

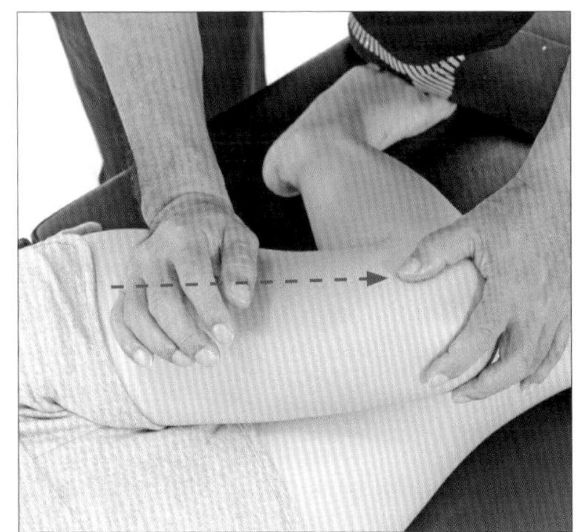

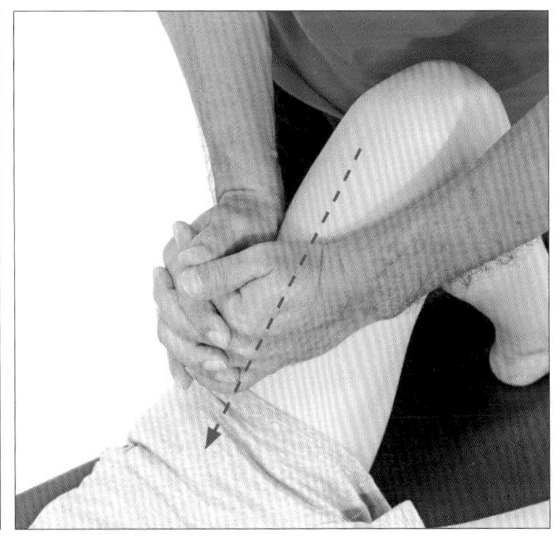

2 施作者用掌根（或小臂、手肘），以垂直於肌纖維走向揉壓的方式，沿著股外側肌，從大轉子慢慢揉至膝蓋外側。

3 被施作者屈膝，大腿回正。施作者十指交握，用雙手掌根從被施作者的膝蓋上方慢慢按壓至大腿根部。

④ 股內側肌的按摩

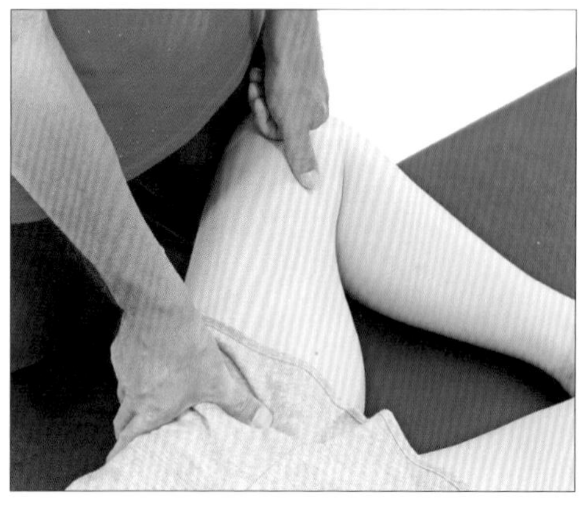

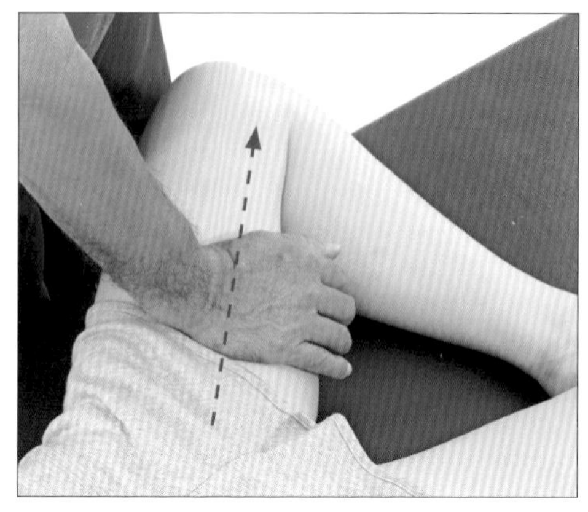

1 被施作者仰躺並屈膝，將膝關節外展。施作者觸診股內側肌的起止端。

2 施作者用掌根以垂直於肌纖維走向按壓推的方式，沿著被施作者的股骨，從大腿根部慢慢按壓至膝蓋內側。

簡單拔罐

股四頭肌是這個症狀的元凶，最好的方式就是在四條肌肉的起止端定罐，當然也可以一條一條處理。

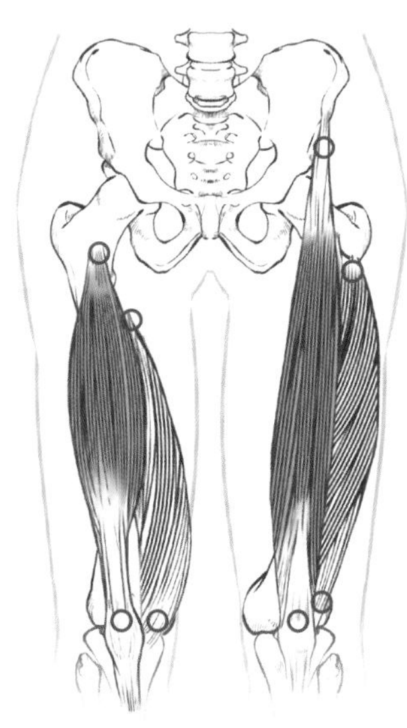

定罐位置：被施作者側躺呈4字腿，先在其股外側肌定2罐。股外側肌兩端定罐後，再平躺，腿伸至床沿外，分別在股直肌、股中間肌、股內側肌的起止端繼續定罐，並在起止端之間找痠痛點，定作用罐。

伸展動作：擺盪小腿10～20次，逼出該處的氣滯血瘀。其間若作用罐內的膚色由粉紅轉紅，甚至發紫，即可拔罐。

自主伸展

在股四頭肌解證或定罐處理之後，可躺下練習踢腿動作，使膝關節獲得伸展。

❶ 仰躺，雙手自然放身體兩側，兩腳打開與肩同寬。

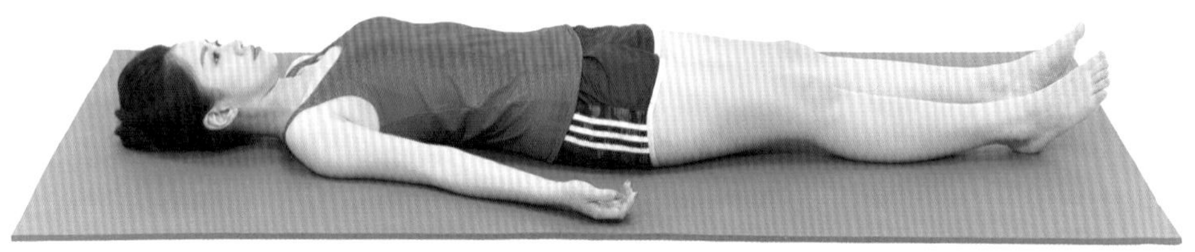

❷ 左腿抬起。

▼**重點**：哪一隻腳疼痛，就練習踢那一隻腳。

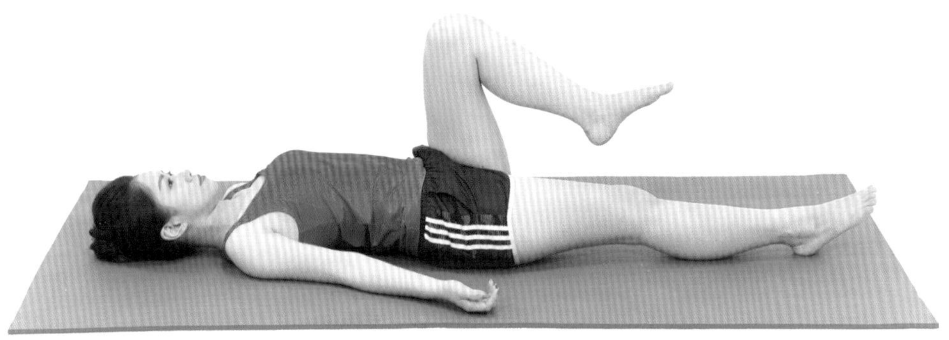

❸ 左腿往右腳腳跟的方向踢，以鼻子吐氣。踢出去時，腳背下壓打直，腳趾翹起來，踢6～12次。

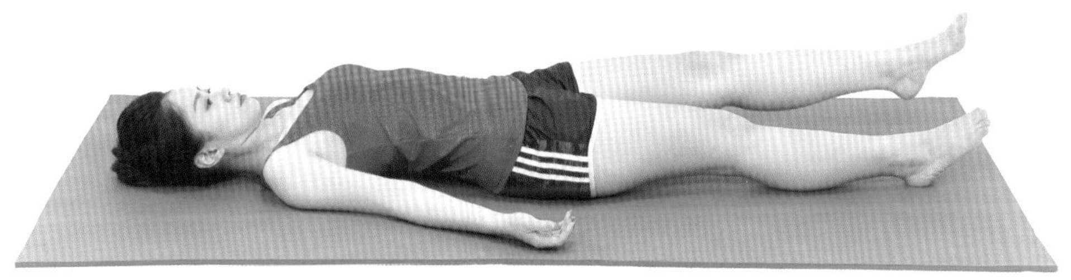

足跟痛、腳底筋膜炎

症狀說明

除了運動時習慣用腳尖跑步之外，就算不喜歡運動，但愛穿高跟鞋走路、喜歡逛街，小腿的腓腸肌及下面一層的比目魚肌經常呈收縮狀態，便會將隨附的阿基里斯腱給拉長。

阿基里斯腱是全身最強壯的一條肌腱，但它不產生動力，而是能承受被拉伸500公斤的壓力，但無論多麼強韌，如果讓它長期處在被拉伸緊繃的狀態，累積在肌腱內的氣滯血瘀遲早會讓越來越沒有彈性的肌腱無預警地斷裂。而比目魚肌具有收縮伸展的乳擠作用，有助於靜脈的血液回流，有「第二心臟」之稱。當主動的腓腸肌、比目魚肌長時間處在收縮狀態，除了阿基里斯腱須配合伸展之外，也會連動讓腳底的筋膜伸展來支應足跟的緊繃，因此痛點可能在阿基里斯腱的足跟或腳底筋膜，但元凶在腓腸肌與比目魚肌。

對應肌肉

① 腓腸肌

- 起端：股骨踝後側
- 止端：透過阿基里斯腱與跟骨相連

② 比目魚肌（位於腓腸肌之下）

- 起端：腓骨頭後側、脛骨後側和比目魚肌線
- 止端：透過阿基里斯腱與跟骨相連

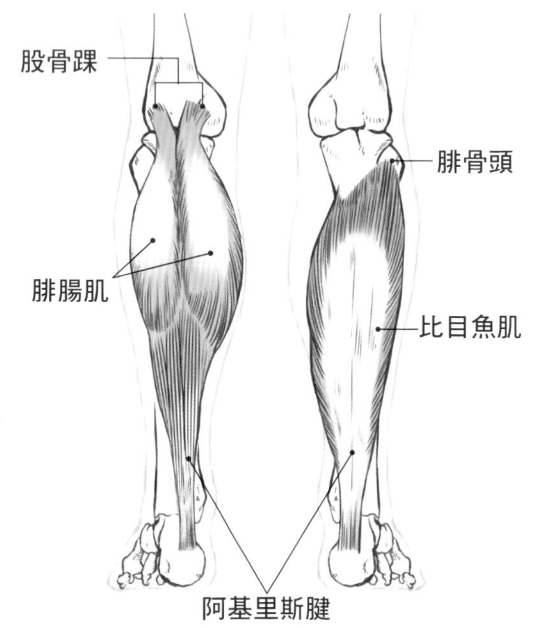

痠痛解證

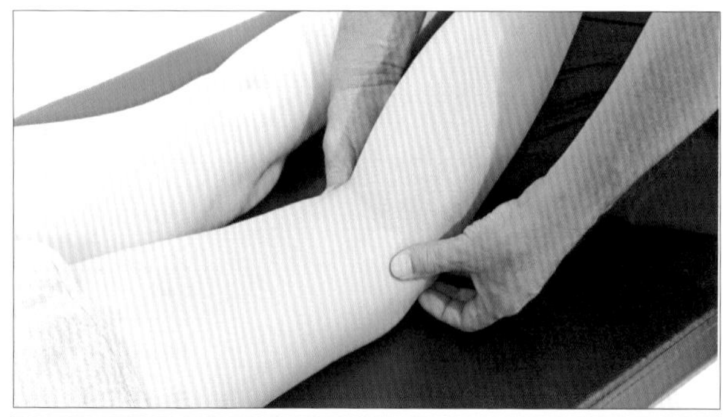

1 被施作者俯臥，小腿上抬15～45度。施作者觸診腓腸肌的起止端後，從起端開始用雙手手指按揉。

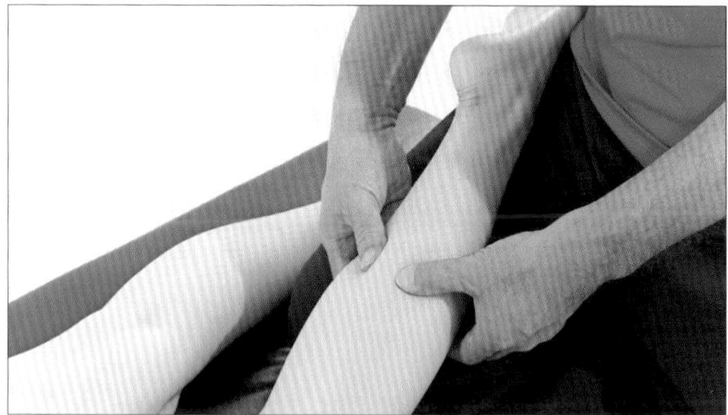

2 用手指按揉腓腸肌至止端。

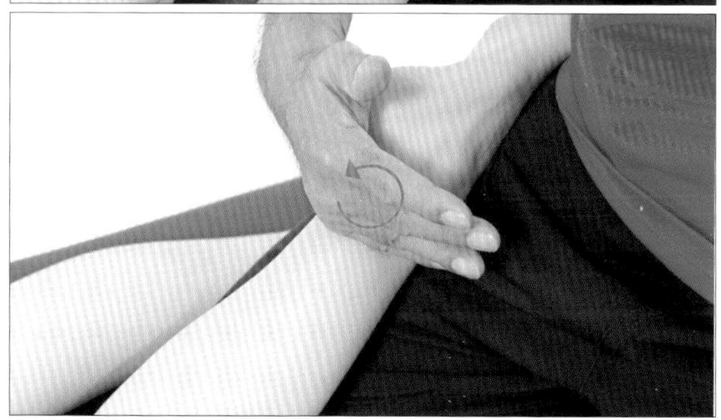

3 用手刀以逆時針方向旋揉的方式放鬆被施作者的阿基里斯腱。

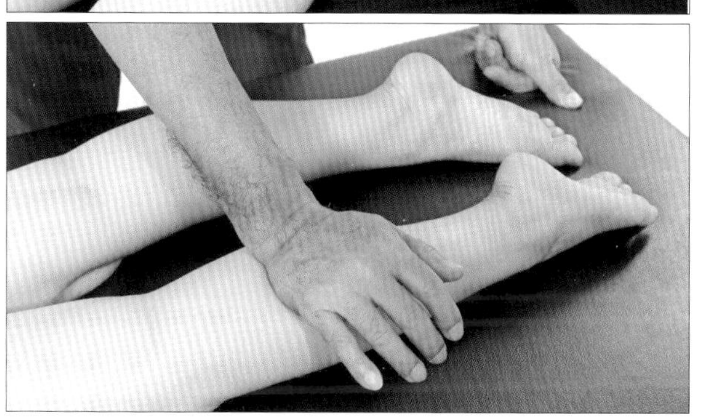

4 將被施作者的小腿平放，施作者用手刀或掌根輕揉小腿。

◀**建議**：可以用吹風機在小腿部吹熱風讓肌肉軟化。

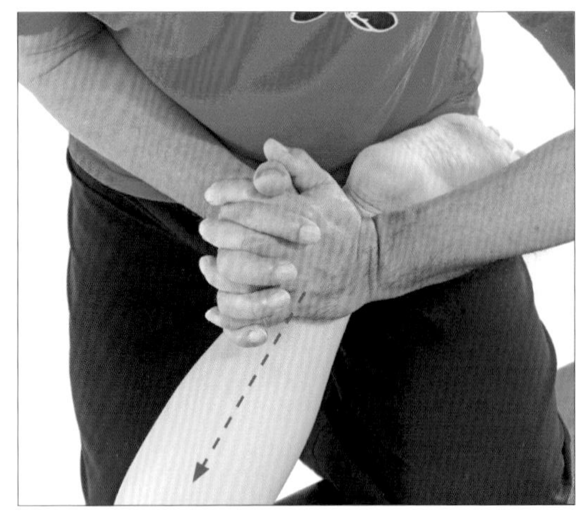

5 將被施作者的小腿上抬，抹上少許油。施作者十指交握，用雙手掌根從被施作者的阿基里斯腱往上推至膝蓋後側。

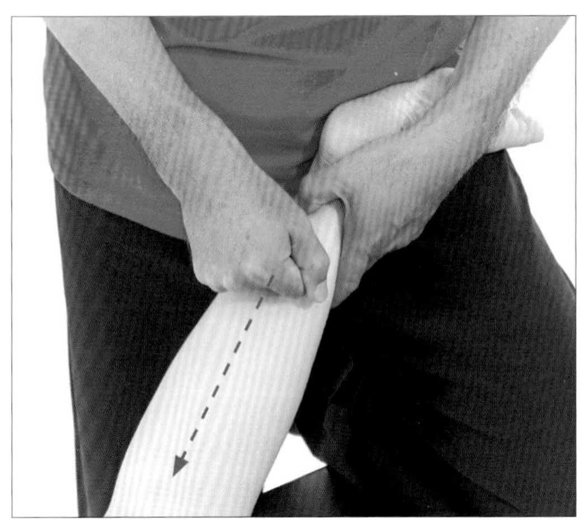

6 施作者單掌握拳，用指關節從被施作者的阿基里斯腱慢慢往上推至膝蓋後側。

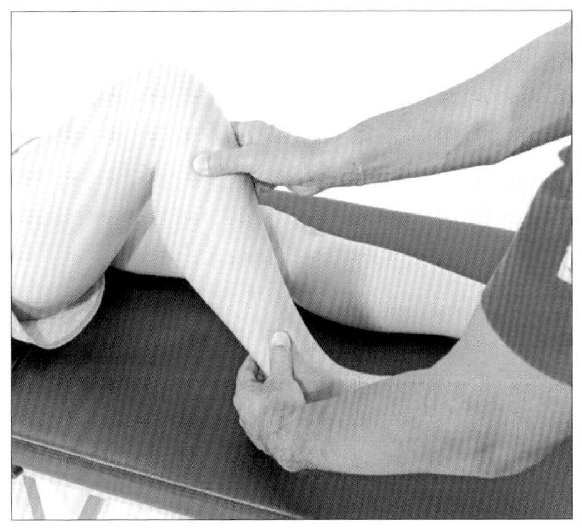

7 觸診脛前肌的起止端。施作者用大拇指指腹以逆時針方向旋揉的方式，沿著脛骨外側，由下慢慢往上按揉。

簡單拔罐

如果已有痛痠現象，則肌纖維必沾黏著氣滯血瘀，因此要靠定罐自主伸展，將這些痛痠因子排出體外。否則只是暫時性的舒緩，假象的回復。其實若不改變運動習慣或生活習慣，痛痠因子便會不斷積累，地雷遲早會爆發！

定罐的位置

先在腓腸肌與比目魚肌的起止端定罐，接著再於阿基里斯腱的痛點定罐。

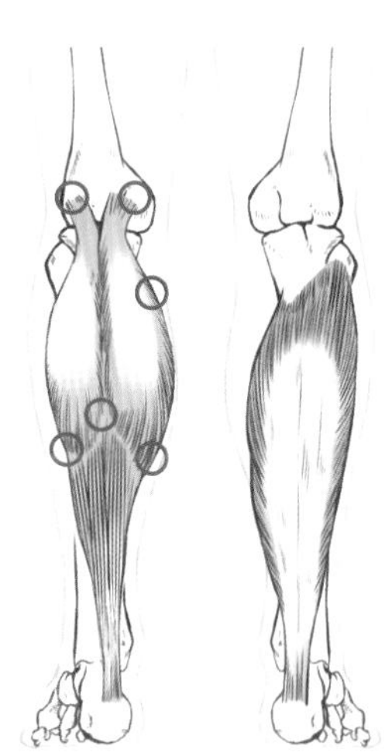

定罐時的伸展動作

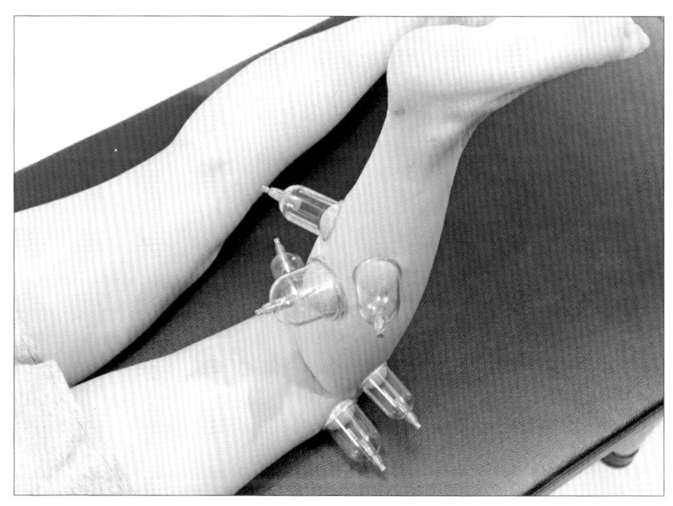

被施作者將小腿上抬 10 ～ 20 次。其間若作用罐內的膚色由粉紅轉紅，甚至發紫，即可拔罐。

痠痛解證

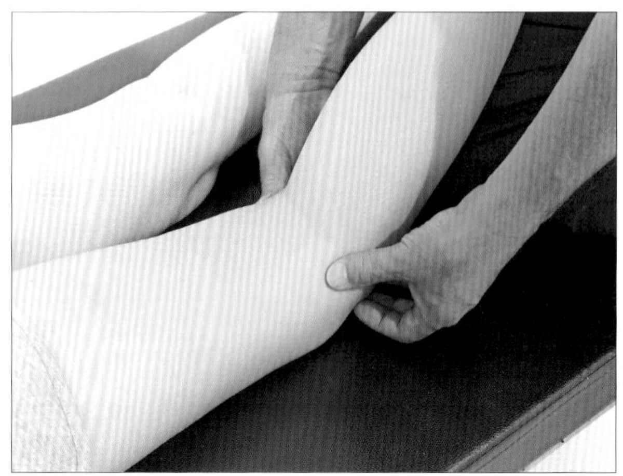

1 被施作者俯臥，小腿上抬15～45度。施作者觸診腓腸肌的起止端後，從起端開始用雙手手指按揉。

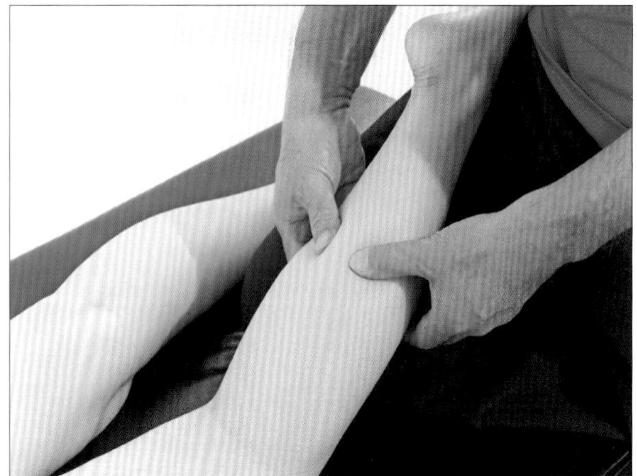

2 用手指按揉腓腸肌至止端。

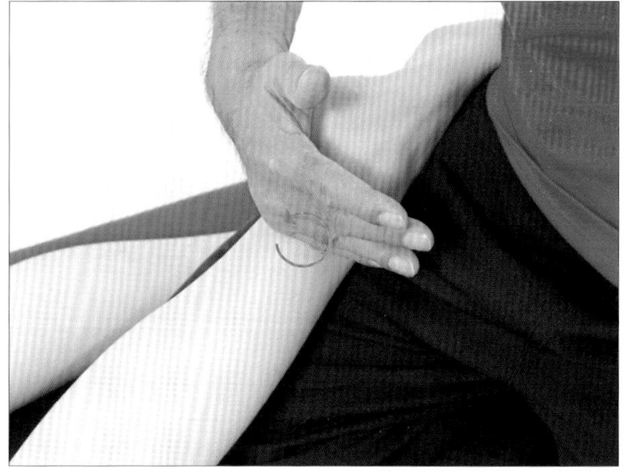

3 用手刀以逆時針方向旋揉的方式放鬆被施作者的阿基里斯腱。

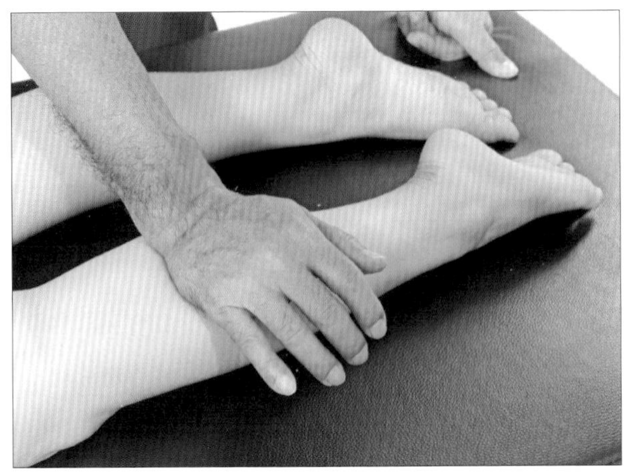

4 將被施作者的小腿平放，施作者用手刀或掌根輕揉小腿。

◀**建議**：可以用吹風機在小腿部吹熱風讓肌肉軟化。

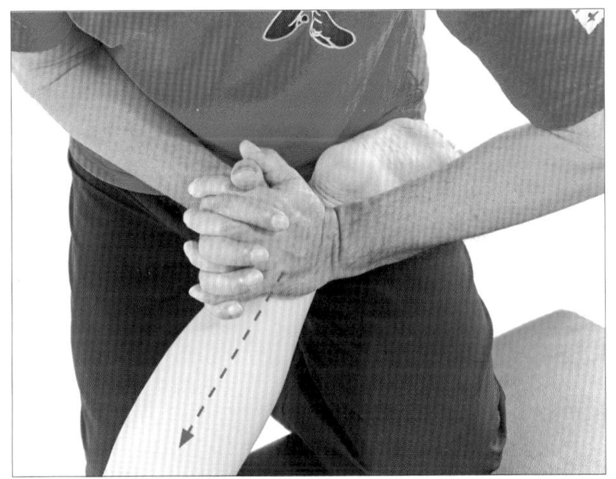

5 將被施作者的小腿上抬，抹上少許油。施作者十指交握，用雙手掌根從被施作者的阿基里斯腱往上推至膝蓋後側。

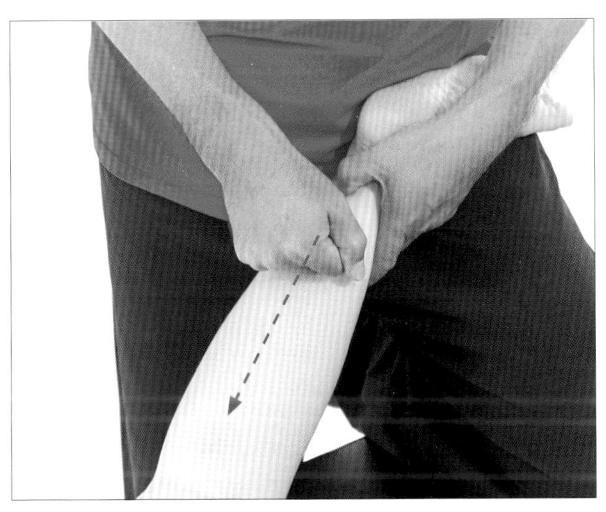

6 施作者單掌握拳，用指關節從被施作者的阿基里斯腱慢慢往上推至膝蓋後側。

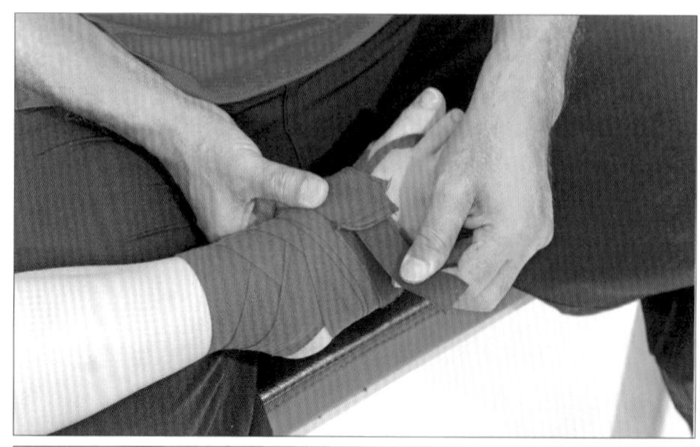

7 腳踝翻船時的首要動作是先找不具彈性的帶子，如拳擊的綁手帶，先將患處紮到與正常腳一樣的腳圍，然後抬高腳踝至少要比心臟高，讓血液不要往患處流動。

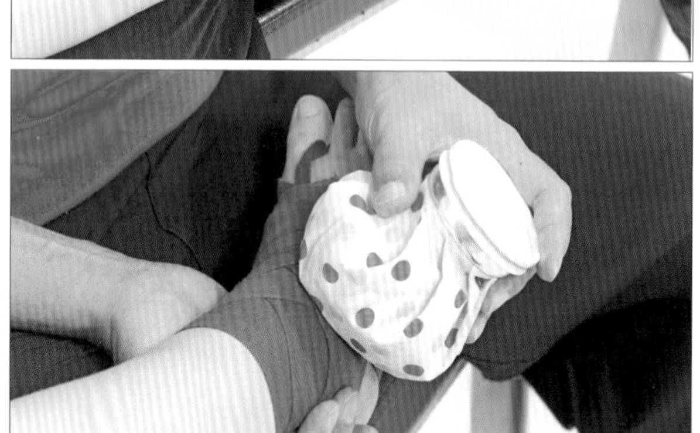

8 再施以冰敷，這是當下即時性的處理。

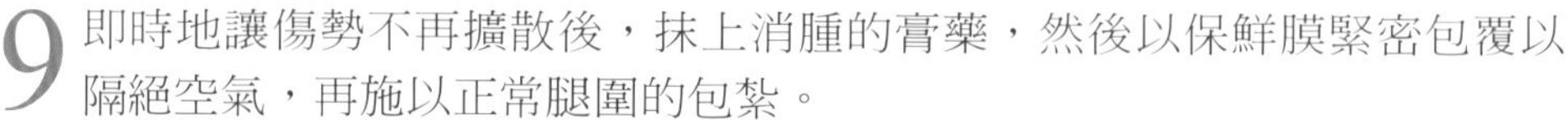

9 即時地讓傷勢不再擴散後，抹上消腫的膏藥，然後以保鮮膜緊密包覆以隔絕空氣，再施以正常腿圍的包紮。

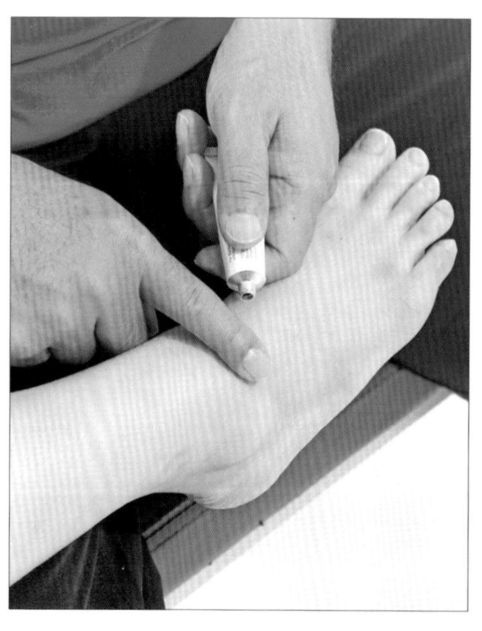

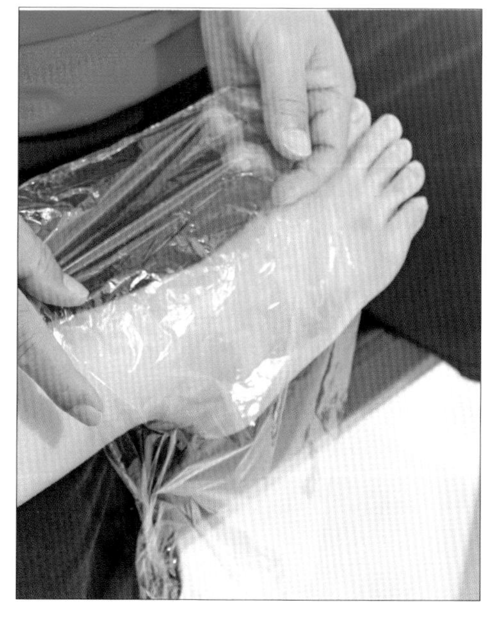

10 待確認傷勢穩定後，也就是腳圍正常，而且沒有瘀青之後，再施以踝關節的牽引，或練習前踢動作。如果腳踝嚴重扭傷，導致韌帶撕裂傷或骨折，建議盡早就醫檢查。

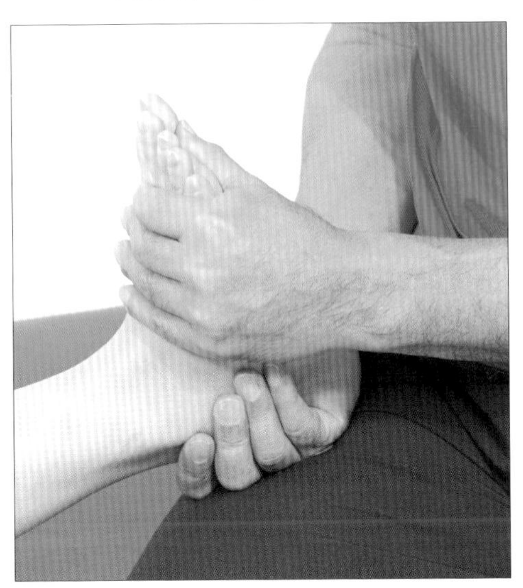

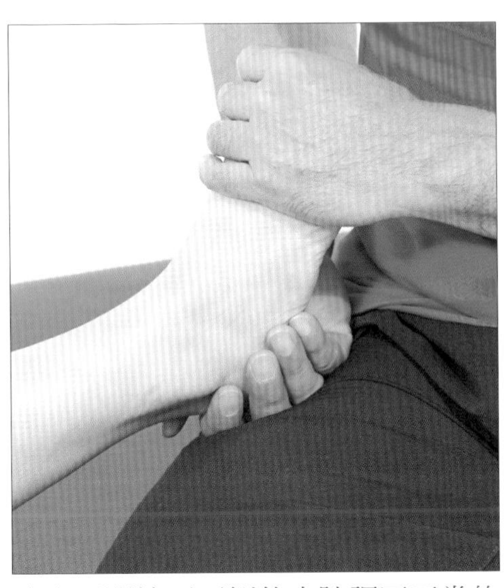

踝關節的牽引：牽引的目的是將翻船時造成踝關節面兩側的空隙調回正常的空間，因此以橫斷面來觀察痠痛點的正對側，先判斷腳踝翻船的方向是內側還是外側，將緊的那一側做牽引。

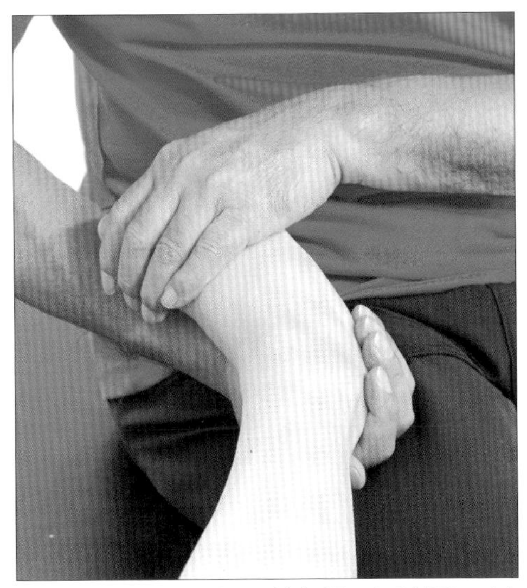

▲若是向內翻時，外側肌肉較緊，以一手握住腳掌，一手握住外側腳踝並牽引。

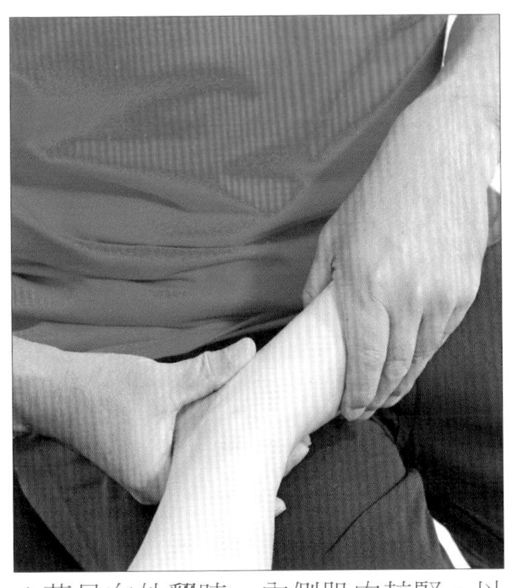

▲若是向外翻時，內側肌肉較緊，以一手握住腳掌，一手握住內側腳踝並牽引。

自主伸展

待腳踝傷勢穩定後，可站著練習前踢的動作。

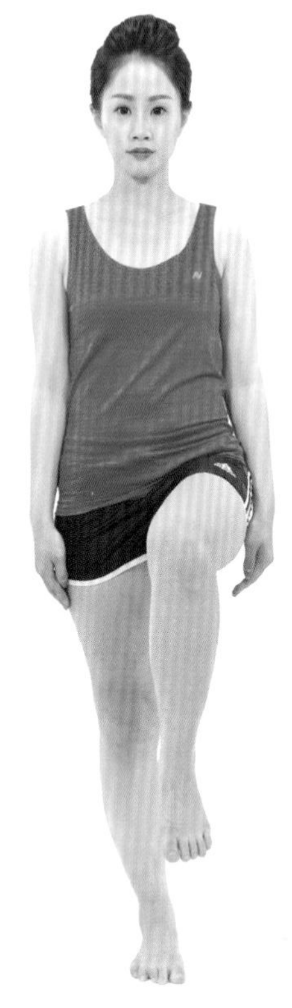

❶ 採站姿。抬左腳。

◀**重點**：哪一側的腳踝受傷，就練習踢那一隻腳。

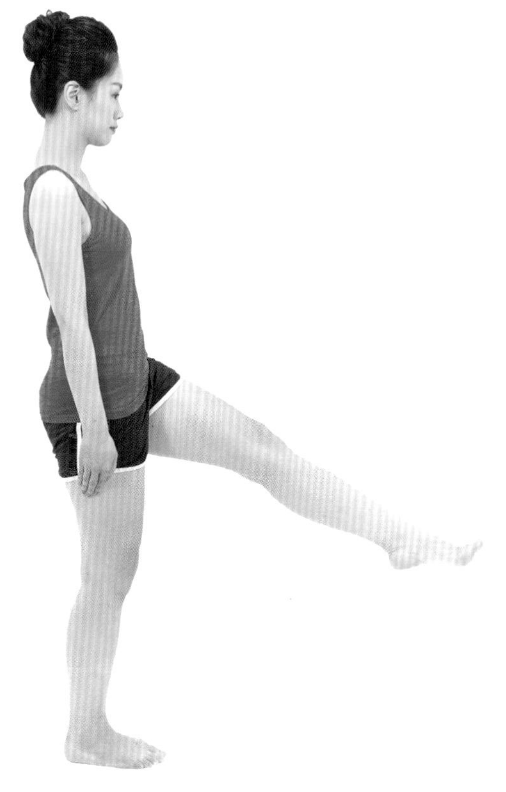

❷ 左腿往右腳跟的方向踢，用鼻子吐氣。踢出去時，腳背下壓打直，腳趾翹起來，踢6～12次。

腳背麻痛、腳底麻痛

症狀說明

痠痛是由於肌肉裡有氣滯血瘀，麻則是神經被壓迫的反應。因此腳背與腳底的麻痛，需要處理肌肉的問題，也要處理神經的問題。要處理痠麻痛，就得找到神經根，以及其所傳達指令後去執行的肌肉。但無論是腳背或腳底，它的神經根都來自於腰與薦椎，所以身體的保健，絕對是用更廣於頭痛醫頭，腳痛醫腳，從上下主被動關係的思維來操作的。

對應肌肉&神經

腳上的兩條神經——脛神經與腓神經。脛神經通往足跟到腳底；腓神經直下腳背，它們都從腰薦椎而下，穿過坐骨，因此都稱為坐骨神經。無論是坐骨神經的脛神經，或坐骨神經的腓神經，腰部的闊背肌、腰方肌、薦椎的臀大、中、小肌都是必須被關注的。當然影響最直接的是梨狀肌，以及往下延伸的股二頭肌、半腱半膜肌、腓腸肌與比目魚肌。而走向腳背的還有兩條——脛前肌下的伸趾長肌及伸拇長肌。

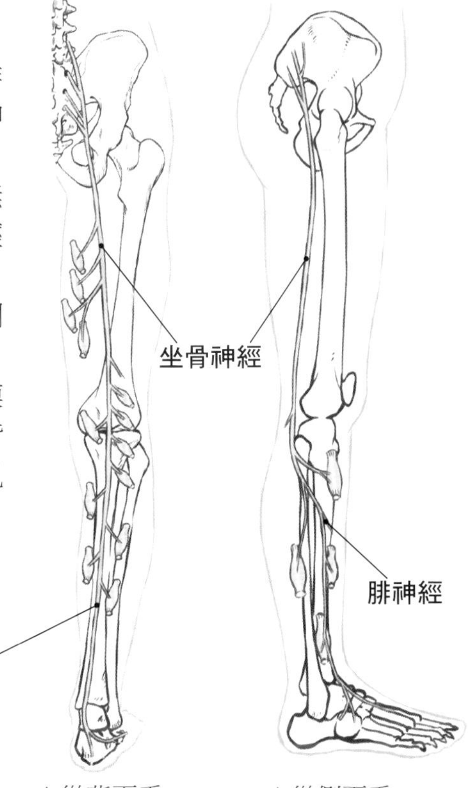

▲從背面看　▲從側面看

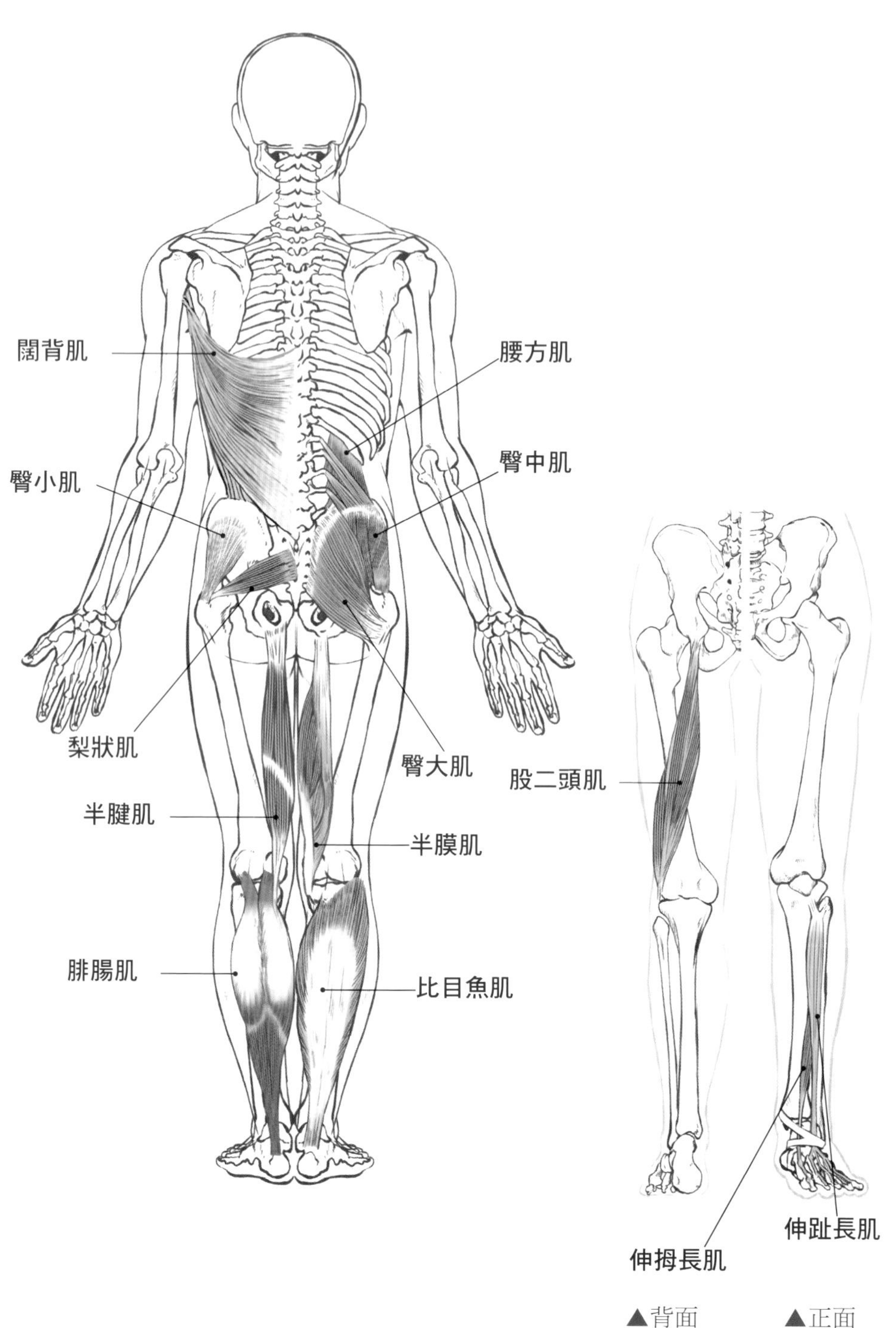
闊背肌
腰方肌
臀中肌
臀小肌
梨狀肌
臀大肌
股二頭肌
半腱肌
半膜肌
腓腸肌
比目魚肌
伸趾長肌
伸拇長肌
▲背面
▲正面

痠痛解證

① 背部的按摩

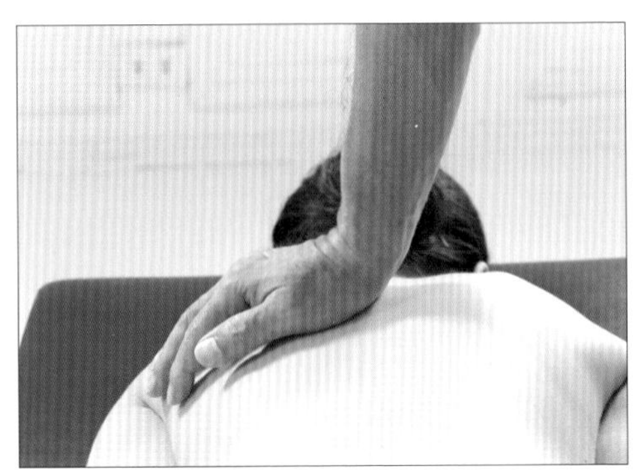

1 施作者手臂與被施作者後背垂直，以掌根置於被施作者胸椎橫突單側。

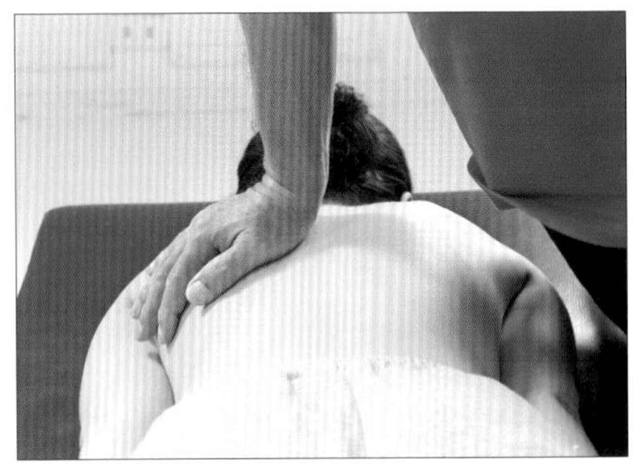

2 當被施作者吐氣時，施作者用身體的力量慢慢將掌根往下壓，力量從0到7公斤的施力，默數1秒、2秒一直到7秒，掌根壓到底，不動。最後1秒，用掌根施力往身體外側推出。

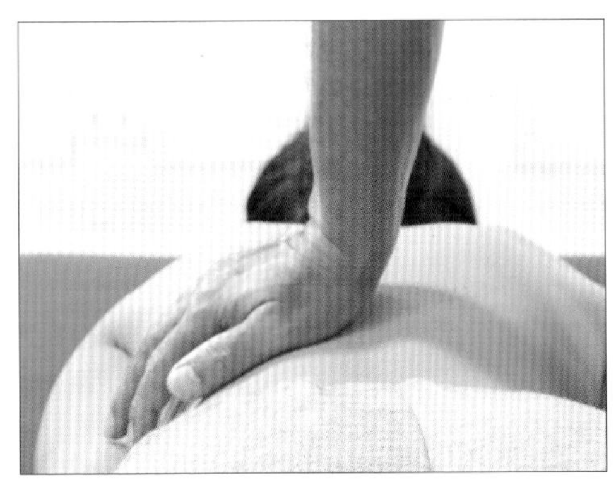

3 重複步驟1～2的動作，以半個掌根半個掌根的距離，往下按摩至胸椎第12椎，來回做3次，再換另一邊重複相同動作。

▲**重點**：力量、頻率及間距的節奏要控制一致，如此才能配合調息的節奏，達到最好的按摩效果。

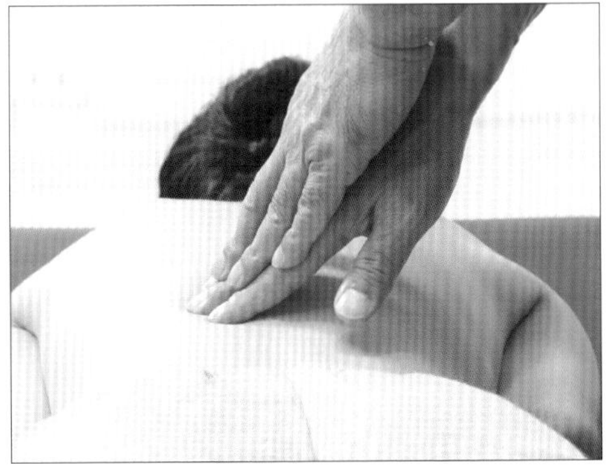

4 施作者的雙手指腹相疊，置於被施作者胸椎單側，先找到條索狀肌群（約脊椎和肩胛骨中間），再以垂直於肌纖維走向橫撥條索，下面的手要放輕鬆，用上面的手施力，來回做3次，再換另一邊重複相同動作。

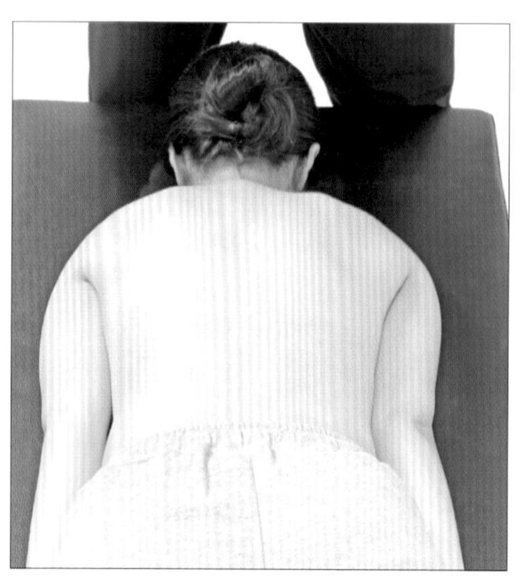

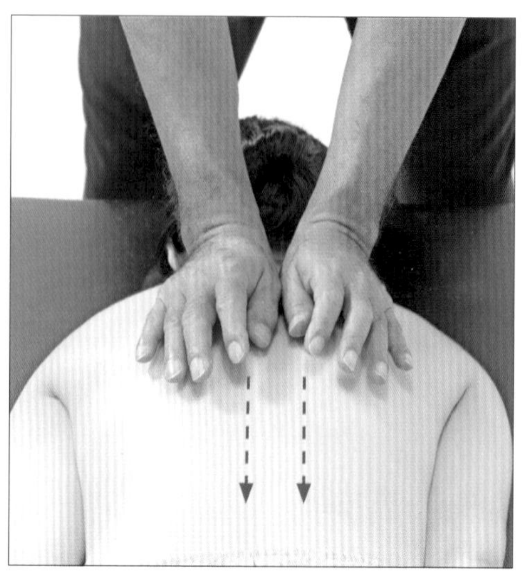

5 施作者站在被施作者頭部的上方，雙手抹精油之後，將手搓熱，再將掌根置於被施作者的膀胱經上。

6 以身體的重量，從胸椎往腰椎的方向，往前推壓。

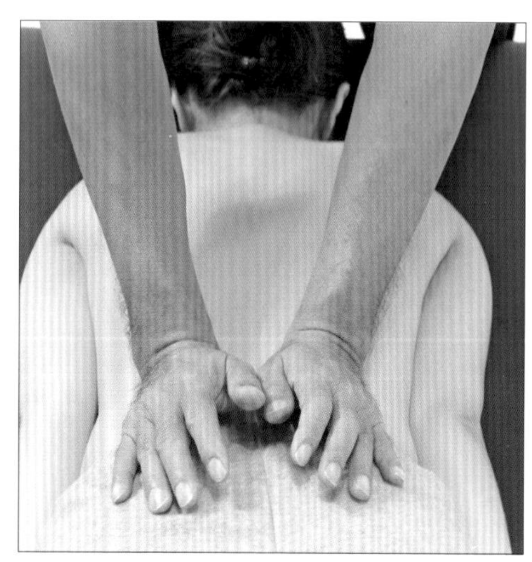

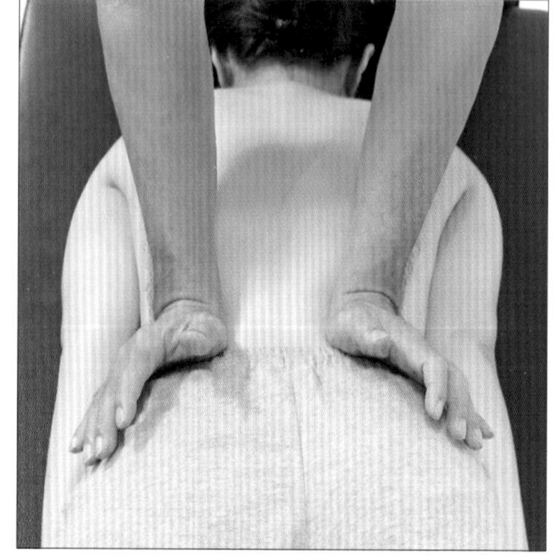

7 推到髖骨，手再往身體的兩側滑出。重複步驟6～7，來回10～20次，就會很明顯地看到膀胱經顯現出較塞的部位。

② 臀部的按摩

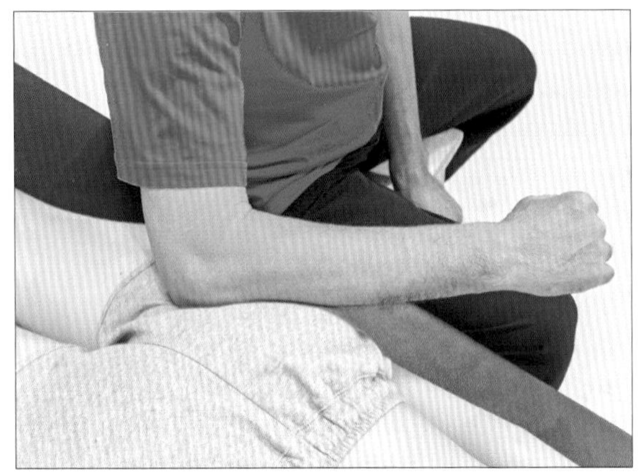

1 施作者用小手臂滾壓的方式，大面積放鬆被施作者的臀部肌群。

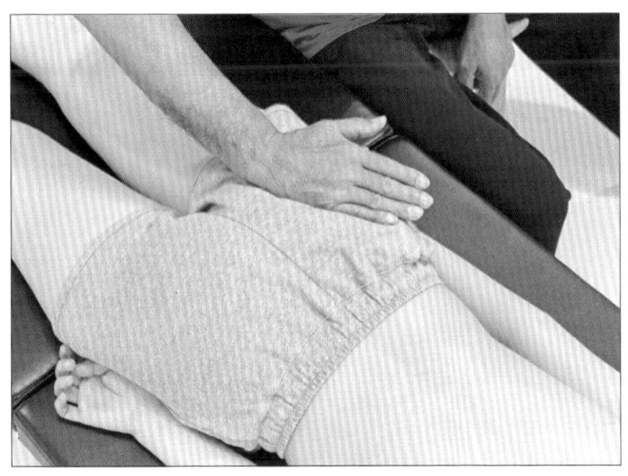

2 再用手刀，沿著薦椎邊緣輕輕推揉3次，再深壓並以逆時針方向慢慢壓揉3次。

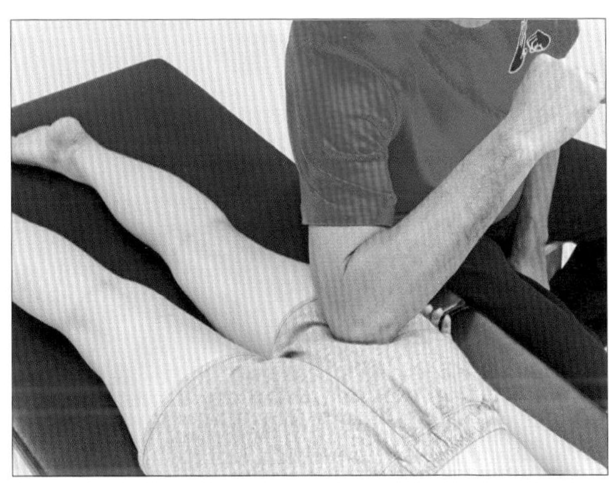

3 如果觸摸到密度特別高或較隆起之處，皆是痠痛點。用手肘針對痠痛點先輕輕按壓3～6次，再深壓並以逆時針方向慢慢壓揉3次。施作完，若痠痛部位無緩解，則重複以上步驟；如有緩解，即可移到下個痠痛點施作。

③ 梨狀肌的按摩

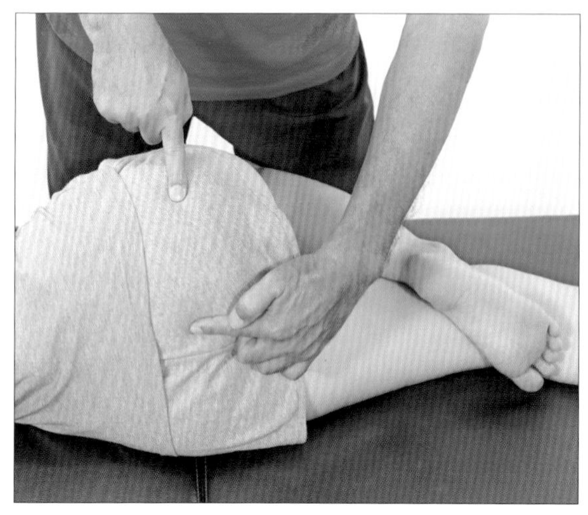

1 被施作者側躺，呈4字腿。臀大肌、臀中肌、臀小肌經放鬆伸展，這條由薦椎上3孔到股骨大轉子的梨狀肌就比較容易被觸診到。

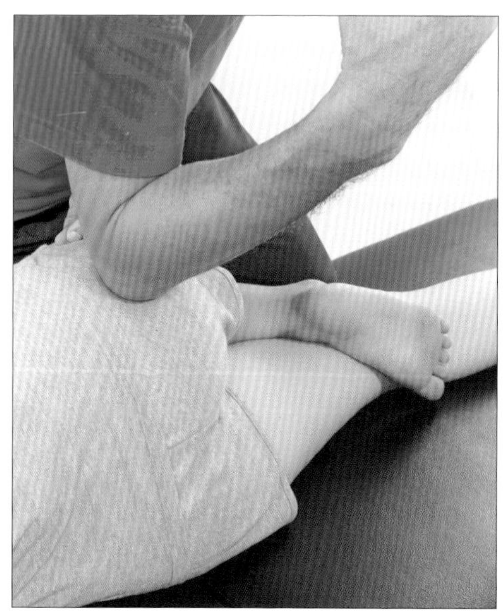

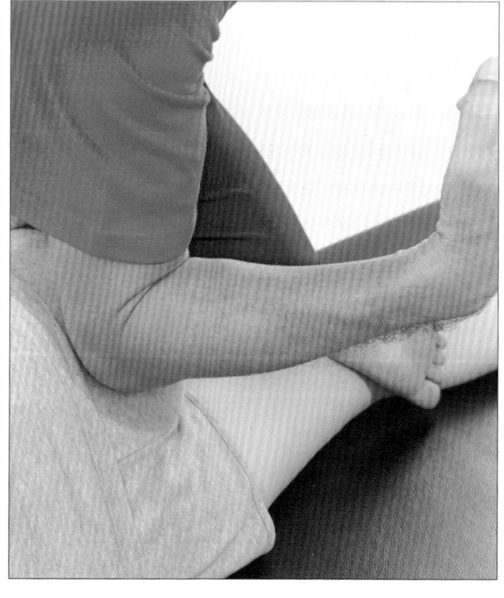

2 用手肘以垂直於肌纖維走向的方式，來回推揉整條梨狀肌，共做6次。

④ 大腿後側的按摩

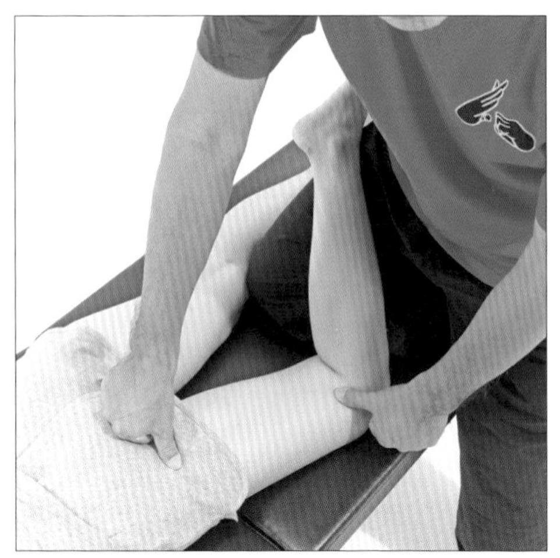

1 被施作者俯臥並屈膝。施作者觸診股二頭肌的起止端。

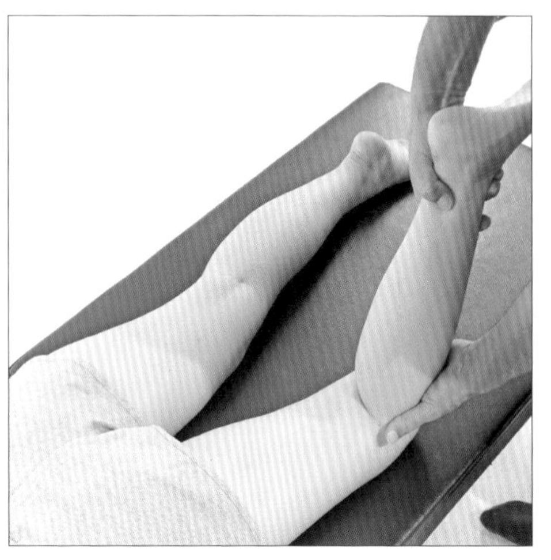

2 施作者的掌根置於股二頭肌靠膝關節的肌腱上，另一隻手扶住其腳踝。

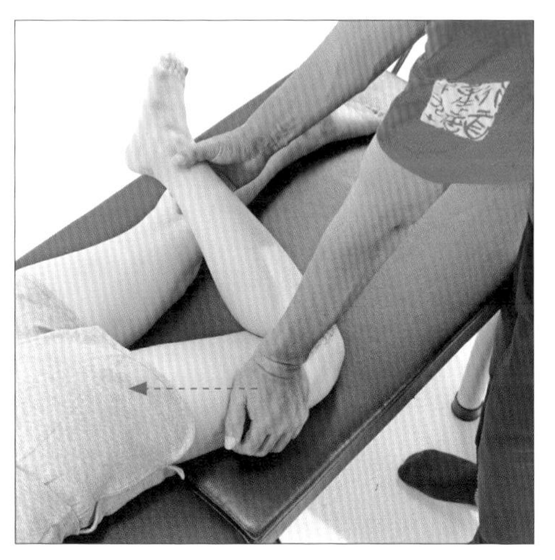

3 在掌根按壓的同時，將其小腿往內側推3～6次。重複此動作，沿著股二頭肌，從後膝處慢慢按壓至臀部。被施作者的腿被按壓時，須吐氣。

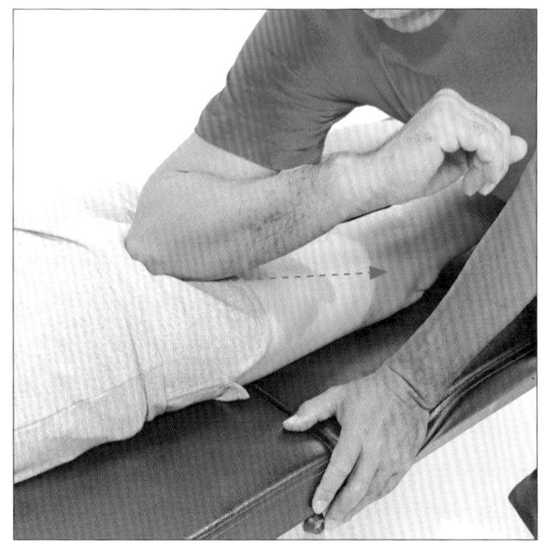

4 施作者將手肘置於坐骨粗隆的外側，用身體的力量慢慢橫壓進去，並以逆時針方向旋揉3～6次。再沿著股二頭肌以手肘深壓，並以逆時針方向旋揉的方式，從臀部慢慢壓揉至後膝處。

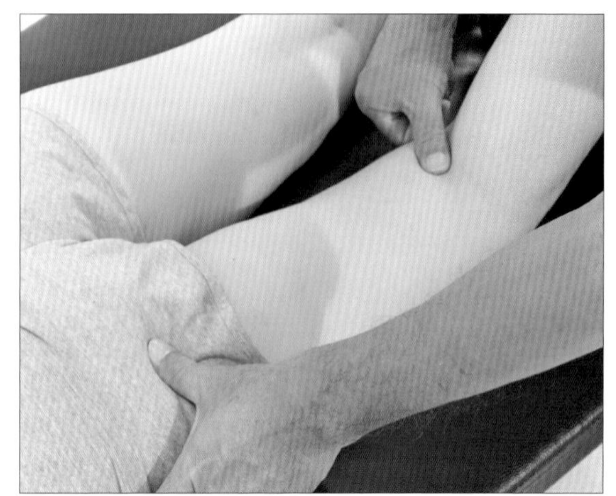

5 施作者觸診半腱半膜肌的起止端。

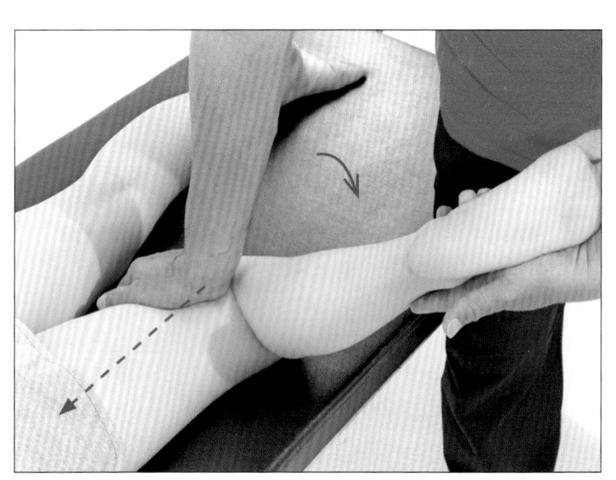

6 施作者的掌根置於半腱半膜肌靠膝關節的肌腱上，另一隻手扶住其腳踝，在掌根按壓的同時，將其小腿往外側推3～6次。重複此動作，沿著半腱半膜肌，從後膝處慢慢按壓至臀部。被施作者的腿被按壓時，須吐氣。

7 施作者將手肘置於坐骨粗隆的外側，用身體的力量慢慢橫壓進去，並以逆時針方向旋揉3～6次。再沿著半腱半膜肌以手肘深壓，並以逆時針方向旋揉的方式，從臀部慢慢壓揉至後膝處。

▶**重點**：大腿後方內外側的肌肉都很強健，因此對於這些肌肉的放鬆得用肘壓，再加上深壓逆轉的手法才能放鬆。

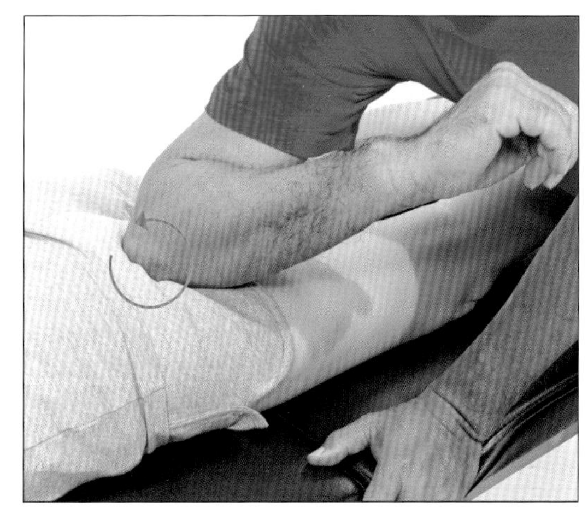

⑤ 小腿後側的按摩

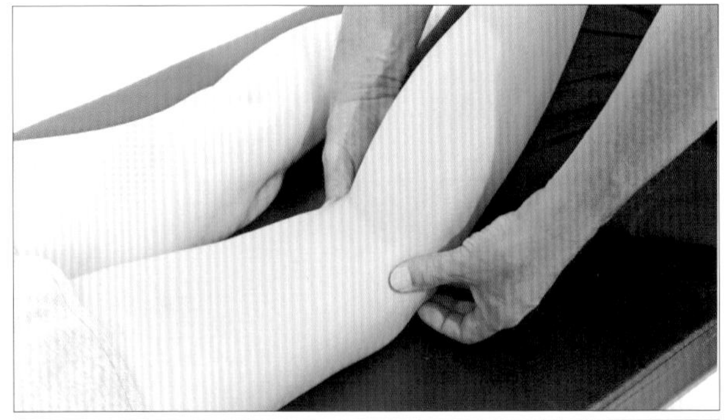

1 被施作者俯臥，小腿上抬15～45度。施作者觸診腓腸肌的起止端後，從起端開始用雙手手指按揉。

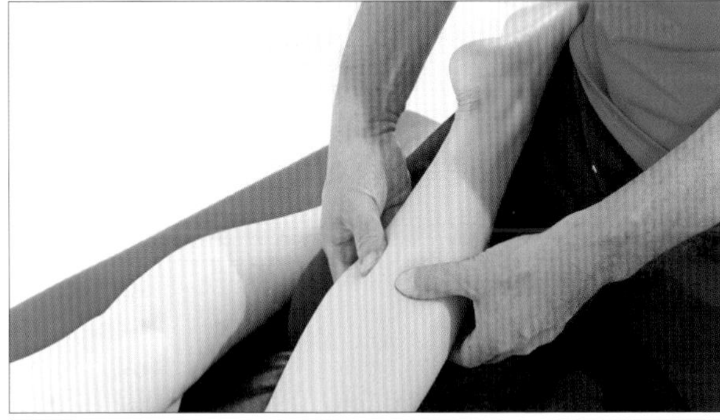

2 用手指按揉腓腸肌至止端。

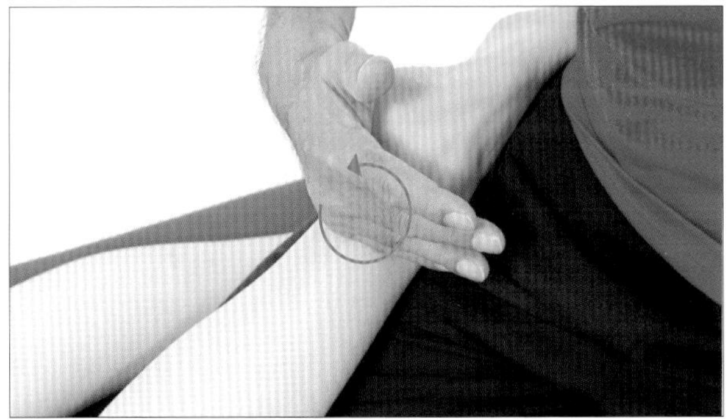

3 用手刀，以逆時針方向旋揉的方式放鬆被施作者的阿基里斯腱。

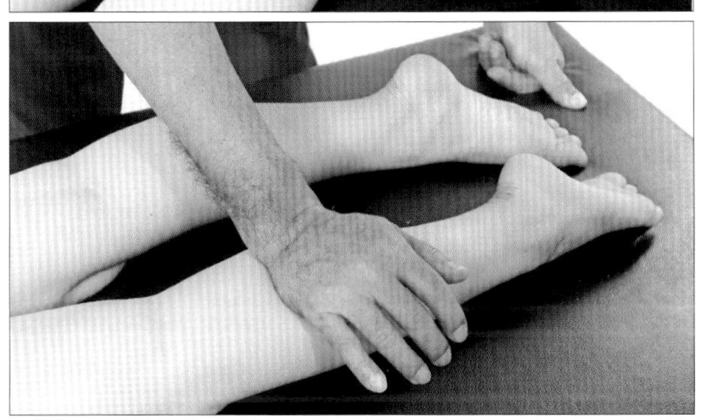

4 將被施作者的小腿平放，施作者用手刀或掌根輕揉小腿。

◀**建議：**可以用吹風機在小腿部吹熱風讓肌肉軟化。

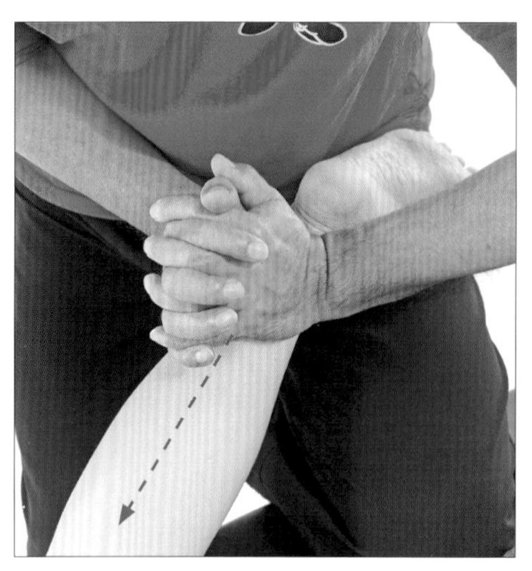

5 將被施作者的小腿上抬，抹上少許油。施作者十指交握，用雙手掌根從被施作者的阿基里斯腱往上推至膝蓋後側。

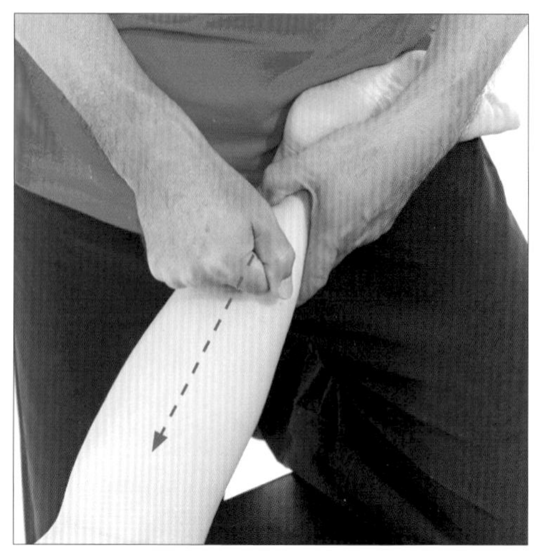

6 施作者單掌握拳，用指關節從被施作者的阿基里斯腱慢慢往上推至膝蓋後側。

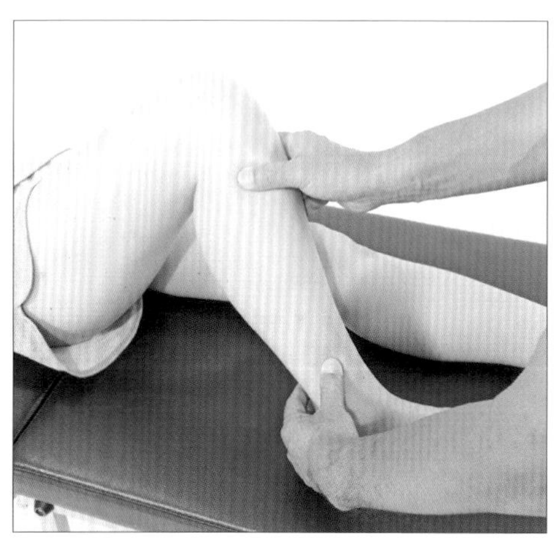

7 觸診脛前肌的起止端。施作者用大拇指指腹以逆時針方向旋揉的方式，沿著脛骨外側，由下慢慢往上按揉。

簡單拔罐

沿著脛神經、腓神經，找到肌肉的痠痛點予以定罐，才能完全解除痠痛麻的問題。由於脛神經與腓神經相關的肌群很多，因此在此不一一介紹。於書中，有相對應肌肉定罐時的伸展動作，請參考目錄。

自主伸展

在整復上，我們先處理大肌肉的痠痛，小肌肉的部分靠定罐後的自主伸展動作才能觸動到，由此可知自主復健相當重要！

① 梨狀肌的伸展

❶ 仰躺。雙腳屈膝，左腳置於右膝上，雙手自然放身體兩側。

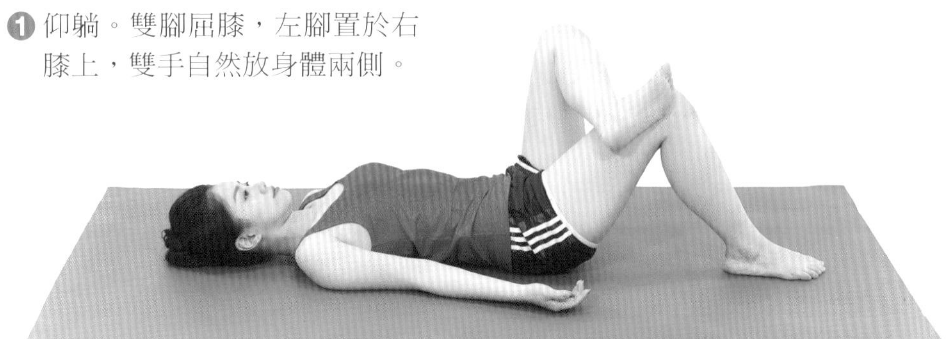

❷ 雙手環抱右大腿。往胸部的方向下壓吐氣，下壓12次，最後再做1次並停住不動，停氣9秒，此為1組，最少做2組。再換另一邊重複相同動作。

❸ 左右大腿做完後，雙手環抱的位置由大腿換成膝蓋。動作同步驟2，以加強梨狀肌的伸展。

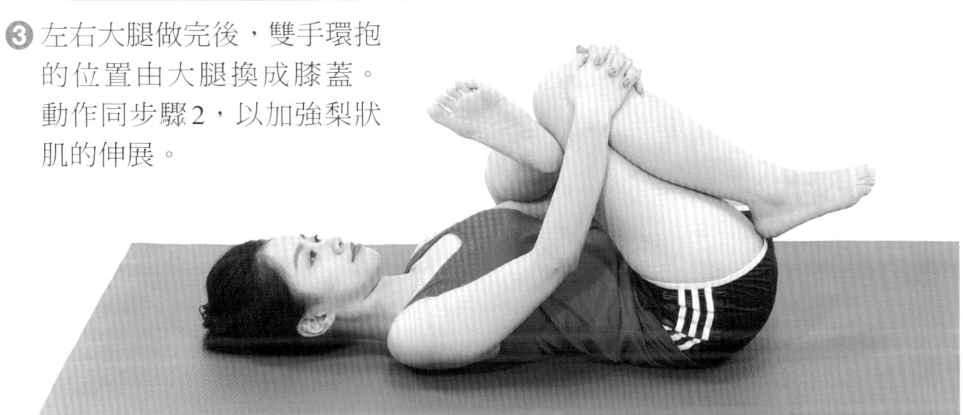

② 股二頭肌＆半腱半膜肌的伸展—抬腿

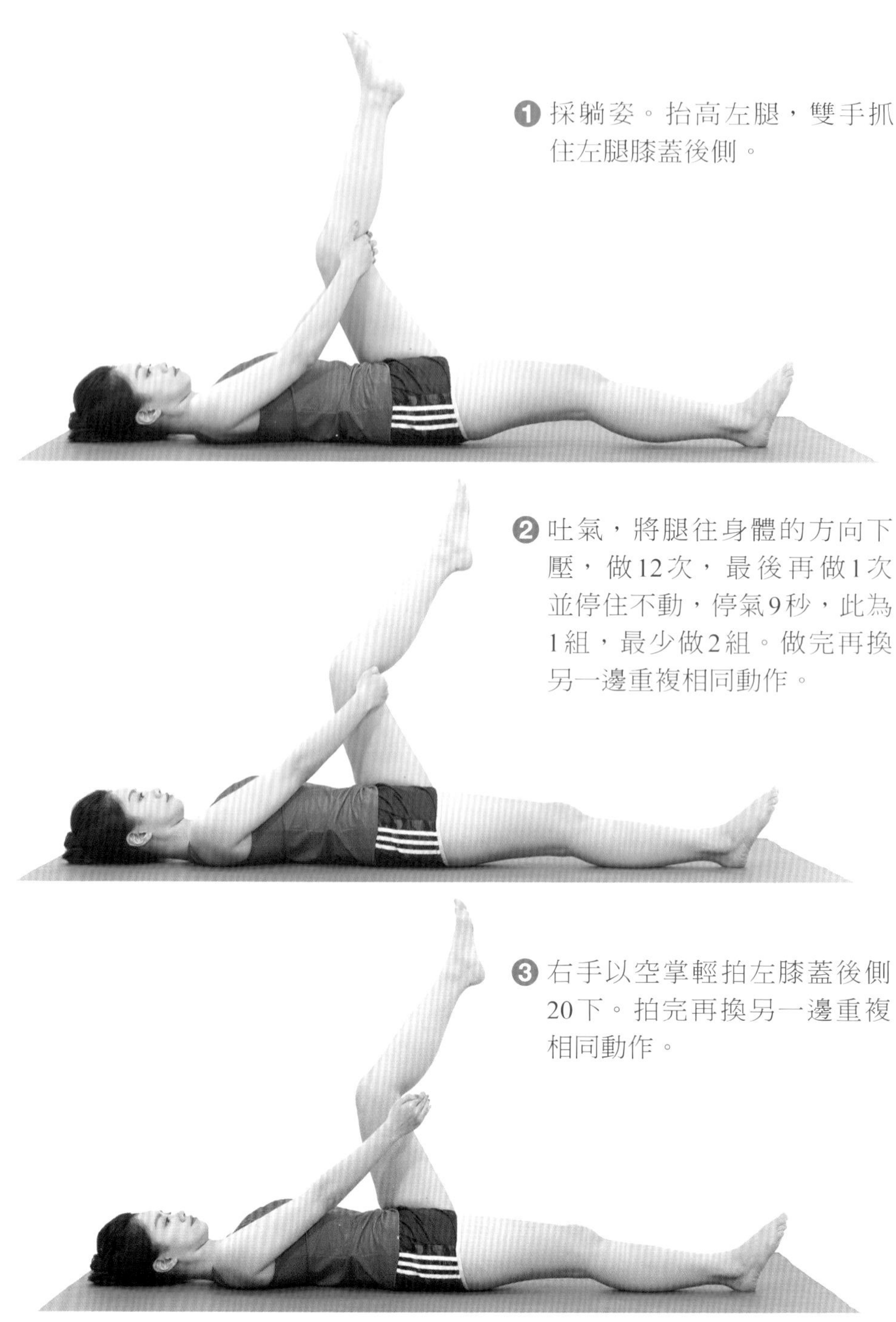

❶ 採躺姿。抬高左腿，雙手抓住左腿膝蓋後側。

❷ 吐氣，將腿往身體的方向下壓，做12次，最後再做1次並停住不動，停氣9秒，此為1組，最少做2組。做完再換另一邊重複相同動作。

❸ 右手以空掌輕拍左膝蓋後側20下。拍完再換另一邊重複相同動作。

③ 腓腸肌＆比目魚肌的伸展—推牆

❶ 採站姿。將雙手往前伸，扶住牆壁。

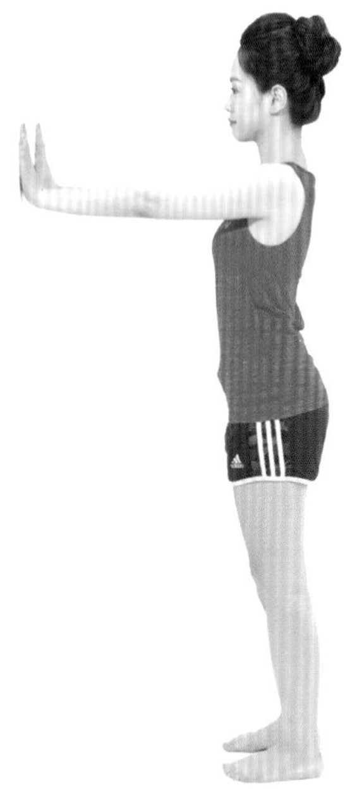

❷ 左腳屈膝在前，右腳伸直在後，腳跟著地、腳趾朝前。

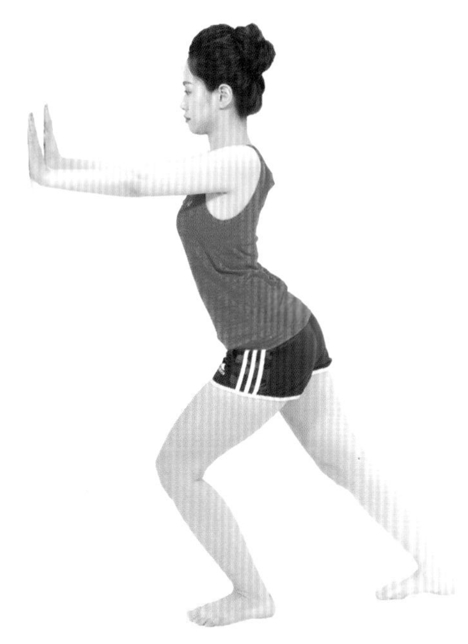

❸ 左腳膝蓋往前壓，吐氣，就會拉到右腳的阿基里斯腱，做12次，最後再做1次並停住不動，停氣9秒。做完再換另一邊重複相同動作。

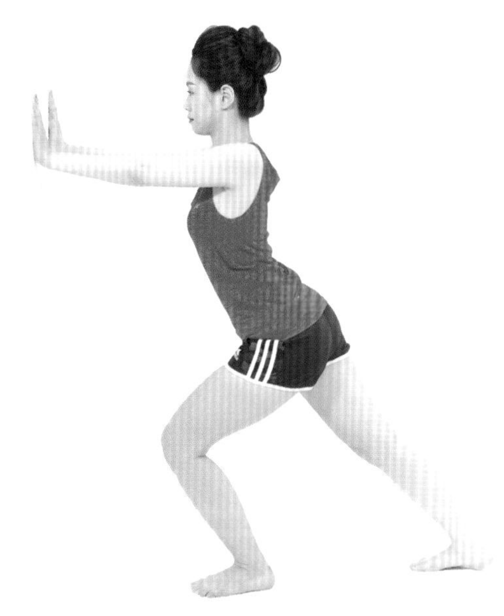

大腿外側疼痛

症狀說明

大腿外側肌肉為什麼會疼痛？原因其實還蠻多的，而且大多狀況都是在無意間因長期的習慣所造成。例如：打太極拳時腳步的轉位，膝關節跟腳踝的細微動作沒有配合上，或打球時的轉位動作，甚至是對抗時「吃雞腿」，造成了腿部外側肌肉的瘀血。此外，位於大腿外側的闊筋膜張肌相當重要，在跑步、騎單車、蹲下、抬腳跨進車子、腿擊法的側踢動作時，都會依賴這條肌肉的支持。

所以當這條肌肉有氣滯血瘀卻沒有被處理出來，長期的外側肌肉緊繃可能造成小腿的轉位，也就是外八的腿型。腿型的改變或許對於日常的活動影響不大，甚至無感，但如果有持續性的劇烈運動，或經常從事跳躍性的運動，就很可能會累積到膝關節的半月軟骨，使外側邊磨損而導致膝關節退化。

對應肌肉

闊筋膜張肌

- 起端：髂嵴、髂骨前上棘後側
- 止端：髂脛束

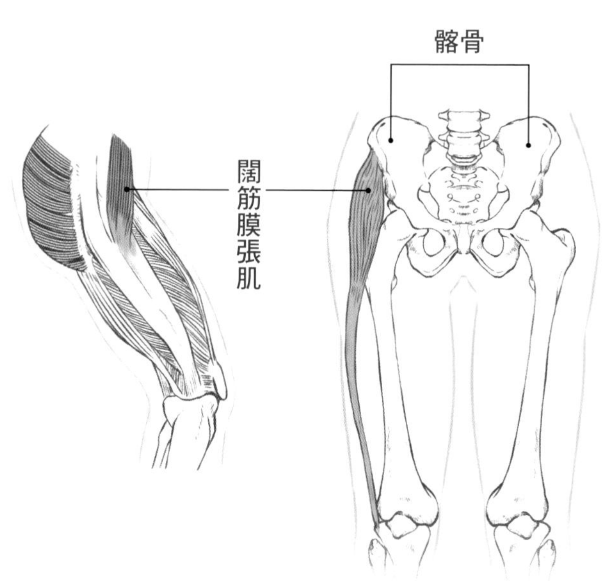

痠痛解證

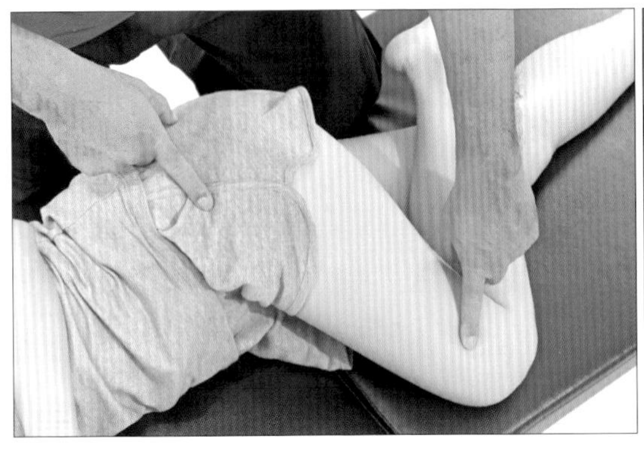

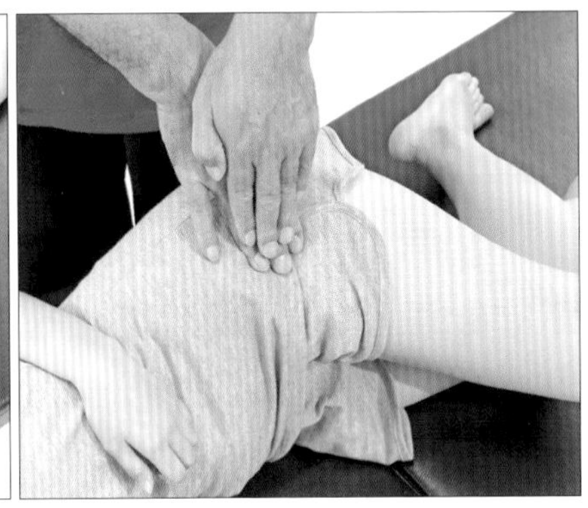

1 被施作者側躺，呈4字腿。施作者觸診闊筋膜張肌的起止端。

2 施作者雙手指腹交疊，以垂直於肌纖維走向，橫撥髂骨前端突隆的肌腱。

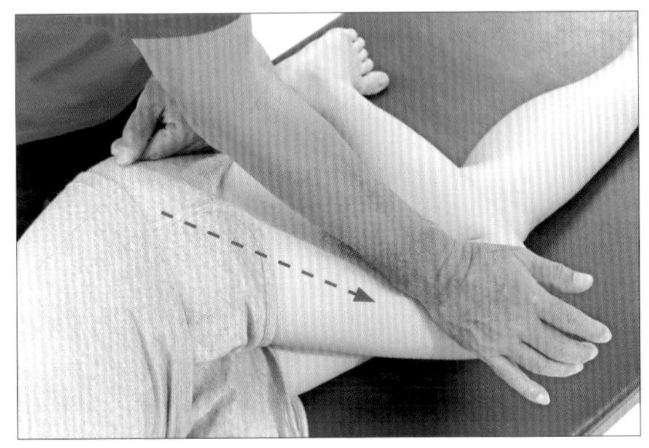

3 用掌根以逆時針方向旋揉的方式，沿著闊筋膜張肌，從髂骨前端突隆慢慢揉至膝蓋外側，將肌肉放鬆。

簡單拔罐

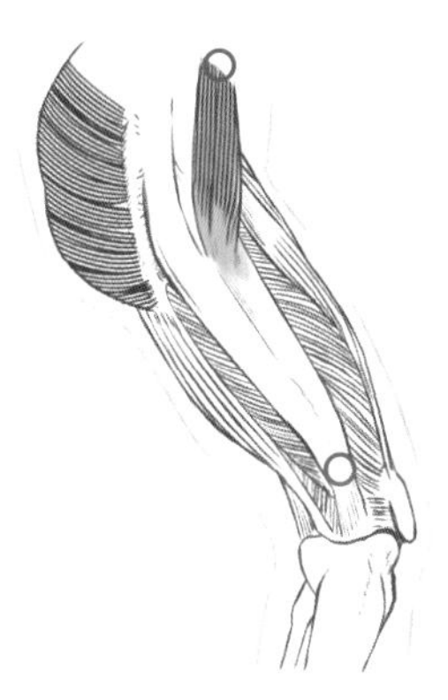

定罐位置： 被施作者側躺，在闊筋膜張肌的起止端定罐，其次再觸找痠痛點定罐。

伸展動作： 讓膝關節置於床沿外，擺盪小腿10～20次，逼出該處的氣滯血瘀。其間若作用罐內的膚色由粉紅轉紅，甚至發紫，即可拔罐。

痠痛解證

O型腿處理：股內側肌、半腱半膜肌、縫匠肌、腓腸肌。

X型腿處理：股外側肌、股二頭肌、比目魚肌。

① 股內側肌的按摩

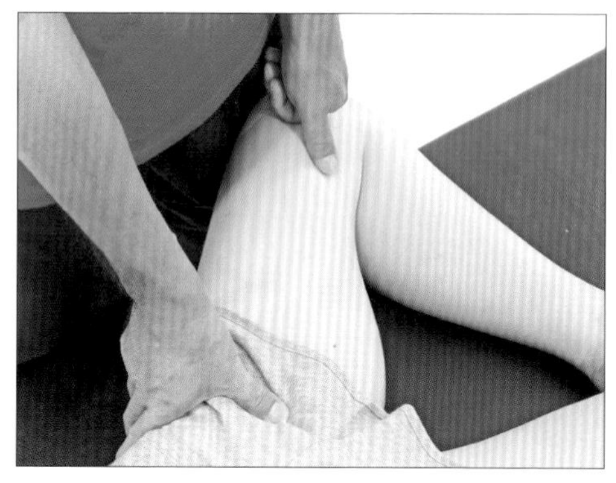

1 被施作者仰躺並屈膝，將膝關節外展。施作者觸診股內側肌的起止端。

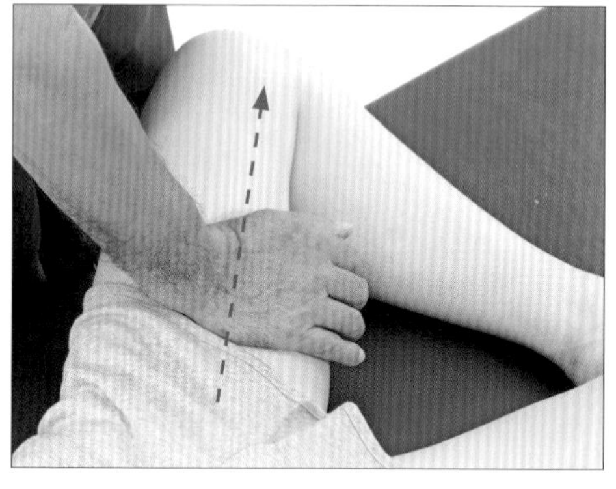

2 施作者用掌根以垂直於肌纖維走向按壓推的方式，沿著被施作者的股骨，從大腿根部慢慢按壓至膝蓋內側。

② 半腱半膜肌的按摩

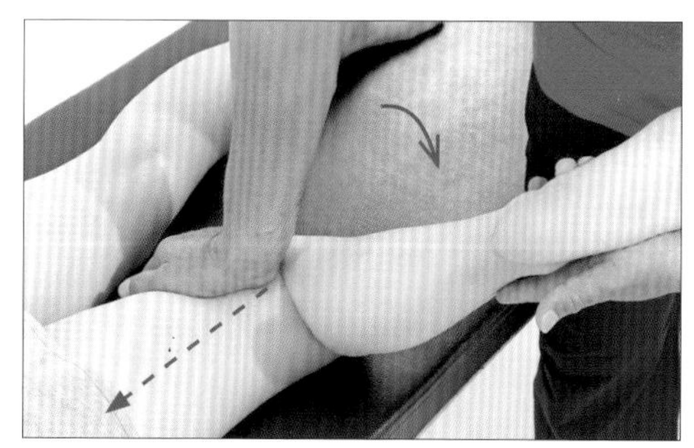

1 施作者的掌根置於半腱半膜肌靠膝關節的肌腱上，另一隻手扶住其腳踝，在掌根按壓的同時，將其小腿往外側推3～6次。重複此動作，沿著半腱半膜肌，從後膝處慢慢按壓至臀部。被施作者的腿被按壓時，須吐氣。

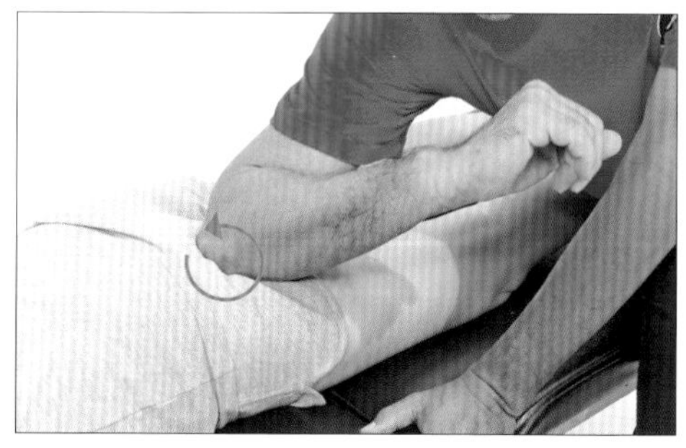

2 施作者將手肘置於坐骨粗隆的外側，用身體的力量慢慢橫壓進去，並以逆時針方向旋揉3～6次。再沿著半腱半膜肌以手肘深壓，並以逆時針方向旋揉的方式，從臀部慢慢壓揉至後膝處。

③ 腓腸肌＆比目魚肌的按摩

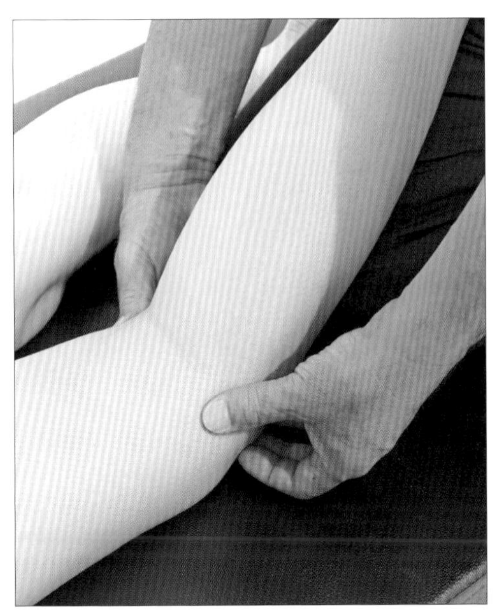

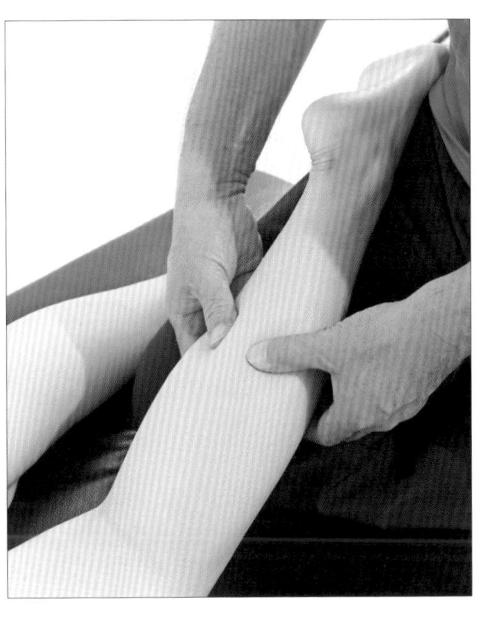

1 被施作者俯臥，將小腿上抬15～45度。施作者觸診腓腸肌的起止端後，從起端開始用雙手手指按揉。

2 用手指按揉腓腸肌至止端。

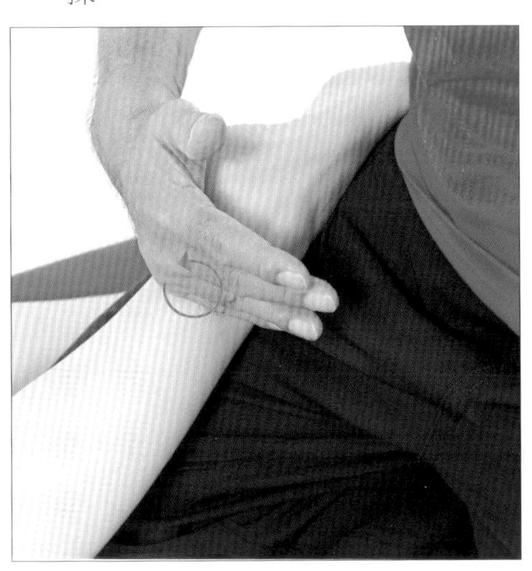

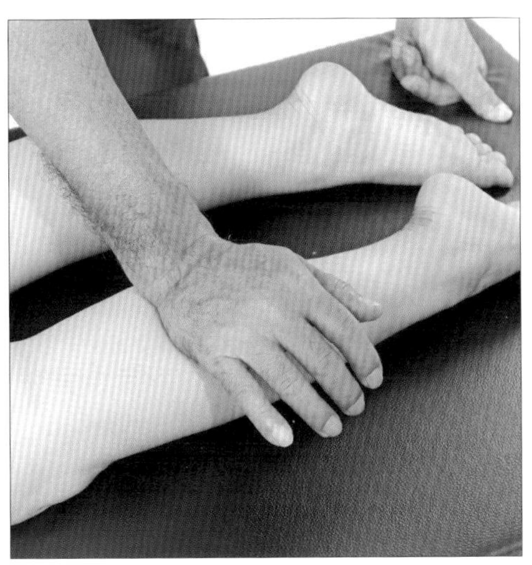

3 用手刀，以逆時針方向旋揉的方式放鬆被施作者的阿基里斯腱。

4 將被施作者的小腿平放，施作者用手刀或掌根輕揉小腿。

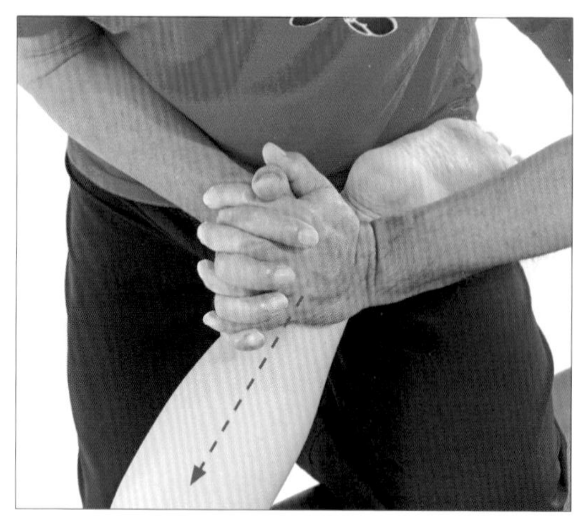

5 將被施作者的小腿上抬，抹上少許油。施作者十指交握，用雙手掌根從被施作者的阿基里斯腱往上推至膝蓋後側。

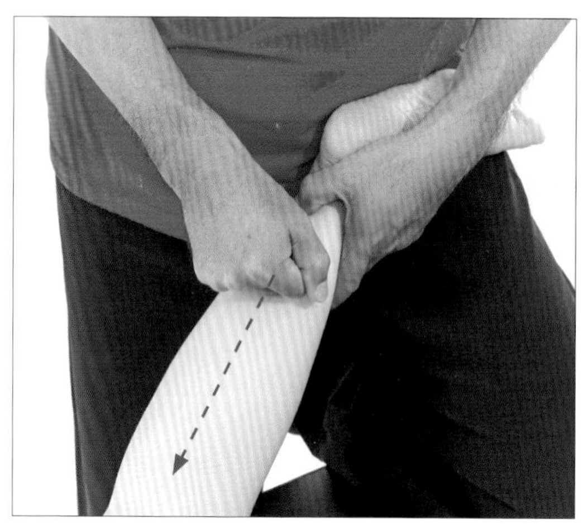

6 施作者單掌握拳，用指關節從被施作者的阿基里斯腱慢慢往上推至膝蓋後側。

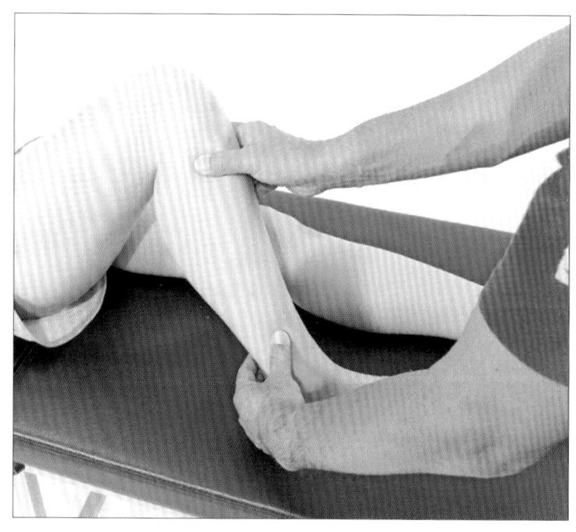

7 觸診脛前肌的起止端。施作者用大拇指指腹以逆時針方向旋揉的方式，沿著脛骨外側，由下慢慢往上按揉。

④ 股外側肌的按摩

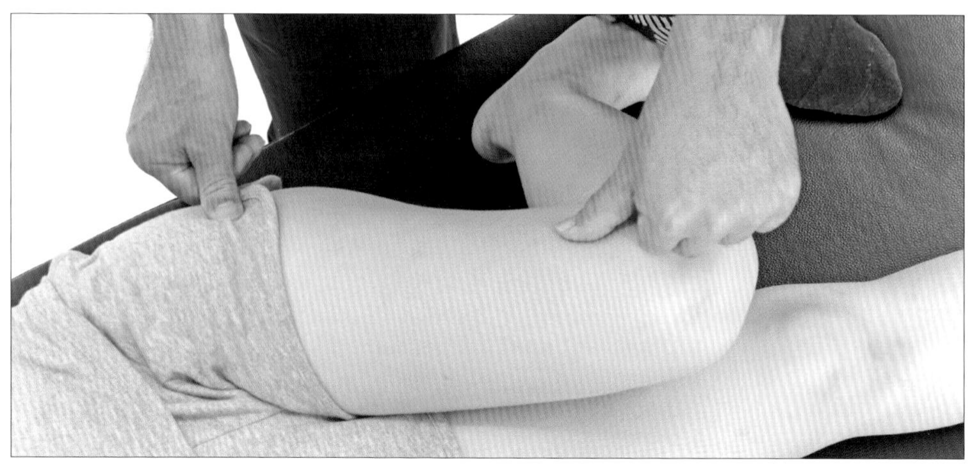

1 被施作者仰躺並屈膝，將大腿往內彎。施作者觸診股外側肌的起止端。

▶**建議**：被施作者將大腿懸空置於床沿並前後擺動，這樣施作者會更容易找到股外側肌的止端。

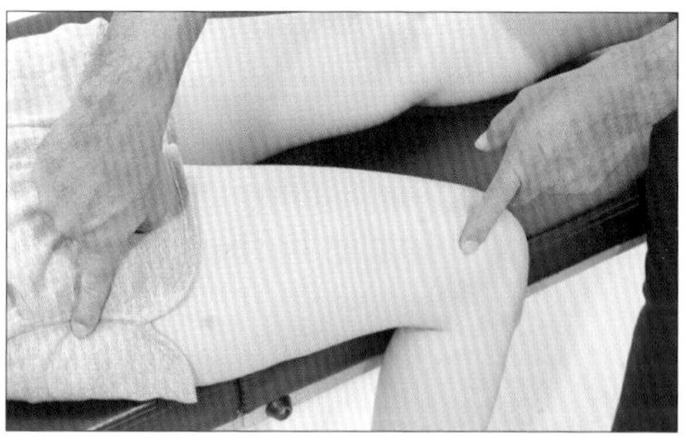

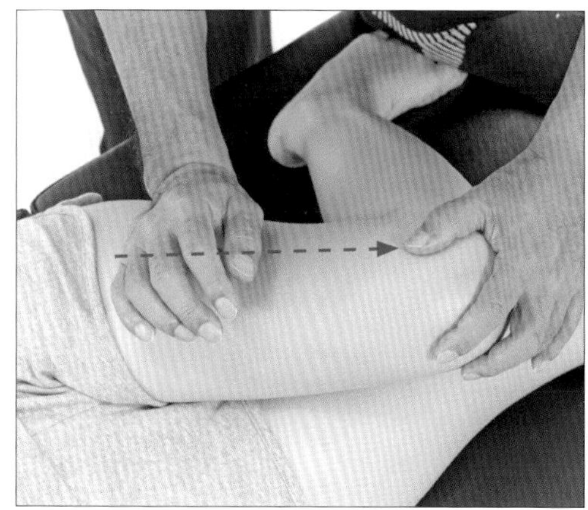

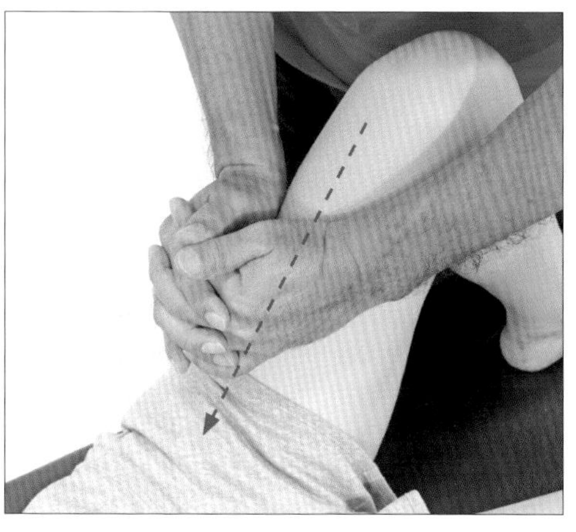

2 施作者用掌根（或小臂、手肘），以垂直於肌纖維走向揉壓的方式，沿著股外側肌，從大轉子慢慢揉至膝蓋外側。

3 被施作者屈膝，大腿回正。施作者十指交握，用雙手掌根從被施作者的膝蓋上方慢慢按壓至大腿根部。

⑤ 股二頭肌的按摩

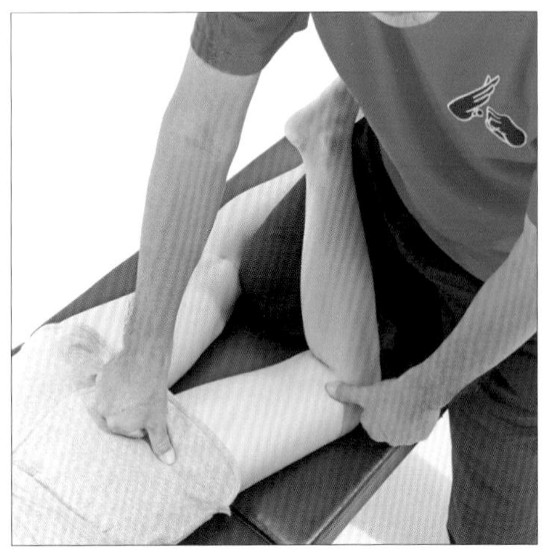

1 被施作者俯臥並屈膝。施作者觸診股二頭肌的起止端。

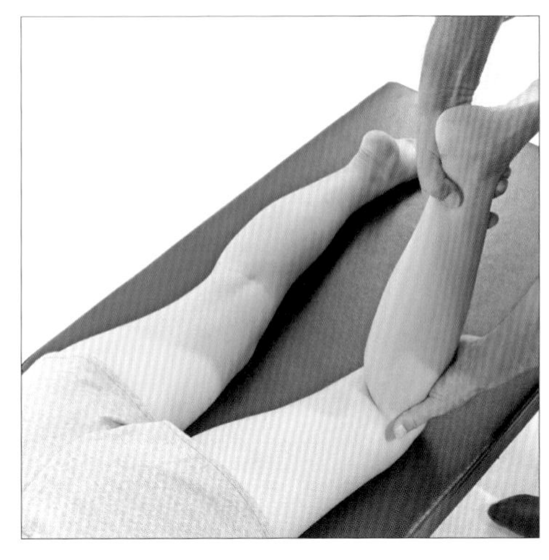

2 施作者的掌根置於股二頭肌靠膝關節的肌腱上，另一隻手扶住其腳踝。

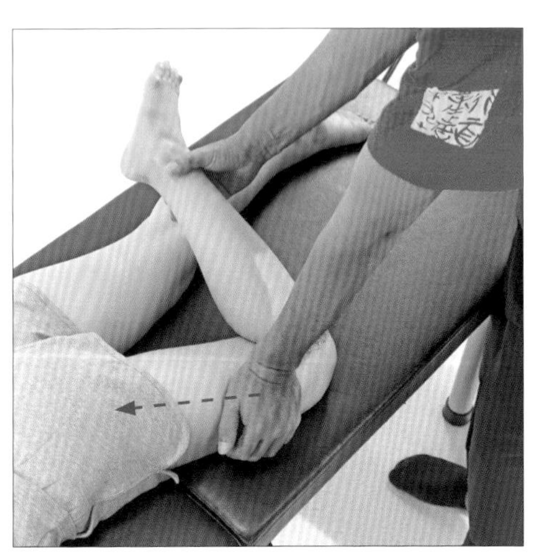

3 在掌根按壓的同時，將其小腿往內側推3～6次。重複此動作，沿著股二頭肌，從後膝處慢慢按壓至臀部。被施作者的腿被按壓時，須吐氣。

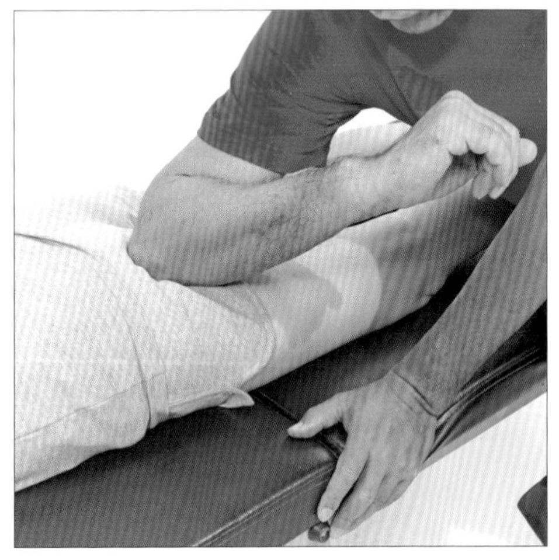

4 施作者將手肘置於坐骨粗隆的外側，用身體的力量慢慢橫壓進去，並以逆時針方向旋揉3～6次。再沿著股二頭肌以手肘深壓，並以逆時針方向旋揉的方式，從臀部慢慢壓揉至後膝處。

簡單拔罐

在放鬆後，氣滯血瘀的排出才是最重要的，因此須藉由定罐的方式一條一條處理。

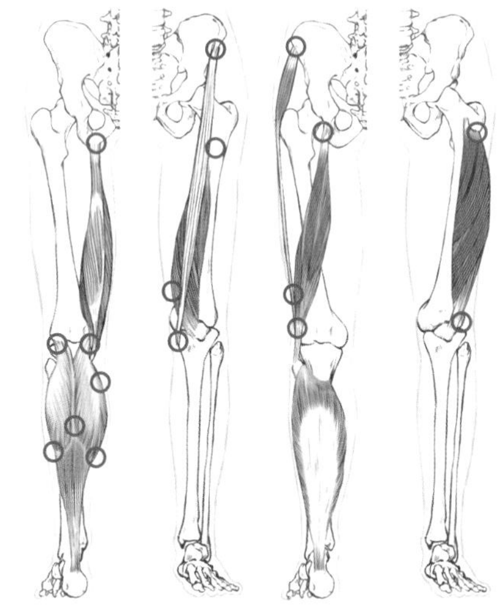

▲背面　▲正面　▲背面　▲正面

定罐步驟：

❶ 在肌肉兩端的肌腱定罐。

❷ 再觸找痠痛點，在痠痛點上再定1罐。

❸ 被施作者收縮伸展該條肌肉。

❹ 其間若作用罐內的膚色由粉紅轉紅，甚至發紫，即可拔罐。

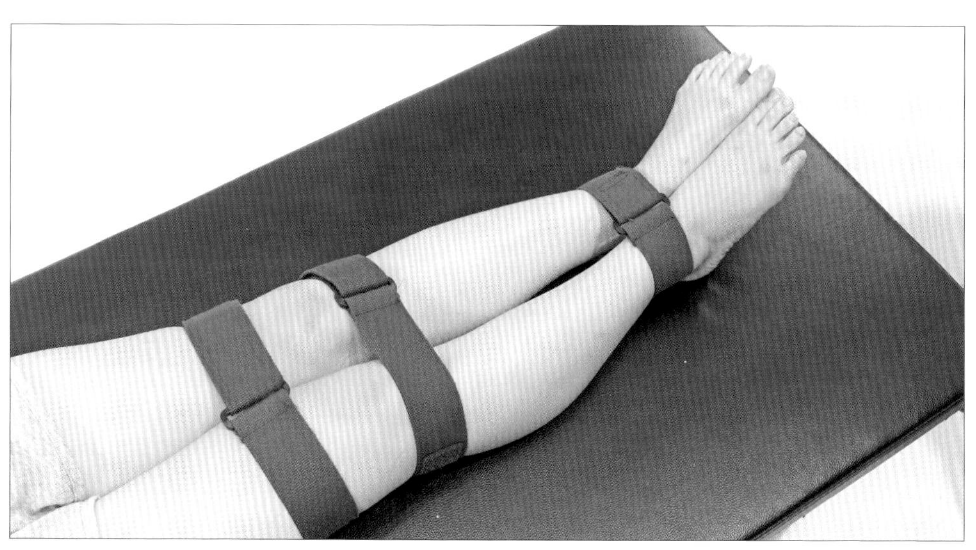

處理完之後，可以綁3條帶子來協助調整及穩固腿型，維持至少半小時。這3條帶子分別綁在大腿中段、膝關節髕骨下及腳踝。

自主伸展

① 股內側肌的伸展—鬆胯

❶ 仰躺，雙手自然放鬆，雙膝往外張開，腳底相對。

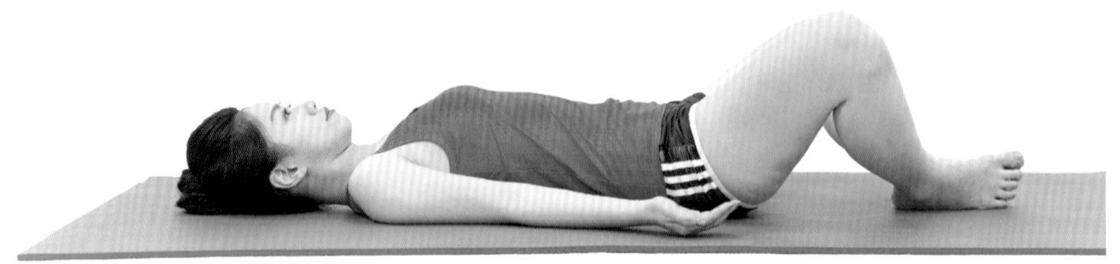

❷ 雙膝下壓時，吐氣壓膝，做12次，最後再做1次並停住不動，停氣9秒，此為1組，最少做2組。

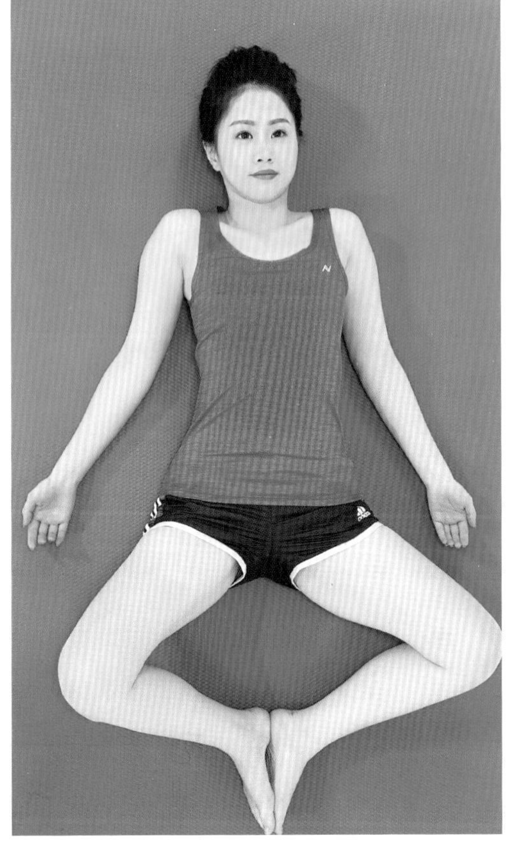

② 股二頭肌＆半腱半膜肌的伸展—抬腿

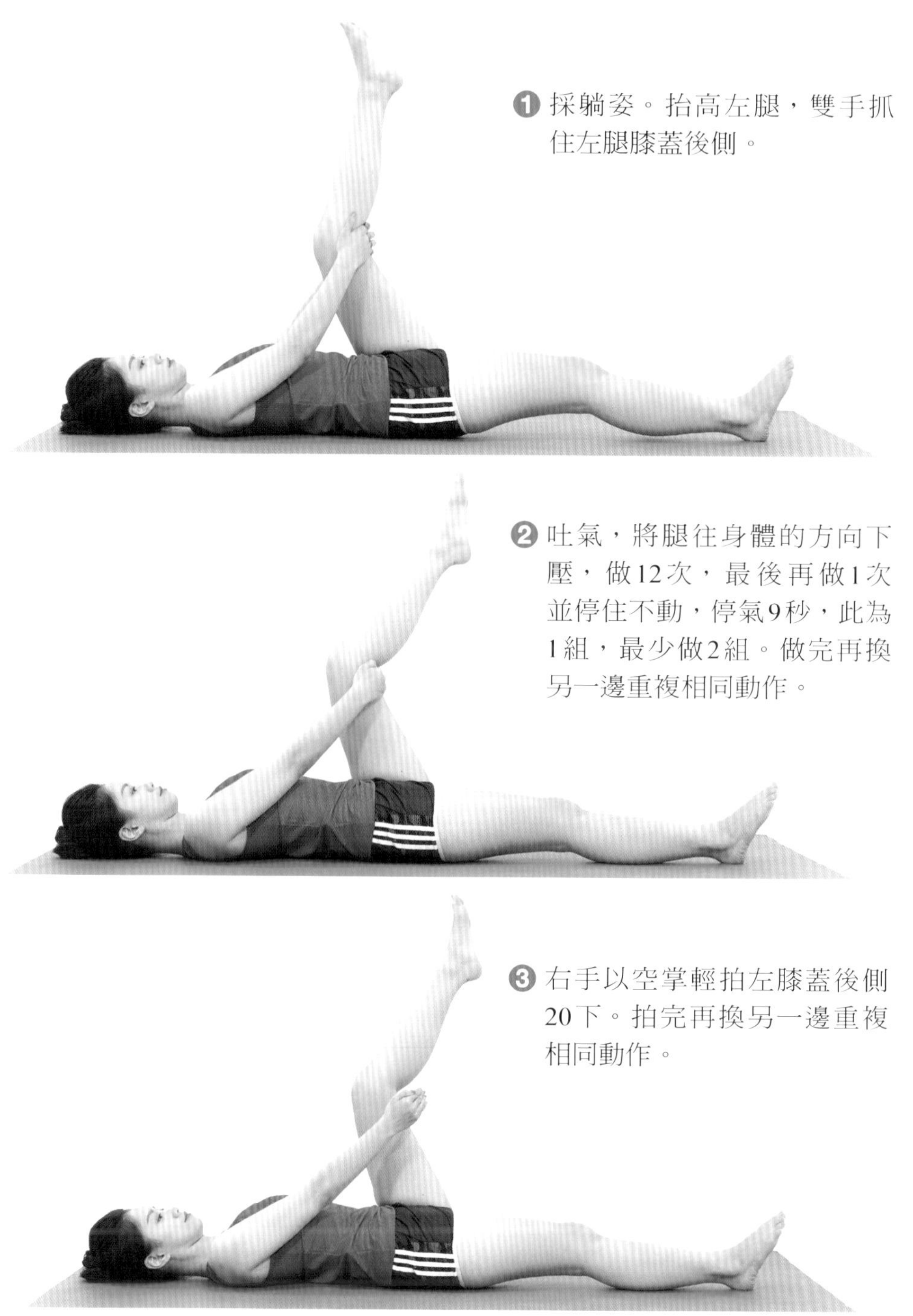

❶ 採躺姿。抬高左腿，雙手抓住左腿膝蓋後側。

❷ 吐氣，將腿往身體的方向下壓，做12次，最後再做1次並停住不動，停氣9秒，此為1組，最少做2組。做完再換另一邊重複相同動作。

❸ 右手以空掌輕拍左膝蓋後側20下。拍完再換另一邊重複相同動作。

手臂平舉時上下擺動疼痛

症狀說明

手水平舉起上下15度左右會疼痛，大都屬於三角肌的勞損。而五十肩是一個泛名稱，凡屬於肩關節活動受阻之情況都被稱為五十肩。而三角肌的痠痛是五十肩的初灶，初灶不處理，代償作用會漸漸往上下擴及，成為結構性的損傷，輕忽不得。

對應肌肉

凡是肩關節的活動都跟三角肌有關，它包覆著整個肩關節也是第一層肌肉，三角肌包括了前三角、後三角及側三角。三角肌的肌纖維是集中束在側臂，往鎖骨及肩胛崗V型輻射。

三角肌

- 起端：鎖骨外側1/3前緣、肩峰、肩胛崗下緣
- 止端：肱骨中央外側三角肌粗隆

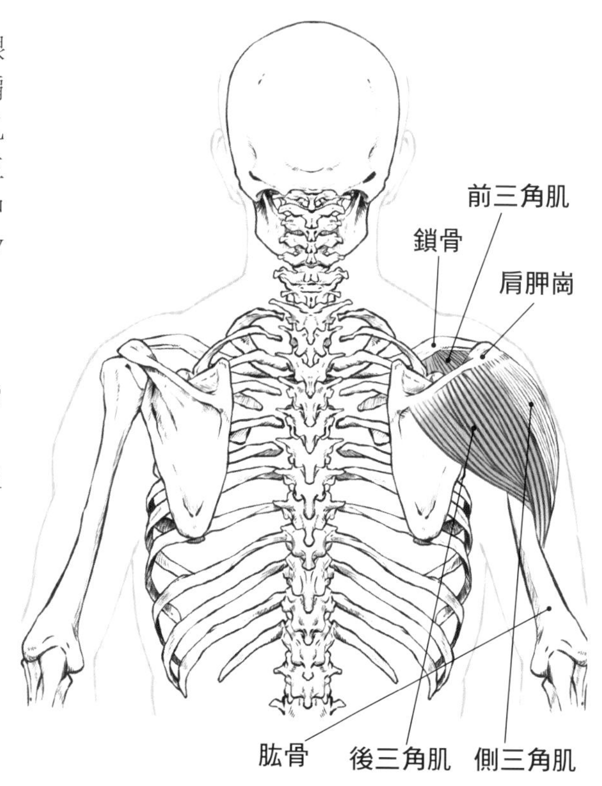

痠痛解證

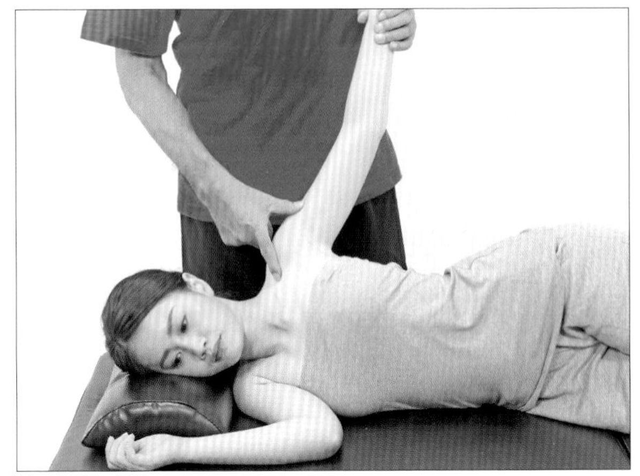

1 整【**前三角肌**】時，被施作者側臥。施作者先找出被施作者的鎖骨，再觸診三角肌的起止端。

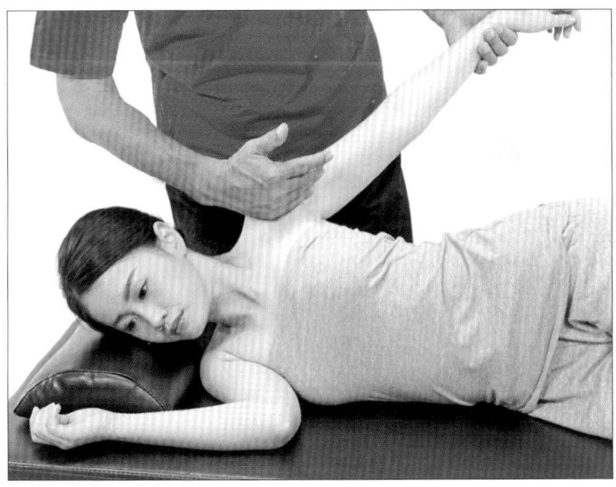

2 被施作者的手肘往胸後上方抬起。施作者用指腹或手刀沿著被施作者的鎖骨往內揉按，直至外側1/3下緣處。

◀**重點**：肌肉較大片者，以手刀施作。

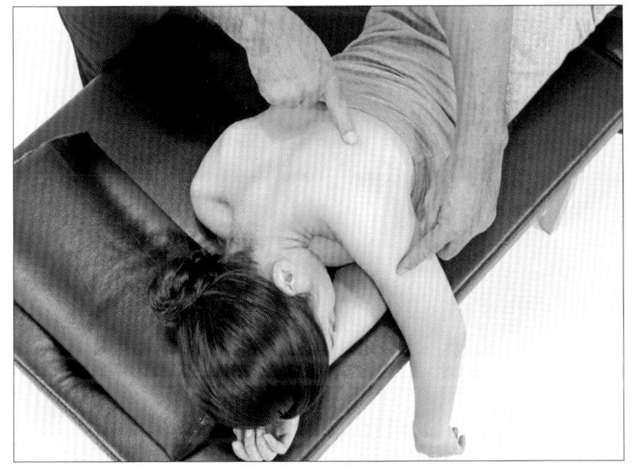

3 整【**後三角肌**】時，被施作者的手往胸前放鬆掛下，讓肩胛崗與側三角肌後側線呈一條直線。

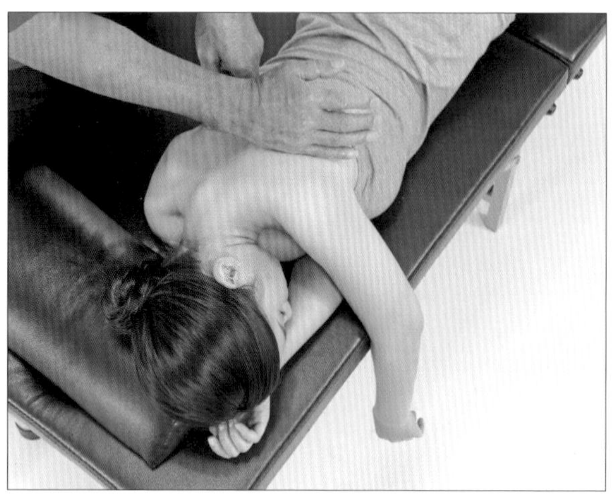

4 施作者用指腹或手刀沿著其肩胛崗下緣，由內往外揉按。

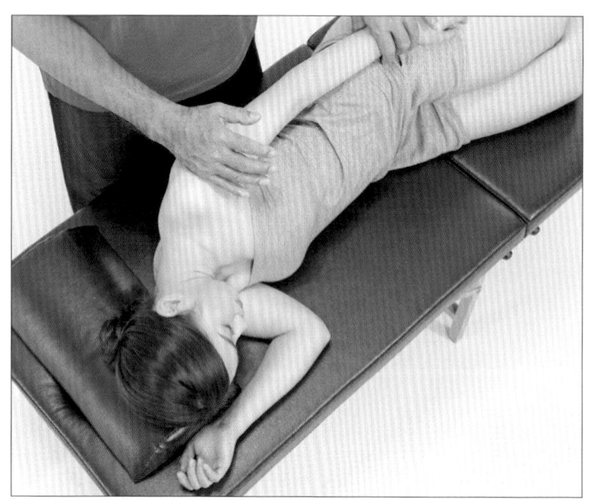

5 整**【側三角肌】**時，被施作者的手往大轉子方向自然垂下，置於側身。施作者用指腹或手刀沿著被施作者的肩膀往上臂的方向按揉。

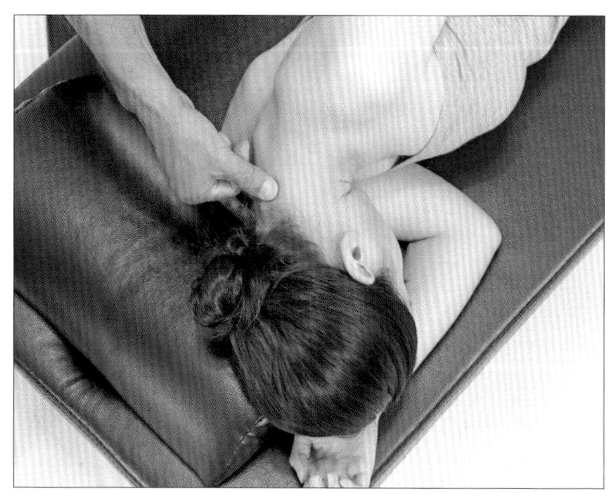

6 三角肌施作結束後，施作者可用指腹或手肘沿著頸椎第3椎往下按摩至頸椎第7椎，效果會更好。

簡單拔罐

除了以橫撥按摩的方式放鬆三角肌之外，也可用定罐或滑罐的方式來處理。

定罐的位置

無論是處理前、後、側三角肌，肌束這一罐都是固定的止端罐。共 4 罐。鎖骨及肩胛崗呈 V 型起端的肌腱帶，可用滑罐也可用定罐。痠痛點則藏在起端與止端肌腱之中，需要觸證顯現後，再以罐的定或滑來處置。

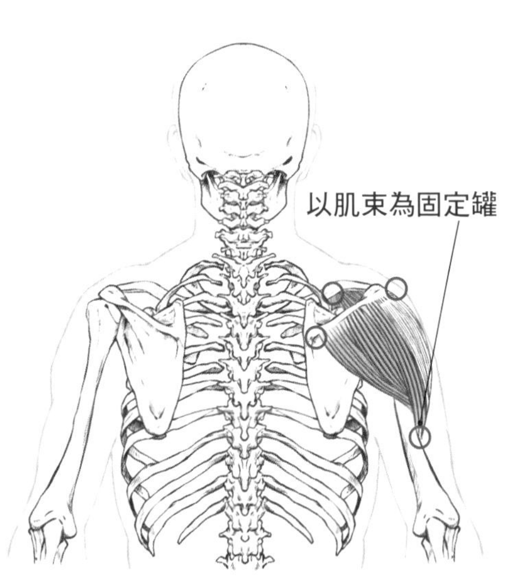

定罐時的伸展動作

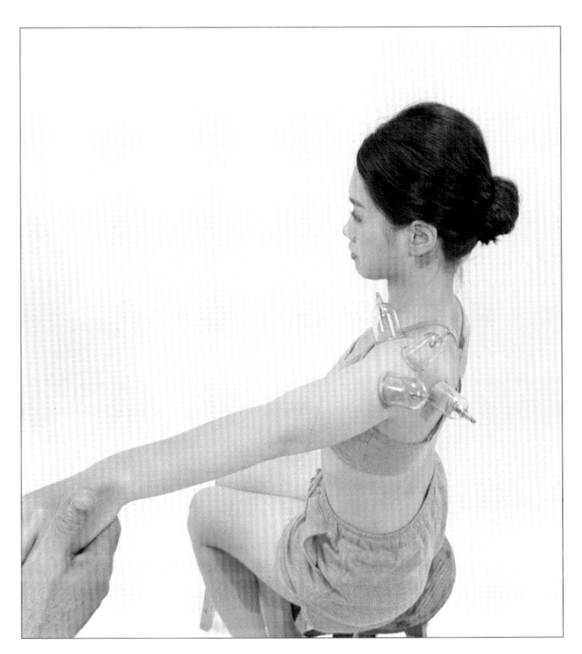

被施作者的手臂平舉 10～20 次。其間若作用罐內的膚色由粉紅轉紅，甚至發紫，即可拔罐。

自主伸展

按摩完三角肌之後，可做武醫八段錦精展操的「屈肘旋肩」來放鬆肩部肌肉。

❶ 採站姿。左手大拇指扣在左肩峰。

❷ 左手肘往後拉起平肩，吸氣。

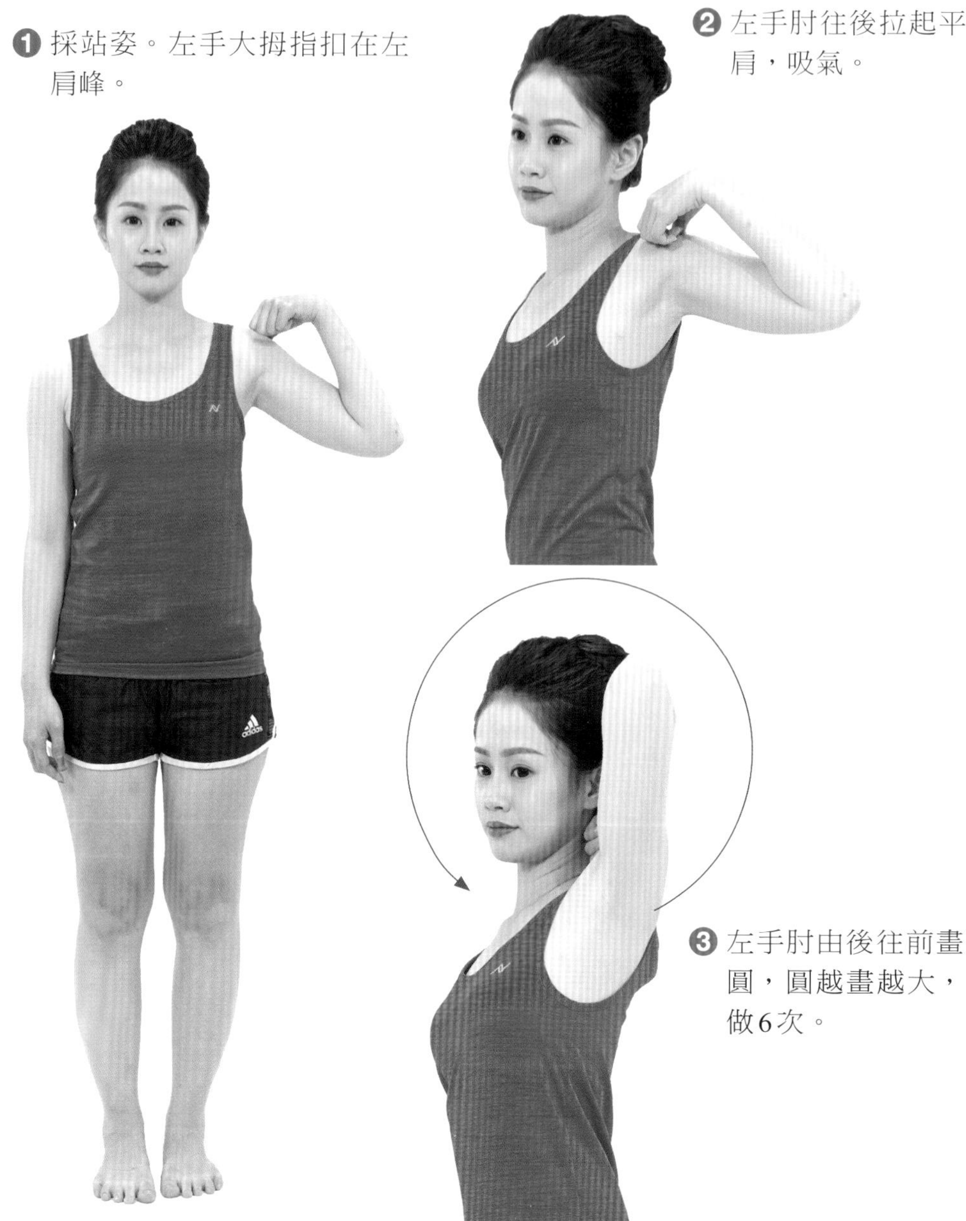

❸ 左手肘由後往前畫圓，圓越畫越大，做6次。

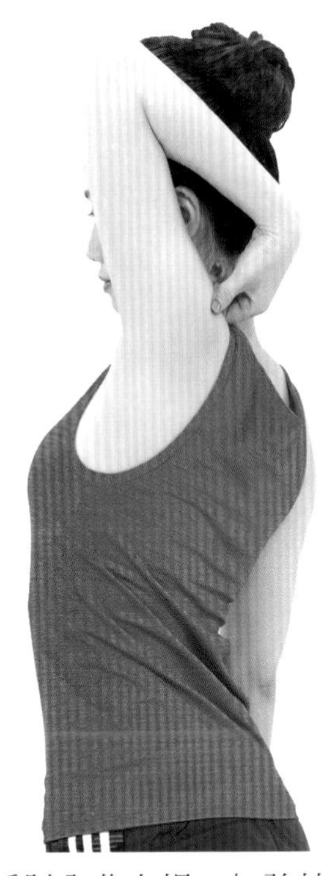

❹ 手肘內收上提，加強拉伸。

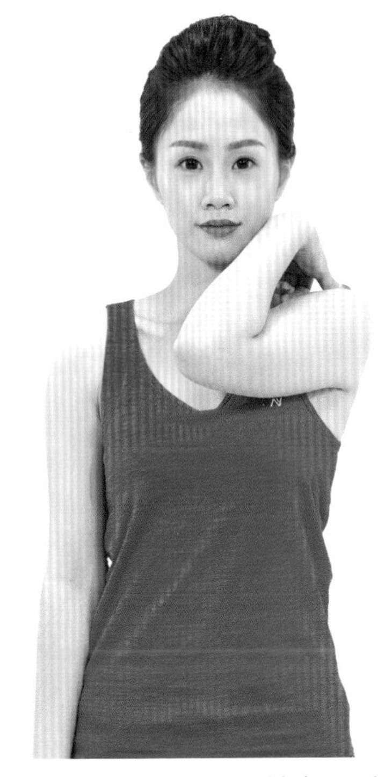

❺ 接著將左手肘旋下，肘尖平肩。

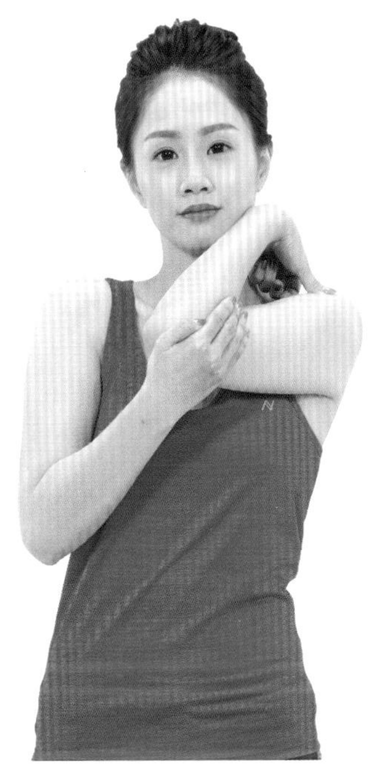

❻ 右手握住左手肘，往胸前內扣3次，吐氣。做完再換另一邊重複相同動作。

手臂上舉時疼痛

症狀說明

後背發癢手抓不到、手肘舉不過頭、划槳手臂會痛、爬竿手舉不起……這些上舉受阻疼痛，都跟大小圓肌有關。

人的任何一個活動都是一大群肌肉的協同作業，但如果其中有一條肌肉的彈性出現了問題，其他的肌肉就必須負起代償作用，也就是替這條肌肉多負擔些肌力，長久下來也就會造成其他肌肉的過度負擔。舉例來說，上舉動作雖然是以大小圓肌為主，但如果大小圓肌有了勞損，崗上下肌甚至闊背肌都需要即時支援，因此會被影響到。相對地，其他相關肌肉受到勞損，也會增加大小圓肌的負擔，所以不要忽視痠痛問題。

對應肌肉

大小圓肌都是從肩胛骨外側拉到肩頭的大小結節。

① 大圓肌

- 起端：肩胛骨下角外側緣下方1/3處
- 止端：肱骨小結節

② 小圓肌

- 起端：肩胛骨外側上部2/3處
- 止端：肱骨大結節下方小面

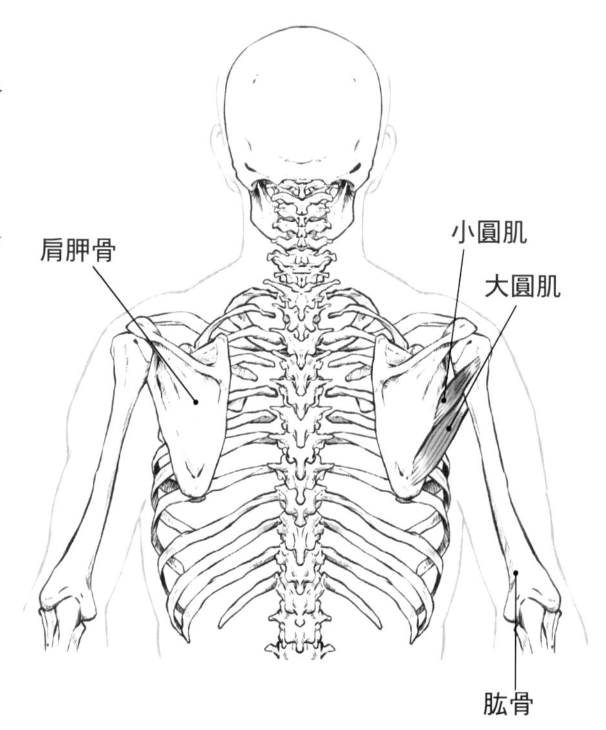

痠痛解證

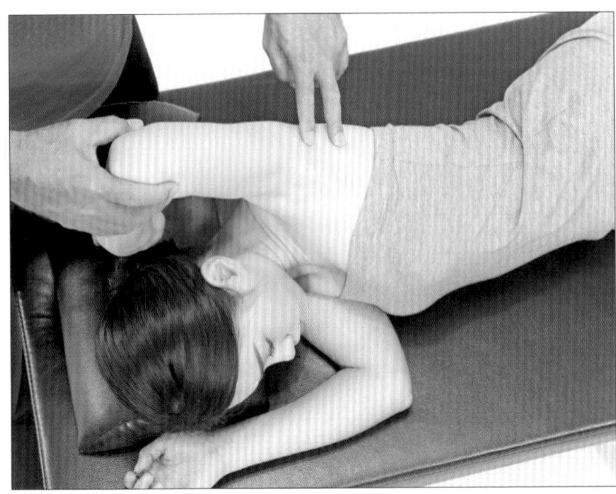

1 被施作者側躺，單手手臂舉高，小臂放鬆放在腦後。施作者觸診大小圓肌兩條肌肉的起止端。

◀**重點**：大小圓肌的整復體位，以側躺位，手肘提高過頭較適於整復。

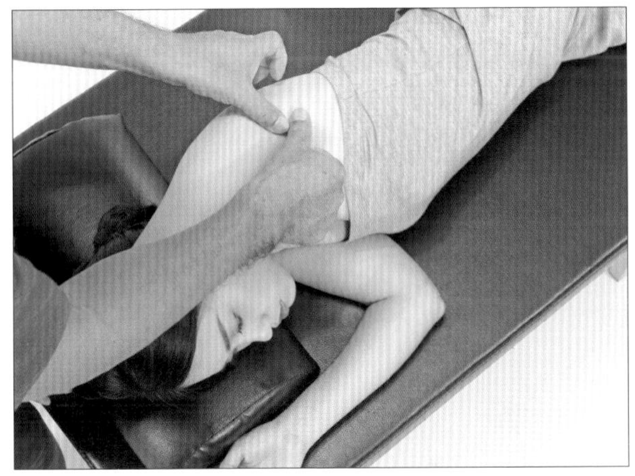

2 施作者用手觸找被施作者的痠痛點，再以雙指輪推的方式沿著施作者的肩胛骨外側緣，從腋窩往腿部方向推揉。

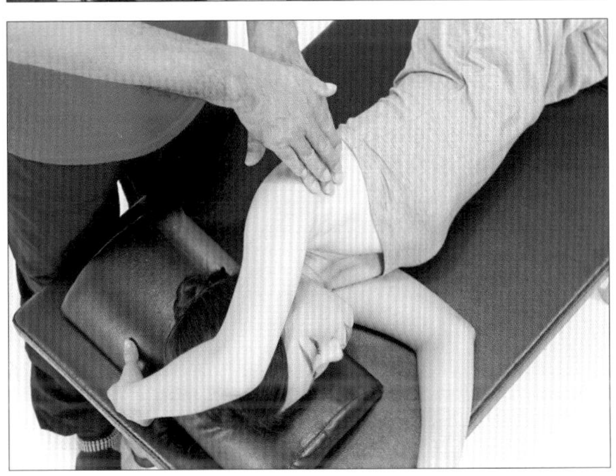

3 施作者的雙手四指指腹相疊，以垂直於肌纖維走向橫撥的方式，沿著被施作者的大小圓肌慢慢按揉其上臂。

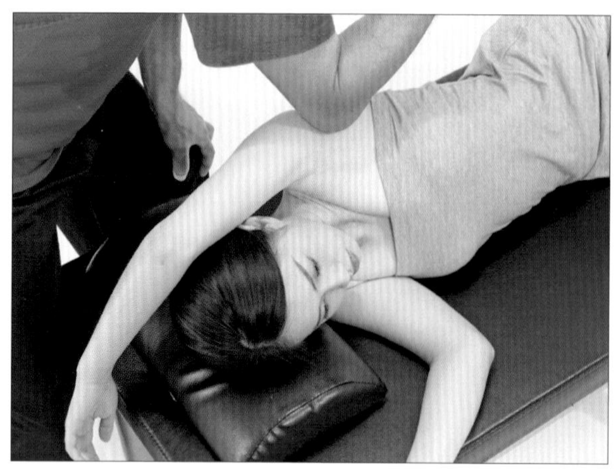

4 若發現有比較緊，或被施作者感覺特別痠痛的部位，可用手肘揉壓。

簡單拔罐

按摩完大小圓肌之後，若仍感痠痛，可用定罐處理的方式將氣滯血瘀拉出來。

定罐的位置

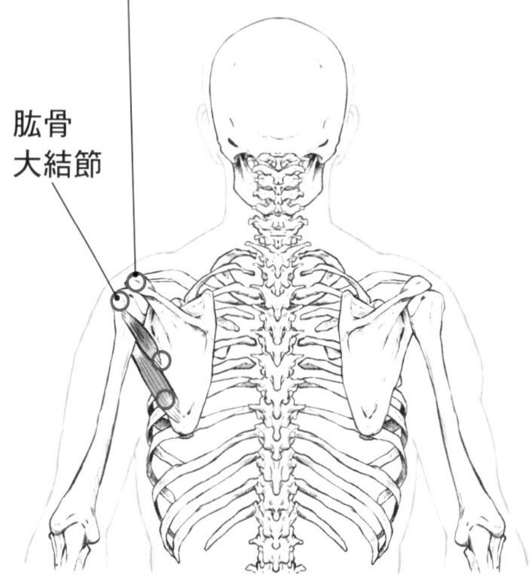

在大小圓肌的起止端上定罐。

定罐時的伸展動作

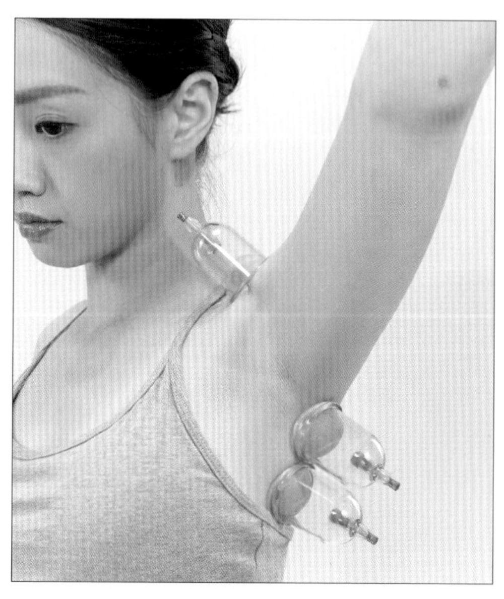

施作者協助被施作者做手「上舉、鬆開」的伸展 10 ～ 20 次。其間若作用罐內的膚色由粉紅轉紅，甚至發紫，即可拔罐。

自主伸展

在大小圓肌解證或定罐處理之後，可練習拉背收臀的伸展動作。

❶ 採跪姿。臀部坐在腳跟上，腳背打直。

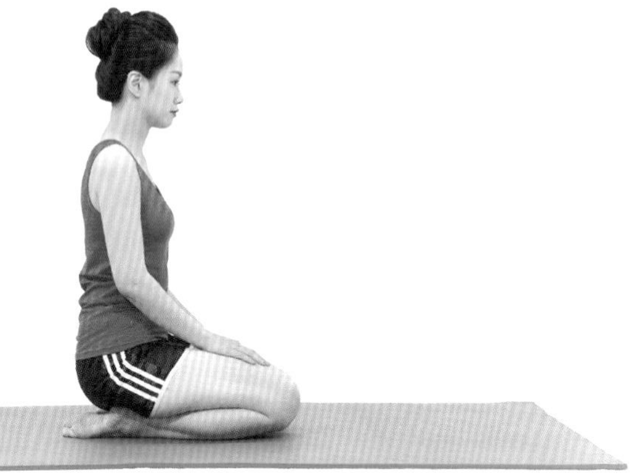

❷ 雙手往前伸直後，雙掌貼地固定在原位，感受手把肩胛骨拉開，頭部自然下垂。臀部往腳跟下壓，吐氣。

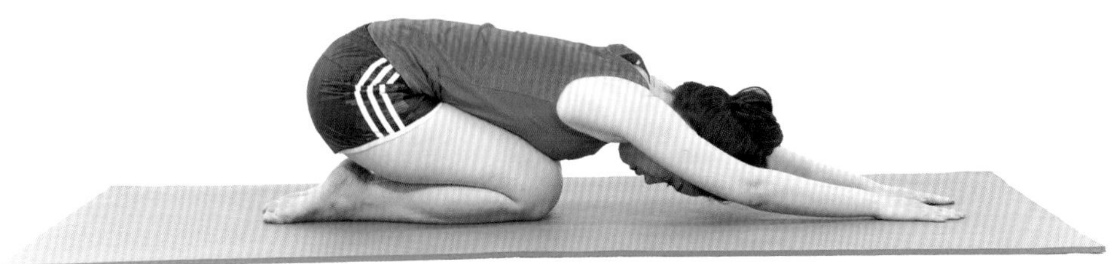

❸ 雙掌貼地固定在原位，頭抬起來吸氣，雙手打直，步驟2～3為1組，做12組。

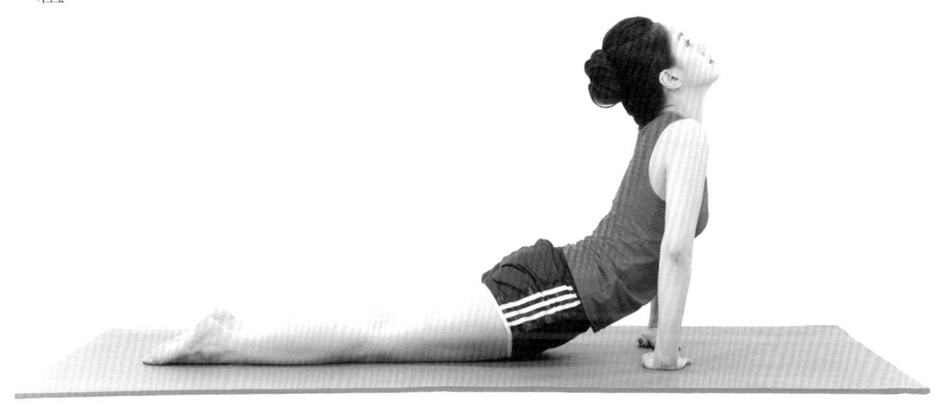

手臂內收外展時疼痛

症狀說明

在生活中，有不少動作需要靠肩部的內收外展來完成，例如：指揮管弦樂、仰頭鋪設天花板、拉除草機的開關、以及在煙霧中用手撥開煙霧等等。如果你在做這些動作時會感到疼痛，就表示崗上、崗下肌可能受到了損傷。

崗上、崗下肌一般稱之為旋轉肌。崗上肌為上臂外旋提供有如火星塞般的功能；崗下肌為手臂的後旋提供了穩固的支撐，這兩條肌肉都被包覆在三角肌之下，負責上臂的內旋與外展。

對應肌肉

崗上、崗下肌這兩條肌肉以肩胛崗為分界，分別從肩胛骨包向大結節，在肩胛崗上方的為崗上肌，在下方的為崗下肌。

① 崗上肌

- 起端：肩胛骨崗上窩
- 止端：肱骨大結節上方小面

② 崗下肌

- 起端：肩胛骨崗下窩
- 止端：肱骨大結節中小面

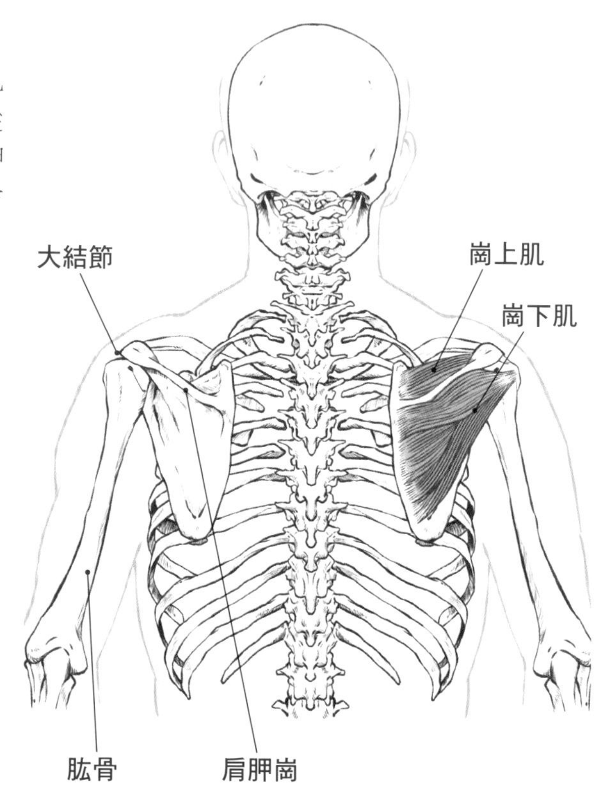

痠痛解證

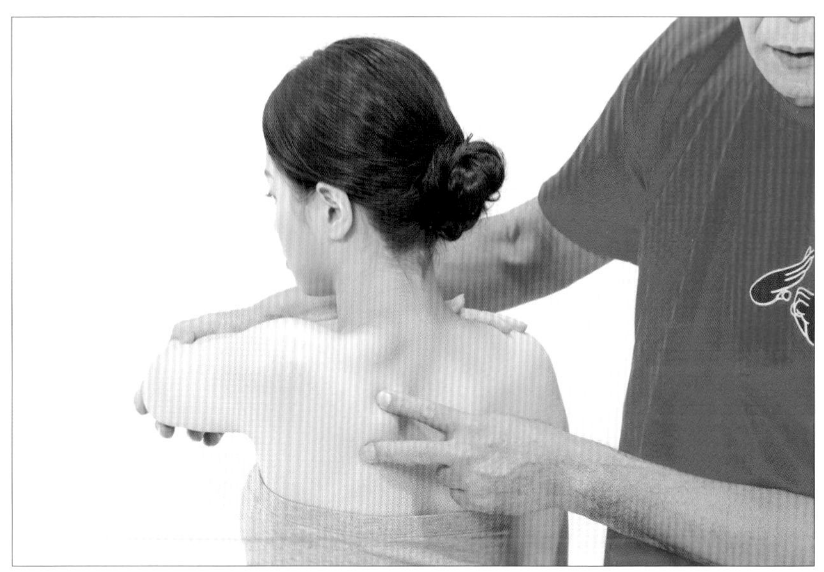

1 被施作者採坐姿，處理左手時，左肘拉與肩同高，左手掌放右肩上。施作者觸診崗上、崗下肌的起止端。

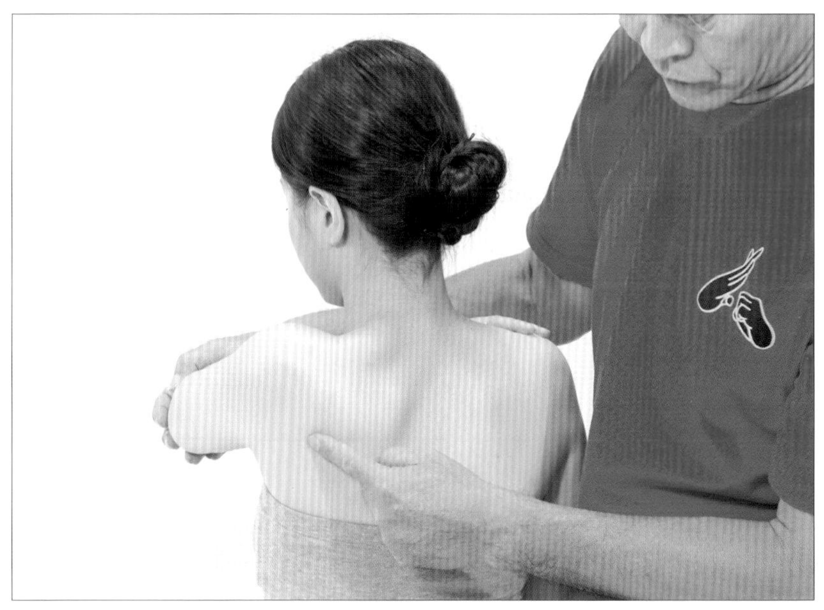

2 施作者用指腹以垂直於肌纖維走向橫撥的方式，由內往外按揉崗上、崗下肌。處理右手時亦同，拉肘放肩。

無法反手抓背（肩關節纖維化）

症狀說明

一般的五十肩得到正確的處理，很快就能解除痛證。但如果連晚上睡覺整個身體都在放鬆狀態下，肩部還會疼痛，那很可能就是「肩胛下肌」出了問題。這條肌肉出現的氣滯血瘀很可能與崗上、崗下肌及大小菱形肌相似，但如果這些肌肉都一一處理完，疼痛感還是存在，那很確定的就是肩胛下肌的問題。

肩胛下肌走得很特別，是從肩胛骨內側面拉到小結節，除了小結節之外，這條肌肉的其他部分都無法觸摸到，因此這條肌肉的勞損很容易進化成為損傷，而導致肌纖維化。肌肉內的氣滯血瘀如果不處理出來，十年、二十年的共存，雖然不是什麼大病，但有這樣受阻物的積累，很容易爆發成更嚴重的纖維化甚至鈣化，處理起來就比較費時辛勞。

對應肌肉

肩胛下肌

- 起端：肩胛骨肩胛下窩
- 止端：肱骨小結節

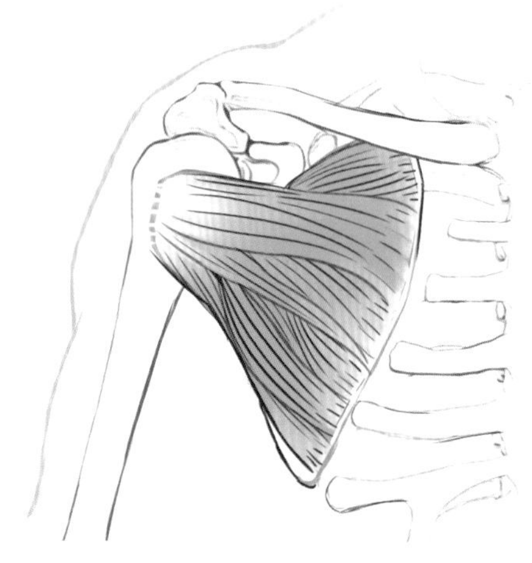

簡單拔罐

此症狀的處理方式唯有定罐後加自主伸展，讓深藏的氣滯血瘀靠自主伸展往有負壓的地方漸漸移動。定罐需重複一次、兩次、三次……可能前幾次都會拉出很深的瘀，但肌肉的彈性因為沒有明顯地進展，所以肩部對於患者來說似乎沒有復健的跡象，但若能堅持下去以定罐拉出血瘀，漸漸顏色開始變淺時，肩關節也就能開始慢慢動起來，往復健的康莊大道上邁進。

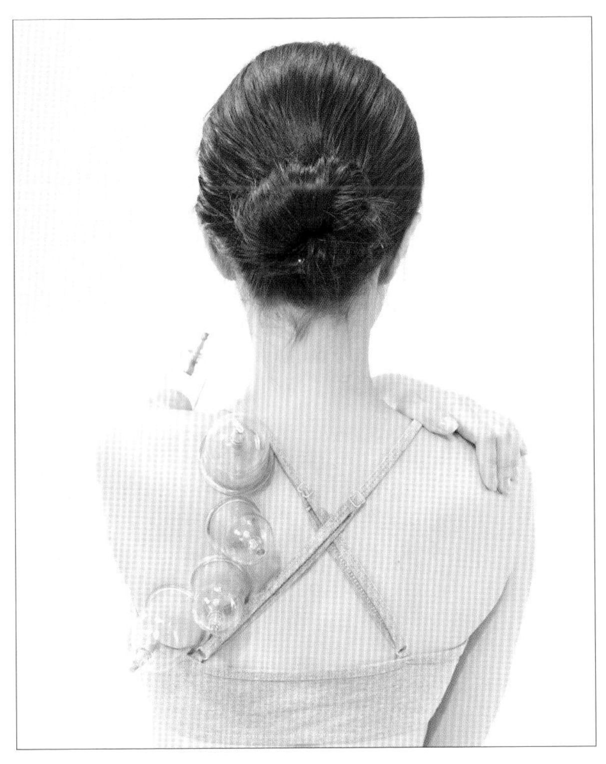

定罐位置： 被施作者將其損傷肩關節的那隻手置於另一肩上，定罐以小結節為固定罐，沿著肩胛骨四周逐次定罐。

伸展動作： 被施作者採站姿，若伸展罐定在左側，左手放右肩，高度平肩，右手握住左手肘，將左手肘往後推，以鼻子吐氣，做10～20次。其間若作用罐內的膚色由粉紅轉紅，甚至發紫，即可拔罐。

手臂疼痛－抱嬰兒或寵物之姿勢

症狀說明

現在是人手一機的瘋狂上網時代，尤其搭乘捷運時，沒有拿手機好像是異類，更有甚者一掌可以拿三支手機，深信他所操控的世界絕對是我們無法想像的！

其實這樣的動作，最容易傷到我們的肱二頭肌，也就是我們俗稱有小老鼠的這條，前上臂的肌肉。除了拿手機，當你抱嬰兒或寵物、提重物、拿起子在栓螺絲感覺非常吃力時，也是肱二頭肌出了問題。

肱二頭肌負責的動作是上臂的提起，跟它互動作用的是肱三頭肌，也就是後上臂的肌肉，它們倆一個收縮，一個伸展，互動地把手臂提起放下。

對應肌肉

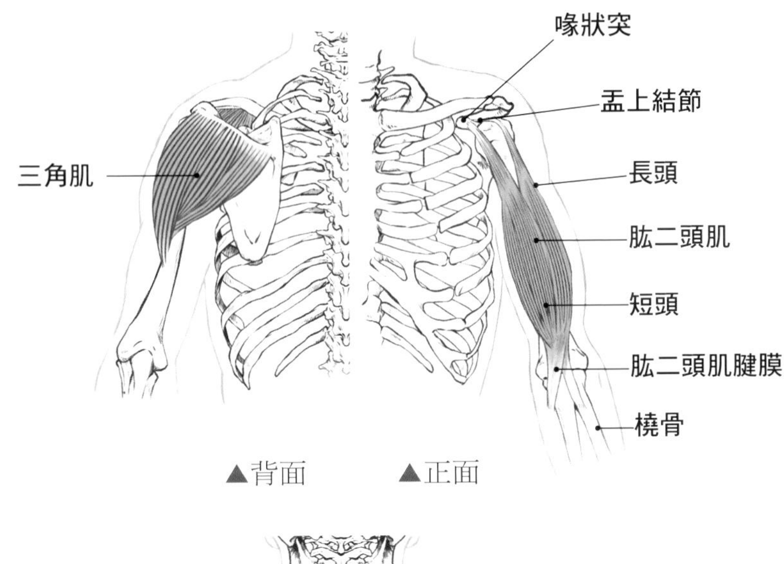

▲背面　▲正面

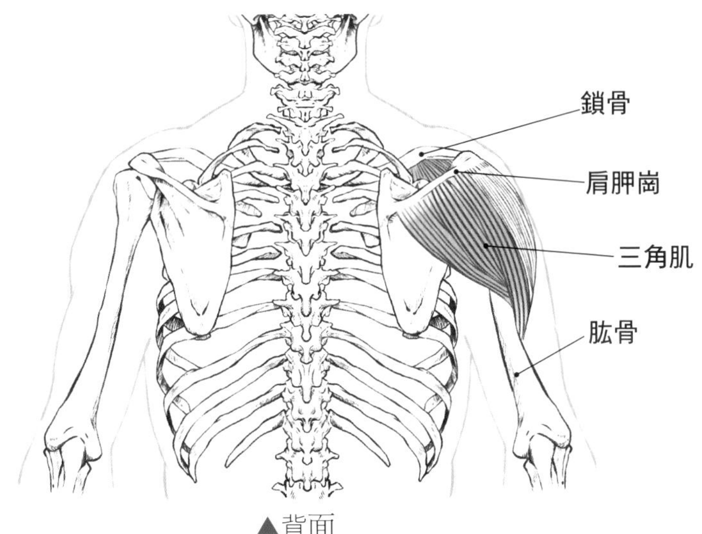

▲背面

① 三角肌

- 起端：鎖骨外側1/3前緣、肩峰、肩胛崗下緣
- 止端：肱骨中央外側三角肌粗隆

② 肱二頭肌

- 起端：長頭—肩胛骨的盂上結節、上盂唇處
  短頭—肩胛骨喙狀突
- 止端：橈骨粗隆、肱二頭肌腱膜

痠痛解證

肱二頭肌被覆蓋在三角肌下方，第一層肌肉要放鬆才能觸證到第二層，因此整復時必須先從三角肌著手。

① 三角肌的按摩

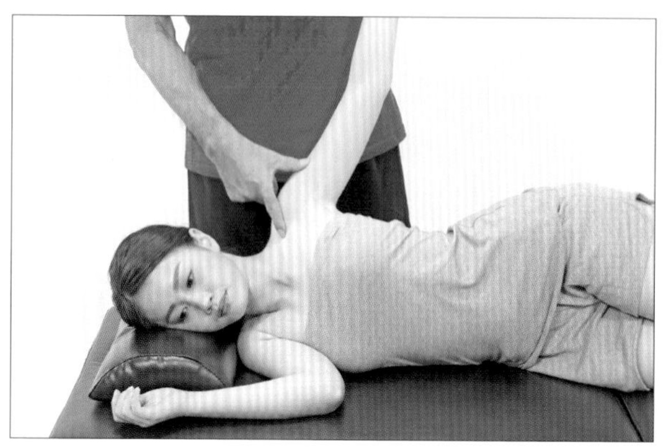

1 整【前三角肌】時，被施作者側臥。施作者先找出被施作者的鎖骨，再觸診三角肌的起止端。

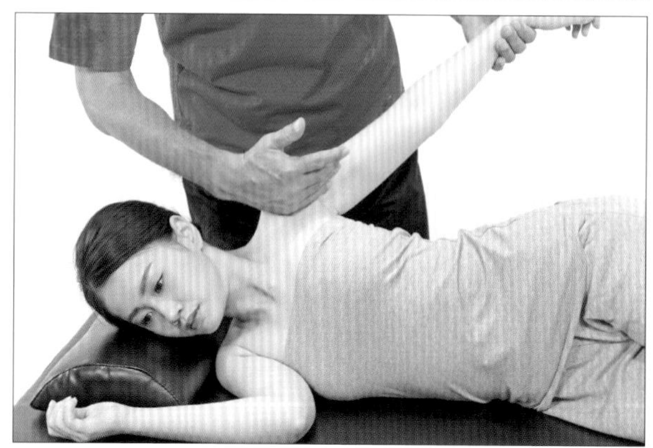

2 被施作者的手肘往胸後上方抬起。施作者用指腹或手刀沿著被施作者的鎖骨往內揉按，直至外側1/3下緣處。

◀**重點**：肌肉較大片者，以手刀施作。

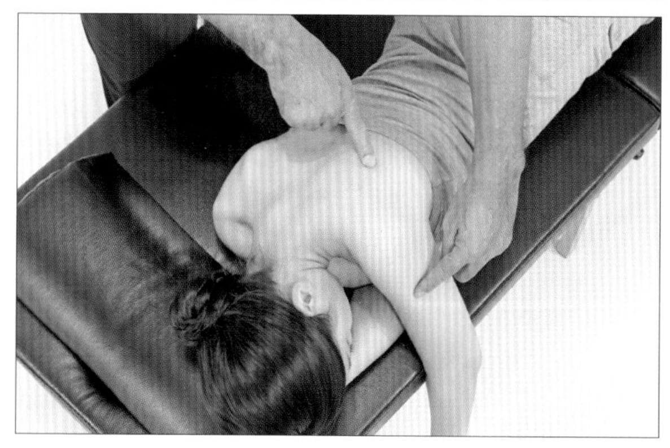

3 整【後三角肌】時，被施作者的手往胸前放鬆掛下，讓肩胛崗與側三角肌後側線呈一條直線。

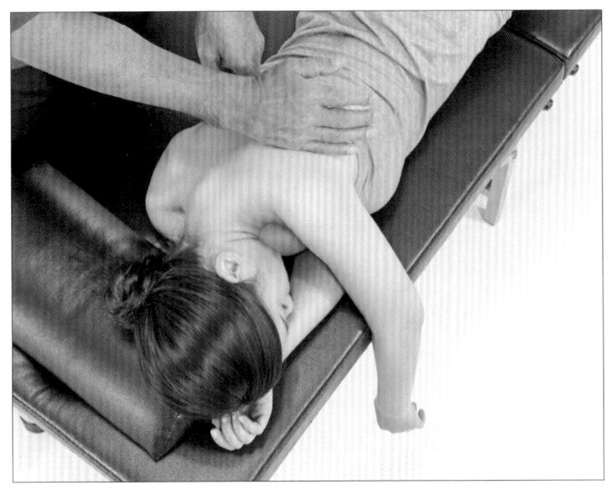

4 施作者用指腹或手刀沿著其肩胛崗下緣，由內往外揉按。

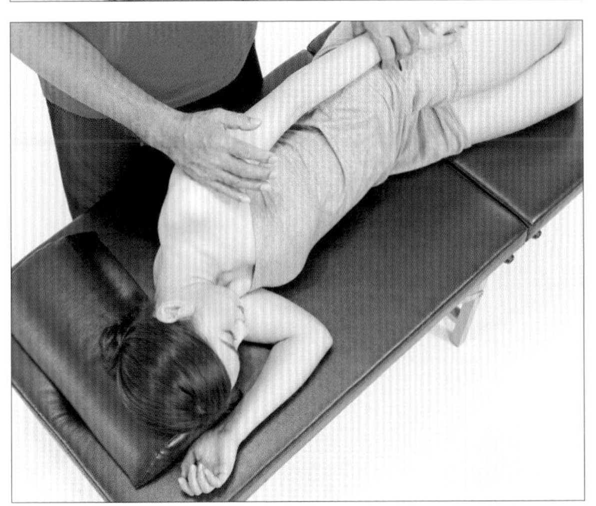

5 整**【側三角肌】**時，被施作者的手往大轉子方向自然垂下，置於側身。施作者用指腹或手刀沿著被施作者的肩膀往上臂的方向按揉。

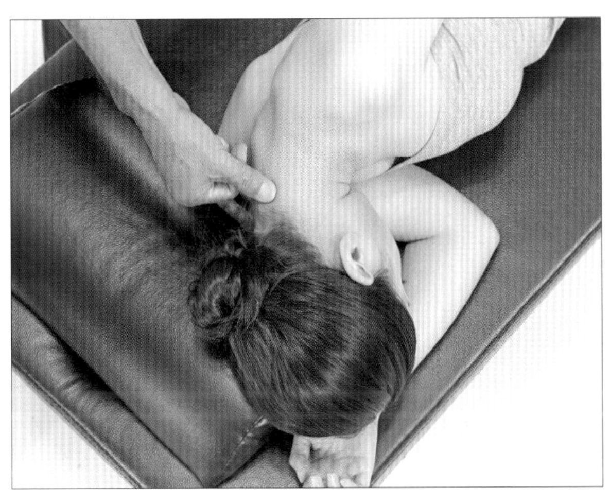

6 三角肌施作結束後，施作者可用指腹或手肘沿著頸椎第3椎往下按摩至頸椎第7椎，效果會更好。

② 肱二頭肌的按摩

肱二頭肌協同到的肌肉有胸大小肌及旋轉肌。如果肱二頭肌的氣滯血瘀較嚴重時，可能會擴及到其他的協同肌，所以如有併發的痠痛也必須同時處理。

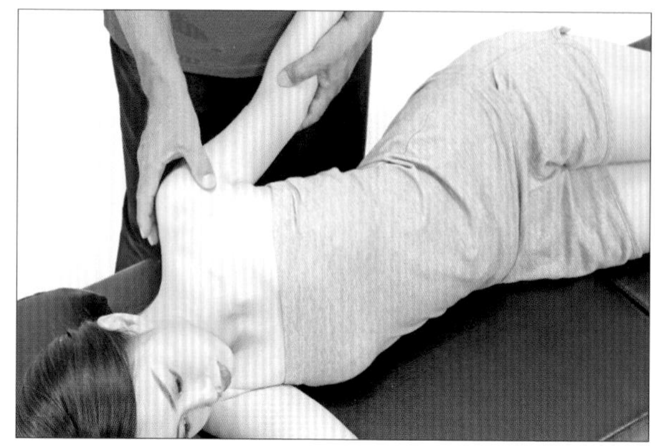

1 被施作者採側躺，小臂舉起15～45度。施作者觸診肱二頭肌的起止端，並觸找痠痛點。

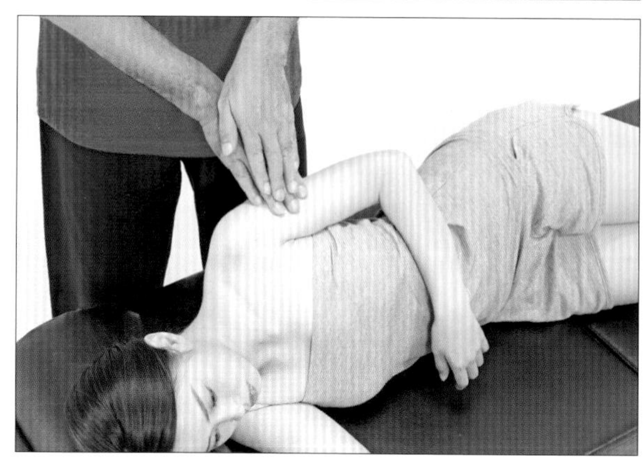

2 按【外側】：被施作者的手肘往下彎曲。施作者用指腹橫撥或手刀旋揉的方式，慢慢地從肩膀揉至手肘。

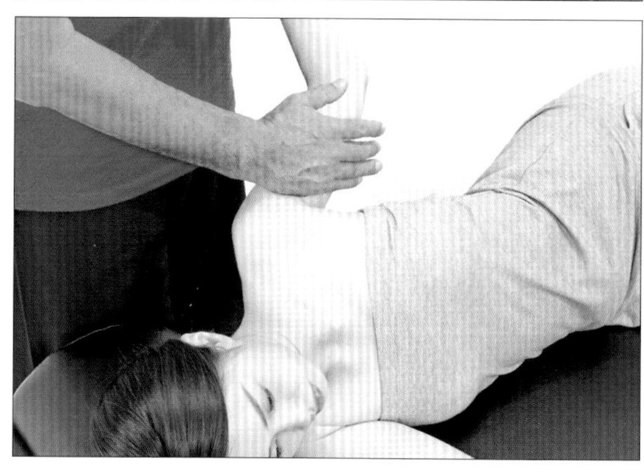

3 按【內側】：被施作者的手肘往上彎曲。施作者一手扶著其手腕，一手用指腹橫撥或手刀旋揉的方式，慢慢地從肩膀揉至手肘。

簡單拔罐

定罐的位置

肱二頭肌的起端肌腱由於位在肩關節唇內，是一個手觸不到的地方，因此，伸展罐定在大小結節溝，另一個則是在其止端肌腱——橈骨內側突隆定罐，並再尋找該條肌肉的痠痛點，予以定罐，共 3 罐。

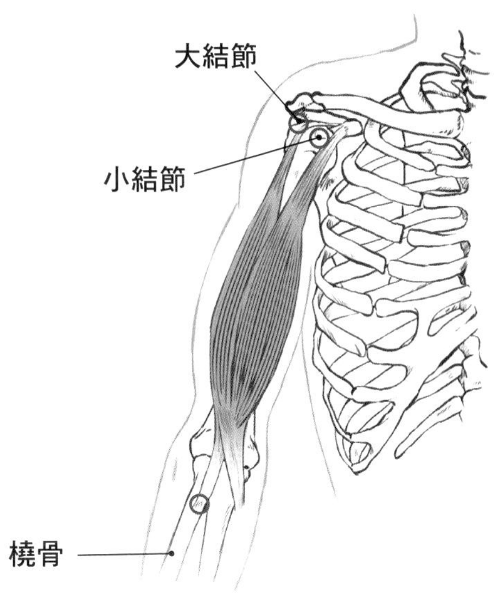

定罐時的伸展動作

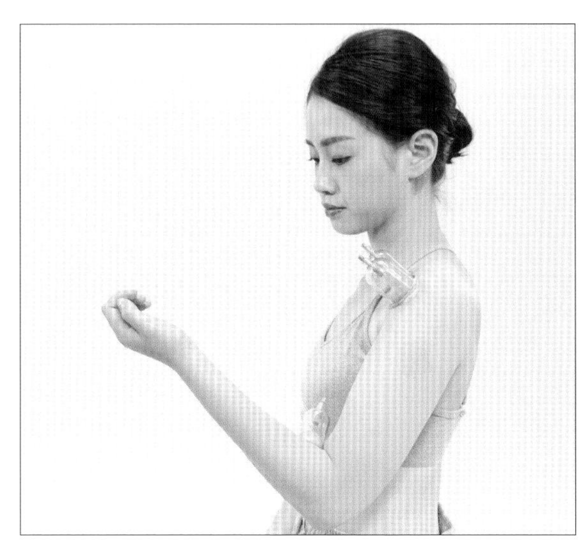

被施作者自主上抬前臂 10 ～ 20 次。其間若作用罐內的膚色由粉紅轉紅，甚至發紫，即可拔罐。

自主伸展

武醫八段錦第一式——雙手托天理三焦

❶ 腳與肩同寬，雙手十指交叉互扣，提肘，雙臂如抱球，緩緩抬起，再慢慢吸氣，雙手高度不過肩。吸足氣後，把氣下沉到肚臍下方的中極穴。

❷ 雙掌往內翻，掌心朝下，肩肘放鬆，雙手自然往下垂，吐氣。雙手垂放到底，掌根按住，縮小腹，背挺直，停氣9秒。

▶**重點：**用鼻子吸氣吐氣時，嘴巴要閉上。

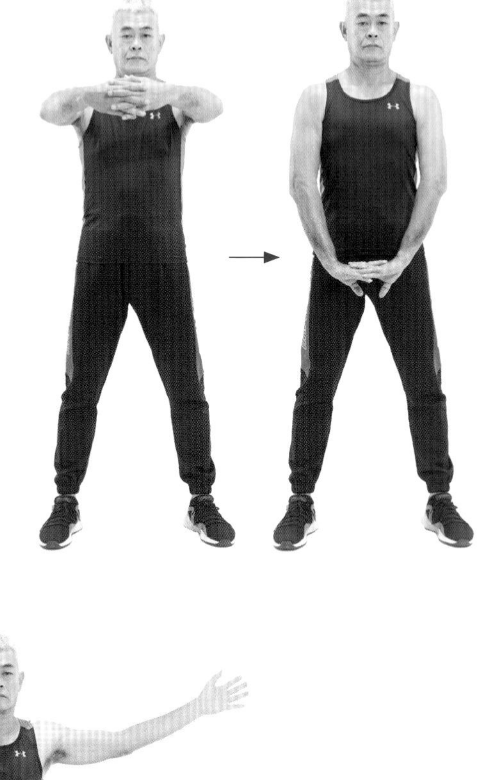

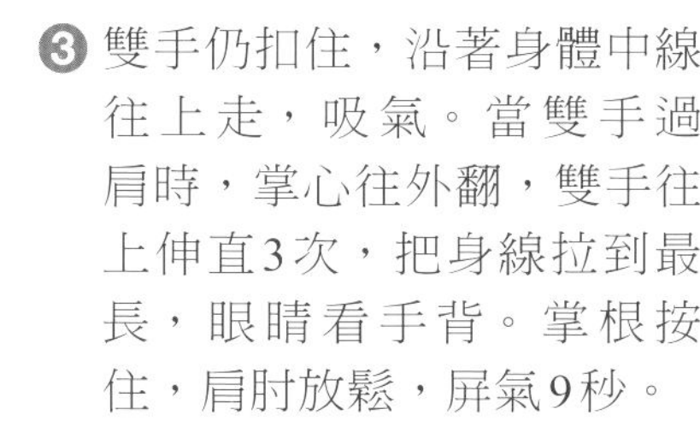

❸ 雙手仍扣住，沿著身體中線往上走，吸氣。當雙手過肩時，掌心往外翻，雙手往上伸直3次，把身線拉到最長，眼睛看手背。掌根按住，肩肘放鬆，屏氣9秒。

❹ 雙手放鬆，掌心朝前，手肘放鬆，慢慢地往下畫大圓，吐氣。

手臂疼痛—用力捶打大釘子之姿勢

症狀說明

當你無法提重物、手臂無力、捶打大釘子上臂後側會感到疼痛時，可能肱三頭肌出了問題。許多人會靠伏地挺身來鍛鍊肱三頭肌，一做就是10下、20下、30下到100下、200下，這條肌肉強壯了，關車門時的聲音就會特別響亮。如果你是籃球選手，又是打一、二號位置的，這條肌肉的鍛鍊必不可少，因為它是提供運球技術最主要的肌肉，練投三分球也得靠它。

對應肌肉

① 三角肌

- 起端：鎖骨外側1/3前緣、肩峰、肩胛崗下緣
- 止端：肱骨中央外側三角肌粗隆

② 肱三頭肌

肱三頭肌的近端在肩胛骨外側

- 起端：長頭—肩胛骨的盂下結節
  外側頭—肱骨後側表面近端一半處
  內側頭—肱骨後側表面遠端一半處
- 止端：尺骨的鷹嘴突

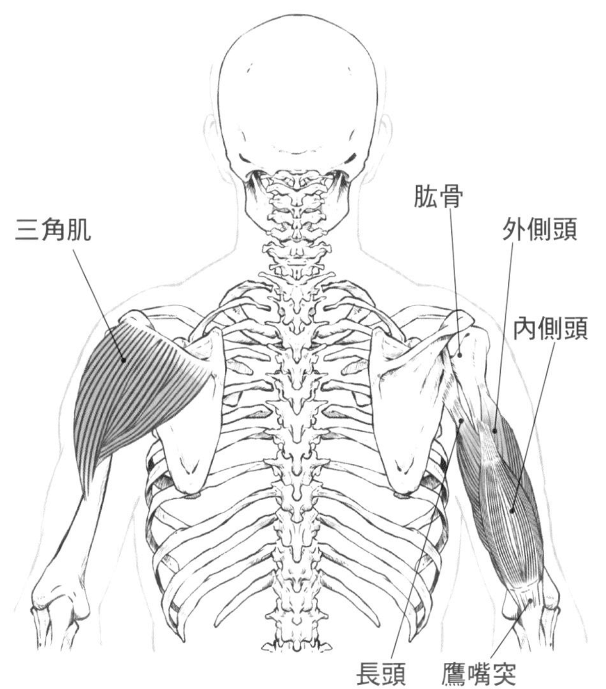

痠痛解證

肱三頭肌有部分上端的肌肉被覆蓋在三角肌下方，第一層肌肉要放鬆才能觸證到第二層，因此整復時必須先從三角肌著手。

① 三角肌的按摩

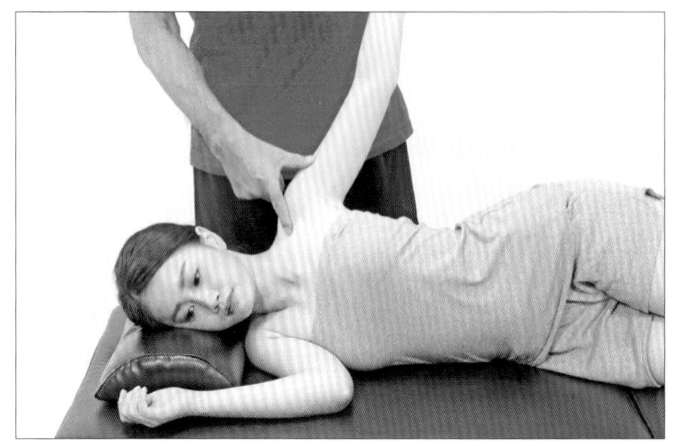

1 整【**前三角肌**】時，被施作者側臥。施作者先找出被施作者的鎖骨，再觸診三角肌的起止端。

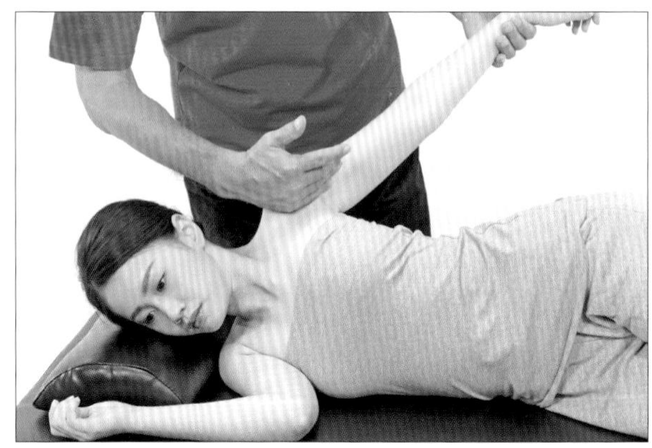

2 被施作者的手肘往胸後上方抬起。施作者用指腹或手刀沿著被施作者的鎖骨往內揉按，直至外側1/3下緣處。

◀**重點**：肌肉較大片者，以手刀施作。

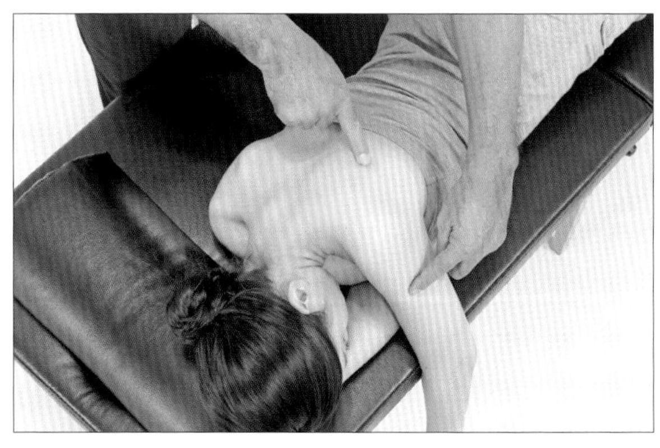

3 整【**後三角肌**】時，被施作者的手往胸前放鬆掛下，讓肩胛崗與側三角肌後側線呈一條直線。

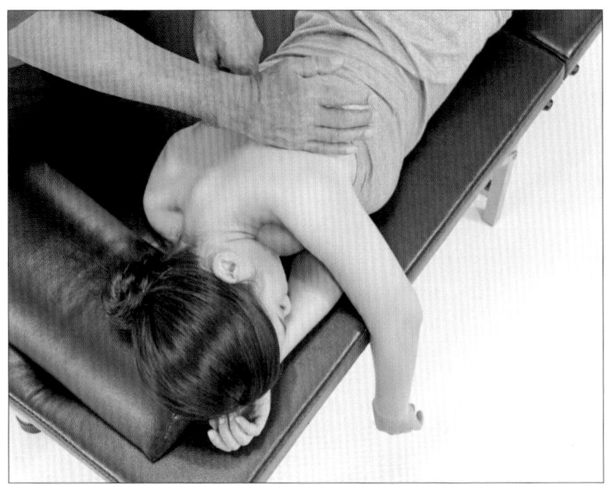

4 施作者用指腹或手刀沿著其肩胛崗下緣，由內往外揉按。

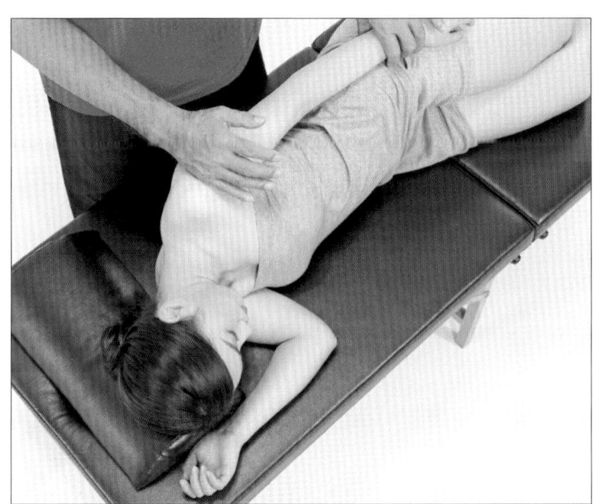

5 整【**側三角肌**】時，被施作者的手往大轉子方向自然垂下，置於側身。施作者用指腹或手刀沿著被施作者的肩膀往上臂的方向按揉。

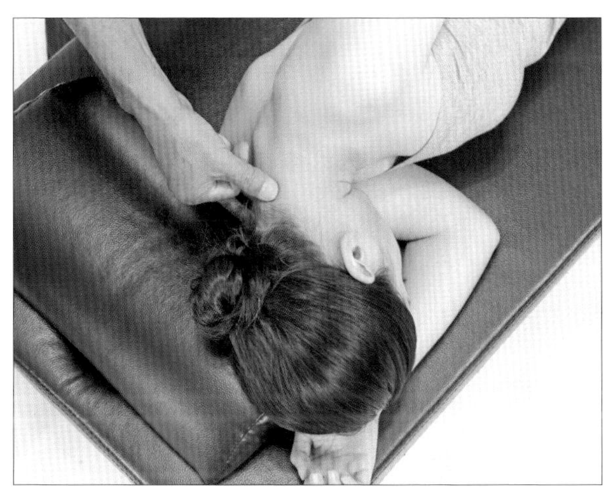

6 三角肌施作結束後，施作者可用指腹或手肘沿著頸椎第3椎往下按摩至頸椎第7椎，效果會更好。

② 肱三頭肌的按摩

肱三頭肌協同到的肌肉有小圓肌、闊背肌及崗上、崗下肌，主要的肌肉強健了，才能維持協同肌肉發揮正常的功能。

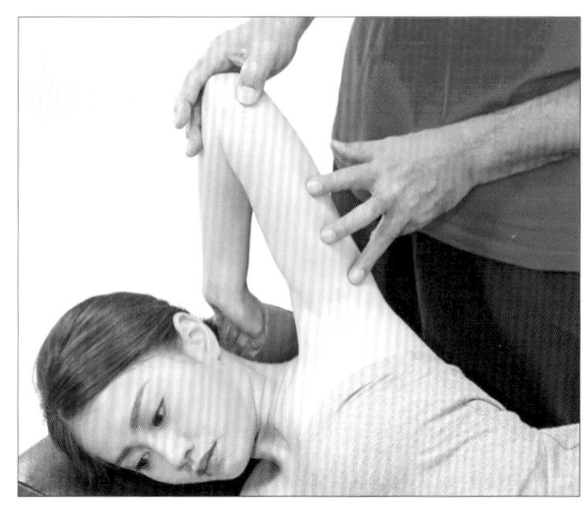

1 被施作者採側躺，手臂高舉，小臂放鬆置於腦後。施作者觸診肱三頭肌的起止端並觸找痠痛點。

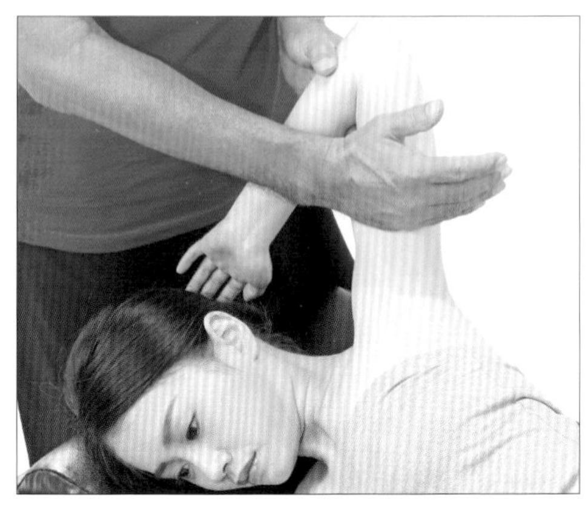

2 痠痛點若是位於【**內側**】，將其手臂外展，施作者用手刀以逆時針方向旋揉的方式，從肩膀慢慢揉至手肘。

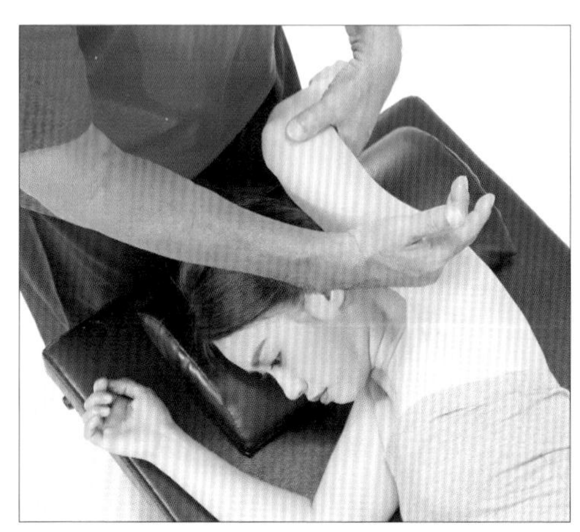

3 痠痛點若是位於【**外側**】，將其手臂內旋，施作者用手刀以逆時針方向旋揉的方式，從肩膀慢慢揉至手肘。

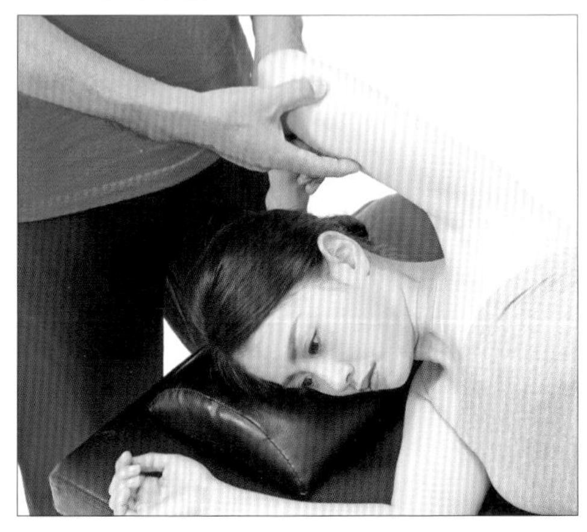

4 痠痛點若是位於【**止端**】，將其掌心朝上，施作者用大拇指指腹，以垂直肌纖維走向橫撥靠鷹嘴突的肌腱3～6次後，再用手刀以逆時針方向旋揉的方式，從肩膀慢慢揉至手肘。

簡單拔罐

定罐的位置

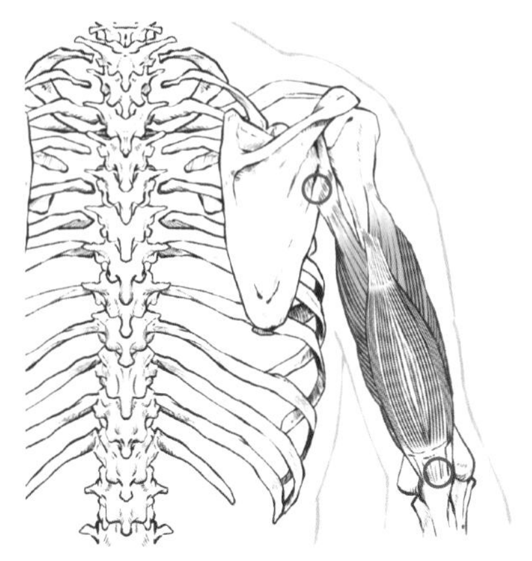

先在肱三頭肌的起端（肩胛骨外側轉角位）、止端（鷹嘴突）各定 1 罐，再觸找該條肌肉的痠痛點，予以定罐，共 3 罐。

定罐時的伸展動作

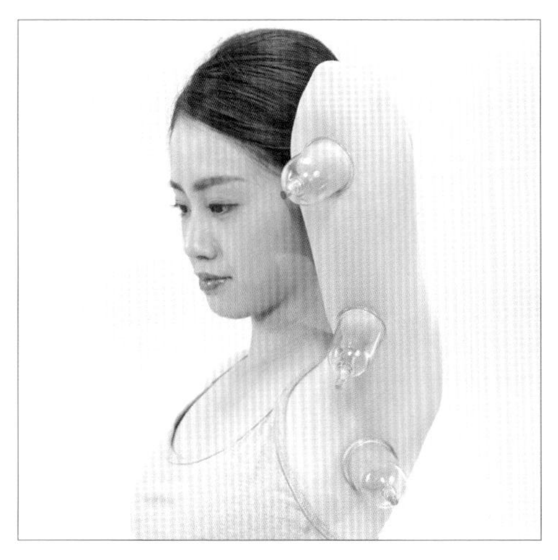

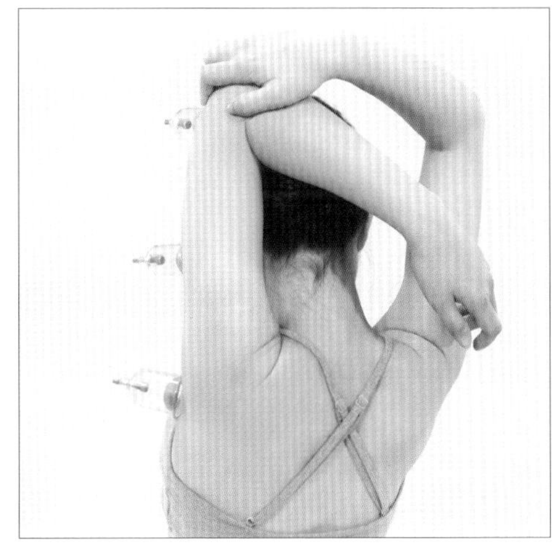

若伸展罐定在左側，被施作者右手掌心握住左肘，以鼻子吐氣，向右拉 10 ～ 20 次。其間若作用罐內的膚色由粉紅轉紅，甚至發紫，即可拔罐。

自主伸展

在肱三頭肌解證及定罐處理之後，可進行「扶肘側拉」的伸展動作。

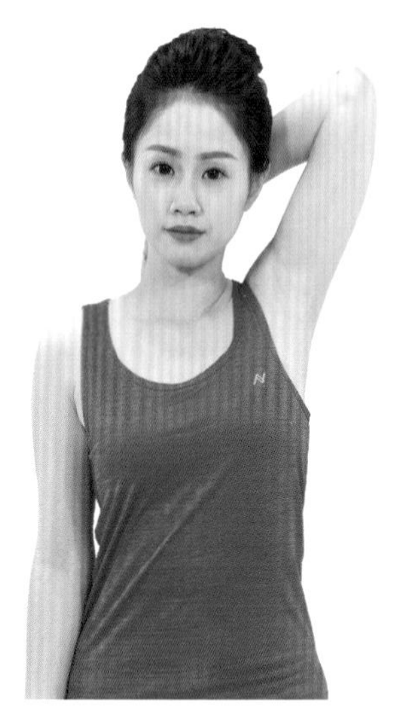

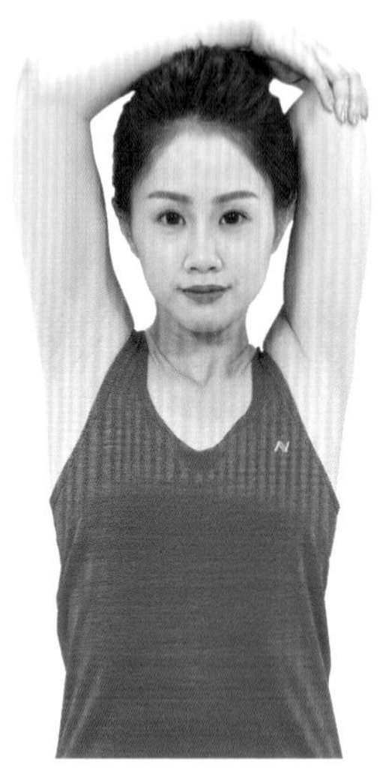

❶ 採站姿。單手手臂舉起，小臂放鬆置於腦後。

❷ 用另一手的掌心握住手肘。

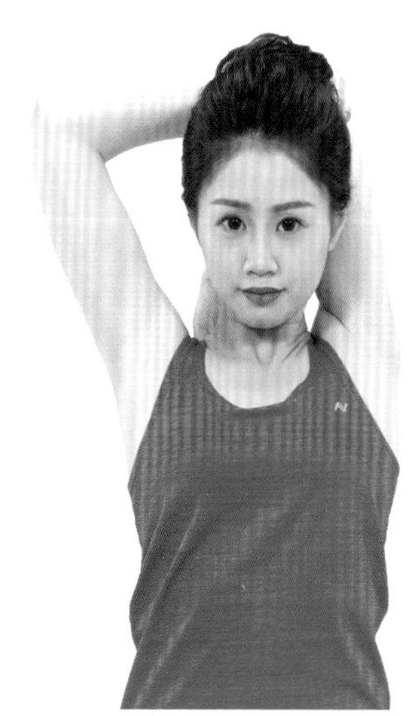

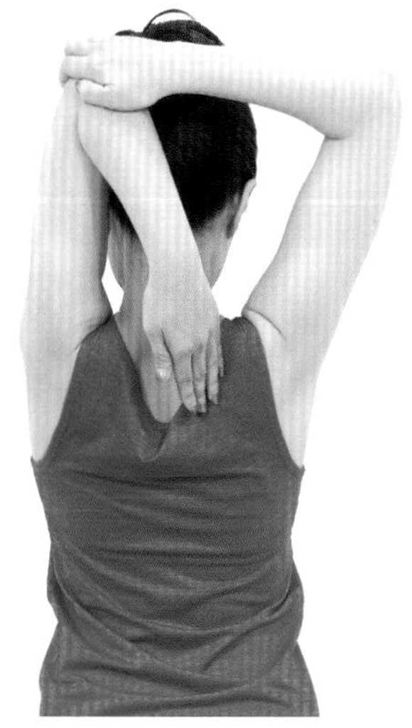

▲從背面看

❸ 先往後推1下，再側拉3下，吐氣，做12次，最後再做1次並停住不動，停氣9秒，此為1組，做1～3組。

媽媽肘／網球肘、高爾夫球肘、腕隧道症候群

症狀說明

以痠痛及活動受阻部位大致來分，凡屬於尺骨靠肘邊，屬內側疼痛的，稱之為高爾夫球肘。屬於橈骨靠肘邊，屬外側疼痛的，稱之為媽媽肘或網球肘。而凡是在手腕的疼痛，無論是伸肌支持帶，或是屈肌支持帶，稱之為腕隧道症候群。

這些複雜分工，協同肌肉的肌腱，大多從肱骨遠端兩側的突隆開啟與整個手臂的連動運作。因此在整復時，肱骨突隆是一個放鬆肌腱的關鍵點，也是固定罐的重要定罐位置。

對應肌肉

在我們前臂，也就是尺骨與橈骨兩側，分別有靠外側的橈伸肌、屈肌管伸展及屈曲，長頭、短頭拉到不同更細小末端的手部。這些肌肉更跨過手腕到手指，因此又分成腕屈肌、腕伸肌、指屈肌、指伸肌，再加上旋的動作就成為一個結構完整的肌群。在橈側的稱之為橈側肌群，在尺側的稱之為尺側肌群。因為肌肉眾多又細小，因此在手腕的部分有一個伸肌與屈肌，橫向束縛的支持帶，來穩固這些纖細又長短不一的肌肉位置，以控制手部動作的穩定性。

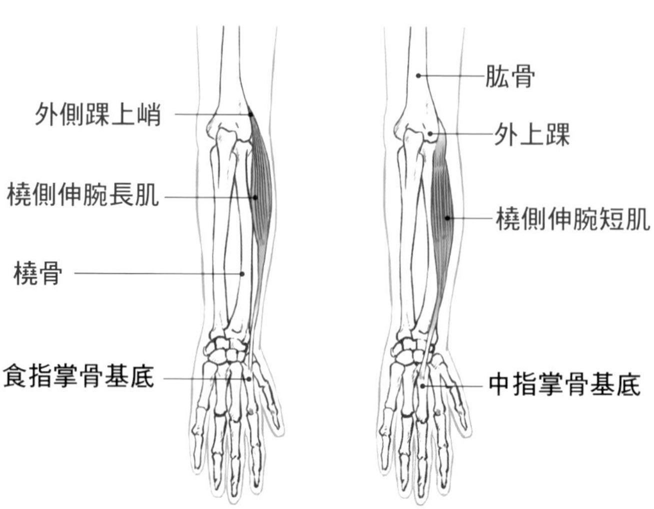

① 橈側肌群

- 起端：長肌—肱骨外側踝上峭遠端1/3處
  短肌—從肱骨外上踝延伸而來的伸肌總腱
- 止端：長肌—食指掌骨基底的背面
  短肌—中指掌骨基底的背面

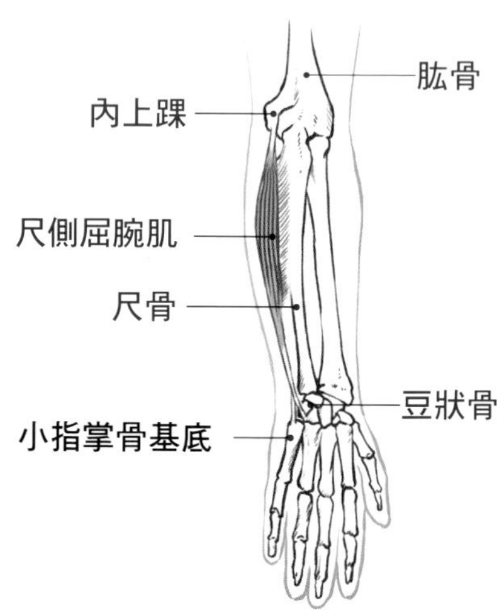

② 尺側肌群

- 起端：肱骨內上踝的屈肌總腱，尺骨後方近側2/3處
- 止端：豆狀骨、小指掌骨基底

痠痛解證

此症狀的整復，主要以兩個體位來解證。一個是橈側肌群的按掌動作，另一個是尺側肌群的翻腕動作。

① 橈側肌群的按摩

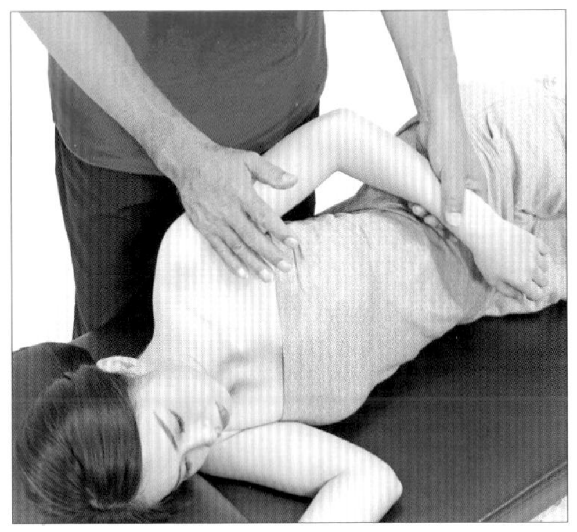

1 被施作者採側躺。屈肘掌心朝下，手指內彎按掌。

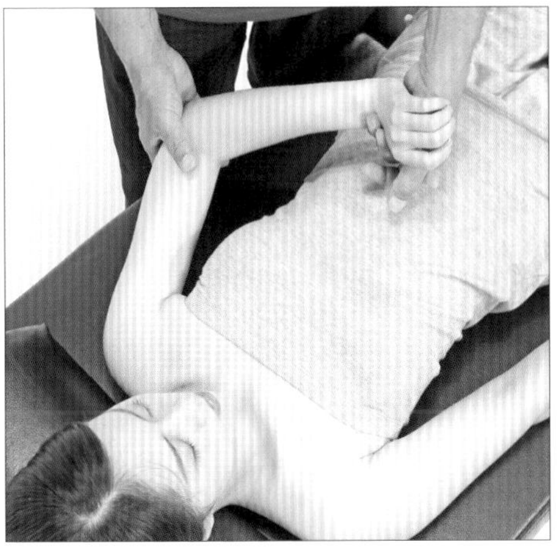

2 施作者以指腹垂直於肌纖維走向橫撥肱骨外側突隆3～6次，予以放鬆。

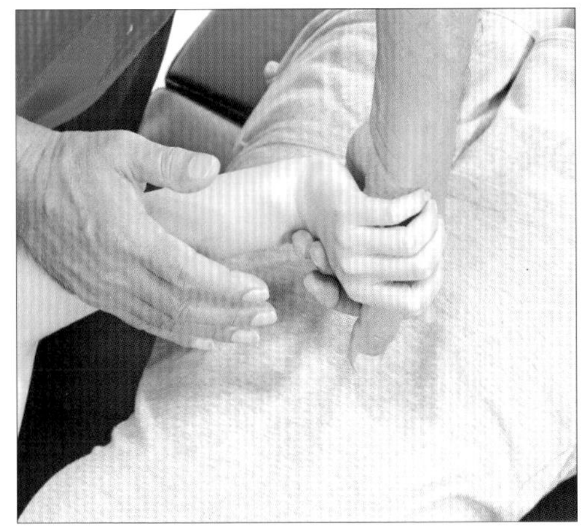

3 再做按掌動作10～20次，尋找痠痛的動點。

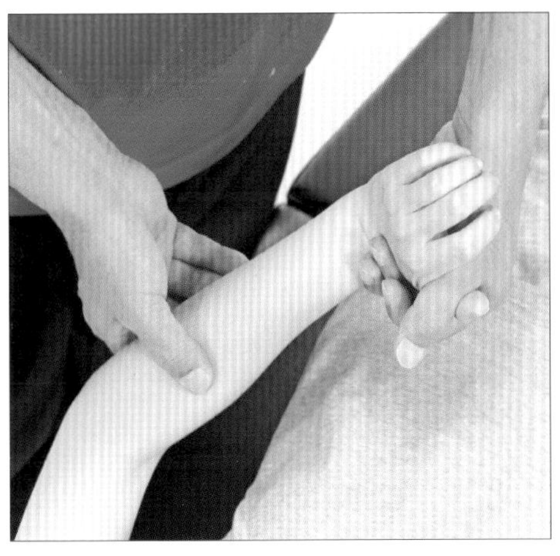

4 找到痠痛點之後，以指腹垂直於肌纖維走向橫撥痠痛點3～6次。

② 尺側肌群的按摩

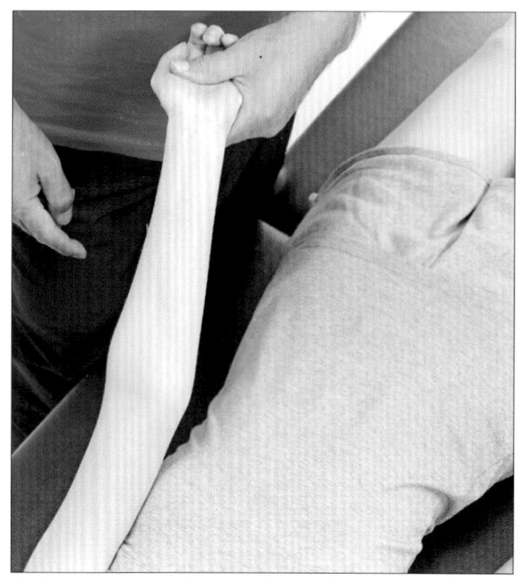

1 被施作者仰躺。單手往前伸直，掌心朝上翻腕。

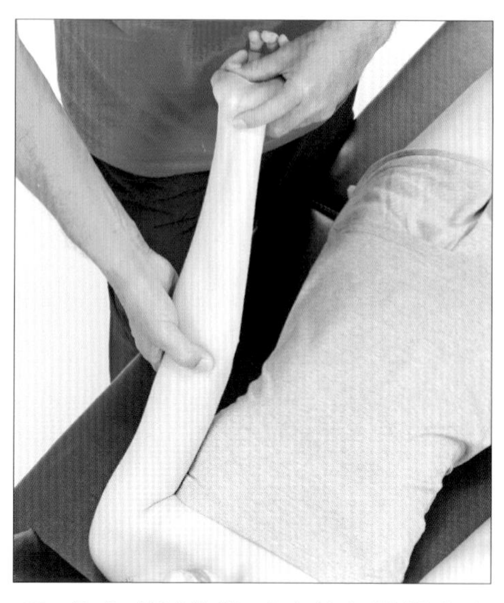

2 施作者以指腹垂直於肌纖維走向橫撥肱骨內側突隆3～6次，予以放鬆。

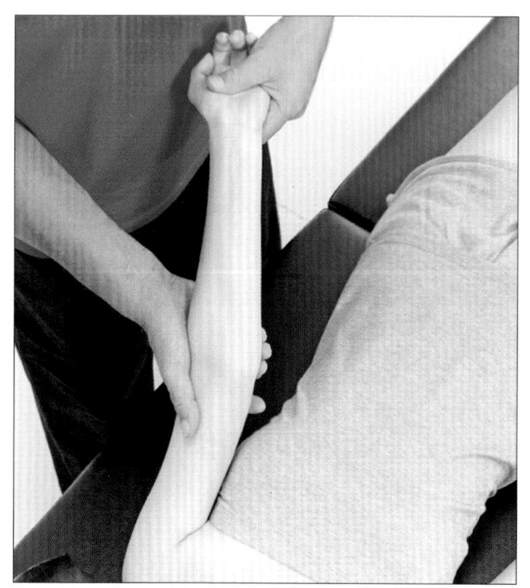

3 再做翻腕動作10～20次，尋找痠痛的動點。

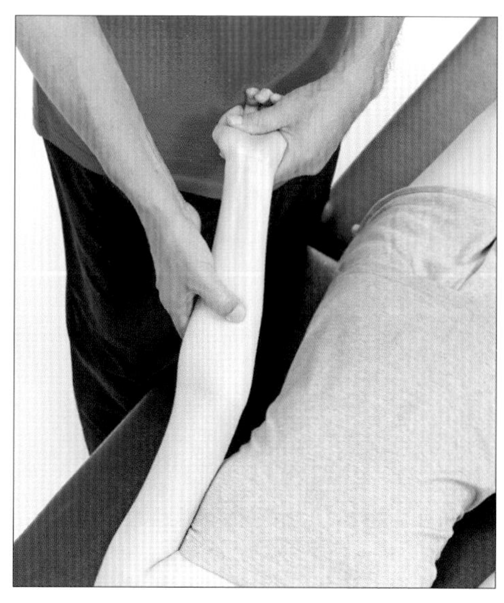

4 找到痠痛點之後，以指腹垂直於肌纖維走向橫撥痠痛點3～6次。

簡單拔罐

尺橈側肌群的痠痛都處理出來後，腕隧道的症候基本上就能得到解證。只是放鬆的肌群，需要以不具彈性的透氣貼條，在伸屈肌支持帶固定一些時日，並配合做尺橈側及腕部的重訓即可復健。

① 橈側肌群的定罐

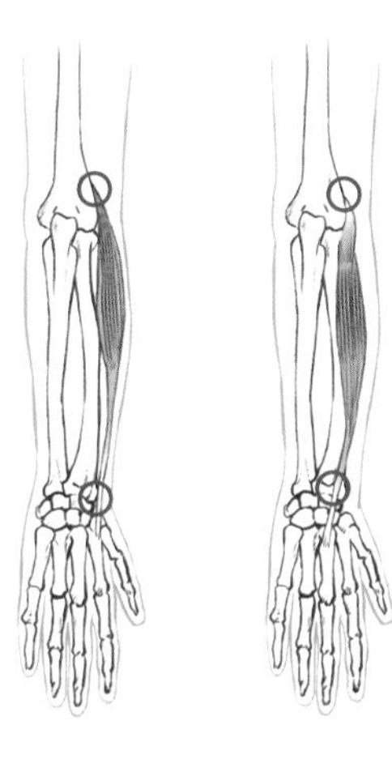

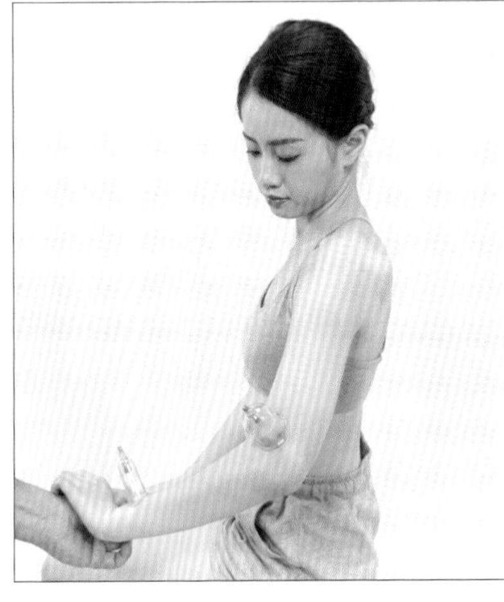

定罐位置：
在橈側肌群的起止端、痠痛點各定1罐。

伸展動作：
屈肘掌心朝下，手指內彎按掌10～20次後即可拔罐。

② 尺側肌群的定罐

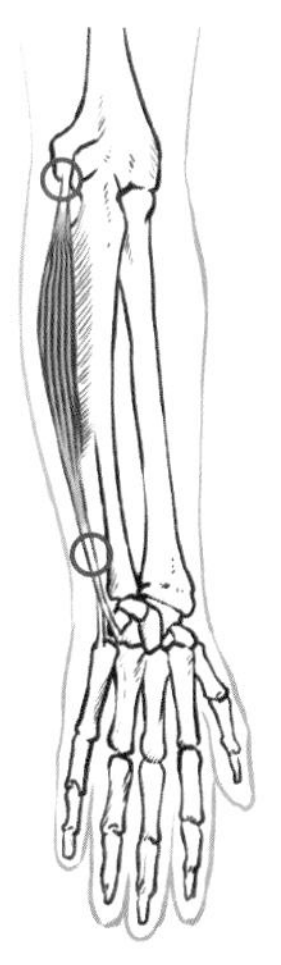

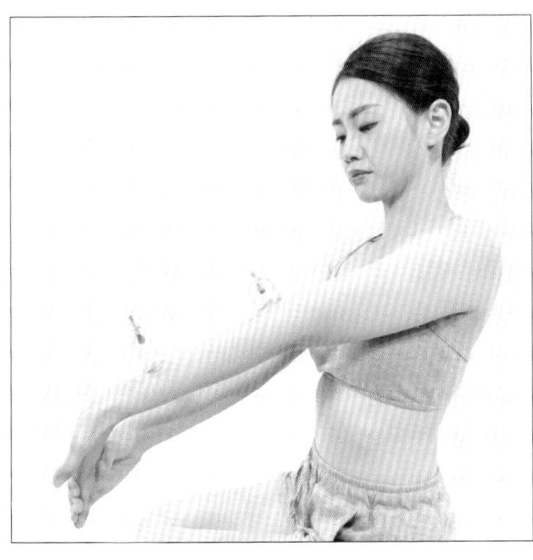

定罐位置：
在尺側肌群的起止端、痠痛點各定1罐。

伸展動作：
掌心朝上，翻腕10～20次後即可拔罐。

自主伸展

橈側肌群與尺側肌群放鬆之後，可打武醫八段錦的第三式。

武醫八段錦第三式——調理脾胃需單舉

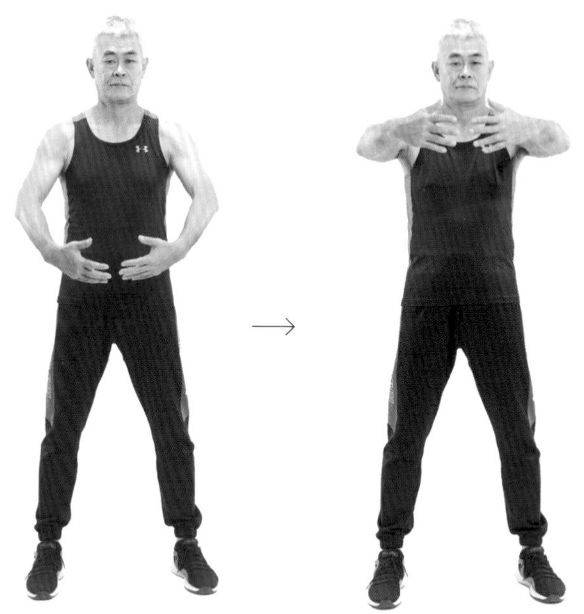

❶ 腳與肩同寬，提肘，雙臂如抱球，緩緩抬起，再慢慢吸氣，雙手高度不過肩，十指相對。吸足氣後，氣下沉到肚臍下方的中極穴。

❷ 吐氣，雙掌往內翻，肩肘放鬆，雙手自然垂放到底，掌根按住，十指仍需相對，縮小腹，背挺直，停氣9秒。

❸ 左手擺在身體中線處前方，右掌根按住，手擺身旁，五指朝前（此為第1次，第2次為右手在前，左手在旁）。

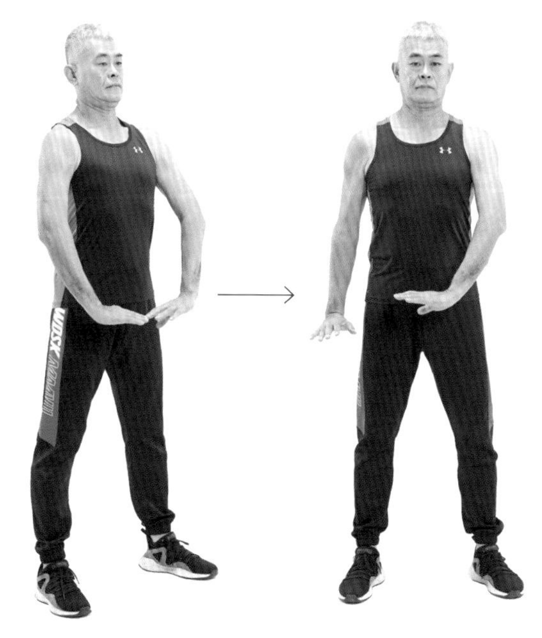

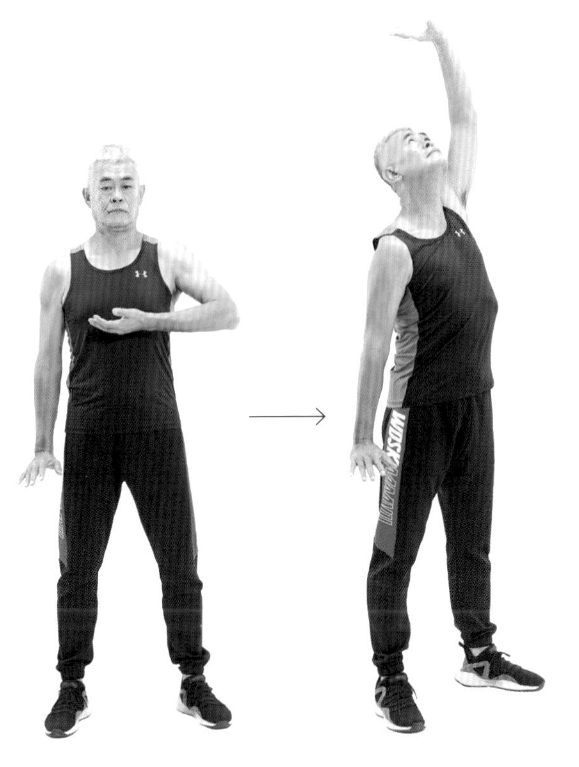

❹ 左掌翻上，沿著身體中線往上走，吸氣，當左手過肩時，掌心往外翻，眼睛看著手背，左手盡量往上伸直。

❺ 雙手掌根按住，上下雙手的肩肘放鬆，氣下沉到下方的中極穴，屏氣9秒。

❻ 雙手放鬆，左手掌心朝前，手肘放鬆，手指放鬆伸直，手指會感覺熱脹麻刺，再慢慢往下畫大圓，吐氣。

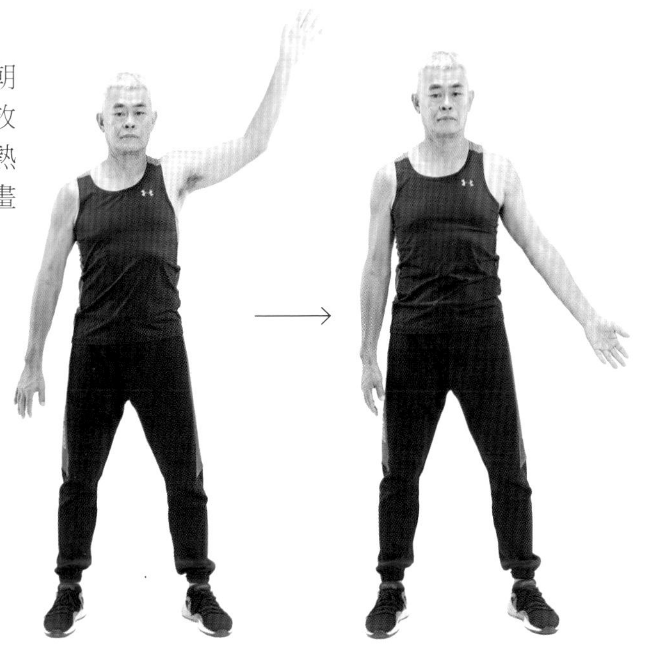

上肢神經壓迫

症狀說明

上肢神經被壓迫的生理反應是手指會麻，而以出現麻症的手指來判別三條手神經，到底是哪一條被壓迫所致。當然也可能不是一條神經的失常。這三條神經分別是尺神經、橈神經與正中神經。如圖示它的反應區，分別在手掌的掌心與手背。

• 手掌運動神經麻痺

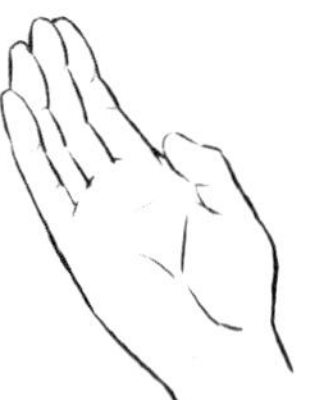

正中神經麻痺
（猿手）

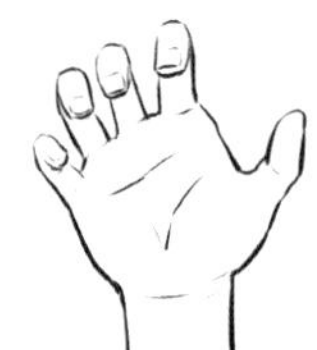

尺神經麻痺
（爪狀手）

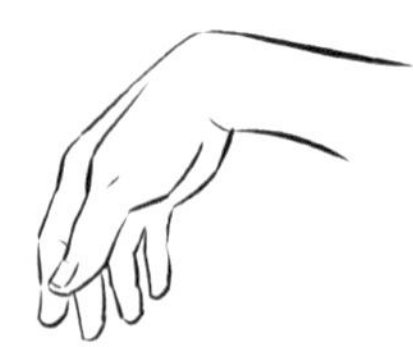

橈神經麻痺
（垂腕症）

• 手掌感覺神經麻痺

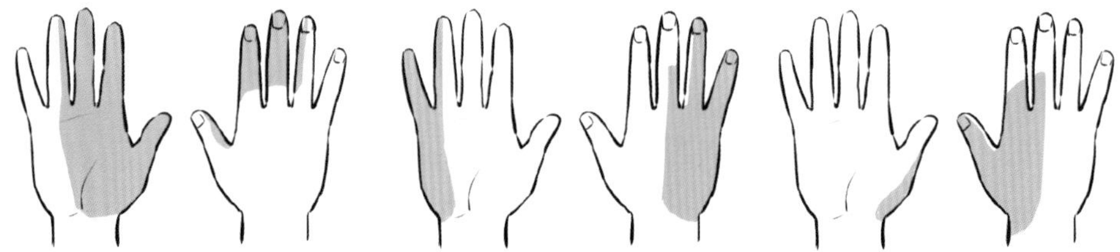

對應肌肉

橈神經走後臂，尺神經與正中神經走的是前臂，也就是心經與心包經循行的位置。而這些神經的根部都是從頸椎5、6、7、8孔延伸出來。

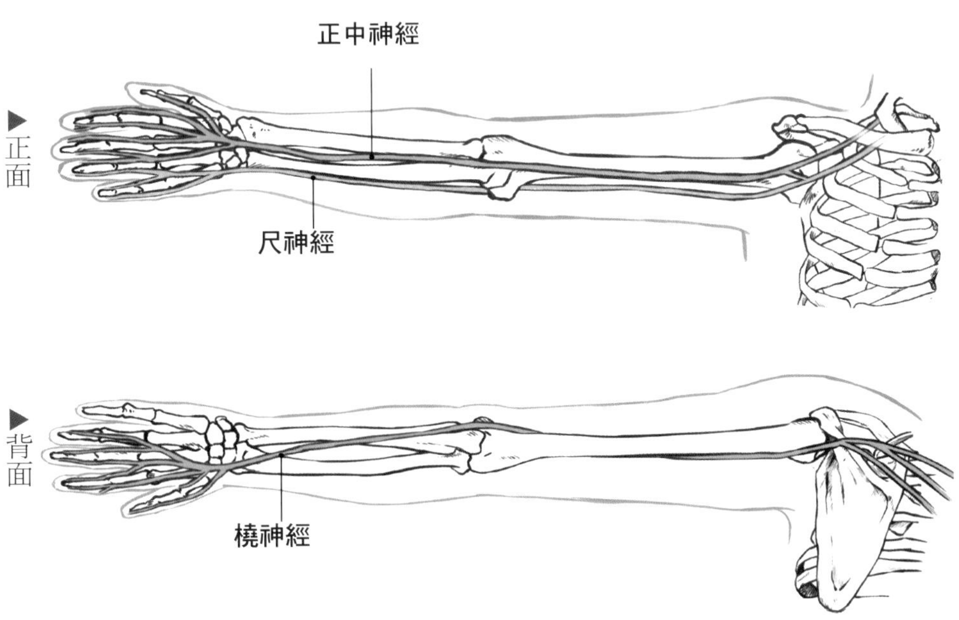

痠痛解證

先針對中椎位與下椎位等容易造成頸椎椎間盤壓迫的肌群做觸診，並予以放鬆。再沿著神經路線找出可能造成肌肉功能失常的部位來處理。

① 上/中斜方肌的按摩

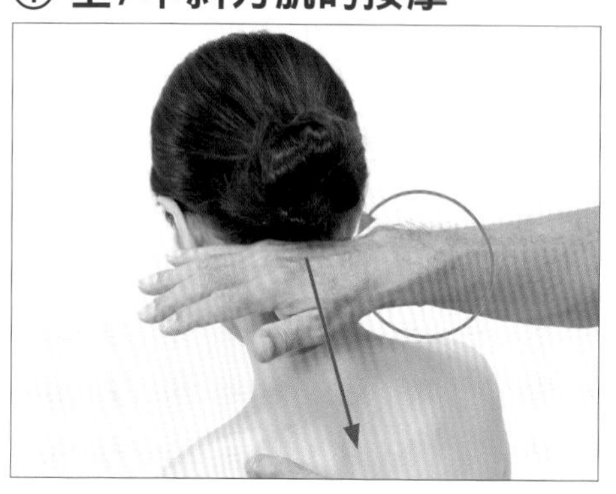

1 被施作者採坐姿。施作者用手刀以逆時針方向旋揉的方式，由上往下從起端（項上線）慢慢揉至肩胛骨。每個定點壓揉3～6次後，即可移到下個位置。

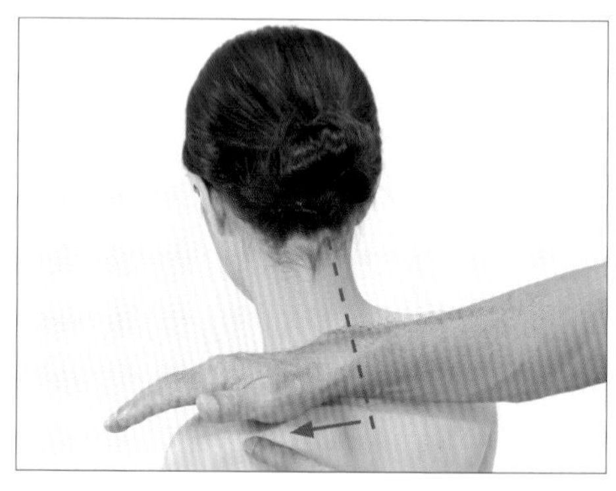

2 再以同樣方式由內往外揉至止端（肩峰）。

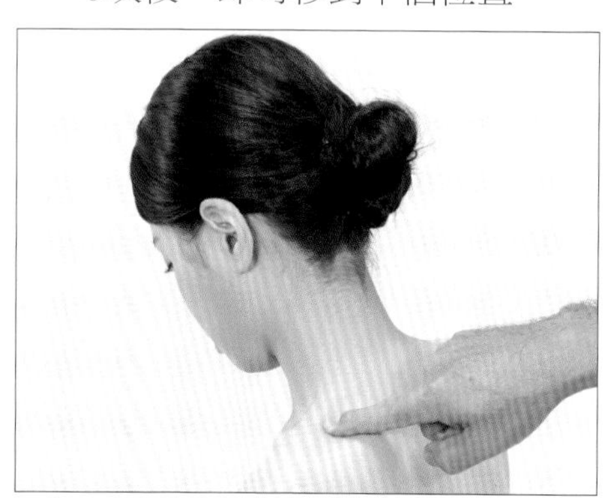

3 步驟1～2過程中如果觸摸到密度特別高或較隆起之處，皆是痠痛點。此時以食指指腹針對痠痛點先輕輕按壓3～6次。

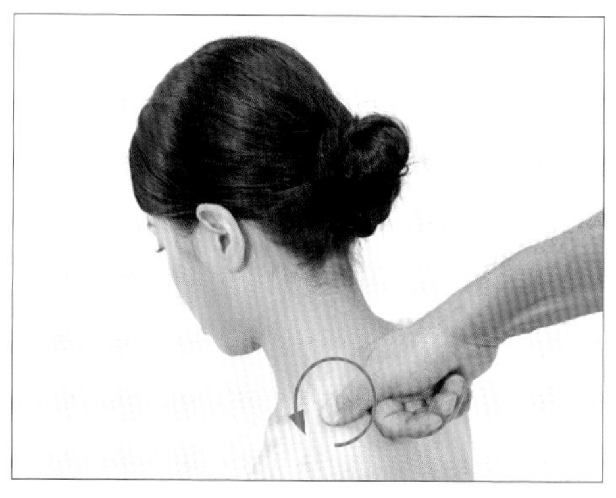

4 再以拇指深壓，並以逆時針方向慢慢壓揉3次。施作完，若痠痛部位無緩解，則重複以上步驟；如有緩解，即可移到下個痠痛點施作。

② 提肩胛肌的按摩

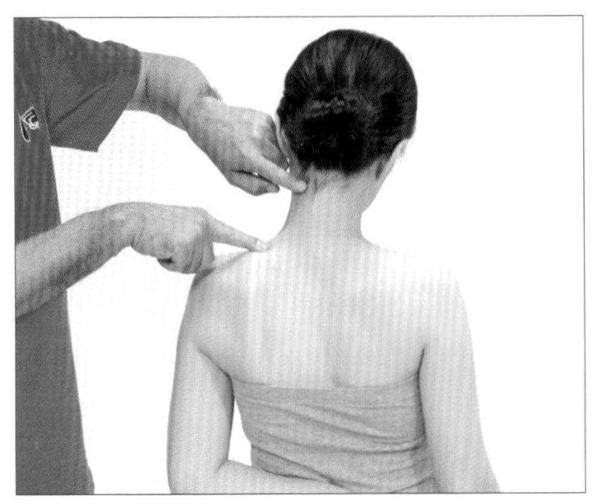

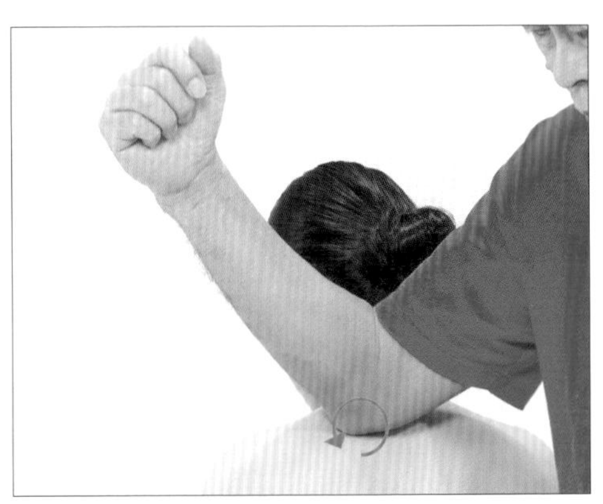

1 被施作者採坐姿，將手往後折。施作者找到肩胛骨內緣(肩胛崗以上)之後，被施作者的手便可放下。施作者用指腹觸找提肩胛肌的起止端。

2 提肩胛肌如果很緊，在此就會有皮膚密度較高的條索出現，施作者先以手肘緩慢輕柔地按壓3～6次。再用手肘深壓，並以逆時針方向慢慢壓揉3次。施作後，檢視提肩胛肌是否有被放鬆，如果效果不明顯，請繼續重複操作。

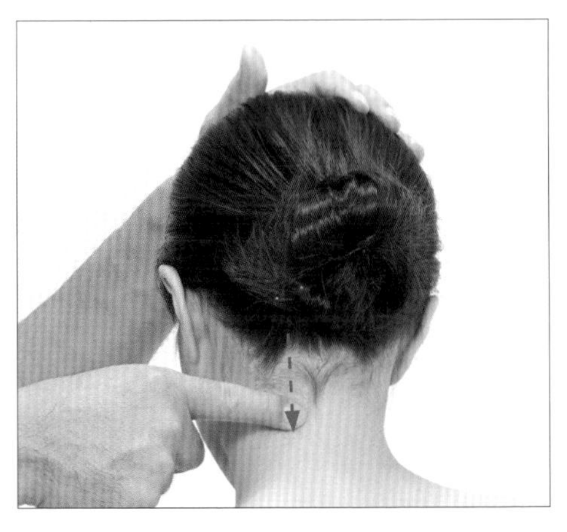

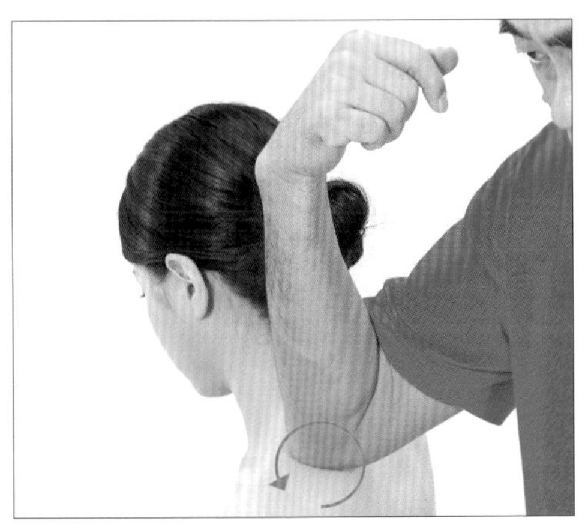

3 再來處理頸椎1～4椎橫突的肌腱。施作者用食指指腹以逆時針方向旋揉的方式，由上往下，從項上線揉至第4椎橫突的肌腱。每個定點壓揉3～6次後，即可移到下個位置。

4 最後放鬆提肩胛肌的轉接點：在頸椎第7椎旁一指幅的位置。用手肘或指腹針對痠痛點先輕輕按壓3～6次，再深壓，並以逆時針方向慢慢壓揉3次。

③ 頭／頸夾肌的按摩

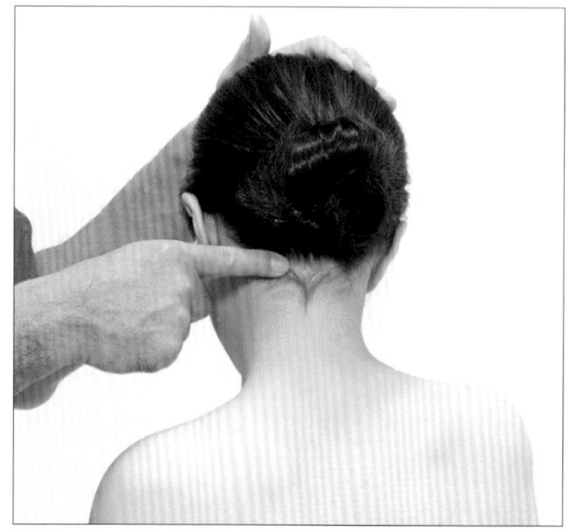

1 被施作者採坐姿，脊椎挺直。施作者觸診頭夾肌、頸夾肌的起止端。

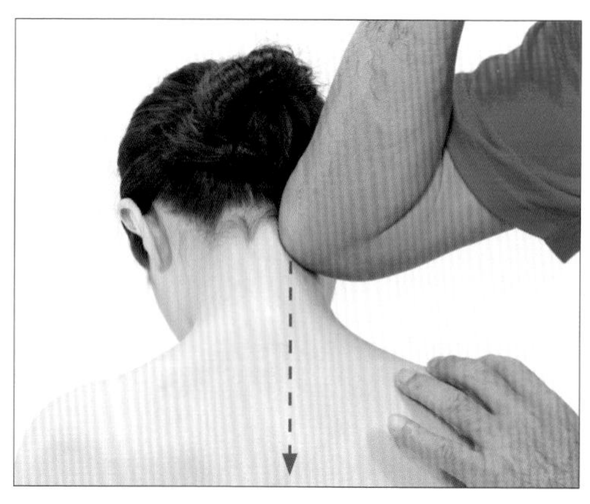

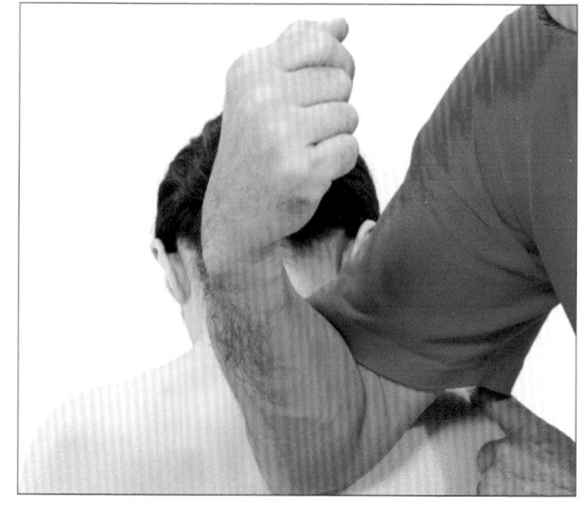

2 用手肘或指腹以垂直於肌纖維走向橫撥的方式，由上往下從起端（項上線）慢慢揉至上背。每個定點壓揉3～6次後，即可移到下個位置。

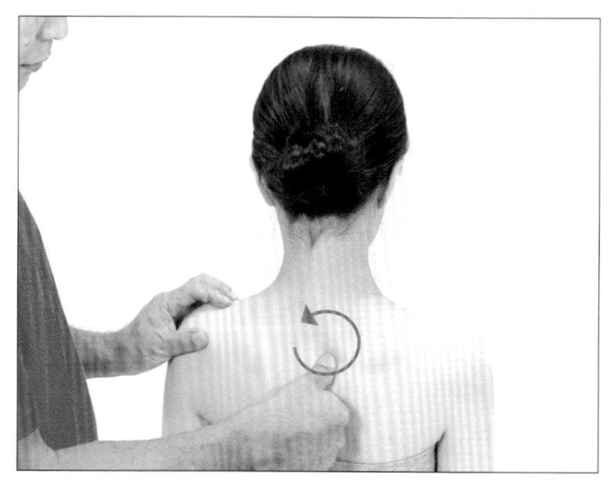

3 如果觸摸到密度特別高或較隆起之處，皆是痠痛點。再用大拇指指腹針對痠痛點先輕輕按壓3～6次，再深壓並以逆時針方向慢慢壓揉3次。

◀**注意**：肌肉放鬆後，痠痛及病灶處便會浮現於體表，呈較深的膚色，甚至泛紅色，這就是需要重複以上步驟加強按摩或用定罐處理的地方。

④ 神經肌群的按摩

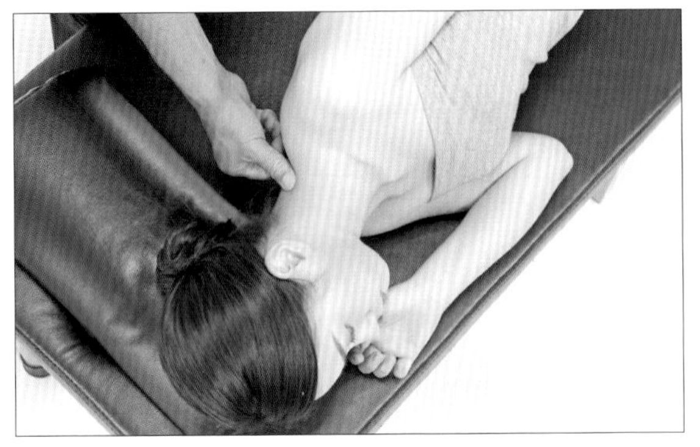

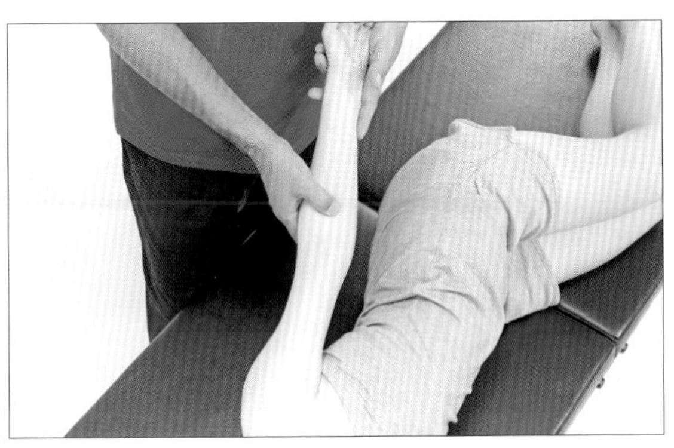

1 沿著神經路線，往手腕的方向，觸找可能造成肌肉功能失常的部位，進行按壓揉的處理。

▲**註**：由於與神經相關的肌群很多，因此在此不一一介紹。於書中，有相對應肌肉整復解證的方式，請參考目錄。

簡單拔罐

在神經根的位置與鎖骨下方（如圖示），皆須用定罐處理，以徹底解除氣滯血瘀的灶因。

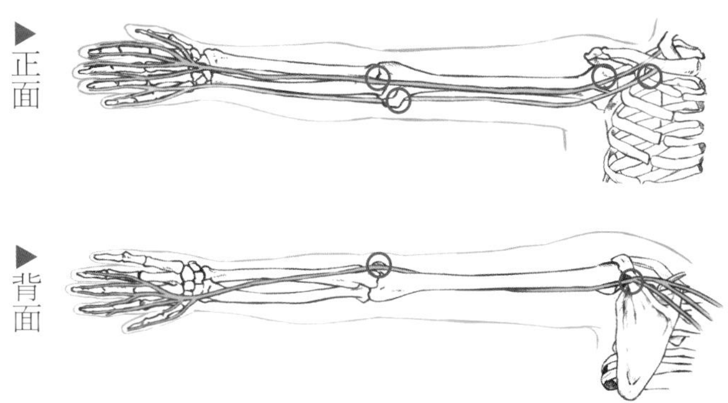

吃蘿蔔乾

症狀說明

這是一個常聽到的名詞，但一般人好像不常遇到，而是打籃球的球友，大概十個有七八九個會中，甚至整個手指會因此變形扭曲，需要靠美容手術來矯正。簡單地說，就是手指力量不足造成指關節的錯位。當下的處理應先放鬆指關節兩側的韌帶，甚至找到尺橈側手指的屈伸肌，鬆開後做牽引，把關節拉回正常的位置。

對應肌肉

手掌肌群

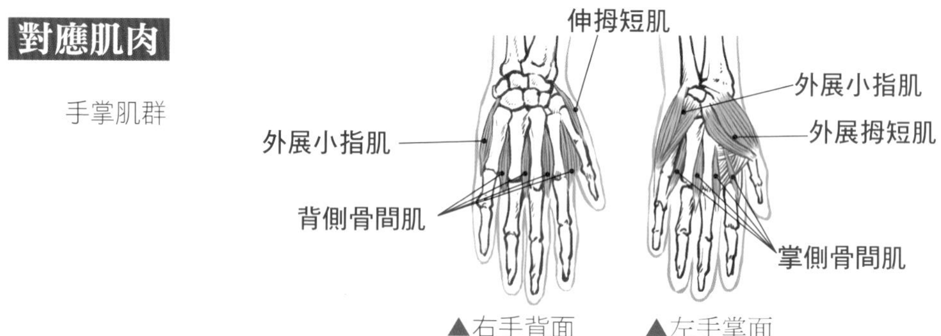

▲右手背面　▲左手掌面

痠痛解證

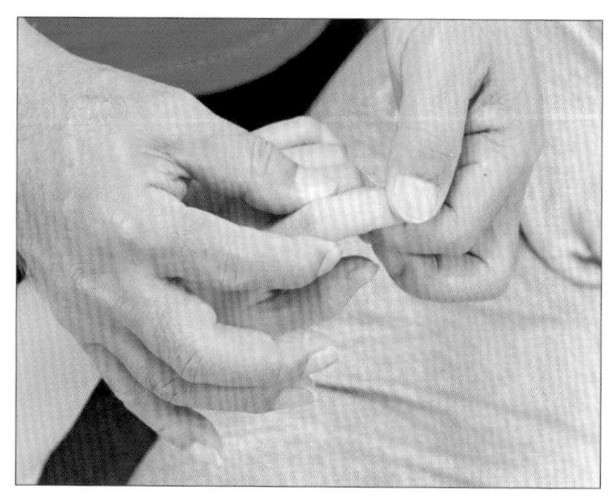

1 當下的處理應先放鬆指關節兩側的肌腱。

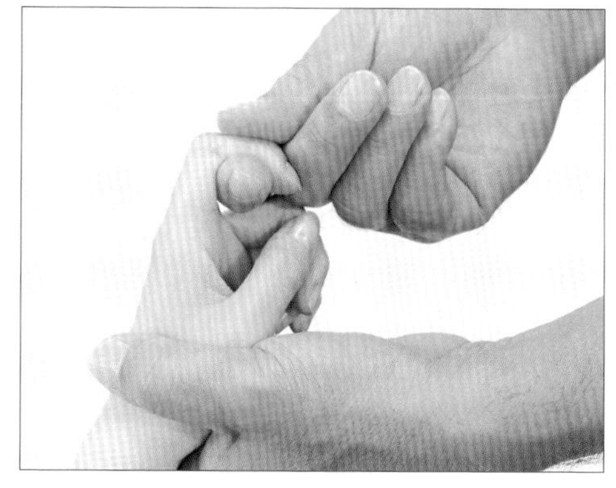

2 針對受傷的手指進行牽引。牽引的體位，就是把指關節先彎成90度，再往外拉。

自主伸展

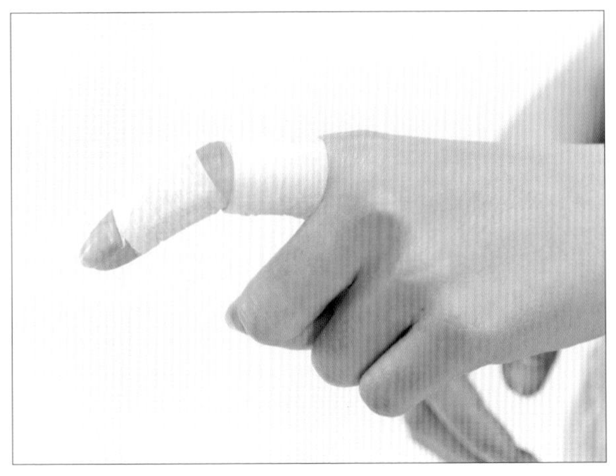

❶ 指關節的復健，就是在運動時，綁上沒有彈性的繃帶，或將相鄰的兩根指頭綁在一起固定。

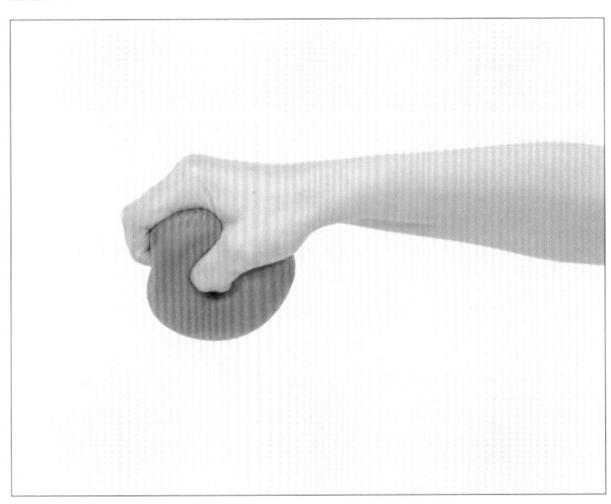

❷ 平時握軟球，增加指頭的活動力。

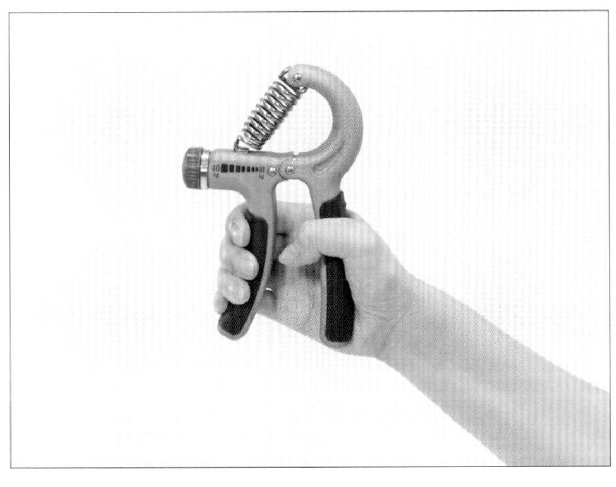

❸ 用可調整公斤數的握力器，來強化指力。

腹部的構造與機能

中醫與西醫最大的不同在於一個是「巨視醫學」，一個是「微視醫學」。巨視重視的是全身的平衡，微視所重視的是哪裡有問題。但無論中、西醫，只要患者去看診，醫生一定會問的問題就是大小便的情況。

為什麼呢？因為大小便代表身體在歷經體內機制的吸收、消化之後，所排出耗損代謝的一手資訊，要知道身體本身就是有抵抗力與自癒的能力，而新陳代謝就是最好的觀察重點。

人的健康就是來自於能很快地排出體內不需要的物質。尤其現在的都會生活型態，外食及速食大量製造，若是食品業者因為市場的競爭而不能恪守他的職業道德，忙碌的人們根本無法知道自己每天所吃進肚子的可口食品，其成分到底是對身體有益，還是打著有益的招牌行黑心之實。

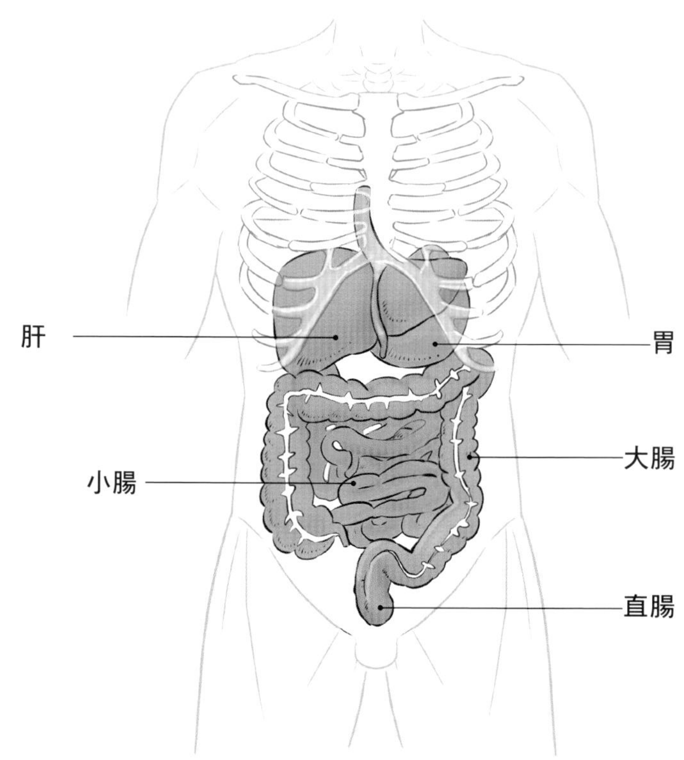

如果人是上帝造的，你會發現至今無論是用巨視或是微視，人還是無法完全去了解人的一切，但卻可以選擇如何保健，因為看醫生是一時的，但身體可以靠自己運動好起來，而運動也得找到適合自己的型態與方式，並在正確的操作下才能真正達到「做一次清一次身體廢棄物」的目的，而不是讓不正確的運動方式造成運動傷害，讓健康離我們越來越遠去。

我們的五臟六腑有著胸廓的保護，而腹部除了粗壯的腰椎在支撐著軀幹，連動著軀幹與上下肢之外，沒有任何的骨骼，之所以如此，就是造物者要這個地方能多動，上上下下左左右右前前後後多角度地迴旋運動，因為腹部就是全身代謝物的暫存區，無論是液體、氣體或固體。

因此在這個位置有著1.5公尺長的大腸，以及300～500毫升容量的膀胱（相當於一個高20公分的水杯）。大腸與膀胱在巨視醫學來說，都屬於腑，也就是臟器的倉庫，換句話說，就是肺與腎推動全身機制之後，必須排出體外的代謝物儲存區。

所以如果這些代謝物的儲存區開始不清運垃圾，就如你家的馬桶開始阻塞，這看起來是微小之事，但在生活上卻是無法容忍的大事。

身體是一個協同作業的機制，共同的運作也共同的排出會影響這個機制的任何內阻物或是代謝物，才能保持這個機制的健康運作及必要時候的全效運轉，因此腹部與膀胱經的保健是非常重要的兩個基礎保健。

便秘

症狀說明

一個正常運作的身體，一天排便兩到三次。但如果反過來是兩到三天才排一次，那恐怕是這個運作的機制出了問題。

臟器是負責身體運轉的機制，如：肝、腎、脾、心、肺。而相對應作為臟器支援，有如倉庫的是膽、小腸、膀胱、胃與大腸，因此臟器是實心的，腑是空心的。在預防醫學自我保健的範疇中，至少要能做到腑的健康，而腹部就是這些腑器集中的重鎮。

這個重鎮除了腰椎外，沒有如臟器一樣有胸廓如護城河般保衛，所以這個地方的保健就是「動」，增加肌力的彈性，如：仰臥起坐的腹肌收縮，配合著提臀弓腰、腹肌的伸展。而「吐納」則在強化體內臟腑平滑肌的彈性，如此內外兼修，才能真正達到保健的目的。

對應肌肉

對應肌肉為腹直肌、腹內斜肌、腹外斜肌、腹橫肌。腹直肌為最外層的一條肌肉，也是最瘦長的，一般稱之為六塊肌。腹內外斜肌則相互斜錯交織在胸廓與骨盆間。最深層的一條則為最寬的腹橫肌，整個從腹部拉到後腰，與腰方肌作接縫交疊。

這四條肌肉由淺層到深層，由直變橫，因此在鍛鍊腹部時，三個動作須分別操作，才能真正做到腹部的全面鍛鍊。

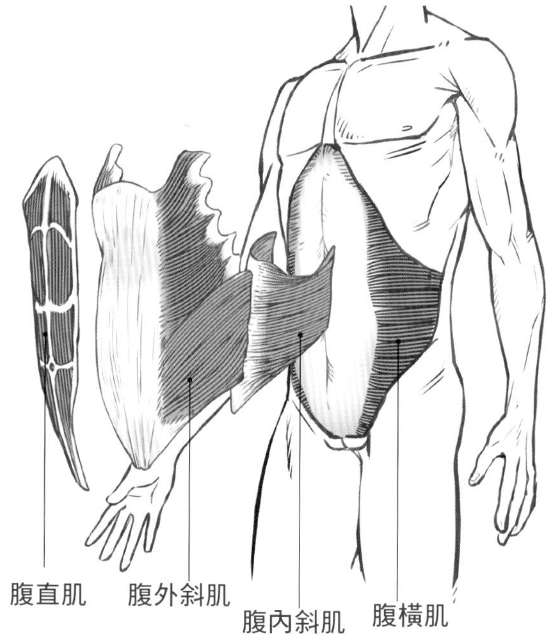

瘦痛解證

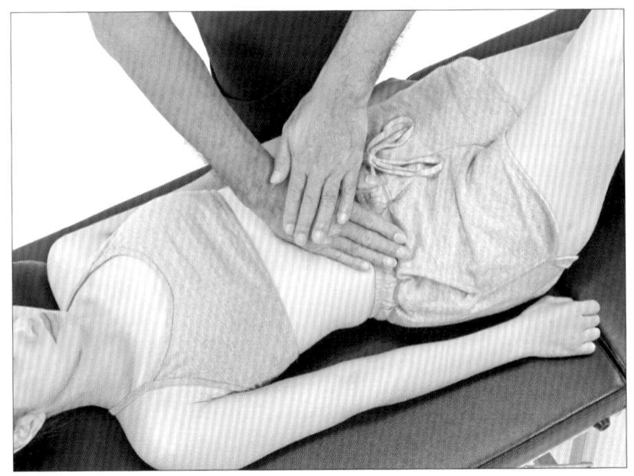

1 被施作者仰躺。施作者用手刀觸診被施作者胸廓的下緣。

◀**重點：**腹部通常都是以保健的觀念來操作，而保健分為兩個部分。一為觸證，一為按壓推腹。

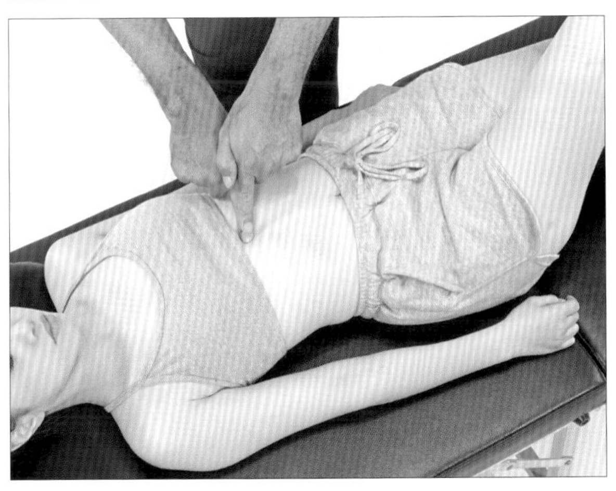

2 如有硬塊，用指腹針對硬塊先輕輕按壓3～6次，再深壓並以逆時針方向慢慢壓揉3次，予以軟化。

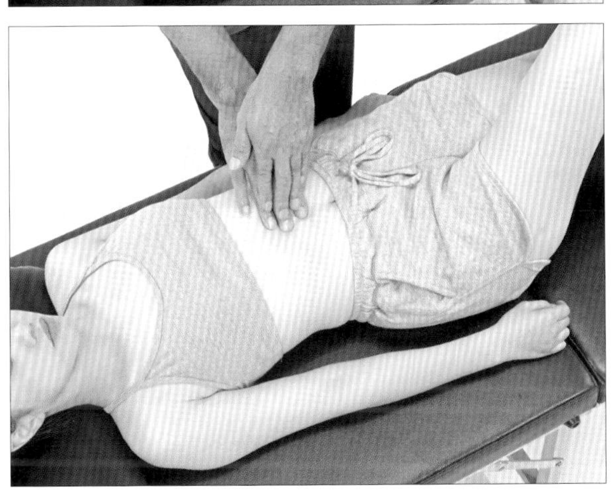

3 接著雙手指腹相疊，沿著任脈，觸診胸骨到肚臍之間的這一段。如有硬塊，用指腹針對硬塊先輕輕按壓3～6次，再深壓並以逆時針方向慢慢壓揉3次，予以軟化。

4 以三階段的方式做扇形式按壓推腹。

【第一階段】：施作者的手刀置於被施作者胸廓的下緣，用手刀朝指端滾壓的方式往下按壓，力道要適中，速度要緩和。

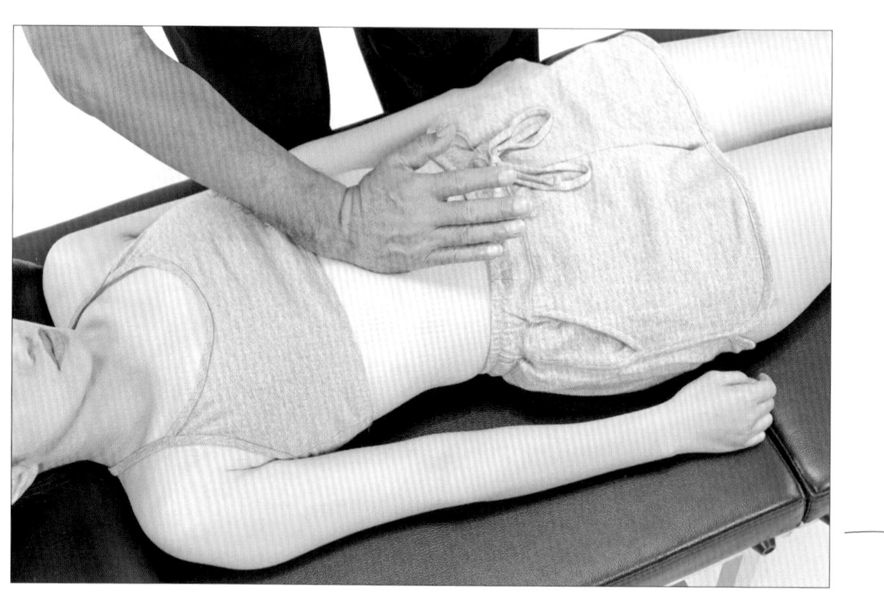

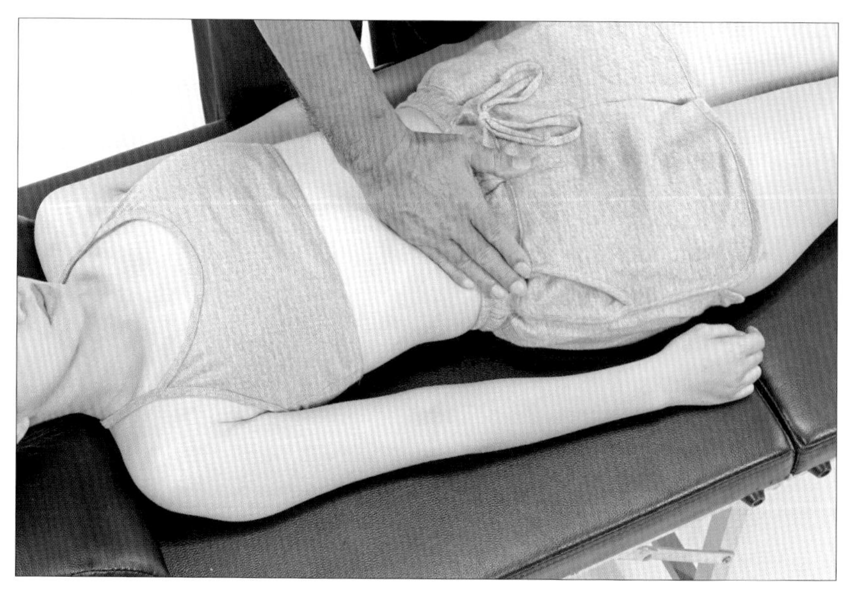

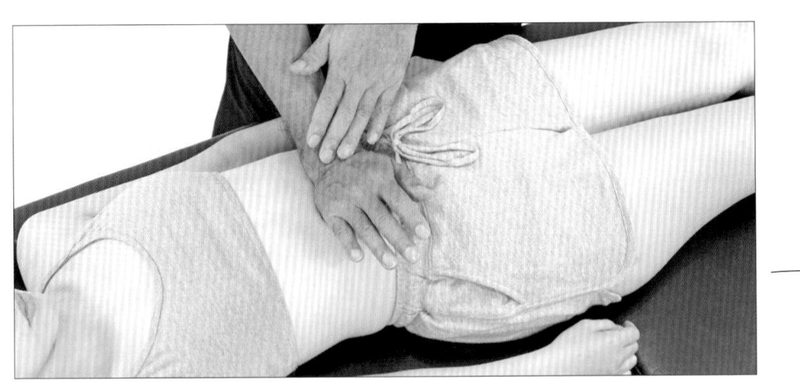

5 施作者的掌根置於被施作者的肚臍旁，用掌根往下壓，再往外推，力道要適中，速度要緩和。

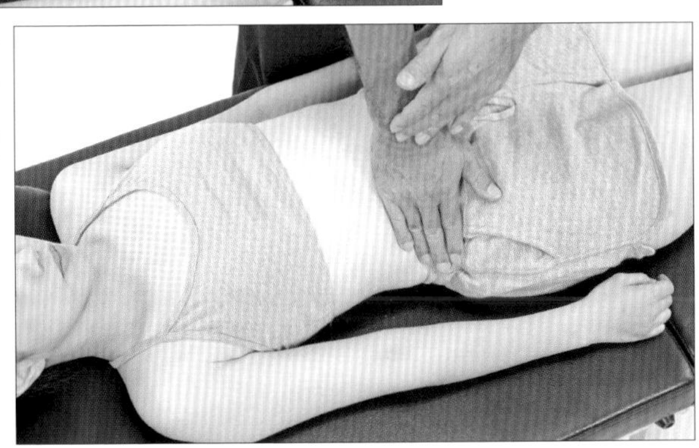

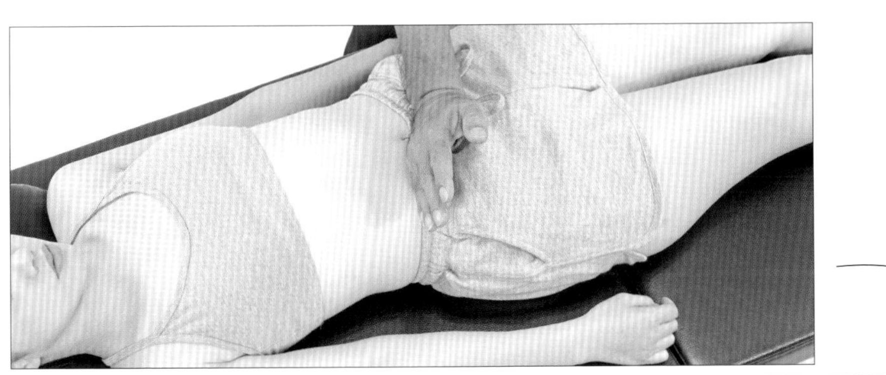

6 施作者的手刀放置於被施作者的骨盆邊，用手刀朝指端滾壓的方式往下按壓，力道要適中，速度要緩和。

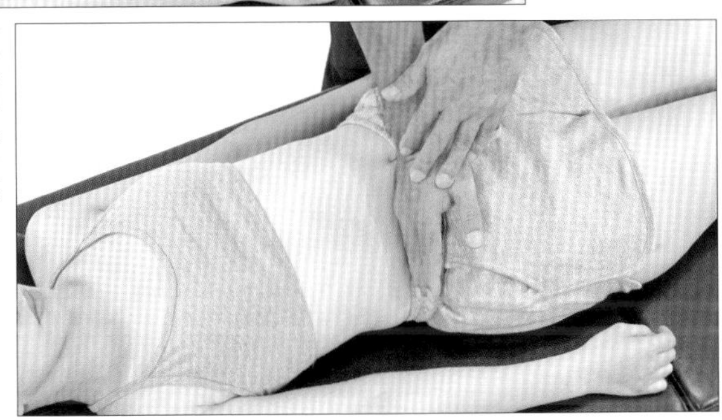

7【**第二階段**】**：**被施作者屈單腿（小腿往大腿的方向靠攏，其角度須小於90度），施作者對被施作者做「拉膝推腹」的扇形按推動作，進行上段、中段、下段輪推。上段以胸骨為界，下段以骨盆為界。

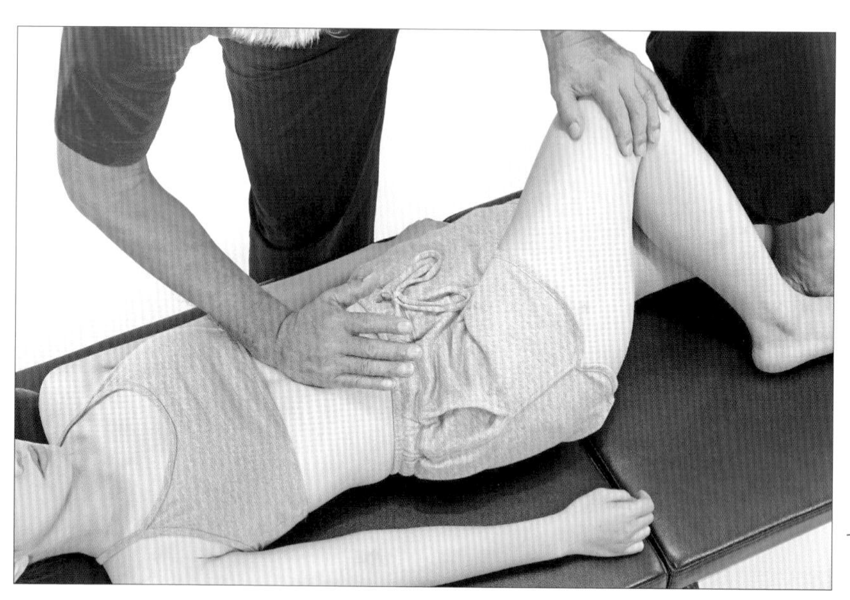

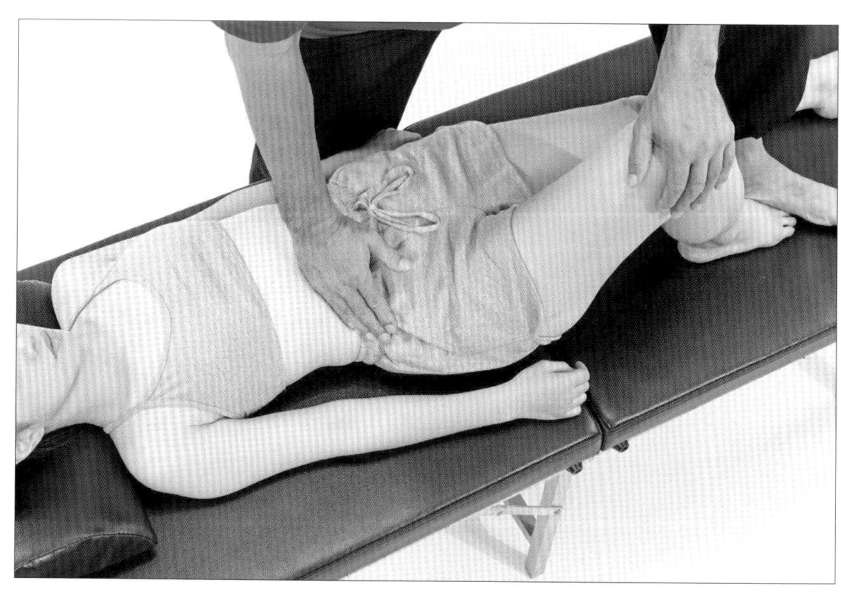

8 **【第三階段】：**動作更大些，被施術者的體位如第二階段，只是施術者的拉膝，更深地拉到後腰腹橫肌與腰方肌交縫處，做「拉腰推腹」的按推動作，進行上段、中段、下段輪推。

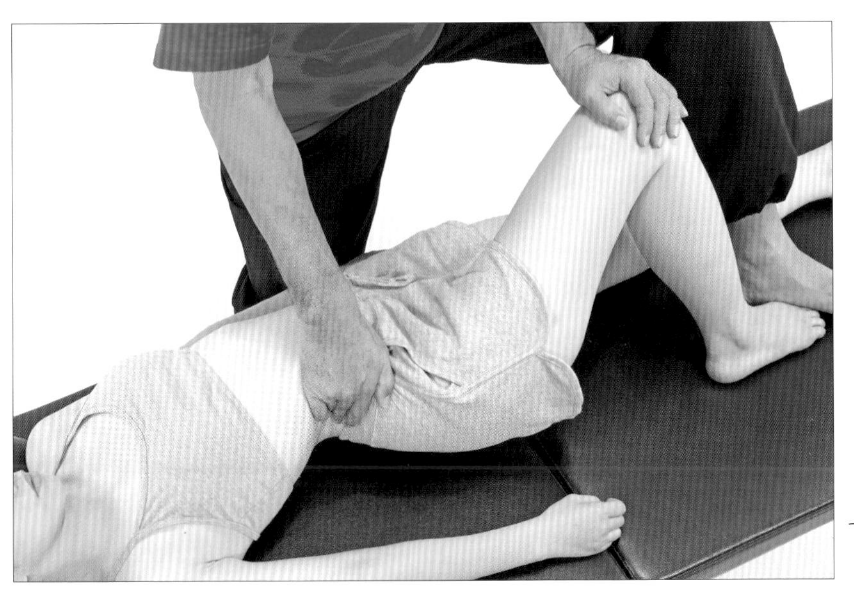

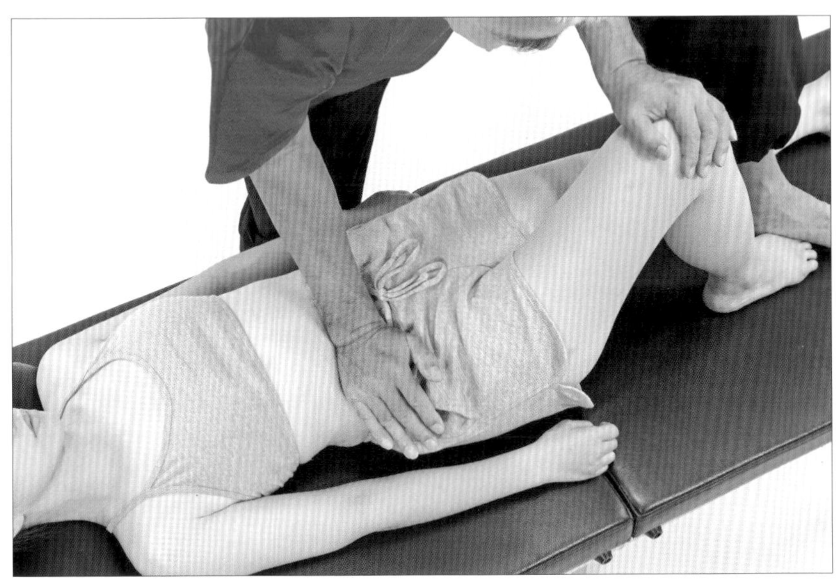

▲**重點：**以上三階段動作每側操作共 200 次。至於每階段的次數多寡則視該階段的腹肌是否有明顯地放鬆放軟為原則。如照以上操作，腹部能減少 2 ～ 14 公分腰圍，第二天能排出深色宿便。

自主伸展

腹部按摩完之後，可做腹部收縮及相對應的伸展動作。

① 腹部訓練1—仰臥起坐

❶ 仰躺。雙手往上伸直後，雙掌互疊，雙腳屈膝，雙腳跟內側置於雙肩頭延伸線上。

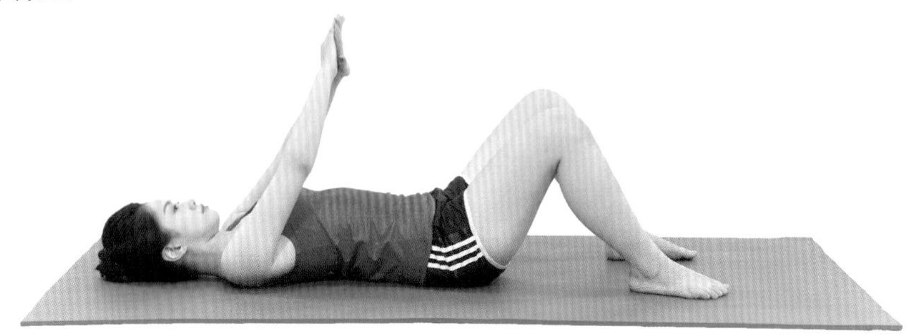

❷ 吐氣時，用腹部的力量把身體撐起來，互疊的手碰觸左膝蓋，吸氣回位。

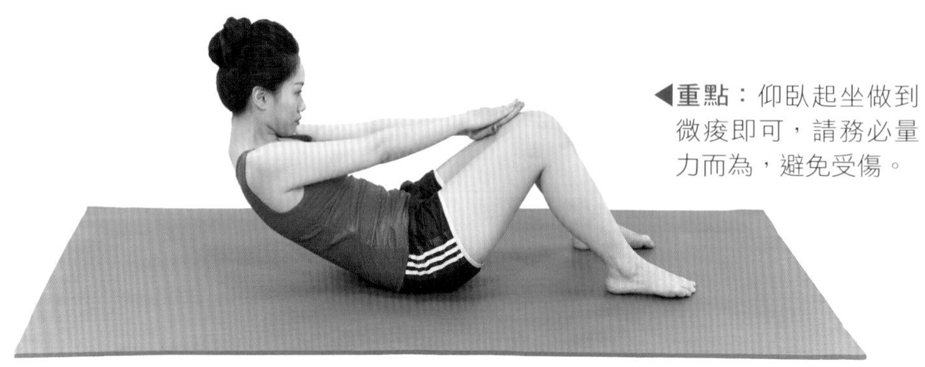

◀**重點**：仰臥起坐做到微痠即可，請務必量力而為，避免受傷。

❸ 吐氣，再次用腹部的力量把身體撐起來，互疊的手碰觸右膝蓋，吸氣回位。步驟2～3為1次，做12次為1組，可做1～3組。

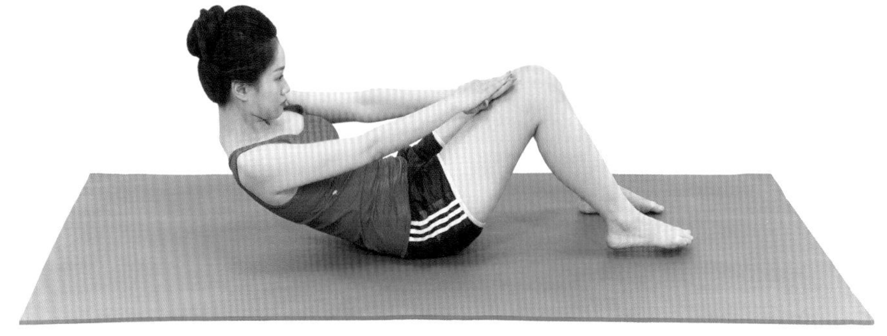

② 腹腰伸展1—提臀弓腰

❶ 仰躺。雙手置於身體兩側，掌心朝下，雙腳屈膝。

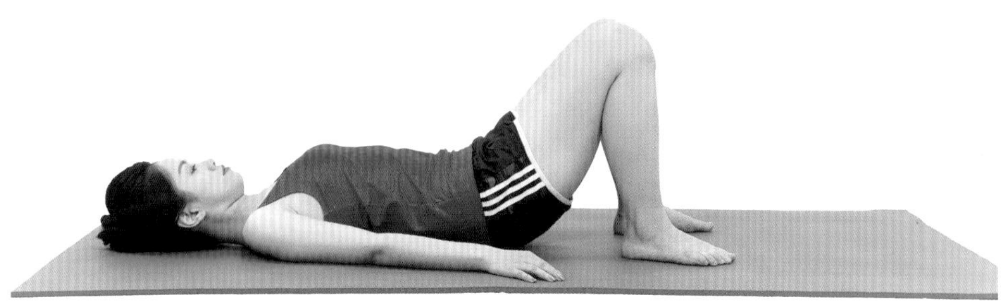

❷ 吸氣時，盡量把背弓起來，肩線貼地，把腹部挺出，吐氣回位。做12次為1組，可做1～3組。

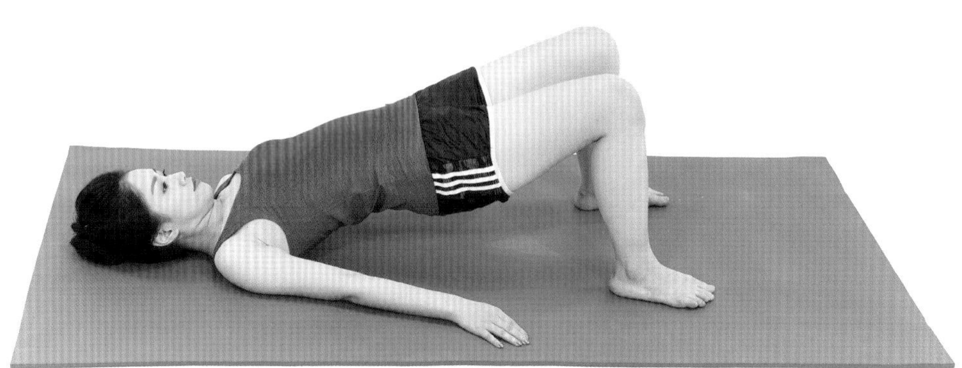

▲**重點：**此動作是做完仰臥起坐動作後的必做相對應伸展。

③ 腹部訓練2

❶ 仰躺。雙手交叉抱住後腦，雙腿打直。

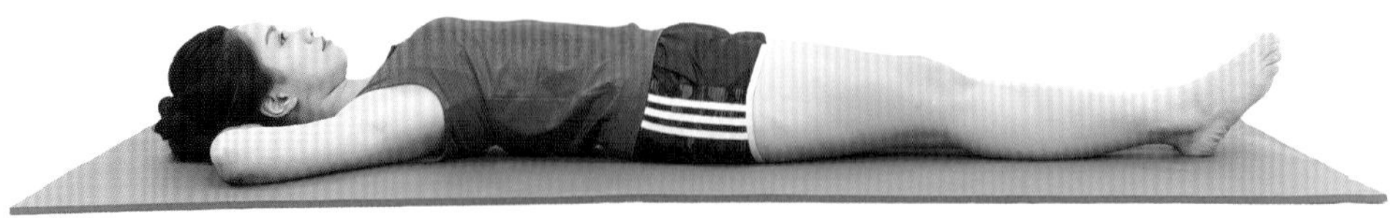

❷ 吐氣時，用腹部的力量把雙腿抬起約45度。

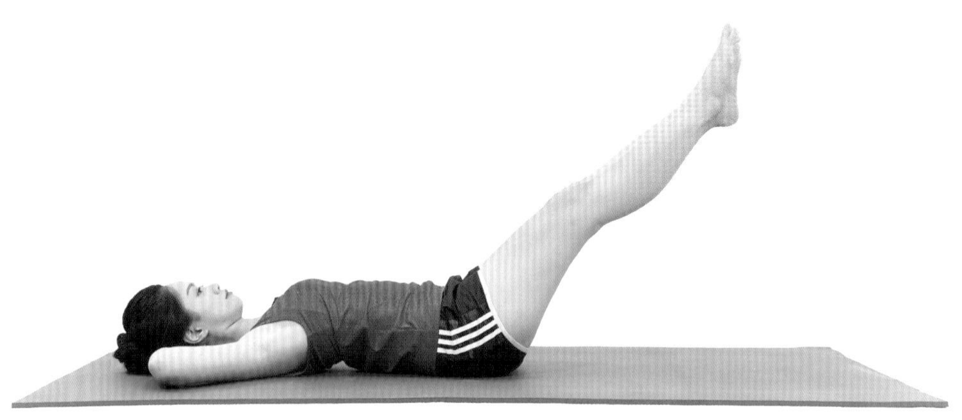

❸ 吸氣時，雙腿放下，腳不碰地。步驟2～3為1次，做12次為1組，可做1～3組。

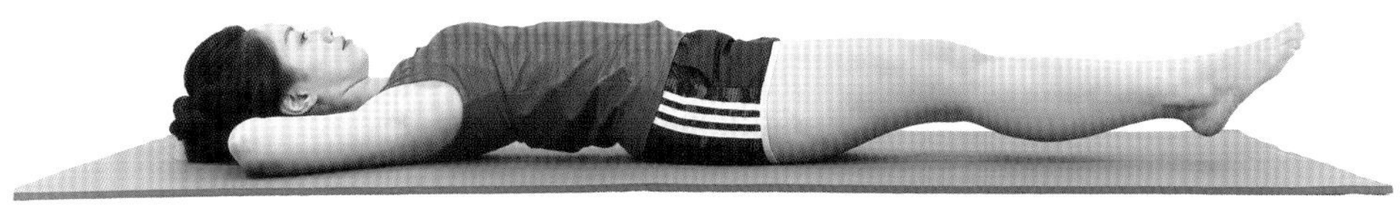

▲**重點：**腹部訓練動作做到微痠即可，請務必量力而為，避免受傷。

④ 腹腰加強伸展2

❶ 仰躺。雙手握住腳踝，雙腳屈膝。

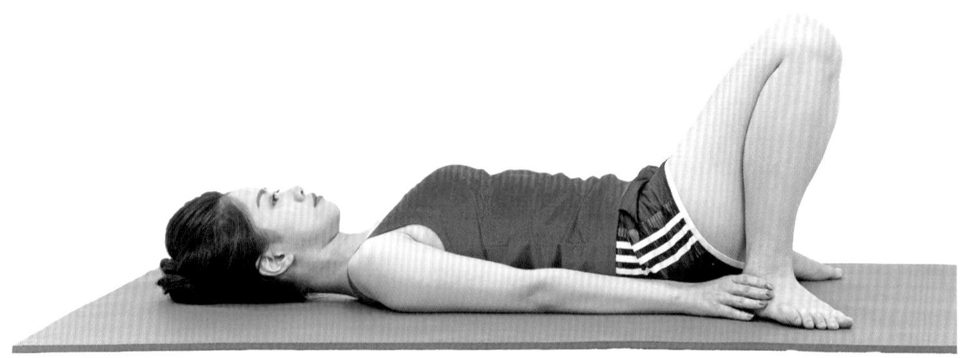

▲**重點**：如果雙手無法握住腳踝，手盡量接近腳踝即可。

❷ 吸氣時，盡量把腰、臀整個後身線弓起，肩線貼地，把腹部挺出，吐氣回位。做12次為1組，可做1～3組。

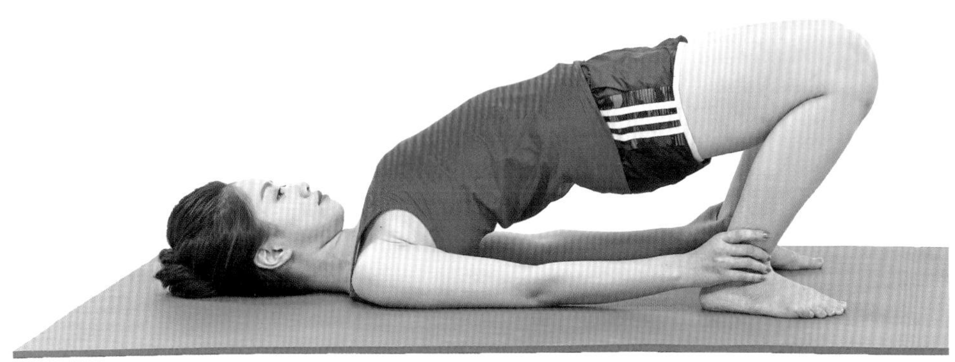

▲**重點**：此動作是做完腹部訓練動作後的必做相對應伸展。

⑤ 腹部訓練3

❶ 仰躺。雙手交叉抱住後腦，雙腿打直後，頭與腿都離開地面。

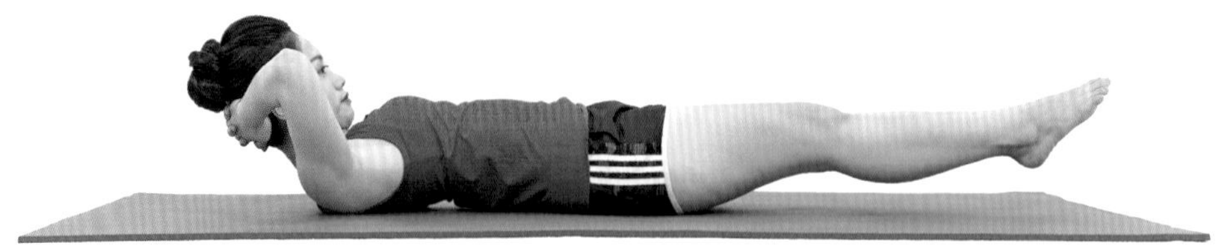

❷ 吐氣時，左肘碰觸右膝蓋，吸氣回位，頭與腿保持離地。

▼**重點**：腹部訓練動作做到微痠即可，請務必量力而為，避免受傷。

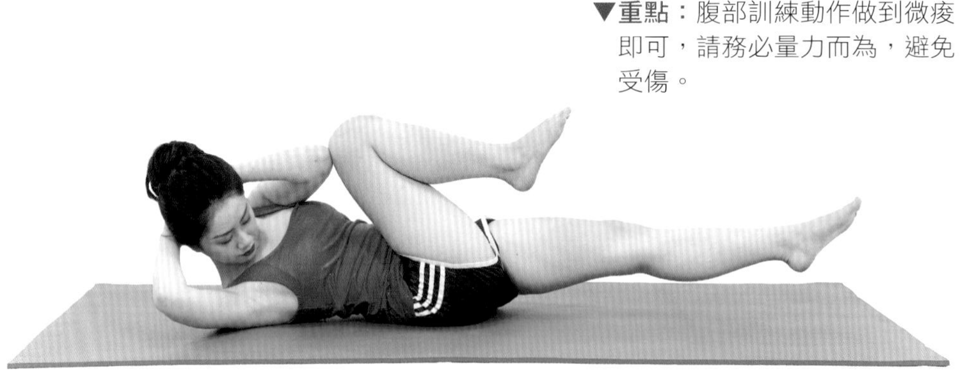

❸ 吐氣時，右肘碰觸左膝蓋，吸氣回位，頭與腿保持離地。步驟2～3為1次，做12次為1組，可做1～3組。

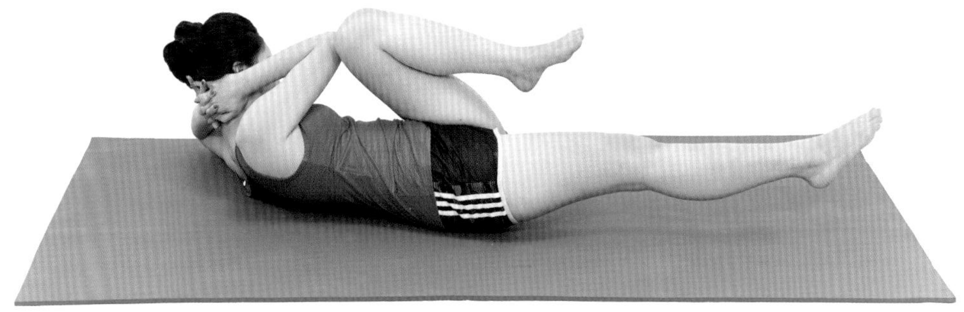

⑥ 腹腰加強伸展3

❶ 仰躺。雙手反掌置於雙耳側，雙腳屈膝。

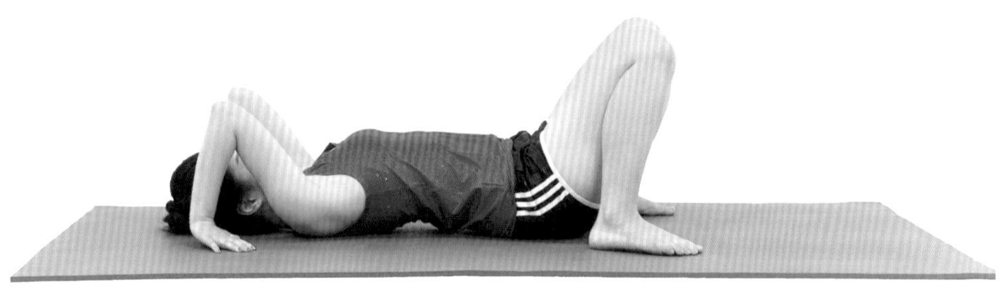

❷ 吸氣時，盡量把背弓起來，把腹部挺出，頭往後仰，頭頂的百會穴碰地，吐氣回位。做12次為1組，可做1～3組。

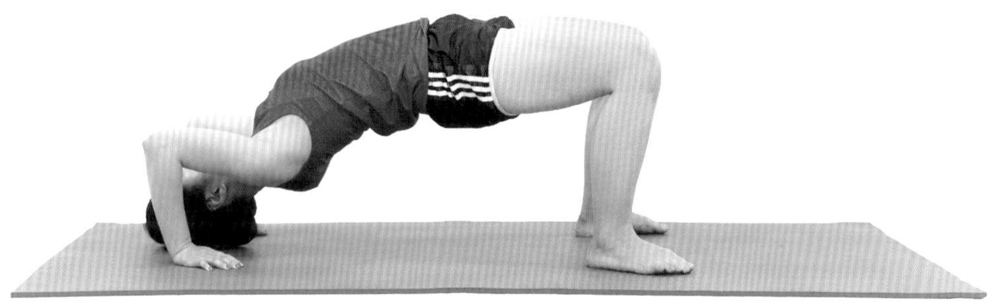

▲**重點**：此動作是做完仰臥起坐動作後的必做相對應伸展。如果無法做此動作，可以參考「腹腰加強伸展2」。

PART **4**

徒手療法的「自主復健」進階版—重量訓練

透過重訓，使肌肉恢復彈性，
動作表現更靈活有勁！

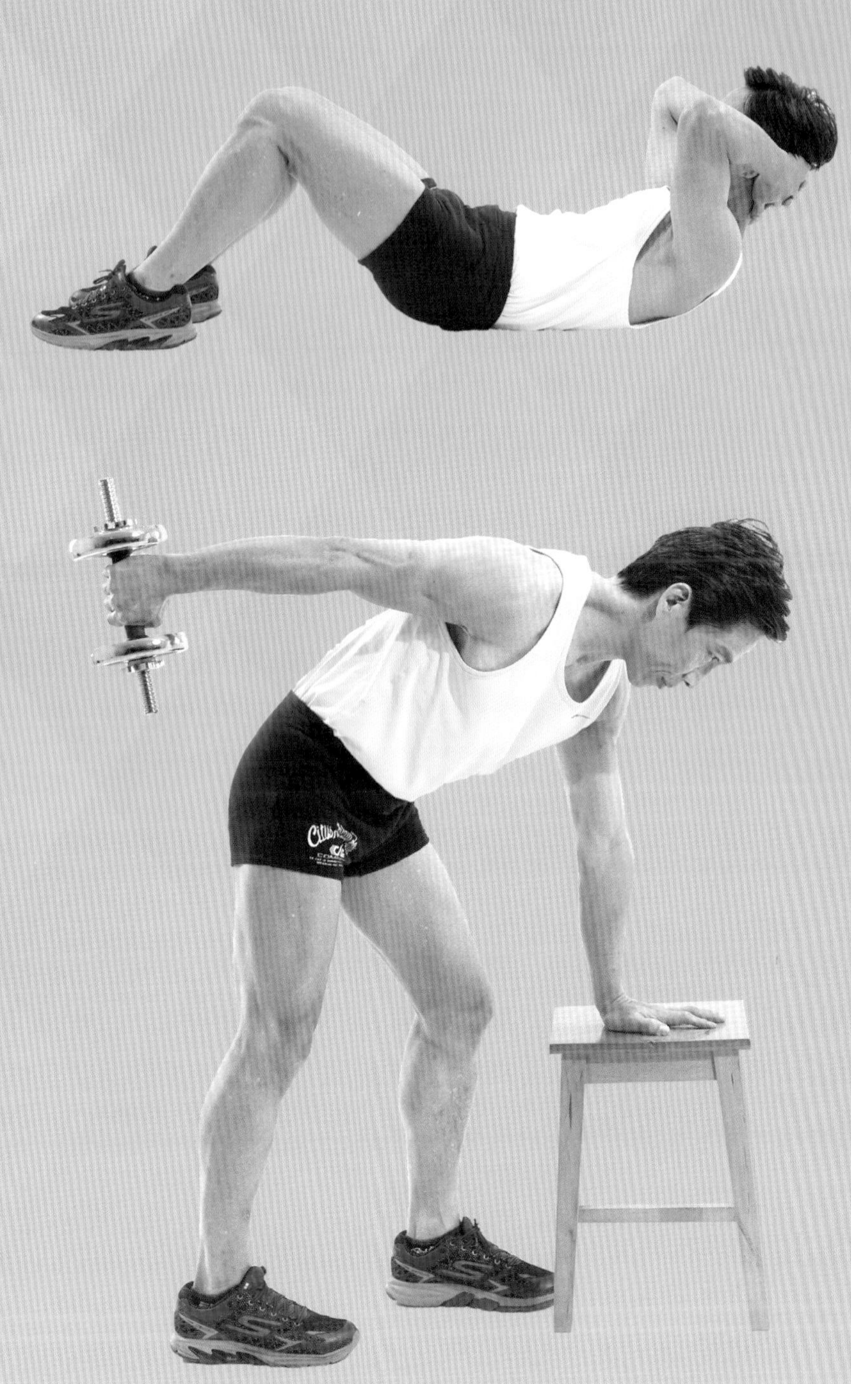

為什麼我們需要重訓？

人活動最常用到背部、腹部、臀部、腿部等肌群，富有彈性和肌力的肌肉，能使人活動自如，並促進血液循環，在面對外界突如其來的「暴力」時，也能減緩衝擊、保護內臟。

然而，人邁入30歲後，肌肉會以每年0.5%的速度衰退，75歲後，肌力更會大幅衰退。一般人因肌力衰退而跌倒的風險，比其他因素高出4.4倍，因此最好的養生之道，就是針對肌肉進行「重量訓練」。

重量訓練一般分為徒手及使用輔具（啞鈴或舉重器），可擇一練習或交互進行，並以胸肌、三角肌、二頭肌、三頭肌、腹肌、臀腿（下肢）肌肉依序進行。重量訓練的呼吸配合應為：上舉（施力時）吐氣，放鬆時則為吸氣。

重量訓練的強度，亦或說針對每一條肌肉所選擇的啞鈴，是以我們能一次舉起最大重量的80%或70%開始操作，或可選擇一次能讓自己操作6～8次的重量，作為最初練習的開始。由於每一條肌肉所能承受的重量不同，建議準備2～3組不同重量的啞鈴來練習，比較適當。

重量訓練應以每組8次為宜，肌肉爆發力的養成則以最大肌力6～8次為宜，一回最多練到3或4組。一週做2～3回（2回能維持肌力，3回可強化肌力），每回持續20分鐘，就能消除脂肪、保持活力，甚至還能促進代謝、延緩老化。以上是針對以保健為主而設計的重量訓練，如果是想練出漂亮有形的肌肉，則又是另一個課題。

胸肌1

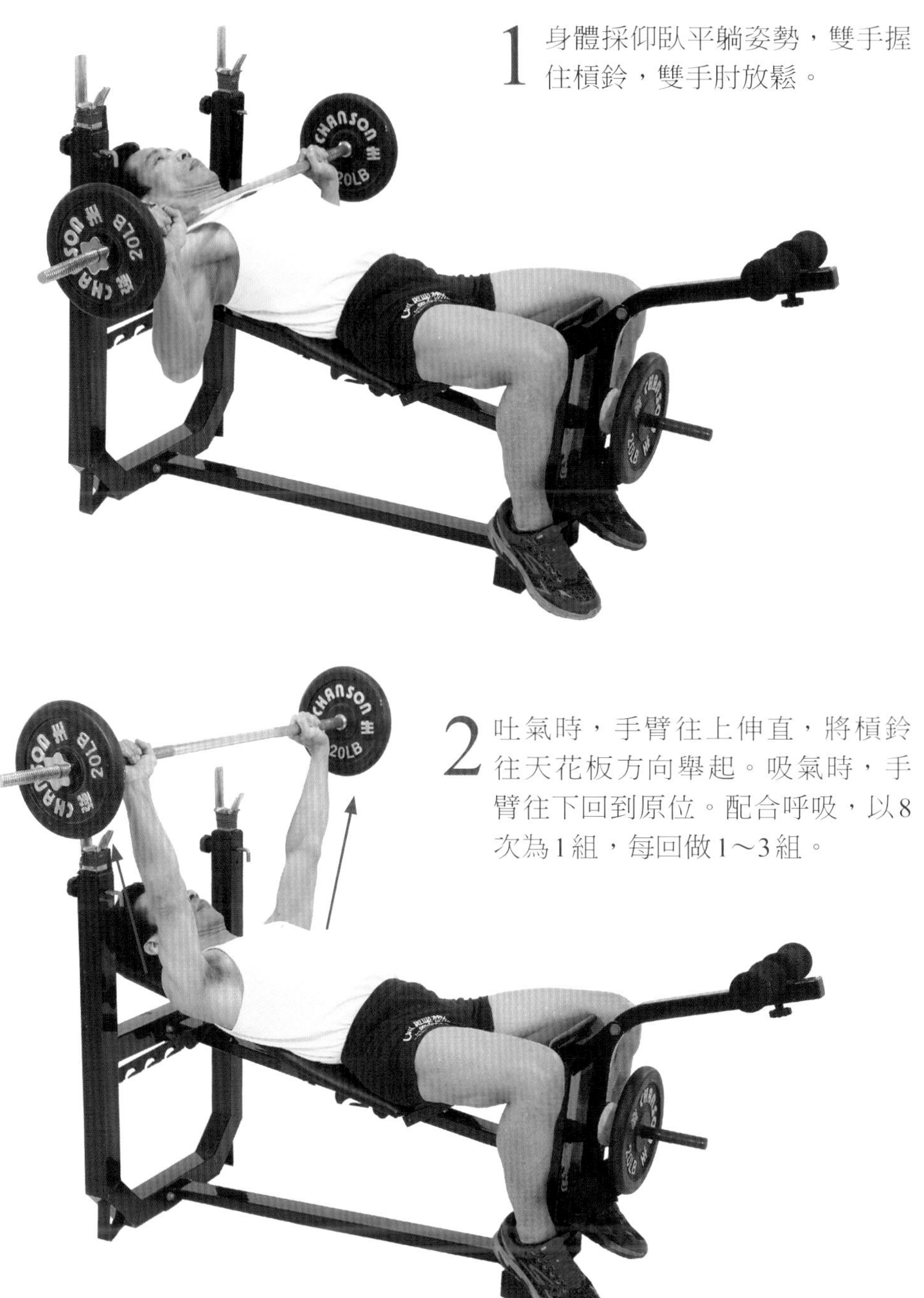

1 身體採仰臥平躺姿勢，雙手握住槓鈴，雙手肘放鬆。

2 吐氣時，手臂往上伸直，將槓鈴往天花板方向舉起。吸氣時，手臂往下回到原位。配合呼吸，以8次為1組，每回做1～3組。

胸肌2

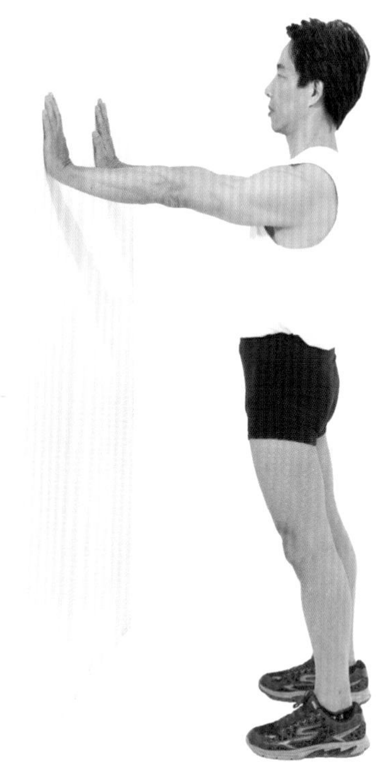

1 站立於牆壁前方，將手臂伸直，掌心貼牆，雙腳略與肩同寬，離牆面約手臂長的距離。

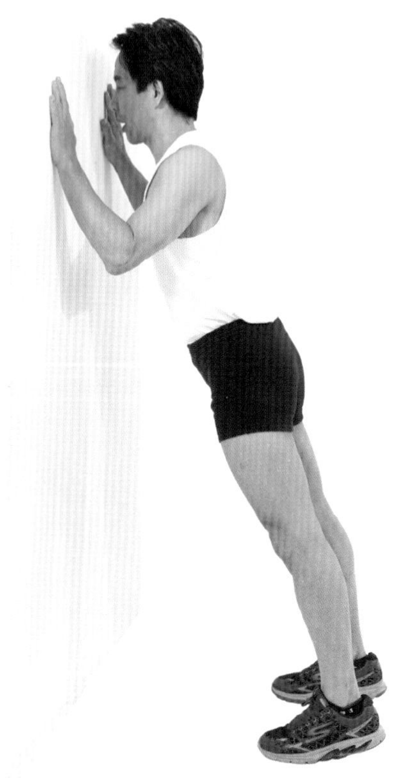

2 吐氣，將身體往前傾，讓胸部幾乎碰觸到牆面。吸氣，身體回到原位。配合呼吸，以8次為1組，每回做1～3組。

胸大肌

1 先採趴姿，將雙手放在肩膀下方，挺起身體後，讓手臂伸直，掌心貼地，雙腳略與肩同寬，腳趾抵地，身體呈一直線。

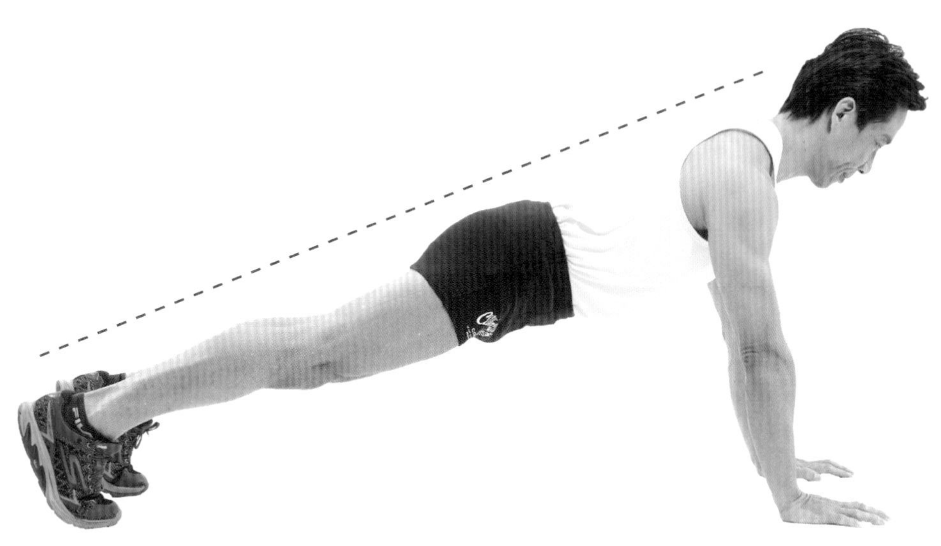

2 吐氣，將身體往下沉，讓胸部幾乎接觸到地板，身體維持一直線。吸氣，身體往上挺起。配合呼吸，以8次為1組，每回做1～3組。

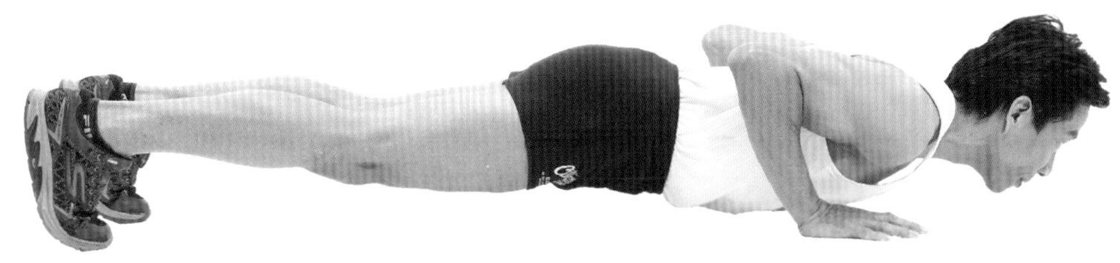

三角肌

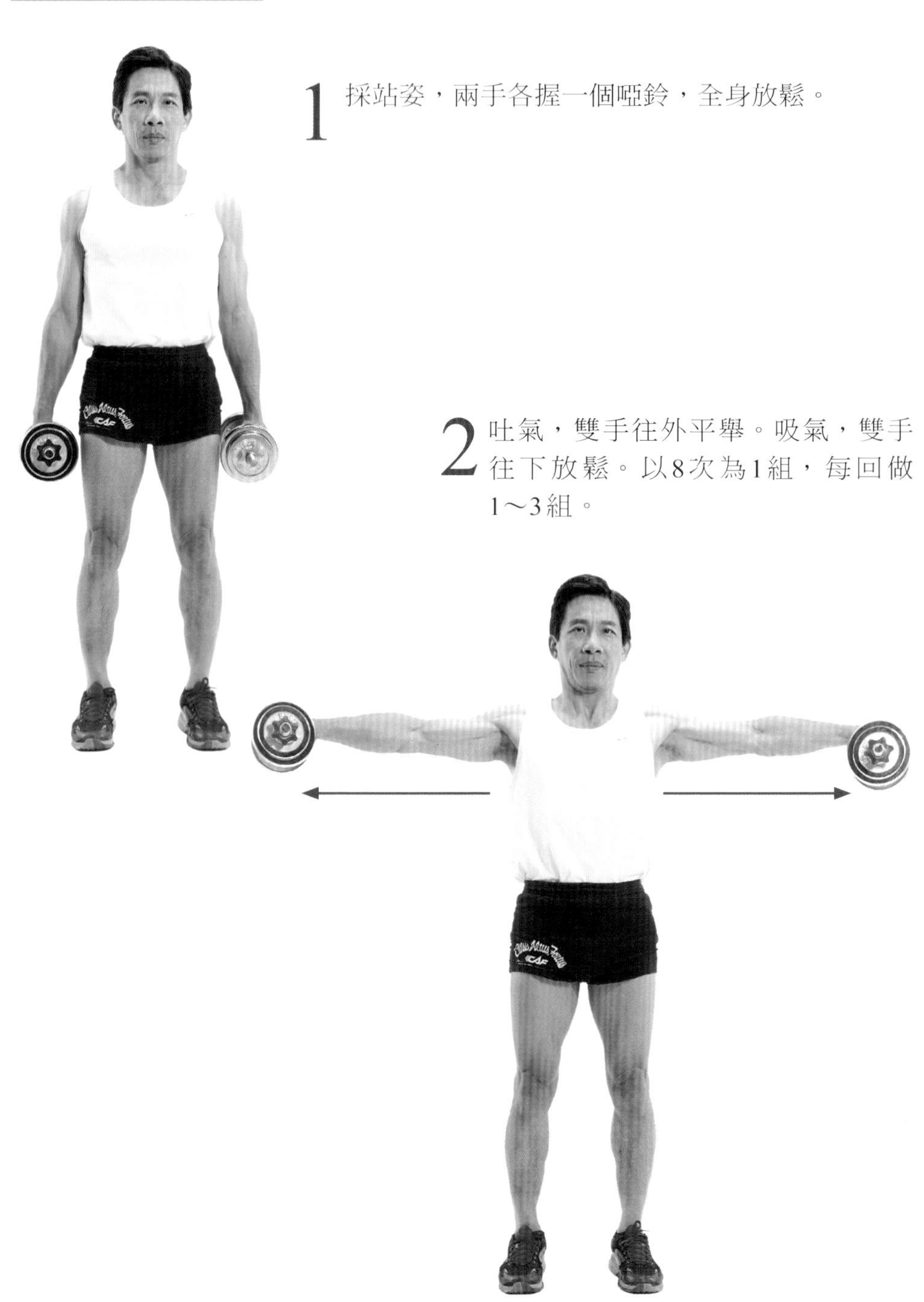

1 採站姿，兩手各握一個啞鈴，全身放鬆。

2 吐氣，雙手往外平舉。吸氣，雙手往下放鬆。以8次為1組，每回做1～3組。

提肩胛肌、斜方肌

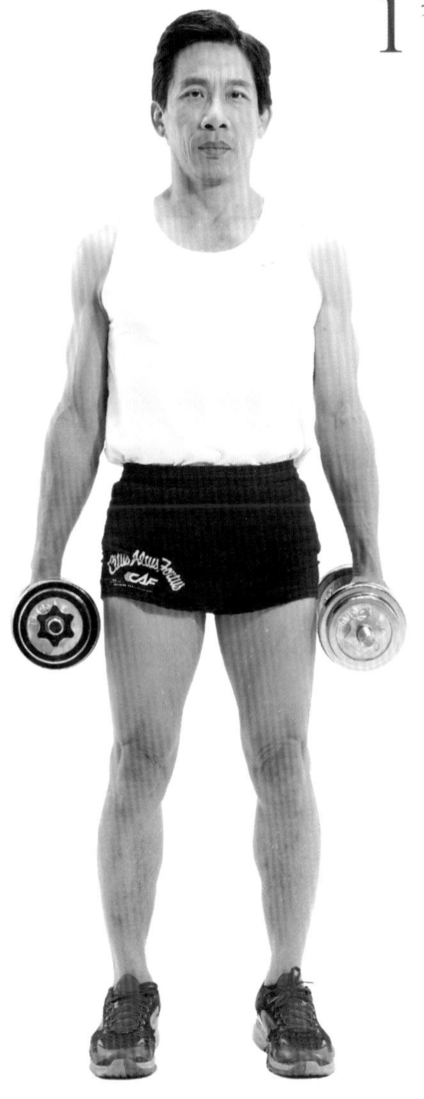

1 採站姿，兩手各握一個啞鈴，全身放鬆。

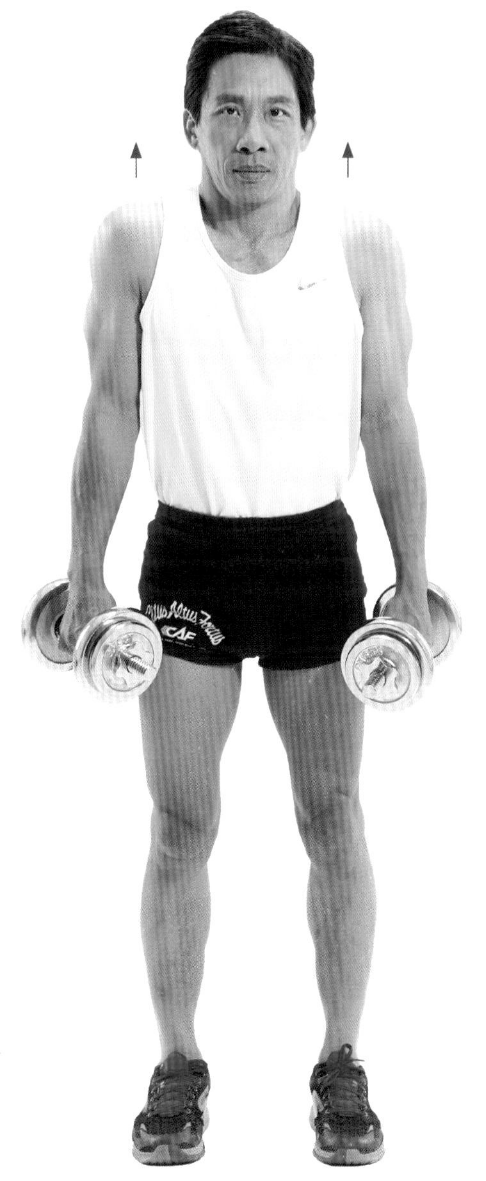

2 吐氣，肩膀往上聳起。吸氣，肩膀往下放鬆。以8次為1組，每回做1～3組。

肱二頭肌

2 吐氣，單手將啞鈴舉至肩膀。吸氣，手往下放鬆。以8次為1組，左右手各做1～3組。

3 單手訓練完後，可練習雙手。吐氣，同時將雙手舉起，將啞鈴舉至肩膀。吸氣時，雙手往下放鬆。以8次為1組，每回做1～3組。

1 採站姿，兩手各握一個啞鈴，全身放鬆。

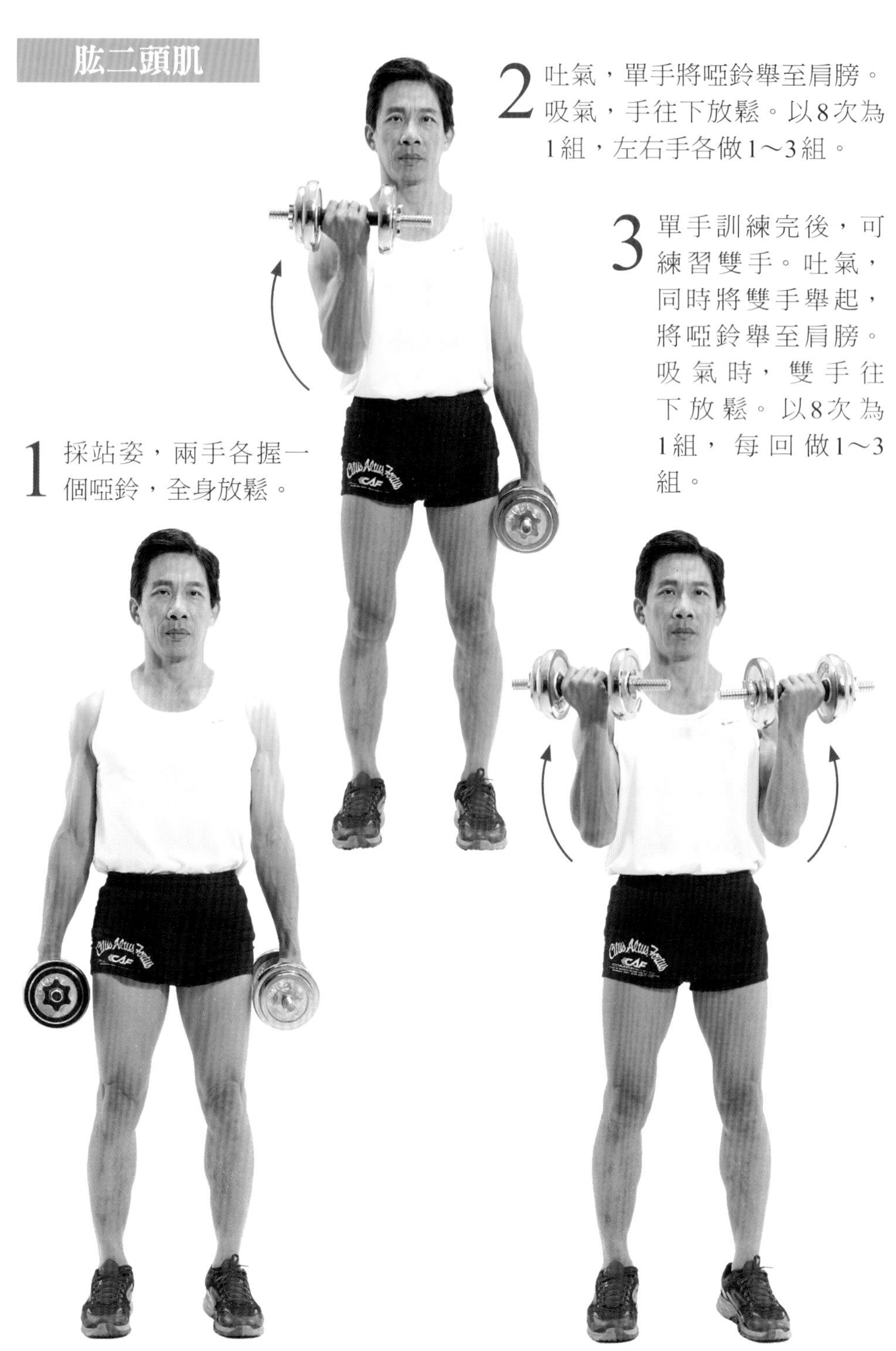

肱三頭肌1

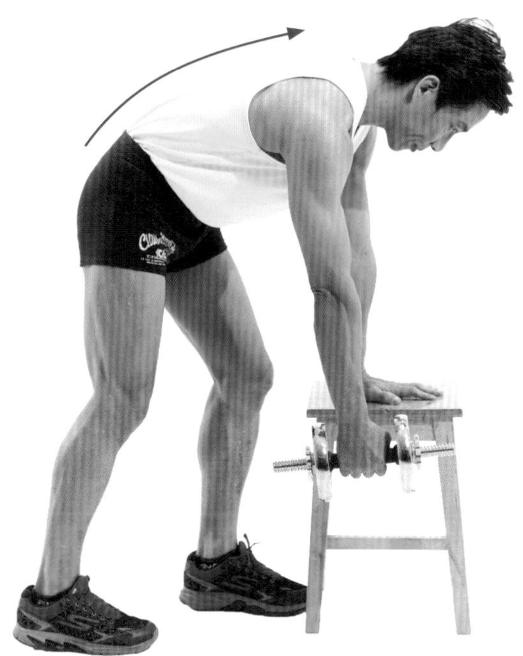

1 站立於椅子前方，將身體往前傾，一手扶住椅面，另一手握住啞鈴。

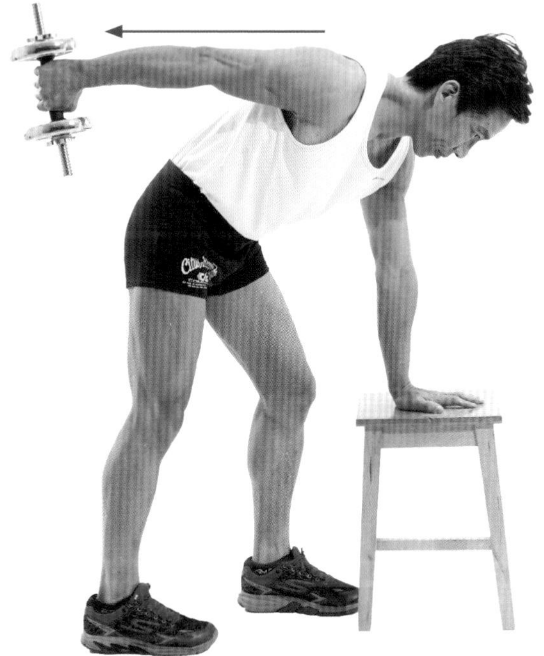

2 吐氣，將握啞鈴的手臂往後伸直。吸氣，手往下放鬆。以8次為1組，每回做1～3組。

肱三頭肌2

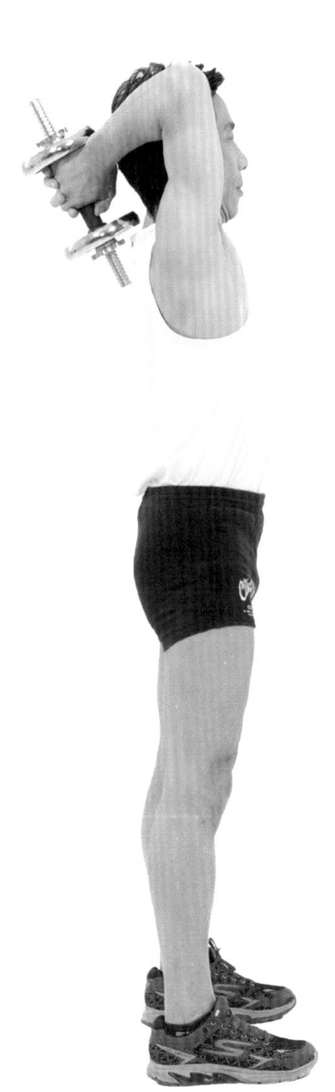

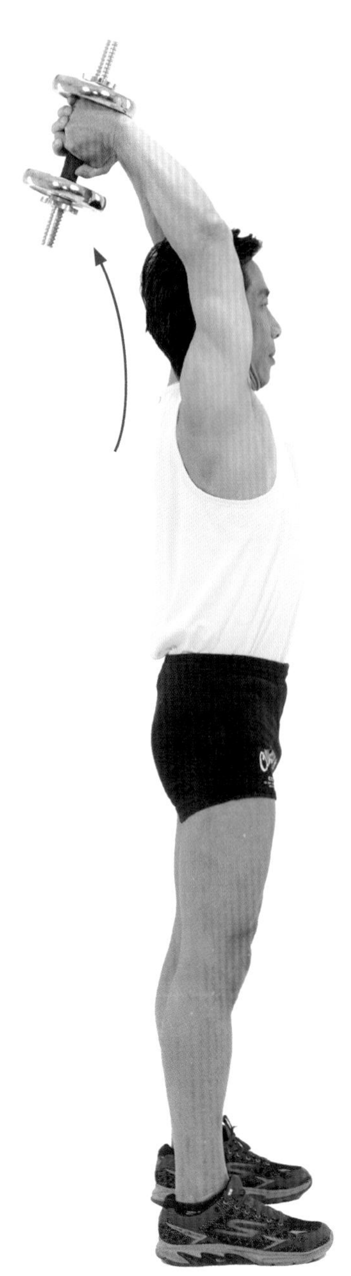

1 採站姿，雙手握住啞鈴舉起，將前臂放鬆置於頭部後方。

2 吐氣，上臂不動，前臂往上伸直。吸氣，前臂往下放鬆。以8次為1組，每回做1～3組。

腹部肌群 **操作順序：①腹直肌→②腹內外斜肌→③腹橫肌**

① 腹直肌

1 仰躺，雙手交叉抱住後腦，雙腳屈膝，雙腳跟內側置於雙肩頭的延伸線上。

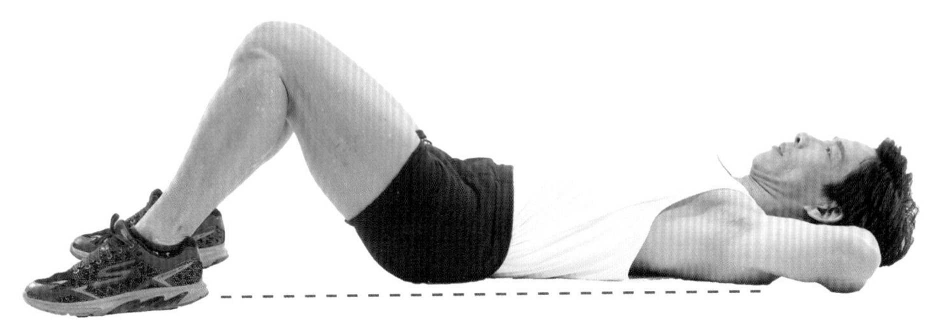

2 吐氣，用腹部的力量撐起上半身。脖子不要用力，以免受傷。吸氣，往下放鬆。配合呼吸，以12次為1組，每回做1～3組。

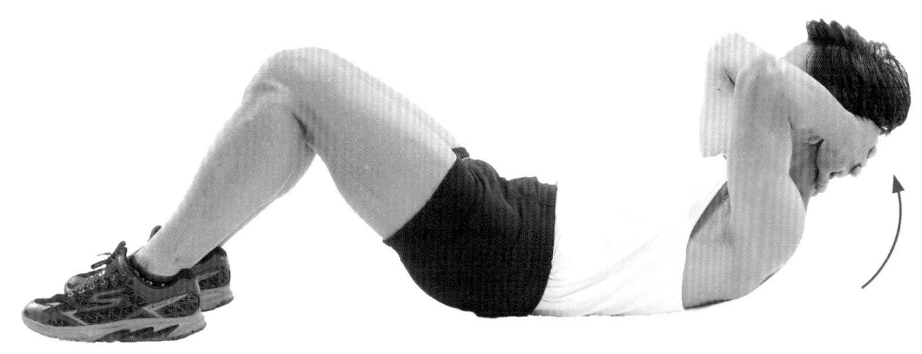

＊附註：每一組腹肌（腹直肌、腹內外斜肌、腹橫肌）收縮之後，都要記得做腹部伸展動作（請參照P.338）。

② 腹內外斜肌

1 仰躺，雙手交叉抱住後腦，雙腳屈膝，雙腳跟內側置於雙肩頭的延伸線上。

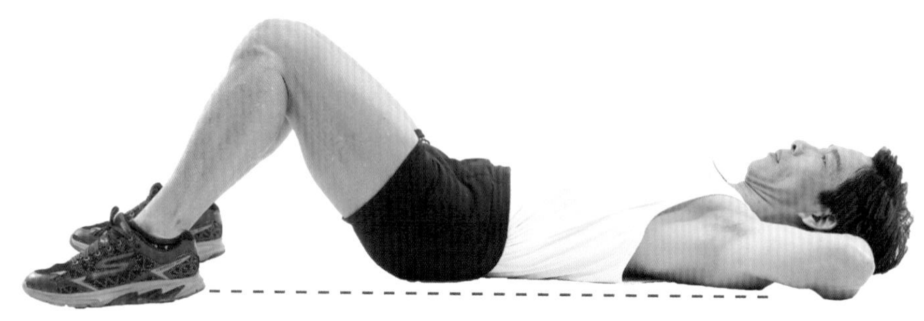

2 將左腳跨在右膝上。

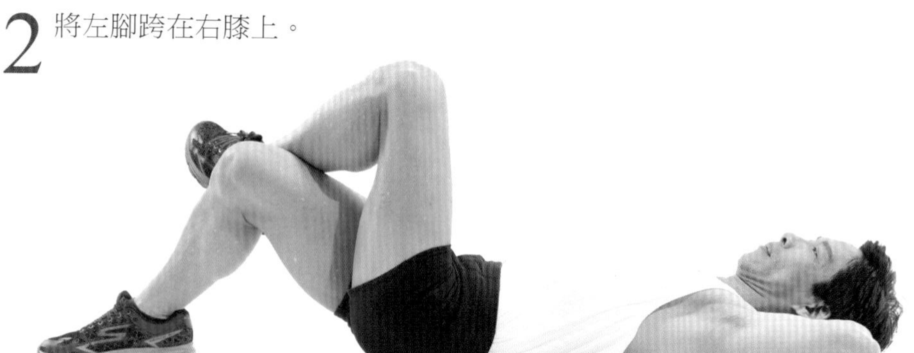

3 吐氣，撐起上半身，右肘碰觸左膝蓋。吸氣，往下放鬆。以12次為1組，再換另一邊重複相同動作，左右各做1～3組。

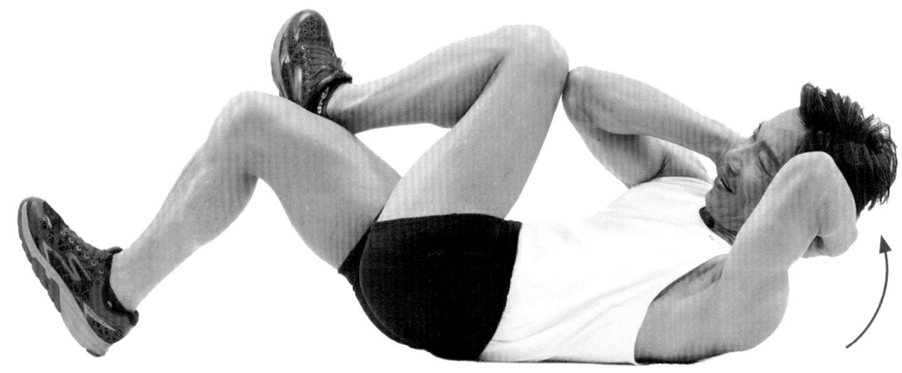

③ 腹橫肌

1 仰躺，雙手交叉抱住後腦，雙腳打直。將頭、手、腳皆離開地面。

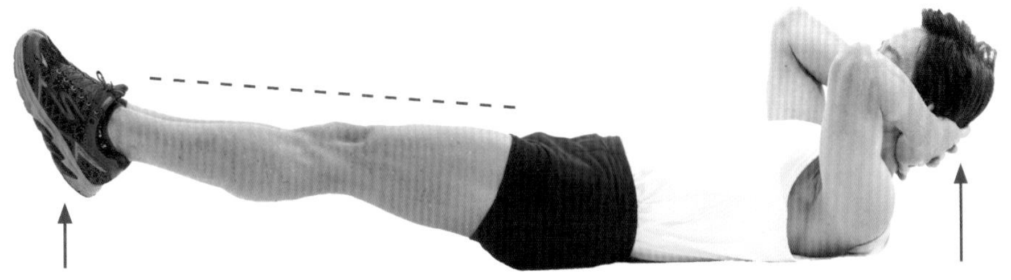

2 吐氣，右肘碰觸左膝蓋。吸氣回正，保持頭、手、腳皆離開地面的姿勢。

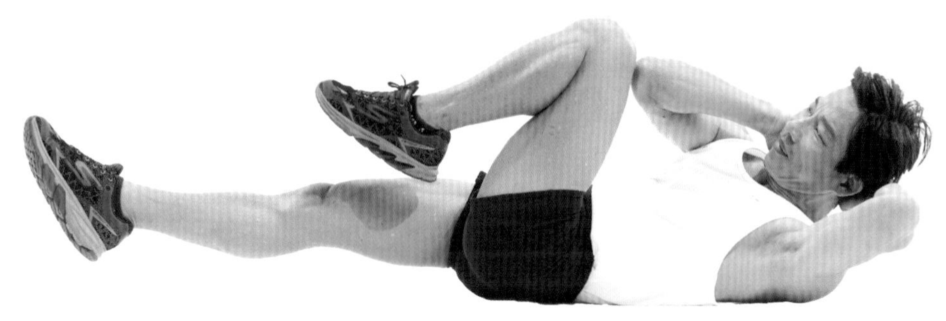

3 吐氣，換左肘碰觸右膝蓋，吸氣回正。左右交互操作，以12次為1組，共做1～3組。

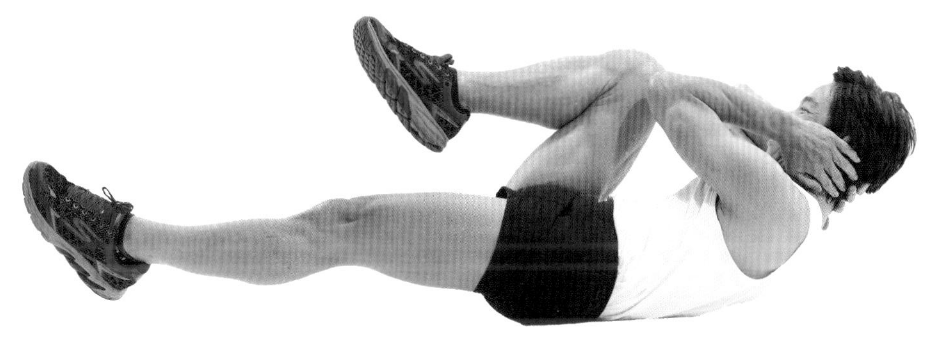

腹部伸展動作

1 仰躺，雙手放在身體兩側，掌心朝下，雙腳屈膝，雙腳跟內側置於雙肩頭的延伸線上。

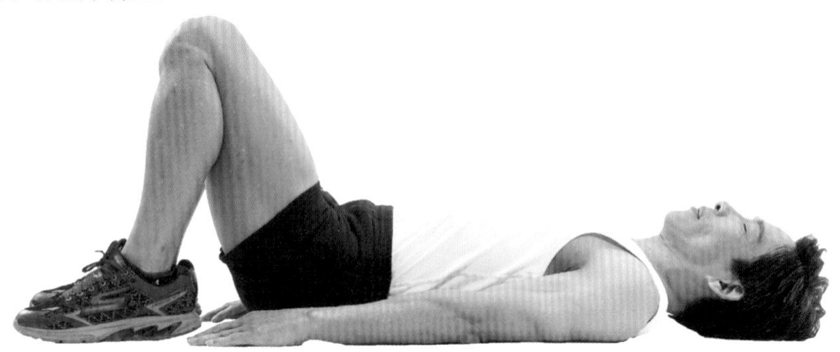

2 吸氣，盡量把背弓起來，肩線貼地，把腹部挺出。吐氣，往下放鬆。以12次為1組，共做1～3組。

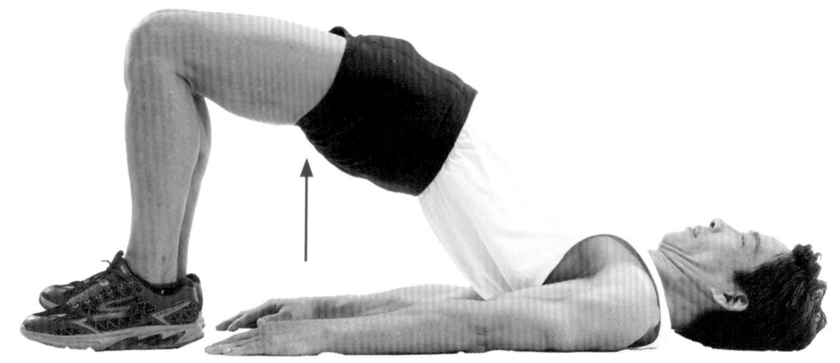

3 此動作為腹部伸展動作的加強版。將雙腳靠近臀部，雙手握住腳踝預備。吸氣，盡量把背弓起來，肩線貼地，把腹部挺出。吐氣，往下放鬆。以12次為1組，共做1～3組。

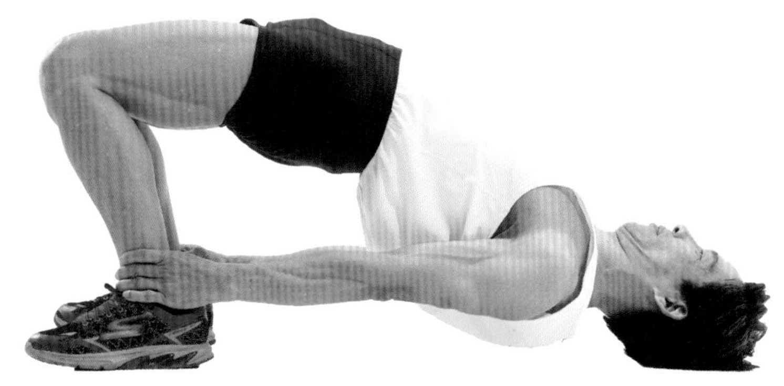

臀部與下肢肌群

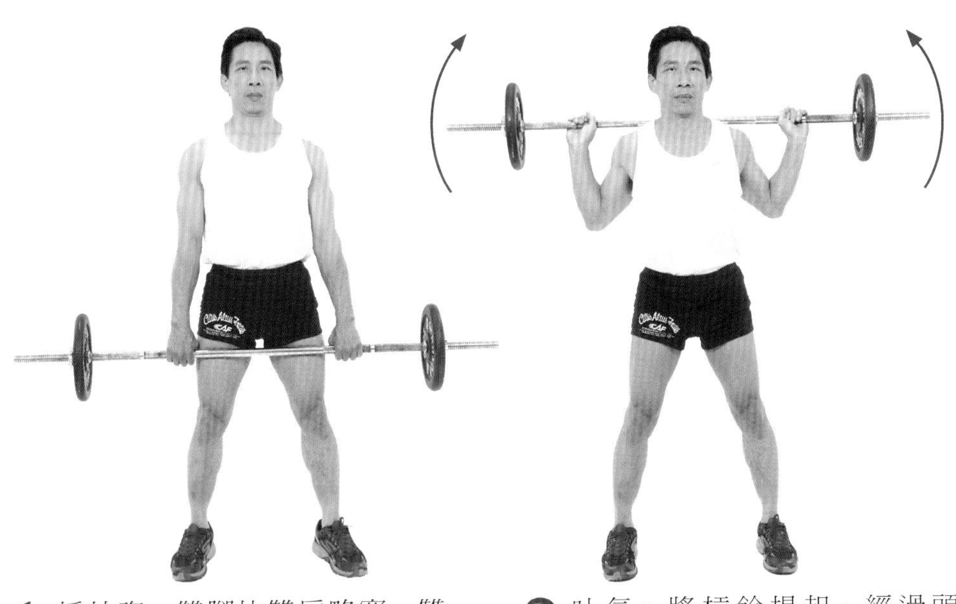

1 採站姿，雙腳比雙肩略寬，雙手握住槓鈴，雙手距離比臂部寬。

2 吐氣，將槓鈴提起、經過頭部，放在肩上，挺胸拔背。

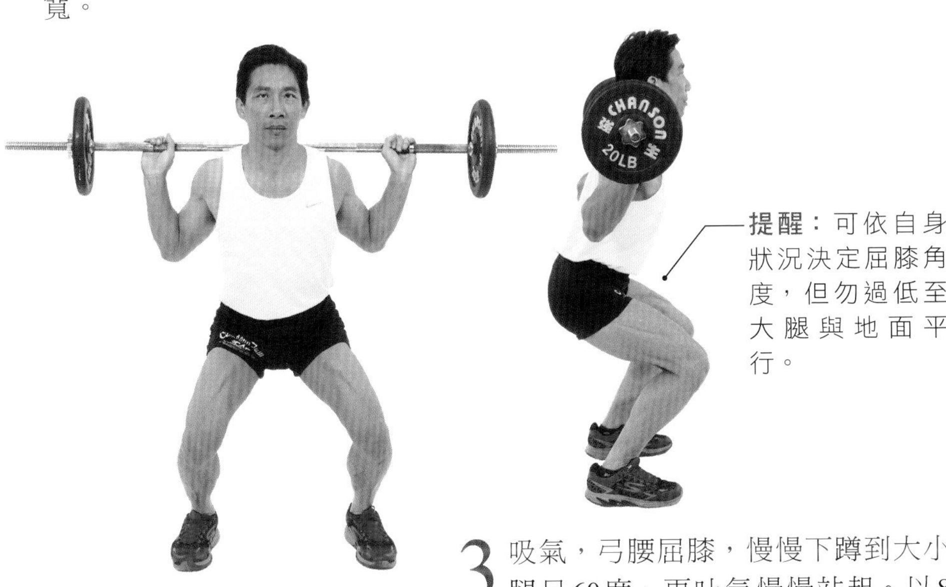

提醒：可依自身狀況決定屈膝角度，但勿過低至大腿與地面平行。

3 吸氣，弓腰屈膝，慢慢下蹲到大小腿呈60度，再吐氣慢慢站起。以8次為1組，每回做1～3組。

小手臂肌群1

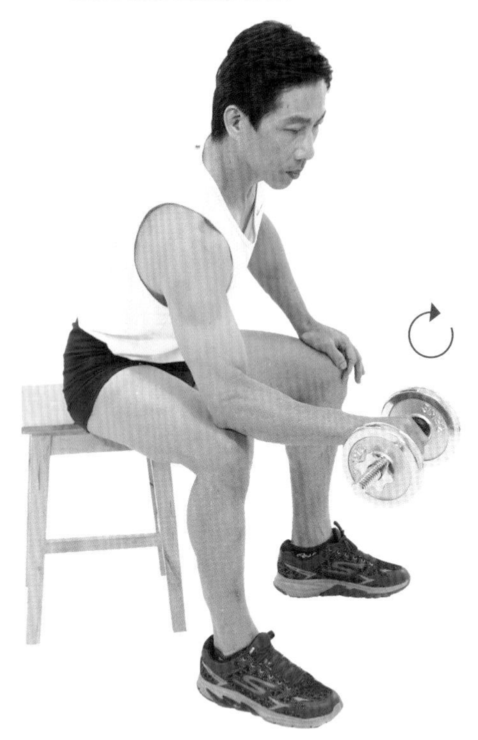

1 採坐姿，單手握啞鈴，手肘以大腿當作支點固定。手背朝上。

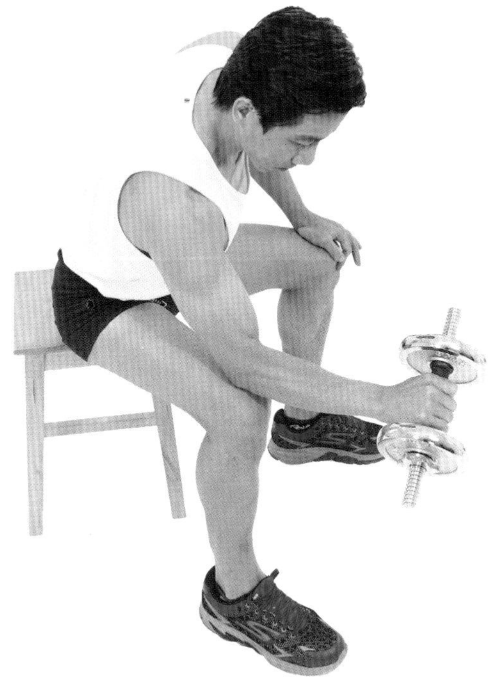

2 以手腕翻轉啞鈴。以8次為1組，左右各做1～3組。

小手臂肌群2

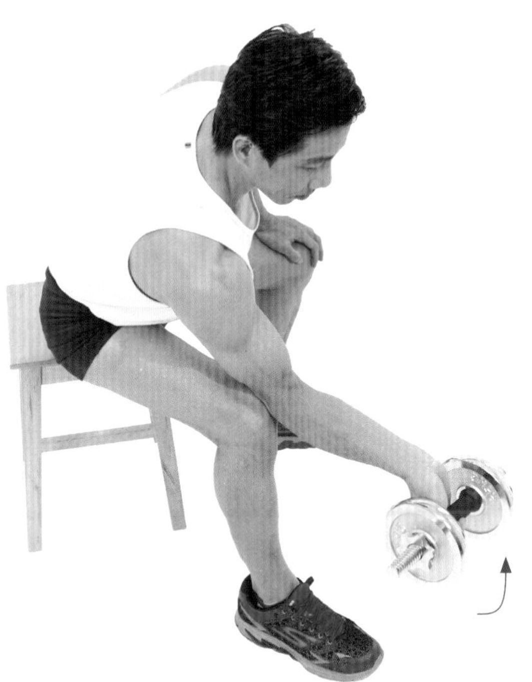

1 採坐姿，單手握啞鈴，手肘以大腿當作支點固定。掌心朝上。

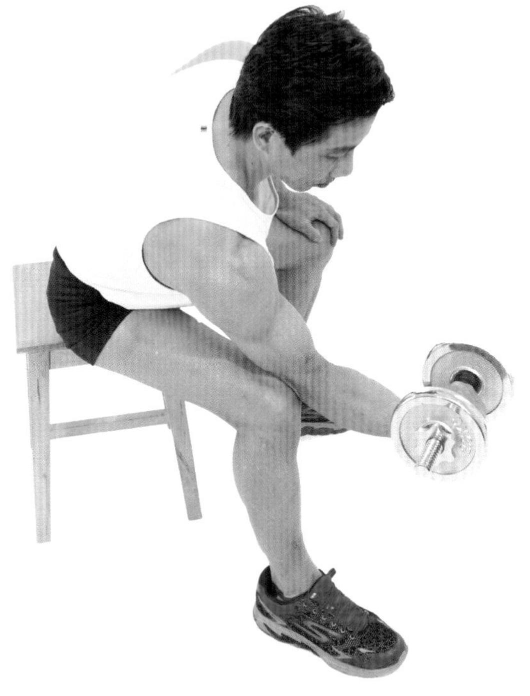

2 以手腕將啞鈴往上提，再放鬆。以8次為1組，左右各做1～3組。

—附錄1 人體主要肌肉的主治症狀—

部位	肌肉名稱	對應之症狀	按摩手法／參考頁碼
頸椎	上斜方肌	肩頸痠痛、高低肩、水牛肩（駝背）、頭痛、頭昏、後頸痛、落枕、胸悶、不易歪頭	P077、P085、P095、P102、P113、P124、P304
	胸鎖乳突肌	斜頸症（歪頭）、頸部痠痛、不易轉頭	P081、P103、P114
	提肩胛肌	肩頸痠痛、高低肩、水牛肩（駝背）、頭痛、頭昏、後頸痛、落枕、胸悶、不易歪頭	P086、P096、P115、P125、P305
	頭夾肌	肩頸痠痛、水牛肩（駝背）、頭痛、頭昏、後頸痛、落枕	P091、P116、P126、P306
	頸夾肌	肩頸痠痛、水牛肩（駝背）、頭痛、後頸痛、落枕	P091、P116、P126、P306
胸椎	中／下斜方肌	肩頸痠痛、高低肩、水牛肩（駝背）、頭痛、頭昏、後頸痛、落枕、胸悶、不易歪頭、膏肓痛（背部肩胛骨內側的位置）、上背痠痛	P137、P144、P187
	闊背肌	腰痠背痛、腰不易往前或後彎、無法久坐、手無法平舉	P144、P187
	小菱形肌	上背痠痛、膏肓痛、胸悶、呼吸不順、穿脫衣服困難	P127、P139、P189
	大菱形肌	上背痠痛、胸悶、呼吸不順、穿脫衣服困難	P127、P139、P189
腰椎	腰方肌	腰痛、背痛、不能久坐和久站	P164、P190
薦椎	臀大肌	臀痛、雙膝不易併攏、雙膝併攏不易下蹲、無法久坐、腰痛	P169、P177、P192
	臀中肌	臀痛、無法久坐	P170、P178、P192
	臀小肌	臀痛、無法久坐、腿部外側和後側痠痛	P170、P178、P192
	梨狀肌	坐骨神經痛、臀痛、腿後側痠痛、腿疼痛無力、無法久坐	P171、P179

下肢	股四頭肌群—股直肌	大腿前側痛、膝蓋不舒服、不易屈膝或伸直、跑步時大腿痛	P200、P219
	股四頭肌群—股中間肌	大腿前側痛、膝蓋不舒服、不易屈膝或伸直、跑步時大腿痛	P201、P220
	股四頭肌群—股外側肌	大腿外側痛、膝蓋不舒服、跑步時大腿痛、雙膝不易併攏、雙膝併攏不易下蹲、走路外八	P202、P207、P221、P255
	股四頭肌群—股內側肌	大腿內側痛、膝蓋不舒服、走路內八	P203、P215、P222、P252
	股二頭肌	大腿後側痛、蹲下後無法直接起立、膝蓋不舒服、不易屈膝或伸直、慢跑常見運動傷害	P208、P242、P256
	半腱肌、半膜肌	大腿後側痛、蹲下後無法直接起立、膝蓋不舒服、不易屈膝或伸直、慢跑常見運動傷害	P214、P242、P252
	腓腸肌、比目魚肌	小腿痠痛、踩地時小腿痛、小腿抽筋	P225、P230、P243、P253
肩關節	三角肌	五十肩、肩痛、手臂痛、手臂平舉時無法往上或往下 15 度、手臂無力、無法穿衣	P267、P284、P290
	崗上肌、崗下肌	五十肩、手臂痛、後肩痛、上臂無法往內旋或往外展開、手臂無力、無法穿衣	P277
	大圓肌、小圓肌	五十肩、手臂痛、腋下疼痛、手臂無法上舉、手臂無力、無法穿衣	P273
上肢	肱二頭肌	手臂痛（尤其是上臂前側）、手臂無力、無法提重物	P286
	肱三頭肌	手臂痛（尤其是上臂後側）、手臂無力、無法提重物	P292
	橈側伸腕肌群	網球肘、手肘痛、下臂疼痛、手腕彎曲時有痠痛感	P297
	尺側屈腕肌群	腕隧道症候群、手和下臂疼痛、無法施力做扭轉動作	P298
腹部	腹部肌群—腹橫肌、腹內斜肌、腹外斜肌、腹直肌	腹痛、腰痛、側彎腰 / 扭腰 / 後鬆腰時，腰腹部有不舒服感	P313

附錄2 自主伸展運動與作用

動作	作用	頁碼
聳肩	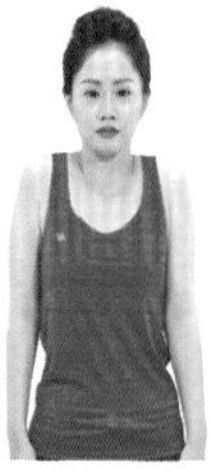 伸展斜方肌	P079
轉頭均抗	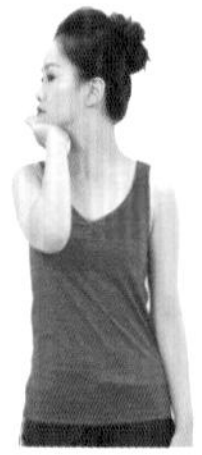 伸展胸鎖乳突肌	P083
歪頭均抗	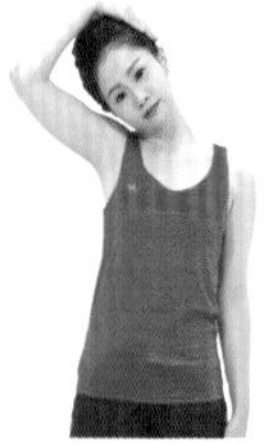 伸展提肩胛肌	P089、P097
抬頭均抗	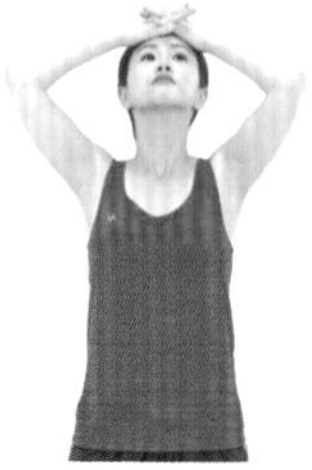 伸展頭夾肌、頸夾肌	P093
點頭均抗	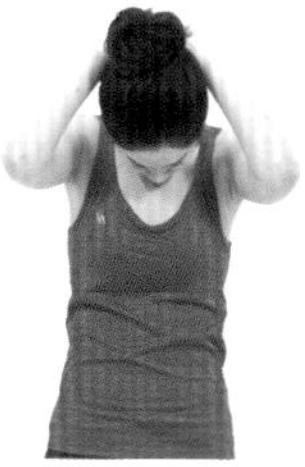 伸展頭夾肌、頸夾肌	P093
轉頭	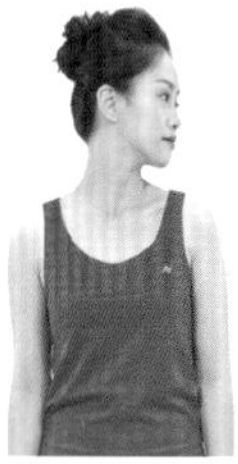 放鬆頸椎、保持頸部彈性	P099、P109
歪頭	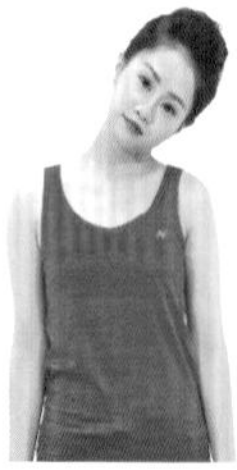 放鬆頸椎、保持頸部彈性	P099、P109
抬頭點頭	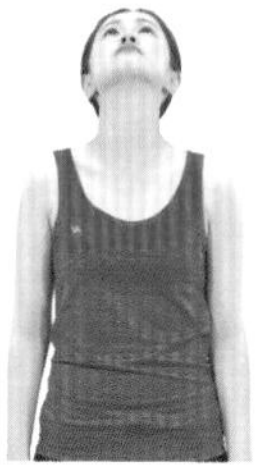 放鬆頸椎、保持頸部彈性	P100、P110
屈肘旋肩	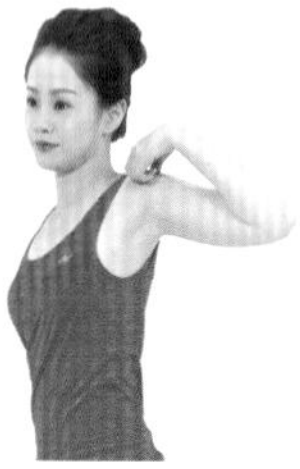 伸展三角肌	P270
屈肘後推	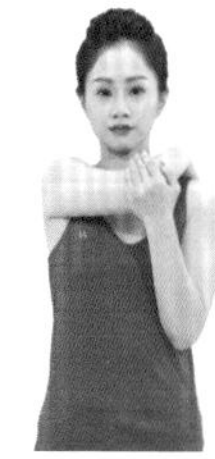 伸展崗上、崗下肌	P279
扶肘側拉	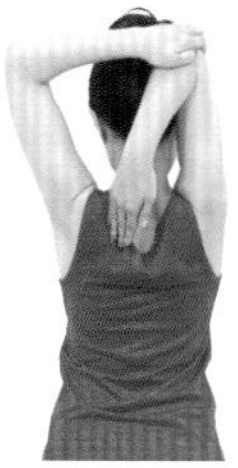 伸展肱三頭肌	P294
拉背收臀	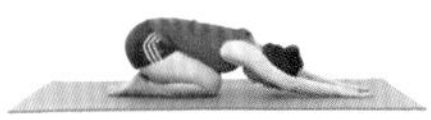 伸展大小圓肌	P275
側壓腿	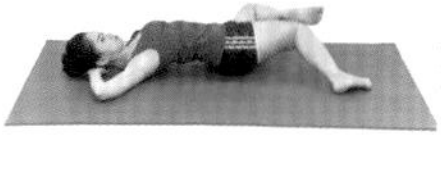 伸展背部肌群、股外側肌	P148、P194、P210、P261
4字腿	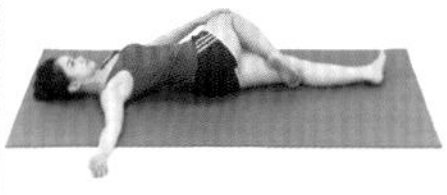 伸展臀部肌群、腰椎	P195
抬腿	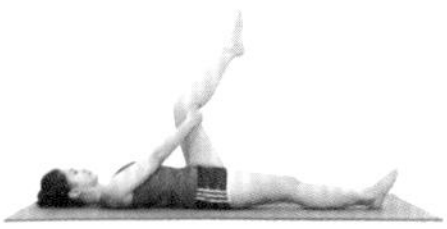 伸展股二頭肌、半腱半膜肌	P211、P217、P246、P259

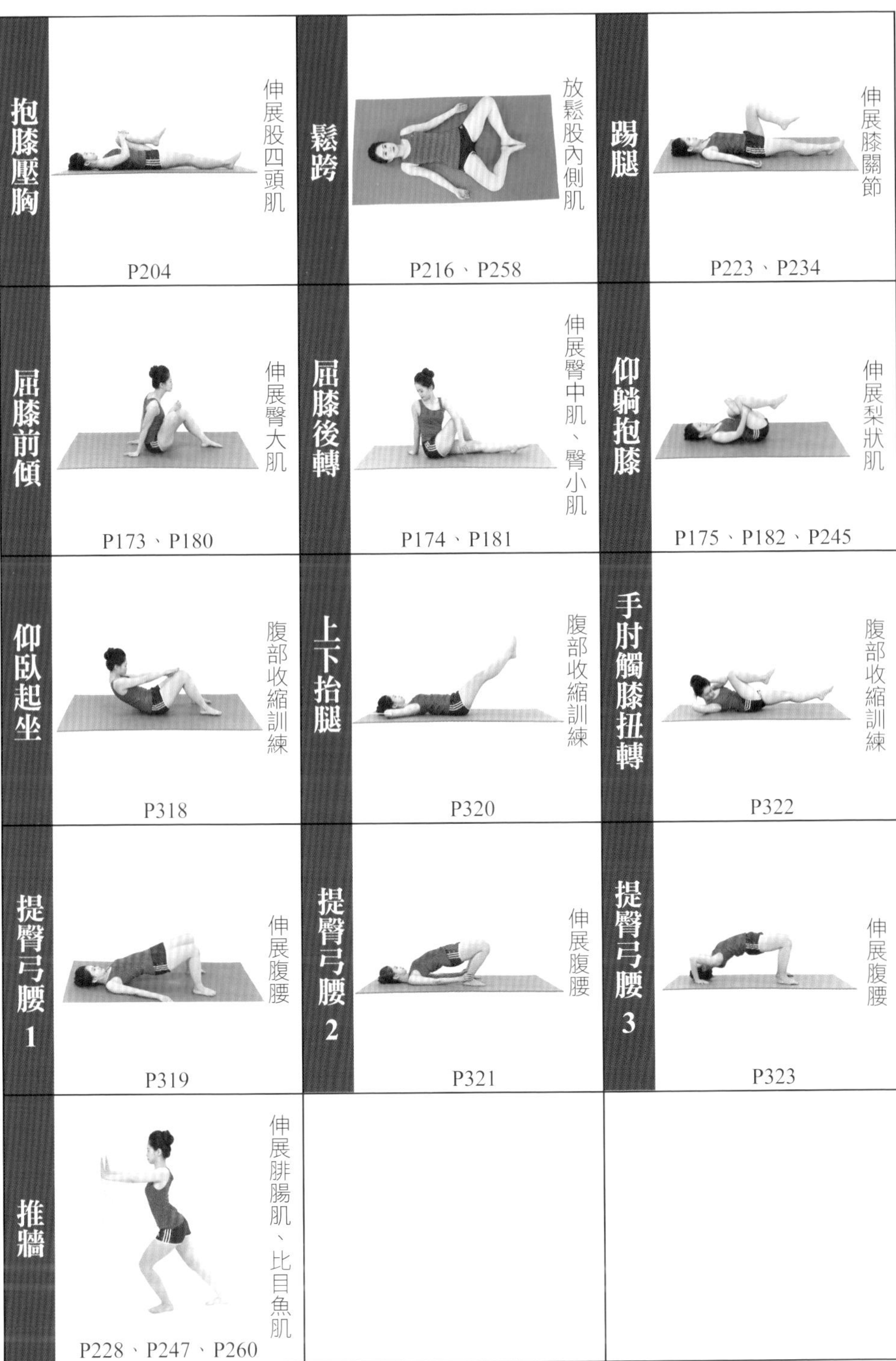
抱膝壓胸
伸展股四頭肌
P204
鬆跨
放鬆股內側肌
P216、P258
踢腿
伸展膝關節
P223、P234
屈膝前傾
伸展臀大肌
P173、P180
屈膝後轉
伸展臀中肌、臀小肌
P174、P181
仰躺抱膝
伸展梨狀肌
P175、P182、P245
仰臥起坐
腹部收縮訓練
P318
上下抬腿
腹部收縮訓練
P320
手肘觸膝扭轉
腹部收縮訓練
P322
提臀弓腰1
伸展腹腰
P319
提臀弓腰2
伸展腹腰
P321
提臀弓腰3
伸展腹腰
P323
推牆
伸展腓腸肌、比目魚肌
P228、P247、P260

台灣廣廈 國際出版集團
Taiwan Mansion International Group

國家圖書館出版品預行編目（CIP）資料

鬼手武醫的對證徒手療法：第一本從肌肉著手的整復圖解全書，從按摩解證到自主復健，徹底終結痠痛與長年損傷 / 張振澤、洪肇欽作. -- 初版. -- 新北市：台灣廣廈, 2020.03
面；　公分
ISBN 978-986-97343-1-8
1.徒手治療　2.按摩

418.931　　108006001

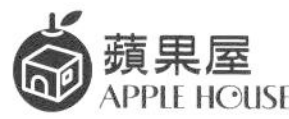

鬼手武醫的對證徒手療法

第一本從肌肉著手的整復圖解全書，從按摩解證到自主復健，
徹底終結痠痛與長年損傷！

作　　者／張振澤、洪肇欽
插　　畫／湯雅清、湯翔麟
攝　　影／泰坦攝影工作室
妝　　髮／賴韻年
動作示範／楊琇米（小羅家族）
編輯中心編輯長／張秀環
編輯／許秀妃、劉俊甫・**編輯協力**／梁志君
封面設計／曾詩涵・**內頁設計**／何偉凱・**內頁排版**／李禕芯
製版・印刷・裝訂／東豪・弼聖・明和

行企研發中心總監／陳冠蒨
媒體公關組／陳柔彣
綜合業務組／何欣穎
線上學習中心總監／陳冠蒨
數位營運組／顏佑婷
企製開發組／江季珊、張哲剛

發 行 人／江媛珍
法律顧問／第一國際法律事務所 余淑杏律師・北辰著作權事務所 蕭雄淋律師
出　　版／蘋果屋
發　　行／蘋果屋出版社有限公司
地址：新北市235中和區中山路二段359巷7號2樓
電話：（886）2-2225-5777・傳真：（886）2-2225-8052

代理印務・全球總經銷／知遠文化事業有限公司
地址：新北市222深坑區北深路三段155巷25號5樓
電話：（886）2-2664-8800・傳真：（886）2-2664-8801
郵政劃撥／劃撥帳號：18836722
劃撥戶名：知遠文化事業有限公司（※單次購書金額未達1000元，請另付70元郵資。）

■出版日期：2020年03月
ISBN：978-986-97343-1-8
■初版7刷：2024年07月